U0232820

病原生物与免疫基础

BINGYUAN SHENGWU YU MIANYI JICHU

供护理、助产、药学等相关专业使用

主　编　周先云　胡小杰　金艳兰

副主编　邱文静　占凡华　洪运良

编　者　（按姓氏笔画排序）

万进军（鄂州职业大学）

艾　丹（咸宁市第一人民医院）

郭志华（鄂州市中心医院）

胡小杰（鄂州职业大学）

洪运良（鄂州职业大学）

金艳兰（鄂州市妇幼保健院）

刘德洪（鄂州职业大学）

苏　静（鄂州市中心医院）

万晓霞（鄂州市中心医院）

谢义群（鄂州职业大学）

肖　甜（葛洲坝中心医院）

姚慧星（宜昌市场夷陵医院）

杨家林（鄂州职业大学）

周先云（鄂州职业大学）

长江出版传媒　　湖北科学技术出版社
Changjiang Publishing & Media　　HUBEI SCIENCE & TECHNOLOGY PRESS

图书在版编目(CIP)数据

病原生物与免疫基础 / 周先云等主编. —武汉:湖北科学技术出版社,2018.8
ISBN 978-7-5706-0296-4

Ⅰ. ①病… Ⅱ.①周… Ⅲ.①病原微生物 ②医学—免疫学 Ⅳ.①R37 ②R392

中国版本图书馆 CIP 数据核字(2018)第 101949 号

责任编辑:冯友仁 　　　　　　　　　　　　　　　封面设计:曾雅明

出版发行:湖北科学技术出版社 　　　　　　　　　电话:027—87679447
地　　　址:武汉市雄楚大街 268 号 　　　　　　　邮编:430070
　　　　　　(湖北出版文化城 B 座 13—14 层)
网　　　址:http://www.hbstp.com.cn 　　　　　　编辑投稿 QQ 95345410

印　　　刷:武汉图物印刷有限公司 　　　　　　　邮编:430074

787×1092 　　　　　　1/16 　　　　　　21.25 印张 　　　　　　550 千字
2018 年 8 月第 1 版 　　　　　　　　　　　　　　2018 年 8 月第 1 次印刷
　　　　　　　　　　　　　　　　　　　　　　　　定价:60.00 元

前　言

根据教育部教职成【2011】11号文件精神,高职教育坚持以培养高素质技能型人才为核心,以就业为导向、能力为本位、学生为主体的指导思想。在深入分析护理、药学等专业岗位(群)的任职要求、职业标准,明确各专业所需职业岗位知识、技能及素质培养目标基础上,本课程编写组组织了由具有丰富教学经验的专业教师和行业(医院、医药企业)技术人员,依据工学结合的人才培养要求,共同编写了本教材。

本教材可供护理及相关专业、药学及相关专业使用。

本教材编写内容包含4大学习情境(微生物、寄生虫、免疫基础和微生物与药物制剂关系)、13个主要工作学习任务、42个教学单元。护理及相关专业主要学习微生物、寄生虫、免疫基础3大学习情境,药学及相关专业主要学习微生物、免疫基础、微生物与药物制剂关系3大学习情境。

本教材的编写主要有以下特点:①各专业按照"共用"的必备知识、"专用"的知识能力、"应用"的实践技能来组织教材内容,主要定位于专业、岗位和学生;②重点体现与专业和就业岗位相关的基础技能、专业技能和综合技能,使知识与职业工作应用相结合、专业技能与相关技能鉴定相结合、基础与后续课程学习及可持续发展相结合,突出重点、循序渐进;③每个学习项目都有学习前的"学习目的"、学习后的"目标检测"(扫描二维码下载做题),学习效果与教学效果易于反馈与评价,并配套相关的答案;④教材中设立了"课堂互动""导入案例""知识链接或拓展"和"课下病例分析"等,使教材的内容具有目的性、可读性和趣味性,激发学生学习的能动性,着重培养学生发现问题、分析问题和解决问题的能力;⑤教材内容具有前瞻性,收集近3年来最新病例,如"非典""埃博拉出血热""中东呼吸综合征""寨卡病毒小头症""诺如病毒"等,贴近生活和临床,直观性强。

在编写中,我们得到学校领导、同行、医药卫生等单位和企业的多方支持,同时也参考了很多文献资料和网络资料,在此一并致以衷心的感谢。由于各种新知识、新技术不断出现和更新,编者的水平有限,教材中可能有不尽人意之处,请各位师生、同行指正和提出宝贵意见,以便再版时改进。

编者

2018年5月18日

目　　录

学习情境一

微生物

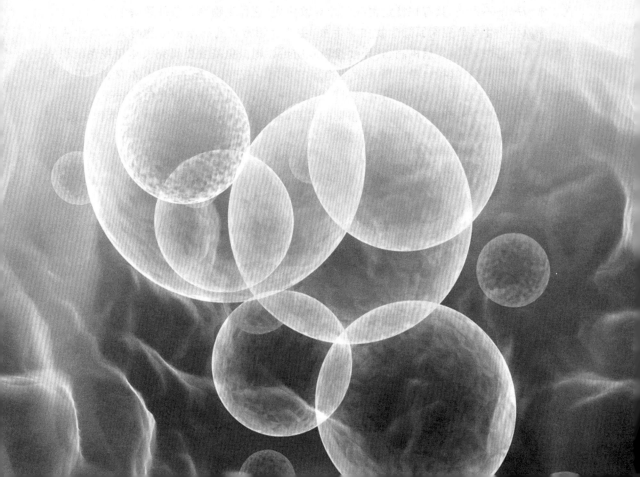

任务一　课程介绍

✳学习目的

了解本课程学习的内容,对本课程有一个整体的认识;

熟悉学习目的、方法;

掌握病原生物、免疫概念、微生物的分类、免疫的功能。

【案例】　重症急性呼吸综合征(SARS)为一种由 SARS 冠状病毒引起的急性呼吸道传染病,世界卫生组织(WHO)将其命名为重症急性呼吸综合征。在未查明病因前,被叫作"非典"。本病为呼吸道传染性疾病,主要传播方式为近距离飞沫传播或接触患者呼吸道分泌物。在这次传染病中有许多感染患者因病去世,但有的感染患者却治愈出院。这是为什么?

自然界中存在一大群微生物和原生生物等,绝大多数对人类和动植物无害,有些还是必不可少,少数能引起人类和动植物发生疾病的生物称为病原生物,还有一些微生物和寄生虫在正常情况下不致病,只有在特定情况下才导致疾病,这种生物称为条件致病生物。

病原生物主要研究病原微生物和寄生虫,主要介绍常见的病原微生物与人体寄生虫的生物学特性、致病性和发病机制、特异性诊断及防治原则。免疫主要研究人体免疫系统识别和排除抗原性异物,维持自身生理平衡与稳定的功能,在正常情况下,对人体有利。但在某些情况下,过强或过弱的免疫应答导致机体过敏性疾病、严重感染及自身免疫病等。

病原生物与免疫两者间有着非常密切的关系,比如人类很多传染病由病原生物引起,同时人体又有着非常强大的免疫功能来战胜它。

一、微生物和病原生物

(一)微生物

1. 微生物概念　微生物是一群个体微小、结构简单、肉眼看不见,必须借助光学显微镜或电子显微镜放大几百倍、几千倍甚至几万倍才能看到的微小生物。

2. 微生物分类　微生物种类繁多,达数十万种以上,根据其大小、结构及化学组成不同,可分为"三型八类"。如表 1-1 所示。

3. 微生物特点

(1)个体微小,结构简单:个体极其微小,肉眼看不见,需用显微镜观察,大小常以微米和纳米测量,个体大小差异明显,真核微生物、原核微生物和非细胞型微生物的大小以 10:1 的比例递减。微生物个体一般是由单细胞、简单多细胞或非细胞生命物质所构成,结构相当简单。

表1-1　微生物分类

三型	八大类	特点
非细胞型微生物	病毒(亚病毒和朊粒)	无细胞结构,结构最简单,体积最微小,能通过细菌滤器;由单一核酸(DNA或RNA)和蛋白质外壳组成;必须寄生在活的易感细胞内生长繁殖
原核细胞型微生物	细菌、放线菌、螺旋体、支原体、衣原体、立克次体	仅有原始核,无核膜、无核仁,染色体为单个裸露DNA分子;缺乏完整的细胞器
真核细胞型微生物	真菌	细胞核分化程度较高,有典型的核结构(有核膜、核仁、多个染色体,由DNA和组蛋白组成);通过有丝分裂进行繁殖;胞质内有多种完整的细胞器

(2)繁殖快:在生物界中,微生物具有最快的繁殖速度,其中以二分裂方式繁殖的细菌尤为突出。一般情况下,细菌繁殖一代仅需20分钟左右,一个细菌经过24小时可变成4.722×10^{21}个,总重量(数学推算)高达4 722吨(每个细菌的重量以10^{-12}克计算)。诚然,由于环境生长条件的限制,如此几何级数的繁殖速度仅能维持较短时间。

(3)分布广泛:有高等生物的地方均有微生物生活,动植物不能生活的极端环境也有微生物存在,可以说微生物无处不在。

(4)数量多:在局部环境中数量众多,如每克土壤含微生物几千万至几亿个。

(5)易变异:相对于高等生物而言,较容易发生变异。在所有生物类群中,已知微生物种类的数量仅次于被子植物和昆虫。微生物种内的遗传多样性非常丰富。

4. 微生物的作用

(1)有害的作用:①微生物对人类最重要的影响之一是导致传染病的流行。在人类疾病中有50%是由病毒引起,如甲流、乙肝、艾滋病等都由病毒引起。世界卫生组织公布资料显示:传染病的发病率和病死率在所有疾病中占据第一位。②有些微生物具有腐败性,即引起食品气味和组织结构发生不良变化。③微生物能够致病,能够造成食品、布匹、皮革等发霉腐烂。

(2)有益的作用:①生产抗生素,很多菌种的次级代谢产物是对人类疾病非常有用的抗生素。如绿色丝状菌产生的青霉素。②生产生活中运用,一些微生物被广泛应用于工农业,如生产乙醇、食品及各种酶制剂等;它们也可用来生产如奶酪、面包、泡菜、啤酒和葡萄酒等;在环保工程方面也有广阔的应用前景,某些微生物能够降解塑料、处理废水废气等等,并且可再生资源的潜力极大,称为环保微生物。③制备疫苗,预防传染病具有重要意义。④其他作用。

(二)寄生虫

在生物界,有一些低等动物,失去了在外界环境中自主生活的能力,暂时或永久性地居住在其他生物体的体表或体内,从这些生物摄取营养,维持生存,并对其产生损害,这些低等的生物称寄生虫,其中居住在人体并引起机体损害的低等动物,称人体寄生虫,包括医学原虫、医学蠕虫和医学节肢动物三大类。人体寄生虫主要研究寄生虫的形态结构、生态规律，重点研究寄生虫与人体及外界因素的相互关系，并从病原学和病原种群动力学角度，揭示寄生虫病发病机制及流行规律，为控制、消灭与预防寄生虫病提供病原学的依据，是病原生物学重要组成部分。

(三)病原生物的学习目的

病原生物课程是医学(药学)、护理学专业基础学习的重要组成部分，通过学习，促进学生树立牢固的有菌观念和临床工作无菌理念，遵行明确预防、处置感染的基本准则，并能开展科普宣教工作，为医学(药学)的专业课程打好基础。

二、免疫的学习

(一)免疫概念

免疫是指人体免疫系统识别自身与异己物质，并通过免疫应答排除抗原性异物，以维持人体生理平衡的功能。

(二)免疫功能

人体的免疫系统主要执行三大功能(表 1-2)：

1. 免疫防御　免疫防御是针对外来抗原的一种免疫保护作用，在正常情况下可保护人体不受病原体的感染。过高可引起超敏反应，过低可引起免疫缺陷，容易导致机会感染。

2. 免疫稳定　清除体内出现的变性、衰老和死亡细胞，维持体内环境相对稳定。如果这种功能发生紊乱，易得自身免疫病。

3. 免疫监视　人体免疫系统具有识别、清除突变细胞和持续性感染细胞的功能。如免疫监视功能低下，可出现癌变或持续性感染。

表 1-2　免疫的三大功能

免疫功能	生理性(有益)	病理性(有害)
免疫防御	清除病原微生物及其他抗原性异物	超敏反应(过度)免疫缺陷病(不足)
免疫自稳	清除损伤或衰老的细胞	自身免疫性疾病
免疫监视	清除突变或畸变细胞	肿瘤发生,病毒持续感染

(三)免疫的学习目的

了解免疫系统正常功能，利于提高人体的免疫力；了解功能异常及相应疾病的发病机制、防治原则，利于疾病的防治；为进一步学习临床专业课程服务。

三、病原生物与免疫的学习方法

学以致用，终生难忘，只有将知识在实践中运用，记忆才牢固。病原生物与免疫基础的学习也是如此，第一步应对主要知识点及时理解并进行梳理及分类，其次将记忆转化成自己的东西，然后在实践中验证或应用。

为了学好本课程，建议要过好 3 个关：

1. 理解关　力求系统性和条理性。微生物或寄生虫也是一种生物,肉眼看不见的生物,在学习中,可以把它比作一个宏观的动物,如小狗,了解小狗首先从形态入手,再深入到生理,然后分析与人的关系,在此层面上分类学习,如微生物八大类(细菌)→形态结构→生理→致病性→防治原则。学完后并从整体观念上将前后内容联系起来,使知识系统化、条理化才能更好地理解。

免疫部分是一个联系很广的知识体系,首先要把基础理论掌握好,并从整体观念上将前后内容联系起来,以加深理解;同时要求教师在讲授过程中,利用恰当的类比让学生更好理解。

2. 记忆关　要做到趣味记忆和简单性。病原生物与免疫课程的知识点分散,规律性不强及内容繁多,养成良好的记忆习惯和记忆方法显得格外重要。建议:

(1)通过趣味歌诀、打油诗和顺口溜,巧妙记忆。如:

C壁固形护细菌,C膜呼吸换物质;C浆质粒控耐药,异染颗粒辨菌体;核蛋白体产蛋白,核质遗传与变异。

(2)去粗取精,删繁就简。通过知识点的横向比较,帮助记忆。

3. 应用关　力求目的性和循环性。利用课后习题或辅导用书,强化知识点,提高应用能力。

任务一　课程介绍小结

课程介绍
- 病原生物
  - 学习对象:病原生物
    - 定义
    - 分类:"三型八类"
    - 特点
    - 作用
  - 学习内容:主要介绍常见的病原微生物与人体寄生虫的生物学特性,致病性和免病机制、特异性诊断及防治原则
  - 学习目的:树立牢固的有菌观念和临床工作无菌理念,明确预防、处置感染的基本准则,并能开展科普宣教工作,为医学(药学)的专业课程打好基础
- 免疫
  - 学习对象:人体
  - 学习主要内容:主要介绍人体免疫系统识别和排除抗原性异物,维持自身生理平衡与稳定的功能
  - 免疫
    - 定义
    - 功能
  - 学习目的:了解免疫系统正常功能,利于提高人体的免疫力;了解功能异常及相应疾病的发病机制、防治原则,利于疾病的防治;为进一步学习临床专业课程服务
- 病原生物与免疫基础的学习方法

任务二 细菌概况

教学单元一 细菌的形态与结构

❋ 学习目的

　　掌握细菌的大小、形态、结构以及细胞壁的功能；

　　熟悉革兰阳性菌与革兰阴性菌细胞壁结构的不同及其意义；理解荚膜、芽孢、鞭毛、菌毛的概念及其医学意义；

　　了解细菌核蛋白体、质粒的特性及功能；

　　为后续课程中认识细菌、细菌性疾病的诊断和治疗打基础，同时也为今后工作中进行健康教育打基础。

【案例】《青年时报》报道：杭州，乱服抗生素老伯染上"超级细菌"：陆老伯今年 68 岁，严重肺部感染被送到医院，经过痰培养结果为泛耐药鲍曼不动杆菌，俗称"超级细菌"。在询问病史中发现，原来陆老伯因为感冒发烧，口服了自备的"左氧氟沙星"后，未见好转，就加服了"舒普深"等好几种抗生素。进一步了解到，老伯患老慢支病有 15 年，每年都会反复发作，曾住院治疗 3 次。俗话说久病成医，老伯家里自备了很多种抗生素，一旦发烧、头痛就自行口服抗生素。长期如此，最终被"超级细菌"缠上身，非常难治。

一、细菌的大小与形态

(一)细菌的大小

细菌个体微小，不能用肉眼直接观察，须经过显微镜放大数百倍至上千倍才能看见。一般以微米（μm，$1\ \mu m=1/1\ 000\ mm$）作为测量其大小的单位。细菌是无色半透明的，只有经过染色后才能清楚地观察到细菌的轮廓及其结构。在细菌学中，应用最久和最广的是革兰染色法（Gram stain）。经此法染色后，不仅能清楚地观察细菌的形态，还可将细菌分成两大类：即革兰阳性（G^+）菌和革兰阴性（G^-）菌。

(二)细菌的形态

细菌按其外形可分为球形、杆形和螺形 3 种基本形态，分别称为球菌、杆菌和螺形菌。大多数球菌直径约 $1.0\ \mu m$，杆菌长 2~3 μm，直径 0.3~0.5 μm。不同种类细菌大小形态不一；同一

课堂互动
怎样清楚地观察到细菌形态？

种细菌的大小和形态也可因菌龄和环境因素的影响而各异,具体如图 1-1 所示。

1. **球菌** 外形呈球形或近似球形,直径 $0.8\sim1.2\ \mu m$。根据细菌分裂的平面和菌体之间排列方式可分为双球菌、链球菌和葡萄球菌等。

(1)双球菌:细菌在一个平面上分裂后两个菌体成双排列,如淋病奈瑟菌。

(2)链球菌:细菌在一个平面上分裂后多个菌体相连排列成链状,如化脓性链球菌。

(3)四联球菌及八叠球菌:细菌在 2 个或 3 个相互垂直的平面上分裂。4 个排列在一起呈正方形者称四联球菌;8 个重叠在一起者为八叠球菌。

(4)葡萄球菌:细菌在多个不规则的平面上分裂,分裂后菌体堆积呈葡萄串状,如金黄色葡萄球菌。

2. **杆菌** 外形呈杆状。各种杆菌大小、长短与粗细差异较大。大杆菌长 $4\sim10\ \mu m$,如炭疽芽孢杆菌;中等大杆菌长 $2\sim3\ \mu m$,如大肠埃希菌;小杆菌长 $0.6\sim1.5\ \mu m$,如布鲁斯菌。菌体两端多呈钝圆形,少数两端平齐。有的菌体较短,称球杆菌。有的末端膨大呈棒状。除个别细菌如炭疽芽孢杆菌呈链状排列外,杆菌无特殊排列。

3. **螺形菌** 根据菌体的弯曲分两类:

(1)弧菌:菌体只有一个弯曲,呈弧形或逗点状,如霍乱弧菌。

(2)螺菌:菌体有几个弯曲,较僵硬,如鼠咬热螺菌。

细菌的形态可受各种理化因素的影响,只有在生长条件适宜时其形态才较为典型。幼龄、衰老的细菌,或环境中含有不利于细菌生长的物质(如抗生素、抗体或盐的含量过高等)时其形态不规则,常膨胀呈梨形、丝状等,称为衰退形;或表现为多形性(pleomorphism),难于识别。故观察和研究细菌的大小和形态时,必须选用在适宜培养基中生长旺盛的细菌。分离和鉴定临床标本中的细菌时,也应注意细菌因来自机体或环境因素所致的形态变化。

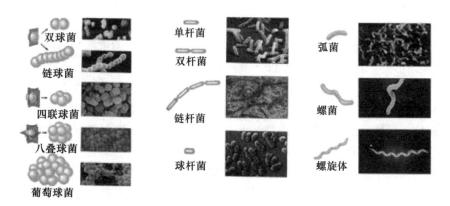

图 1-1 细菌的基本形态

二、细菌的结构

细菌的结构包括基本结构和特殊结构两部分(图 1-2)。

基本结构:各种细菌所共有的,包括细胞壁、细胞膜、细胞质和核质。

特殊结构:某些细菌在一定条件所特有的,包括荚膜、芽孢、鞭毛和菌毛。

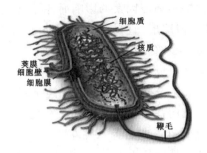

图 1-2 细菌的结构图

(一)细菌的基本结构

1. 细胞壁

(1)定义:细胞壁是包被于细胞膜外的坚韧而富有弹性的复杂结构。细胞壁厚度随菌种而异,平均为 12～30 nm,占菌体干重的 10％～25％。

(2)功能:细胞壁主要功能有:①维持菌体固有外形,保护细菌抵抗低渗的外环境。细胞质内有高浓度的无机盐离子和营养物质,造成菌体内有 5～25 个大气压的渗透压,使细菌能在比菌体内渗透压低的环境中生长,如没有细胞壁保护,细菌在一般环境中必将胀破。②与细菌的细胞内外物质交换有关。细菌从外界摄取营养,细胞壁上有许多小孔,可容许水分子及一些营养物质自由通过,进行细胞内外物质交换。③决定细菌的抗原性。细胞壁为表面结构,其上携带有多种决定细菌抗原性的抗原决定簇。④与细菌的致病性有关。革兰阴性菌细胞壁上的脂多糖具有内毒素的作用。

(3)成分:细菌细胞壁的主要成分是肽聚糖。革兰阳性菌的肽聚糖结构由聚糖骨架、四肽侧链和五肽交联桥三部分组成,而革兰阴性菌的肽聚糖结构由聚糖骨架、四肽侧链两部分组成。

革兰阳性菌的聚糖骨架是由 N-乙酰葡萄糖胺(G)和 N-乙酰胞壁酸(M)经 β-1.4 糖苷键连接,交替排列形成。在 N-乙酰胞壁酸分子上连接 4 肽侧链,4 肽侧链之间再由 5 肽链交联桥相连,组成网状结构。如金黄色葡萄球菌(G⁺)4 肽侧链的氨基酸依次为 L-丙氨酸、D-谷氨酸(或 D-异谷氨酰胺)、L-赖氨酸、D-丙氨酸(图 1-3)。第 3 位的 L-赖氨酸通过一个由 5 个甘氨酸组成的交联桥联结于相邻多糖骨架上 4 肽侧链第 4 位的 D-丙氨酸上。构成机械强度十分坚韧的三维立体框架结构。

革兰阴性菌无 5 肽交联桥,4 肽侧链间直接联结。如大肠埃希菌(G⁻)的 4 肽侧链中,第 3 位的氨基酸为 2-氨基-庚 2 酸(DAP)与相邻 4 肽链中的 D-丙氨酸直接联结,形成二维结构,为单层平面较疏松的网络(图 1-4),不如金黄色葡萄球菌的肽聚糖坚固。

肽聚糖是保证细菌细胞壁机械强度十分坚韧的化学成分,凡能破坏肽聚糖结构或抑制其合成的物质,均能损伤细胞壁而使细菌变形或裂解。例如溶菌酶能切断 N-乙酰葡萄糖胺与 N-乙酰胞壁酸之间的 β-1.4 键的分子连接。破坏聚糖骨架,引起细菌裂解。青霉素能干扰甘氨酸交联桥与 4 肽侧链上的 D-丙氨酸之间

> **课堂互动**
>
> 为什么青霉素和溶菌酶易杀死 G⁺菌,而不易杀死 G⁻菌?

— 8 —

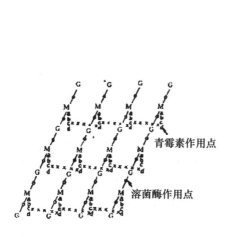

图 1-3 金黄色葡萄球菌(G⁺)肽聚糖结构模式图

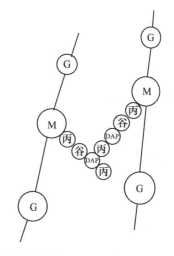

图 1-4 大肠埃希菌(G⁻)肽聚糖结构模式图

的联结,使细菌不能合成完整的细胞壁,亦可导致细菌死亡。人与动物的细胞无细胞壁,亦无肽聚糖结构,故溶菌酶和青霉素对人体细胞均无毒性作用。除肽聚糖这一基本成分外,G⁺菌和G⁻菌的细胞壁还各有其特殊的结构和成分。

G⁺菌细胞壁特有大量磷壁酸成分,穿插于肽聚糖层中。按其结合部位不同分为两种:结合在细胞壁上的是壁磷壁酸。其长链的一端通过磷脂与肽聚糖上的胞壁酸共价联结,另一端则游离伸出于细胞壁外;结合在细胞膜上的磷壁酸则称为膜磷壁酸。其长链末端带有糖脂,由共价键与细胞膜外层上的糖脂相联结,向外穿透肽聚糖层的网格而延伸到细胞壁的表面。磷壁酸抗原性很强,是G⁺菌的重要表面抗原。另外,某些细菌(如A族链球菌)细胞壁对人类细胞具有黏附作用,与细菌的致病性有关。

G⁻菌细胞壁特有外膜成分,位于肽聚糖层的外侧,由脂蛋白、脂质双层和脂多糖组成。脂多糖是G⁻菌的内毒素,与致病性有关。由于G⁻菌细胞壁含肽聚糖少,且外膜层的保护,因此,G⁻菌对青霉素和溶菌酶不敏感。革兰阳性菌和革兰阴性菌细胞壁比较见表1-1。

(4)L型细菌:在某种情况下(如受溶菌酶或青霉素作用)肽聚糖结构可遭破坏,或其合成受到抑制。当细菌细胞壁受损后,细菌并不一定死亡而成为细胞壁缺陷的细菌,称L型细菌。因其最早在Lister研究所中发现,故取其第一个字母"L"命名。L型细菌缺乏完整的细胞壁,不能维持其固有的形态,呈现高度多形性。L型细菌仍有致病能力,在临床上可引起尿路感染、骨髓炎、心内膜炎等。L型细菌所致疾病用抗生素治疗后常易复发,然而常规细菌学检查结果常呈阴性。因此,当临床上遇有症状明显而标本培养为阴性者,应考虑L型细菌感染的可能性。

表 1-1 革兰阳性菌和革兰阴性菌细胞壁的比较

结构	革兰阳性菌	革兰阴性菌
肽聚糖组成	聚糖骨架、四肽侧链和五肽交联桥	聚糖骨架、四肽侧链
肽聚糖层数	多,可达50层	少,1～3层

结构	革兰阳性菌	革兰阴性菌
肽聚糖含量	多,可占胞壁干重50%～80%	少,占胞壁干重10%～20%
强度	较坚韧	较疏松
厚度	厚,20～80 nm	薄,5～10 nm
磷壁酸	+	—
外膜	—	+
细胞壁结构	三维空间(立体结构)	二维空间(平面结构)

2. 细胞膜(图1-5)

(1)定义:位于细胞壁的内侧,紧密包绕在细胞质外面的一层柔韧、富有弹性的半透性薄膜。

(2)成分:主要化学成分为脂类(主要为磷脂、少数为糖脂)、蛋白质及少量的多糖。其结构为平行脂类双层中间镶嵌有多种蛋白质。这些蛋白多数为具有特殊作用的酶类和载体蛋白,常可在呈液态的脂类双层中移动变化,进行各种运输并发挥酶的功能。

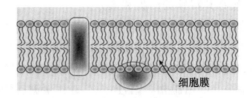

细胞膜

图1-5 细胞膜结构模式图

(3)功能:细胞膜的主要功能有:①渗透和运输作用:细胞膜上有许多微孔,具有选择性通透作用,允许一些小分子可溶性物质通过;并通过向细胞外分泌水解酶,将大分子营养物质分解为简单的小分子化合物,然后摄入细胞内供营养所需。②呼吸作用:需氧菌的细胞膜上有许多呼吸酶,参与细胞呼吸过程,与能量的产生、储存和利用有关。③生物合成作用:细胞膜上含有合成多种物质的酶类。菌体的许多成分,如肽聚糖、磷壁酸、磷脂、脂多糖等均在细胞膜上合成。④参与细菌分裂:细菌的细胞膜向细胞质内陷,并折叠形成囊状物,叫中介体。中介体多见于 G^+ 菌,一个菌细胞内可有一个或数个,常位于菌体侧面,或靠近中部。在电子显微镜下发现中介体一端连在细胞膜上,另一端则与核质相连。当细菌分裂时中介体亦一分为二,各自带着复制好的一套核质移向横隔两侧,进入子代细胞。由于中介体是细胞膜的延伸卷曲部分,它扩大了细胞膜的表面积,相应地增加了呼吸酶的含量,可为细菌提供大量能量。其功能类似真核细胞的线粒体,故有拟线粒体之称。

3. 细胞质 又称细胞浆,为细胞膜内侧的胶状物质,基本成分为水、无机盐、核酸、蛋白质和脂类。其含量随菌种、菌龄和环境条件而不同。细胞质除含有核酸外还含有多种酶系统,是细菌新陈代谢的重要场所,能将由外界吸收的营养物质合成复杂的菌体物质;又能将复杂的菌体物质分解成简单的物质,以供给细菌所需要的物质和能量。细胞质内还含有以下颗粒:

(1)质粒:是染色体外的遗传物质,为双股环状 DNA,分子量比染色体小,可携带某些遗传信息,控制细菌某些特定的遗传性状。医学上比较重要的有决定细菌性菌毛的 F 质粒、决定耐药性的 R 质粒,以及决定细菌毒力的 Vi 质粒等。质粒结构模式如图 1-6 所示。

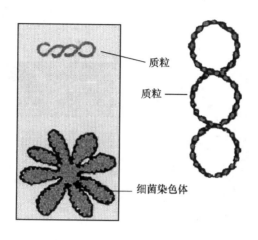

质粒

质粒

细菌染色体

图 1-6　质粒结构模式图

(2)核糖体:是细菌的亚微结构,沉降系数为 70S,由 50S 和 30S 两个亚单位组成,是细菌合成蛋白质的场所。有些药物如链霉素能与核糖体上的 30S 小亚基结合,干扰蛋白质合成;氯霉素、林可霉素和红霉素能与 50S 大亚基结合而抑制蛋白质合成,从而杀死细菌。但细菌的核糖体与真核细胞(包括人类)的核糖体不同,对人的细胞无影响。

(3)胞质颗粒:细胞质中常有各种内含颗粒,大多数为营养贮藏物,包括多糖、脂类、多磷酸盐等。这些颗粒常随菌种、菌龄及环境而异。因其嗜碱性较强,用亚甲蓝染色着色深,用特殊染色法可染成与细菌其他部分不同的颜色,故又称异染颗粒,可作为鉴别细菌的根据,如白喉棒状杆菌的异染颗粒。

> **趣味记忆**
>
> 细菌基本结构及作用:
> C 壁固形护细菌,C 膜呼吸换物质;
> C 浆质粒控耐药,异染颗粒辨菌体;
> 核蛋白体产蛋白,核质遗传与变异。

4. 核质　是细菌的遗传物质,由一条双股环状的 DNA 分子组成。细菌的核没有核膜、核仁、核基质(组蛋白)和有丝分裂器。这些不同于真核细胞。核质具有染色体的功能,控制细菌的各种遗传性状,亦称为细菌染色体。

(二)细菌的特殊结构

1. 荚膜　某些细菌胞壁外围绕一层较厚的黏液性物质,称荚膜。荚膜厚约 200 nm,相对稳定地附着在细胞壁外(图 1-7)。大多数细菌的荚膜是由多糖组成;少数细菌为多肽或糖与蛋白质的复合物。用一般染色法荚膜不易着色;在光学显微镜下呈透明圈;用墨汁染色法或特殊染色法观察更清晰。细菌荚膜的形成受遗传控制和周围环境影响,一般在动物体内和营养丰富的培养基中才能形成荚膜。荚膜的功能:①荚膜本身无毒性,但具有抗吞噬细胞的吞噬作用,抗体液中杀菌物质的作用,保护细菌免受杀伤,与细菌的致病力密切相关荚膜

— 11 —

成分;②荚膜内潴留着大量水分,可保护细菌免受干燥,在不良环境中维持菌体的代谢;③具有特异的抗原性,可对细菌进行鉴别和分型。

2. **鞭毛** 是某些细菌表面附着的细长呈波状弯曲的丝状物。经特殊染色处理后在光学显微镜下可见,根据鞭毛的数目、位置及排列方式可将细菌分为单毛菌、周毛菌、丛毛菌(图1-8)。

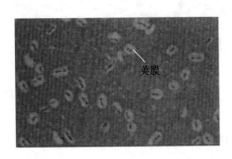

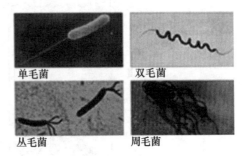

单毛菌　　　　双毛菌

丛毛菌　　　　周毛菌

图 1-7　细菌的荚膜　　　　　　图 1-8　细菌的鞭毛

鞭毛是细菌运动器官,可作为鉴别细菌的一个指标。鞭毛的化学成分主要是蛋白质,具有特殊抗原性,通称 H 抗原。根据细菌能否运动(有无动力)、鞭毛的数量、部位及特异的抗原性,对细菌的鉴别、分型具有一定意义。

3. **菌毛** 为许多 G^- 和少数 G^+ 细菌的菌体周围遍布的比鞭毛更细、更短而直的丝状物。菌毛在普通显微镜下看不见,只有在电子显微镜下才能观察。菌毛的化学成分为蛋白质,称菌毛蛋白。按功能菌毛可分为普通菌毛与性菌毛两种。普通菌毛数目很多,每个细菌可有数百根,遍布菌体表面。细菌借助普通菌毛黏附于多种细胞的受体上,包括人和动物的红细胞和消化道、呼吸道、泌尿道的黏膜上皮细胞,黏附的细菌可在该处定植进而侵入黏膜,因此,普通菌毛的黏附可能是某些细菌入侵人体感染致病的第一步。无菌毛的细菌易随纤毛摆动和肠蠕动或尿液的冲洗而被排出体外。性菌毛由 F 质粒或类似的基因编码,仅见于少数 G^- 细菌,一个细菌只有 1～4 根,比普通菌毛长而粗,中空呈管状。带有性菌毛的细菌具致育性,称为雄性菌(F^+)。在细菌接合时,F^+ 能与无性菌毛的雌性菌(F^-)配对,将遗传物质(如质粒)通过性菌毛输入 F^-。细菌的毒力质粒(Vi 质粒)和耐药性质粒(R 质粒)都可通过此种方式转移(图1-9)。

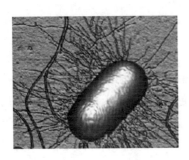

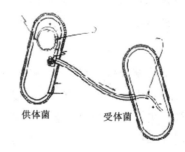

供体菌　　　　受体菌

图 1-9　杆菌的鞭毛和菌毛

4. 芽孢 是某些细菌在一定环境条件下,细胞质脱水浓缩,在菌体内形成具有多层膜状结构的圆形或卵圆形小体。这一过程称为芽孢形成。芽孢的多层结构由内向外依次是核心、内膜、芽孢壁、皮质、外膜、芽孢壳、外壁。芽孢形成后,细菌即失去繁殖能力。一般认为芽孢是细菌的休眠状态。芽孢再遇到适宜环境又能发育成为细菌的繁殖体。此过程为芽孢发芽。一个细菌只能形成一个芽孢;一个芽孢发芽后也只能形成一个细菌繁殖体。所以芽孢的形成及发芽都不是细菌的繁殖方式。芽孢形成的医学意义:①芽孢的大小、形状和在菌体内的位置因菌种而异,这些特性对能形成芽孢的细菌有一定的鉴别意义。②芽孢对热、干燥、辐射及消毒剂的抵抗力很强,是由于芽孢组成成分也很特殊,一是含水量少(约40%),故蛋白质受热不易变性;二是含有大量吡啶 2 羧酸(DPA),DPA是芽孢特有的成分,提高芽孢酶类的热稳定性有关。一旦污染用具、敷料、手术器械等,用一般理化学方法不易将其杀死。故常将杀死芽孢作为消毒灭菌是否彻底的指标(图1-10)。

> **课堂互动**
>
> 为什么芽孢作为灭菌标准?

> **趣味记忆**
>
> 细菌特殊结构及作用:
> 荚膜护菌强致病,鞭毛运动可鉴定;
> 普通菌毛附黏膜,性毛传递耐药性;
> 芽孢形态辨细菌,灭菌标准孢灭定。

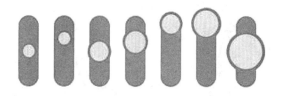

图 1-10 芽孢的结构

三、细菌形态学检查

细菌个体虽然微小,但用显微镜放大 1 000 倍左右,可清楚地看到外表形态;如果经超薄切片后用电子显微镜放大数万倍,还可观察到细菌内部的超微结构。

(一)光学显微镜检查

根据检查目的不同,可将细菌不经染色直接镜检或经染色后检查。

不染色标本镜检 可观察生活状态下细菌的形态及其运动情况。

1. 悬滴法 主要用于观察细菌的动力。也可将菌液滴在中凹的载玻片上,加盖玻片压住(压滴法),置光学显微镜下观察。

2. 暗视野显微镜检查法 用暗视野聚光器代替普通光显微镜的聚光器,光线由聚光器斜射到标本内的细菌菌体。用这种方法可检查细菌动力(如霍乱弧菌)及运动活泼的螺旋体(如钩端螺旋体)。

3. 相差显微镜 弥补上两种镜检法之不足,利用光波透过标本内物体(细菌)的密度不同部位时,引起光相差异,使标本中的背景与细菌结构的对比较为明显。相差显微镜内相差板可将一部分光线滤去,只将通过细菌体的光波送入目镜,故能较清晰地看到标本内细菌的运动及细胞内某些结构。

(二)染色标本镜检

1. 一般染色检查法　细菌的菌体在强光下呈透明或半透明,并有与玻璃片相似的折光系数,故在光学显微镜下较难看清楚。若将细菌制成涂片,固定后加以染色,便可在普通光学显微镜下清楚地看到细菌的形态。

细菌的染色是染料分子与细菌成分相结合的化学反应。细菌的等电点较低,在 pH2～5之间,故在近于中性环境中,细菌多带阴电荷,易与带阳电荷的碱性染料结合而着色。因此,多用碱性苯胺染料如亚甲蓝、碱性复红、甲紫染色。

2. 革兰染色法　染色法有多种,最常用最重要的分类鉴别染色法是革兰染色法(Gram stain)。该法是由丹麦细菌学家革兰于 1883 年发明的,是细菌学中最为经典的染色法。革兰染色的基本步骤包括:①标本固定后,先用结晶紫初染。②再加碘液媒染,使之生成结晶紫与碘的复合物。此时各种细菌均被染成深紫色。③然后用 95%乙醇脱色。G^- 菌可被脱色,而 G^+ 菌则仍为紫色。④最后用稀释复红或沙黄复染。此法可将细菌分成两大类:不被乙醇脱色仍保留紫色者为 G^+ 菌;被乙醇脱色后复染成红色者为 G^- 菌(图 1-11)。

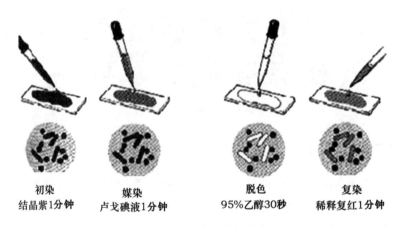

|初染|媒染|脱色|复染|
|结晶紫1分钟|卢戈碘液1分钟|95%乙醇30秒|稀释复红1分钟|

图 1-11　革兰染色的基本步骤

革兰染色原理尚未确切了解。就目前所知,决定革兰染色结果的主要因素有:①G^+ 菌等电点(pH 值为 2～3)低于 G^- 菌(pH 值为 4～5)。在同样条件下,G^+ 菌带负电荷多,与带正电荷的结晶紫染料结合牢固。②G^+ 菌细胞壁肽聚糖层数多,经乙醇脱水作用,肽聚糖网格状结构变得更致密,染料复合物不易从细胞内漏出。而 G^- 菌细胞壁脂类含量多,肽聚糖少,易被乙醇溶解,使细胞壁通透性增高,结合的染料复合物容易漏出。两种因素中以后者更重要。革兰染色结果受多种因素(菌龄、染色和脱色时间、pH 值等)影响。染色时只有严格按正规操作,才会得到准确结果。常见的革兰阳性菌和革兰阴性菌见表 1-2。

表1-2 常见的革兰阳性菌和革兰阴性菌

类别	菌名
G⁺球菌	金黄色葡萄球菌（葡萄球菌属）
	乙型溶血性链球（链球菌属）
	肺炎链球菌（链球菌属）
G⁻球菌	淋球菌（奈瑟菌属）
	脑膜炎双球菌（奈瑟菌属）
G⁺杆菌	破伤风梭菌（芽孢梭菌属）
	产气荚膜梭菌（芽孢梭菌属）
	肉毒梭菌（芽孢梭菌属）
	白喉棒状杆菌（棒状杆菌属）
G⁻杆菌	大肠杆菌（埃希菌属）
	伤寒杆菌、副伤寒杆菌、肠炎杆菌（沙门菌属）
	志贺痢疾杆菌、福氏痢疾杆菌、宋内痢疾杆菌（志贺菌属）
	绿脓杆菌（假单胞菌属）
	百日咳杆菌（鲍特菌属）
G⁻弧菌	霍乱弧菌（弧菌属）
	副溶血性弧菌（弧菌属）

革兰染色法的实际意义：①鉴别细菌。用革兰染色法可将所有细菌分成 G^+ 与 G^- 两大类，有助于进一步缩小鉴定细菌的范围。②选择治疗用药。G^+ 菌和 G^- 菌对化学治疗药物和抗生素的敏感性不同。大多数 G^+ 菌对青霉素、红霉素、头孢菌素、甲紫等敏感；大多数 G^- 菌对链霉素、氯霉素、庆大霉素、卡那霉素等敏感。临床上可根据病原菌的革兰染色性选择有效的药物进行治疗。③与致病性有关。大多数 G^+ 菌以外毒素致病；而 G^- 菌则主要以内毒素作为其致病物质。二者致病机理和临床表现均不同。

> **趣味记忆**
>
> 革兰染色阳阴性的微生物分类：
> 球菌阳性除奈瑟氏；
> 螺杆阴性除胞棒枝；
> 革阳还有放线真菌；
> 革阴包括其余四体。

3. 荧光显微镜检查法 自然界中有许多物质能吸收波长较短的紫外光，而将其转换成波长较长的可见光线。这种物质叫作荧光物质。用特殊的荧光色素（如异硫氰酸荧光素、罗丹明等）将细菌染色后，置荧光显微镜下观察，可见到发出某种颜色荧光的细菌。荧光显微镜检查法还广泛地用于免疫学检查。

（三）电子显微镜检查

电子显微镜的光源是波长极短的电子波，在高度真空条件下，电子波长可短到 0.005 nm

左右,故其放大倍数极高,可达数十万倍,能分辨 1 nm 的物质。细菌的表面形态和内部超微结构均能清楚地显现。近年来还发展了扫描电镜,用电子流对物体表面进行扫描,可清楚地显露物体三维空间立体形象。电子显微镜必须在干燥真空的状态下检查,故不能观察生活的微生物。

目标检测
(扫描二维码下载答题)

教学单元二　细菌的生长繁殖与代谢

★学习目的

掌握细菌生长繁殖的条件,细菌合成代谢产物及其在医学上的重要意义;

熟悉人工培养细菌在医学中的实际应用;

了解细菌在培养基上的生长现象;

具有分析微生物的代谢产物与其致病力的能力;具有分析微生物的生长现象与药物、食物正确贮存使用、用药护理的能力。

【案例】　36岁妇女下腹部疼痛4天,左下腹部有中度痉挛性疼痛,阴道有大量黄色、无气味的分泌物。一周前曾做过经阴道的结扎手术,患者阴道后穹隆穿刺术,得20 mL带血、恶臭的脓性液体,厌氧菌培养得 G⁻ 杆菌。请问致病性产物可能有哪些?

细菌虽是原核细胞生物,但具有独立进行新陈代谢完成生命活动的能力。细菌与人相似,要生长繁殖需要营养物质、适宜的环境条件,这是所有细菌生长繁殖必备条件。

一、细菌生长繁殖的条件

(一)充足的营养物质

营养物质的主要功能有三:①供给细菌所需要的碳源和氮源,以合成菌体的原生质和各种代谢产物;②用以产生能量,供给生命活动和合成反应的需要;③有的营养物如维生素主要用于调节新陈代谢。

1. 水分　细菌所需营养物质必须先溶于水,营养的吸收与代谢均需有水才能进行。

2. 碳源　含碳化合物提供的碳源既是细菌的核酸、蛋白质、糖、脂类的组成成分,又是细菌的能量来源。细菌所需要的碳源通常由糖类、有机酸、碳酸盐供给。

3. 氮源　含氮化合物所提供的氮是组成细菌蛋白质、酶和核酸的成分。不同种类的细菌对含氮化合物的要求差异甚大。有的细菌可以利用无机氮源诸如氮、氨、氨盐或硝酸盐;有的仅能利用有机含氮化合物,如蛋白胨或各种氨基酸;有的细菌如蛭弧菌则需要寄生于活细胞内方能生长繁殖。

4. 无机盐类　细菌所需无机盐包括磷、硫、镁、铁、钾、钠、钙、氯、锰、锌、钴、铜等。其中磷、硫、镁、钾、钠、铁需要量较多,其他只需微量。各类无机盐的功能如下:①构成有机化合物,成为菌体的成分;②作为酶的组成部分,维持酶的活性;③参与能量的储存和转运;④调节菌体内外的渗透压;⑤某些元素与细菌的生长繁殖和致病作用密切相关。例如结核分枝杆菌的有毒株和无毒株的一个重要区别就是前者有一种称为分枝菌素的载铁体,而后者则无。一些微量元素并非所有细菌都需要,不同菌只需其中的一种或数种。

5. 生长因子　生长因子是某些细菌生长所必需而其自身又不能合成的一类营养物质，包括维生素(主要是 B 族维生素)、嘌呤和嘧啶等。有的细菌如嗜血杆菌需要特殊的 X、V 因子才能生长。V 因子即辅酶Ⅰ，是脱氢酶的辅酶，存在于酵母、葡萄球菌和动物血液中。X 因子是细胞色素氧化酶、触酶和过氧化物酶的辅基，存在于血液中。因此，某些嗜血杆菌在加热处理的血液培养基中生长良好。

(二)合适的酸碱度

营养物质的吸收、分解以及能量的产生，都需要酶来参与反应。酶活性必须在一定的酸碱度和温度下才能发挥作用。绝大多数病原菌生长最适宜的 pH 值为 7.2～7.6。个别细菌如霍乱弧菌在 pH 值为 8.0～9.2 中生长良好，所以常利用 pH 值为 8.4 的碱性培养基分离霍乱弧菌。而结核分枝杆菌生长最适宜的 pH 值为 6.5～6.8。

(三)适宜的温度

细菌生长的最适宜温度随细菌的种类而不同。大多数病原菌生长的最适宜温度与人体的体温相同，为 37℃。但是，也有例外的情况，例如，耶尔森菌的最适生长温度为 28℃，而弯曲菌属则为 42℃，浅部真菌一般在 26～28℃生长良好。

(四)一定的气体环境

与细菌生长有关的气体是氧气和二氧化碳。大部分细菌需要氧气来氧化营养物质，产生能量，供生长繁殖之用。根据细菌对养的需求情况，可将细菌分为：

1. 需氧菌　必须供给氧气才能生长的细菌。
2. 厌氧菌　必须在无氧的环境中才能生长的细菌。
3. 兼性厌氧菌　在有氧和无氧的环境中都能生长的细菌，大多数细菌属于此类。
4. 微需氧菌　需在低氧压(5％左右)环境中生长的细菌，当氧压＞10％时对其有抑制作用。

二氧化碳对细菌的营养也很重要。大部分细菌在新陈代谢过程中产生的二氧化碳已可满足需要。有些细菌如脑膜炎奈瑟菌和布氏杆菌，在从标本初次分离时，需人工供给 5％～10％的二氧化碳才能生长良好。也有部分二氧化碳掺入某些氨基酸、嘌呤、嘧啶。在培养细菌时加入二氧化碳可促进细菌迅速生长繁殖。

二、细菌生长繁殖的方式和速度

(一)细菌个体的生长繁殖

细菌是以简单的二分裂方式进行无性繁殖。细菌在营养物质充足、其他生长繁殖条件适宜的情况下，其繁殖速度是相当快的。细菌繁殖一代所需时间叫代时。大多数细菌的代时为 20～30 分钟，少数细菌代时较长，如结核分枝杆菌的代时约为 18 小时。

(二)细菌群体的生长繁殖

将一定量的细菌接种于合适的液体培养基中，在适宜的温度下培养时，细菌的生长过程具有规律性。以菌数的对数为纵坐标，生长时间为横坐标，画得的曲线叫作生长曲线。生长曲线可人为地分 4 个期。

1. **迟缓期**　是细菌被接种于培养基后最初的一段时间。也是细菌为适应新环境,并为持续不断的增殖作准备所需要的时间。处于迟缓期的细菌,其代谢活跃,体积增大,胞质内储积了足够量的酶、辅酶和中间代谢产物,但并不分裂繁殖。迟缓期的长短随接种细菌数量的多少、菌种、培养基中营养物质的情况而异,一般为 1～4 小时。

2. **对数期**　是细菌分裂增殖较快的时期,进入对数期,细菌分裂呈恒定的速度,菌数以几何级数增长。此期细菌的形态、染色性及生理活动都比较典型,对抗生素等外界环境的影响较为敏感,一些抗菌药物在这一时期的杀菌效果较好。对细菌研究、鉴定等选用此期为佳。

3. **稳定期**　由于培养基中营养物质的消耗,代谢产物的积聚,细菌繁殖的速度渐趋下降,细菌的死亡指数则逐渐上升。此时细菌的繁殖数与死亡数几乎相等,故活菌数保持稳定。在这个时期中,细菌的形态和生理活动可出现种种变异,如 G^+ 菌有时可变为 G^-;细菌的一些代谢产物如外毒素、抗生素等多在此期产生;芽孢亦多在此时期形成。

4. **衰退期**　此期细菌的繁殖越来越慢,活菌数急剧减少,死菌数超过活菌数,但最初总菌数(包括活菌与死菌)可能并不明显减少。但此后因有些细菌死后能发生自溶,则菌数可逐渐下降。此期细菌形态显著改变,出现畸形或衰退形,如菌体变长、肿胀或扭曲,难以辨认。细菌的生理活动也趋于停滞。因此,用陈旧的培养物鉴别细菌是不适宜的。

上述细菌生长曲线是在人工培养条件下的生长规律,了解这一规律,对生产实践和科研工作均有指导意义。但细菌在动物或人体中,因受机体内部环境和免疫等多种因素的影响,其生长不可能像在培养基中一样,所以也不存在这样典型的生长曲线(图 2-1)。

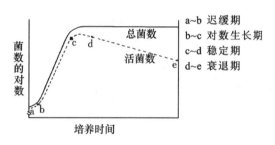

图 2-1　细菌的生长曲线

三、细菌的代谢产物

细菌在新陈代谢过程中,除合成菌体自身各种成分和酶类外,还能合成一些特殊产物。有些产物与细菌的致病作用相关,有些可供治疗或鉴别细菌之用。

(一)与细菌致病性有关的代谢产物

1. **热原质**　许多 G^- 菌如伤寒沙门菌、铜绿假单胞菌以及一些 G^+ 菌如枯草芽孢杆菌能产生一种注入人体或动物体内可引起发热反应的多糖物质,称为热原质。热原质耐高温,不被高压灭菌法所破坏。生物制品或注射用制剂制成后,要除去热原质比较困难。因此,生物制品或注射用制剂在生产中,最好应用无热原质的水制备。制成后要防止细菌生长,否则新的热原质又会产生。

2. **毒素**　病原菌在代谢过程中合成对人和动物有毒性的物质,细菌毒素包括内毒素和外毒素。G⁻菌在菌体裂解后才释放出来脂多糖,为内毒素。G⁺菌和少数G⁻菌在代谢中可分泌出有毒性作用的蛋白质,称为外毒素,如金黄色葡萄球菌的肠毒素和破伤风梭菌的痉挛毒素。

3. **侵袭性酶** 某些细菌合成的可破坏机体组织,利于细菌侵袭和扩散的胞外酶。如产气荚膜梭菌产生的卵磷脂酶、链球菌的透明质酸酶等。

(二)与治疗有关的代谢产物

1. **抗生素** 主要由某些微生物在代谢过程中产生,能抑制或杀死其他微生物或肿瘤细胞的物质。抗生素大多由放线菌和真菌产生,如真菌产生青霉素。细菌产生的抗生素很少,应用于临床的有多黏菌素和杆菌肽。

2. **维生素** 有些细菌可产生维生素。除作为某些细菌的生长因子外,还可供人体所需,如大肠埃希菌在肠道内合成维生素B和K。

(三)与鉴别细菌有关的代谢产物

1. **色素** 有些细菌和真菌在一定条件下(氧气和适宜的温度)能合成各种颜色的色素。水溶性色素能溶于水,如铜绿假单胞菌的色素能扩散于培养基中,使整个培养基呈绿色。脂溶性色素不溶于水,培养基不着色,仅菌落或菌苔呈各种不同的颜色,如葡萄球菌产生的金黄色、白色、柠檬色色素。色素的形成可用于鉴别细菌。

2. **细菌素** 是某些细菌菌株产生的仅对近缘菌株有抗菌作用的蛋白质或蛋白质与脂多糖的复合物。细菌素不同于抗生素,其作用范围较窄,目前在治疗上价值不大。现已知有十几种细菌素,按产生菌而命名,如大肠菌素、绿脓菌素、葡萄球菌素、弧菌素等。由于细菌素具有种和型的特异性,可用于细菌分型和流行病学追踪调查。

四、细菌的人工培养

根据细菌的营养、代谢和生长繁殖的一般规律,可用人工方法为细菌提供必要的环境条件,使其在体外生长繁殖。除少数细菌外,绝大多数细菌都可以人工培养。细菌的人工培养可用于研究各种细菌的生物学性质、生物制品的制备及各种细菌性疾病的诊断与治疗等。

(一)细菌的培养基

培养基是将细菌所需的各种营养物质合理地配制成为细菌生长繁殖的基质,并经灭菌后使用。制备培养基的原则:①营养物质充足;②pH值合适;③绝对无菌。

培养基按用途不同分为五类:

1. **基础培养基** 常用的有牛肉浸出液(或牛肉膏5 g/L)加蛋白胨10 g/L、氯化钠5 g/L,调整pH值为7.2～7.6,分装灭菌后即成的肉汤培养基和在肉汤培养基中加入适量的琼脂制成固体的琼脂培养基。上述培养基可供培养一般营养要求不高的细菌使用。

> **课堂互动**
> 为什么培养基必须要求绝对无菌?

2. **营养培养基** 有些营养要求较高的细菌,如链球菌、脑膜炎奈瑟菌等需在基础培养基中加入葡萄糖、血液(或血清)、酵母浸膏等才能生长繁殖。

3. **选择培养基** 在培养基中加入某些化学物质,以使一些细菌的生长受到抑制,而对另一些细菌的生长有利,例如培养基中加入胆盐和煌绿等制成SS培养基就足以选择性地抑制G⁺菌的生长,有利于从粪便中分离肠道病原菌。

4. 鉴别培养基 加入的化学物质虽不能抑制另一些细菌,但可以区分培养基中生长不同细菌,则称鉴别培养基。如鉴别大肠埃菌的伊红亚甲蓝培养基。

5. 厌氧培养基 使培养基内部形成无氧环境,以专供厌氧菌培养用,如庖肉培养基。

培养基按其物理性状分为液体、固体和半固体培养基三大类。液体培养基可供细菌增菌及鉴定使用,在液体培养基中加入0.3%~0.5%的琼脂即成为半固体培养基,可用于细菌的动力的观察和保存菌种;如在液体培养基中加入2%~3%的琼脂即成为固体培养基,可供细菌的分离培养、保存菌种等使用。

(二)细菌在培养基中的生长现象

1. 细菌在液体培养基中的生长现象 不同细菌在液体培养基中的生长情况不同,有3种状态:①混浊生长。大多数细菌使澄清的培养基呈现均匀状态。②沉淀生长。少数成链状排列的细菌常在生长繁殖后形成絮状沉淀。③菌膜生长。专性需氧菌在液体培养基中可在液面形成菌膜(图2-2)。

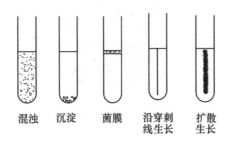

图 2-2 细菌在液体和半固体培养基中的生长现象

2. 细菌在半固体培养基中的生长现象 用接种针将细菌穿刺接种于半固体培养基中培养,可观察细菌的生长状态。有鞭毛的细菌培养后,穿刺线模糊不清,呈现羽毛状或云雾状混浊;无鞭毛的细菌则沿穿刺线生长,周围培养基仍透明。因此,常用半固体培养基检查细菌是否具有动力。

3. 细菌在固体培养基中的生长现象 把细菌画线接种于固体培养基上,经培养后,单个细菌生长繁殖形成肉眼可见的细菌集团,称为菌落。每一菌落通常是细菌纯种。这种培养方法称为分离培养法。将此菌落移种到另一培养基,即可得纯培养物,此法称为纯培养法。各种细菌菌落的形态、大小、色泽、表面光滑或粗糙、湿润或干燥、边缘是否整齐,以及透明度、黏稠度等特点,都是鉴别细菌的要点(图2-3)。

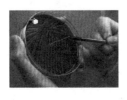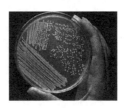

图 2-3 细菌在固体培养基中的生长现象

(三)人工培养细菌在医学中的实际应用

1. 细菌的鉴定和研究　细菌的人工培养是进行细菌种属鉴定的基本手段。观察细菌的形态,了解各种细菌的培养特性、代谢活动、生化反应、抗原结构、致病性等,均须首先培养纯种细菌,待其繁殖到足够的数量,才能满足细菌的鉴定和研究的要求。

2. 传染病的诊断和防治　诊断细菌感染性疾病,最可靠的方法是从病人材料中分离培养病原菌,并鉴定其种型。为选择有效的抗菌药物需要做病原菌药物敏感试验,亦须进行病原菌人工培养。

3. 生物制品的制备　供某些传染病血清学诊断使用的细菌诊断液、供预防接种用的活菌苗或死菌苗和类毒素、供诊断和治疗用的免疫血清或抗毒素血清等生物制品,在其制备过程中均须进行细菌的人工培养。

4. 细菌学指标的检查　通过定量培养技术等,对饮水、食品等进行微生物学卫生指标检测。

目标检测
(扫描二维码下载答题)

教学单元三　细菌的分布与消毒灭菌

✱学习目的

　　熟悉细菌在人体的分布,正常菌群的概念与生理作用;

　　掌握消毒、灭菌、防腐、无菌及无菌操作的概念;

　　了解热力杀菌法、紫外线及电离辐射杀菌法、滤过除菌法;常用消毒剂的种类及其对微生物的作用,影响消毒剂作用的因素;

　　树立牢固的无菌观念,为以后的职业工作打基础。

　　【案例】　某日,一男士去医院抽血,抽血的护士没有在皮肤上擦任何消毒液,也没戴手套,就拿手在要抽血的皮肤那里拍了几下,就把针插进血管了,抽完后给了我一个干棉签,没有蘸消毒液,次日针口附近的血管发黑。

　　请问原因是什么?

一、细菌的分布

　　细菌种类多、繁殖快、适应环境能力强,因此,细菌广泛分布于自然界,在水、土壤、空气、食物、人和动物的体表以及与外界相通的腔道中,常有各种细菌和其他微生物存在。在自然界物质循环上起重要作用,不少是对人类有益的,对人致病的只是少数。

(一)细菌在自然界的分布

　　土壤中含有大量的微生物,土壤中的细菌来自天然生活在土壤中的自养菌和腐物寄生菌以及随动物排泄物及其尸体进入土壤的细菌。它们大部分在离地面 10～20 cm 深的土壤处存在。土层越深,菌数越少,暴露于土层表面的细菌由于日光照射和干燥,不利于其生存,所以细菌数量少。土壤中的微生物以细菌为主,放线菌次之,另外还有真菌、螺旋体等。土壤中微生物绝大多数对人是有益的,它们参与大自然的物质循环,分解动物的尸体和排泄物;固定大气中的氮,供给植物利用;土壤中可分离出许多能产生抗生素的微生物。进入土壤中的病原微生物容易死亡,但是一些能形成芽孢的细菌如破伤风杆菌、气性坏疽病原菌、肉毒杆菌、炭疽杆菌等可在土壤中存活多年。因此土壤与创伤及战伤的厌氧性感染有很大关系。

　　水也是微生物存在的天然环境,水中的细菌来自土壤、尘埃、污水、人畜排泄物及垃圾等。水中微生物种类及数量因水源不同而异。一般地面水比地下水含菌数量多,并易被病原菌污染。在自然界中,水源虽不断受到污染,但也经常地进行着自净作用。日光及紫外线可使表面水中的细菌死亡,水中原生生物可以吞噬细菌,藻类和噬菌体能抑制一些细菌生长;另外水中的微生物常随一些颗粒下沉于水底污泥中,使水中的细菌大为减少。水中的病菌如伤寒杆菌、痢疾杆菌、霍乱弧菌、钩端螺旋体等主要来自人和动物的粪便及污染物。因此,粪便管理在控制和消灭消化道传染病有重要意义。但直接检查水中的病原菌是比较困难的,常用测定细菌总数和大肠杆菌菌群数,来判断水的污染程度,目前我国规定生活饮用水的标准为 1 mL 水中细菌总数不超过 100 个;每 1 L 水中大肠菌群数不超过 3 个。超过此数,表示水源可能受粪便等污染严重,水中可能有病原菌存在。

空气中的微生物分布的种类和数量因环境不同有所差别。空气中的微生物来源于人畜呼吸道的飞沫及地面飘扬起来的尘埃。由于空气中缺乏营养物及适当的温度,细菌不能繁殖,且常因阳光照射和干燥作用而被消灭。只有抵抗力较强的细菌和真菌或细菌芽孢才能存留较长时间。室外空气中常见产芽孢杆菌、产色素细菌及真菌孢子等;室内空气中的微生物比室外多,尤其是人口密集的公共场所、医院病房、门诊等处,容易受到带菌者和病人污染。如飞沫、皮屑、痰液、脓液和粪便等携带大量的微生物,可严重污染空气。某些医疗操作也会造成空气污染,如高速牙钻修补或超声波清洁牙石时,可产生微生物气溶胶;穿衣、铺床时使织物表面微生物飞扬到空气中,清扫及人员走动尘土飞扬也是医院空气中微生物的来源。室内空气中常见的病原菌有脑膜炎奈瑟氏菌、结核杆菌、溶血性球菌、白喉杆菌、百日咳杆菌等。空气中微生物污染程度与医院感染率有一定的关系。空气细菌卫生检查有时用甲型溶血性链球菌作为指示菌,表明空气受到人上呼吸道分泌物中微生物的污染程度。

(二)细菌在人体的分布

1. 正常菌群的含义 人自出生后,外界的微生物就逐渐进入人体。在正常人体体表以及与外界相通的各种腔道(如口腔、鼻咽腔、肠道和泌尿道)等部位,存在着对人体无害的微生物群,称之为正常微生物群,包括细菌、真菌、螺旋体、支原体等,其中细菌居多,习惯称之为正常菌群。它们在与宿主的长期进化过程中,微生物群的内部及其与宿主之间互相依存、互相制约,形成一个能进行物质、能量及基因交流的动态平衡的生态系统。正常菌群大部分是长期居留于人体的又称为常居菌,也有少数微生物是暂时寄居的,称为过路菌。

2. 人体正常菌群的分布 人体各部位的正常菌群分布(表 3-1)。

表 3-1 人体各部位常见的正常菌群

部位	常见菌种
皮肤	表皮葡萄球菌、类白喉棒状杆菌、铜绿假单胞菌、耻垢杆菌等
外耳道	葡萄球菌、类白喉棒状杆菌、铜绿假单胞菌等
眼结膜	表皮葡萄球菌、结膜干燥杆菌、类白喉棒状杆菌等
鼻咽腔	甲型链球菌、奈瑟氏球菌、肺炎球菌、流感杆菌、乙型链球菌、葡萄球菌、铜绿假单胞菌、大肠杆菌
口腔	链球菌(甲型或乙型)、乳酸杆菌、螺旋体、梭形杆菌、白色念珠菌、(真菌)表皮葡萄球菌、肺炎球菌、奈瑟氏球菌、类白喉杆菌等
胃	正常一般无菌
肠道	类杆菌、双歧杆菌、大肠杆菌、厌氧性链球菌、粪链球菌、葡萄球菌、白色念珠菌、乳酸杆菌、变形杆菌、破伤风杆菌、产气荚膜杆菌等
阴道	乳酸杆菌类、表皮葡萄球菌、类白喉杆菌、大肠杆菌、白假丝酵母菌等
前尿道	表皮葡萄球菌、类白喉杆菌、耻垢杆菌等

皮肤上的细菌往往与个人卫生及环境情况而有所差异。最常见的是革兰阳性球病,其中以表皮葡萄球菌为多见,有时亦有金黄色葡萄球菌。当皮肤受损伤时,可引起化脓性感染,如疖、痈。在外阴部与肛门部位,可找到非致病性抗酸性耻垢杆菌。

口腔中的细菌,口腔温度适宜,含有食物残渣,是微生物生长的良好条件。口腔中的微生物有各种球菌、乳酸杆菌、梭形菌、螺旋体和真菌等。

胃肠道的细菌,因部位而不同,胃酸的杀菌作用,健康人的空肠常无菌。若胃功能障碍,如胃酸分泌降低,尤其是胃癌时,往往出现八叠球菌、乳酸杆菌、芽孢杆菌等。成年人的空肠和回肠上部的细菌很少,甚至无菌,肠道下段细菌逐渐增多。大肠积存有食物残渣,又有合适酸碱度,适于细菌繁殖,菌量占粪便的1/3。大肠中微生物的种类繁多,主要有大肠杆菌、脆弱类杆菌、双歧杆菌、厌氧性球菌等,其他还有乳酸杆菌、葡萄球菌、绿脓杆菌、变形杆菌、真菌等。

呼吸道的细菌,鼻腔和咽部经常存在葡萄球菌、类白喉杆菌等。在咽喉及扁桃体黏膜上,主要是甲型链球菌和卡他球菌占优势,此外还经常存在着潜在致病性微生物如肺炎球菌、流感杆菌、乙型链球菌等。正常人支气管和肺泡是无菌的。

泌尿生殖道的细菌,正常情况下,仅在泌尿道外部有细菌存在,如男性生殖器有耻垢杆菌,尿道口有葡萄球菌和革兰阴性球菌及杆菌;女性尿道外部与外阴部菌群相仿,除耻垢杆菌外,还有葡萄球菌、类白喉杆菌和大肠杆菌等。阴道内的细菌随着内分泌的变化而异。从月经初潮至绝经前一般多见的为阴道杆菌(乳酸杆菌类);而月经初潮前女孩及绝经期后妇女,阴道内主要细菌有葡萄球菌、类白喉杆菌、大肠杆菌等。

机体的多数组织器官是无菌的,若有侵入的细菌未被消灭,则可引起传染。因而在医疗实践中,当手术、注射、穿刺、导尿时,应严格执行无菌操作,以防细菌感染。

3. 正常菌群的生理作用

(1)生物拮抗作用:正常菌群、特别是在正常菌群中占绝对优势的厌氧菌对来自人体以外的致病菌有明显的生物拮抗作用,阻止其在机体内定植,从而构成一种生物屏障。这种拮抗作用的机制主要是:①改变 pH 值,厌氧菌产生的脂肪酸降低环境中的 pH 值与氧化还原电势,从而抑制外来菌的生长繁殖;②占位性保护作用,大多数正常菌群的细菌与黏膜上皮细胞紧密接触,形成一层生物膜。如果这种生物膜受抗生素或辐射因素的损伤而被破坏,外来的病原菌就容易定植;③争夺营养,正常菌群由于数量大,在营养的争夺中处于优势;④抗生素与细菌素的作用,如大肠埃希菌产生大肠菌素可抑制志贺菌的生长。

(2)营养作用:正常菌群影响人体物质代谢、营养转化与合成。除参与蛋白质、碳水化合物、脂肪的代谢及维生素的合成外,还参加胆汁代谢、胆固醇代谢及激素转化等过程。

(3)免疫作用:正常菌群作为一种抗原刺激,使宿主产生免疫,从而限制了它们本身的危害性。如大肠埃希菌不断产生的微量肠毒素作为一种免疫原,在诱导机体抵抗肠毒素攻击上具有重要意义。无菌动物的实验证明,若无大肠埃希菌的免疫作用,该动物将经受不起任何肠道杆菌的攻击。

(4)抗衰老作用:正常菌群中双歧杆菌、乳杆菌和球杆菌等具有抗衰老作用。主要机制与能产生超氧化物歧化酶(SOD)有关。

(5)抑癌作用:将等量亚硝氨基胍(MNNG)分别滴入无菌大鼠和普通大鼠结肠内,癌症的诱发率前者比后者高 2 倍。说明肠内菌群有抑制肿瘤发生的作用。至于究竟是哪些细菌具有抑癌作用,目前尚不十分清楚。但多数报告认为双歧杆菌和乳杆菌有抑制肿瘤的作用。这些细菌的抑癌作用机理,一方面与其能降解亚硝酸胺为仲胺和亚硝酸盐有关;另一方面可能与其能激活巨噬细胞、提高其吞噬能力也有重要关系。

4. 条件致病菌　正常菌群与宿主之间、正常菌群各种细菌之间的平衡在外界环境影响下,由生理性组合转变为病理性组合的状态称为微生态失调。这样,原来在正常时不致病的正常菌群就成了条件致病菌。这种特定的条件主要有如下两种:

(1)异位寄生:正常菌群寄居部位的改变可引起疾病。例如,因外伤或手术等原因大肠埃希菌进入腹腔或泌尿生殖系统,可引起腹膜炎、肾盂肾炎、膀胱炎等症。另外,大肠埃希菌可在抗生素的诱导下,由其常居部位的下消化道向上方转移到胆道、甚至呼吸道,而引起胆囊炎、肺炎等症。也可因胆汁分泌不足、胃酸缺乏、胃手术、恶性贫血等原因,原寄居于下消化道的肠杆菌科细菌和拟杆菌等上行繁殖和定植,引起吸收不良综合征和腹泻等,即所谓细菌过生长综合征。

(2)菌群失调:正常菌群各种细菌之间最常见的比例失调现象,常发生于长期使用广谱抗生素之后。此时,肠道内敏感的细菌受到抑制,而那些在肠道内原来数量很少但对该抗生素不敏感的细菌,如耐药性葡萄球菌、白色念珠菌等可乘机大量增殖,成为新的

> **趣味记忆**
>
> 正常菌群的功能及致病:
>
> 人皆有之,正常菌群;
>
> 营养免疫,拮抗病菌;
>
> 条件致病,菌群失调;
>
> 免疫低下,定居移巡。

优势种。此时如果兼有机体抵抗力下降,便可发生菌群失调症。菌群失调分3度:一度失调只是在细菌定量检查上发现有变化,在临床上往往无表现。诱因去掉后可自然恢复;二度失调时细菌定量检查出现明显改变,临床上有慢性病,如慢性肠炎、慢性肾盂肾炎等;三度失调表现为原来的优势菌大部分被抑制,只有少数菌种异常旺盛增殖,常表现为急性疾病,病情凶险,如艰难梭菌引起伪膜性肠炎。三度失调亦称二重感染。若发生二重感染,除停用原来的抗菌药物外,对检材培养中优势菌类需进行药敏试验,以选用合适类型的药物。同时,亦可使用有关的微生态制剂,协助调整菌群类型和数量,加快恢复正常菌群的原来生态平衡。

(3)免疫功能低下:如大面积烧伤患者,慢性疾病以及使用大剂量的激素、抗肿瘤药物等造成机体免疫功能低下时,正常菌群中的某些细菌可引起自身感染。

二、消毒灭菌

(一)概念

1. 消毒　杀灭物体上病原微生物繁殖体的方法叫消毒;但并不能清除或杀灭所有微生物(如芽孢等)。

2. 灭菌　杀灭物体上包括芽孢在内的所有病原性及非病原性微生物的方法。

3. 防腐　防止或抑制微生物生长繁殖的方法叫防腐。

> **趣味记忆**
>
> 灭菌杀全微生物,只杀病原是消毒,抑制 M 长称防腐,无菌操作防 M 入。

4. 无菌操作　防止微生物进入机体或物品的操作方法叫无菌操作。

(二)物理消毒灭菌法

用于消毒灭菌的物理学方法有热力、紫外线、电离辐射、滤过除菌等。

1. 热力灭菌法 是利用高温来杀灭微生物,其方法有干热灭菌法和湿热灭菌法两大类。

(1)干热灭菌法:①焚烧。用火焚烧,仅适用于废弃的污染物品、实验室有传染性的动物尸体等。②烧灼。在火焰上进行,适用在接种前后的接种环或接种针和试管口或瓶口的灭菌。③干烤。干烤灭菌法需在干烤箱内进行,利用热空气达到灭菌。一般玻璃器皿、瓷器、白陶土、滑石粉等均可用此法灭菌。通常加温 160～180℃保持 2 小时即可,切勿超过此温度,否则玻璃试管上的棉塞或包装用纸易被烤焦。④红外线灭菌。在红外线灭菌器内进行,也是一种干热灭菌法。可用于小件医疗器械、剪刀、镊子等及玻璃注射器等的快速灭菌。

(2)湿热灭菌法:最常用,效果比干热灭菌好。湿热灭菌的优点是:①湿热灭菌时菌体蛋白质易变性。蛋白质含水愈多,其凝固所需的温度愈低。蛋白质之所以在有水分存在时易于凝固,是因为水分子在高温下易使氨基酸间的肽键断开,产生变性。②湿热穿透力大。如一卷布放干烤箱内灭菌,不同布层温度差别很大,因而灭菌不完全;而湿热灭菌时布卷内外温度接近,灭菌完全。③湿热蒸汽有潜热存在。水蒸气冷凝成水时,每克水可放出 2 260.87 J 热量,这种潜热能迅速提高被灭菌物体的温度。

常用的湿热灭菌法有:①巴氏消毒法。这种消毒方法是利用不太高的热力杀死物品中的病原菌或一般杂菌,同时又不致严重损害被消毒物品的质量。常用此法消毒牛奶、酒类等。加温 61.1～62.8℃经 30 分钟或 71.7℃经 15～30 秒,便可达到目的。②煮沸消毒法。在 1 个大气压下煮沸 100℃经 5 分钟可杀死一切细菌的繁殖体。但一般消毒以煮沸 10 分钟为宜。主要用于一般外科器械和注射器等的消毒,亦可用于饮水和食具的消毒。杀死芽孢则需煮沸 1～3 小时。若水中加入 1‰～2‰碳酸氢钠,可提高其沸点至 105℃,既可增强杀菌能力,又可防止金属器械生锈。③流通蒸汽消毒法:用阿诺德(Arnold)流通蒸汽灭菌器或普通蒸笼进行,温度通常是 100℃加热 15～30 分钟,可杀死细菌的繁殖体,但不能杀死芽孢。用于一般外科器械、注射器、食具和其他一些不耐高热物品的消毒。如延长时间,可达灭菌目的。④间歇蒸汽灭菌法:利用反复多次的流通蒸汽灭菌,以达到灭菌的目的。只适用于不耐热(100℃以内)的营养物质如某些培养基的灭菌。其具体做法是将待灭菌的物品置于流通蒸汽灭菌器内,加热 100℃经 15～30 分钟,杀死其中的细菌繁殖体,然后取出物品置于 37℃温箱中过夜,目的是使残留的芽孢发育成繁殖体,次日如法再做 1 次。如此连续 3 次,可杀死全部繁殖体和芽孢。⑤高压蒸汽灭菌法:灭菌效果最好是一密闭的蒸锅,蒸汽不外溢。随着压力增加,则容器内的温度随之相应升高,杀菌力也就增强。通常在 103.4 kPa(1.05 kg/cm²)的压力下,温度达 121.3℃,维持 15～30 分钟,可杀死一切微生物(包括细菌芽孢)。凡是耐高热和不怕潮湿的物品,如培养基、废弃培养物、手术衣、手术器械、敷料、注射器、注射液等,均可用此法灭菌(图 3-1)。

近年来,在高压蒸汽灭菌器的基础上,又研制成一种新型的预真空压力蒸汽灭菌器。与高压蒸汽灭菌器相比,该灭菌器是以预

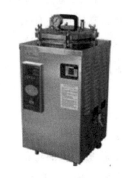

图 3-1 高压蒸汽灭菌锅

真空代替排放灭菌器内的冷空气,因而具有灭菌速度快、节省能源等优点,达到较为理想的灭菌效果。

2. 光线与射线的消毒作用

(1)日光和紫外线:日晒是一种有效的天然杀菌方法,其杀菌作用主要是靠日光中的紫外线(UV)。一般用于消毒的人工 UV 是由低压水银蒸汽灯产生的。UV 的杀菌效果和诱发突变能力与其波长有密切关系。杀菌范围为 240~280 nm,最适波长为 260 nm,与 DNA 吸收光谱范围一致。UV 的杀菌机制是损坏 DNA 构型,使同一股 DNA 上相邻近的胸腺嘧啶通过共价键形成二聚体,干扰了 DNA 的复制,导致细菌死亡或变异。亚致死量的 UV 可以刺激细菌的繁殖或诱导基因突变,获得所需要的菌株。UV 穿透力不强,不能穿过普通玻璃、尘埃,只能用于物体表面和空气的消毒。一般常用于微生物实验室、手术室和烧伤病房的空气消毒,亦常用于忌热的有机玻璃或塑料制品(如有机玻璃凹孔板或塑料板等)、纤维薄膜、玻璃纸等的消毒。UV 对人体皮肤、眼睛均有一定的损害作用,使用时要注意防护。

(2)电离射线:电离射线具有较高的能量和穿透力,对微生物可产生致死效应。常用于杀菌的电离射线是 γ 射线和高能量的电子束(阴极射线)。γ 射线是由放射性同位素^{60}Co 装置产生的。^{60}Co 辐射灭菌装置由放射源、放射源贮藏井、升降器、消毒物品传递系统、防护掩体及控制系统组成。被照射物品用输送带送至照射区,工作人员用电视监控。由于 γ 射线灭菌或消毒不升高温度且穿透力强,故特别适于忌热物品如塑料制品(培养器皿、吸管、试管和注射器等)、生物组织、生物制品、药品、食品和毛皮等的灭菌或消毒。

电离射线的杀菌机理:①使细胞分子产生诱发辐射,干扰微生物代谢,特别是干扰 DNA 的合成;②破坏细胞膜,引起酶系统紊乱而致死;③水分子经辐射后产生新离子与过氧化氢,这些产物再作用于微生物,也将促进微生物的死亡。

3. 滤过除菌　是用滤器(filter)除去空气和液体中的细菌。利用具有微细小孔的滤菌器的筛滤和吸附作用,使带菌液体或空气通过滤菌器后成为无菌液体或空气。该法常用于不耐高温的血清、抗毒素、抗生素等药液的除菌。在微生物实验室内常用滤过法除去不能加热灭菌的血清或液体中的细菌,但不能除去病毒、支原体和 L 型细菌。滤过除菌的效能取决于滤孔的大小及细菌和滤器之间的静电吸引。滤菌器的种类很多,目前常用的有蔡氏滤菌器、玻璃滤菌器和薄膜滤菌器等。

4. 超声波的消毒作用　属于一种机械作用因素。每秒超过 2 万次振动的声波即为超声波。高频声波有杀菌作用,但不彻底,常有残留。常用的超声波发生器能产生 20~100 千赫(kHz)的声波。这些高频声波能引起物理作用,可使细菌细胞裂解而死亡,这一方法常用于粉碎细胞,分离提取细胞成分或制备抗原。但在灭菌方面无实用价值。

(三)化学消毒灭菌法

1. 消毒剂　消毒剂的种类甚多,各具不同性质,它们的杀菌能力也各不相同。因此,在使用消毒剂时首先要考虑对象,视其可能含有何种微生物,然后再选择合适的消毒剂。同时还需要注意消毒剂杀菌能力的强弱和使用方法及影响因素。这类化学物质对人组织细胞有毒害作用,只能外用。

消毒剂的作用机理和常用消毒剂的种类、用法及用途如下:

（1）消毒剂的可能作用机制：①使细胞膜通透性受损：菌体内物质外渗或漏出，造成细菌死亡。属于此类的有表面活性剂、醇类、酚类和己烷等消毒剂。②使菌体蛋白变性和凝固：失去其生物活性，导致细菌死亡。属于这一类的有酸碱类、高浓度的金属盐类消毒剂。此外，醇类消毒剂亦具有此类作用。③破坏或改变蛋白质与核酸功能基团：使菌体酶蛋白失去酶的活性。如−SH基被结合或使其变成−S−S−基，导致细菌代谢机能障碍而死亡。属于这一类的氧化剂、低浓度的金属盐类、卤素及其化合物、醛类、烷基化合物和染料等消毒剂。

常用消毒剂的种类、用法和用途（表 3-2）。

表 3-2　常用化学消毒剂的种类、性质和用途

类别	药名	作用机制	用法与用途
醇类	乙醇（酒精）	蛋白质变性凝固	质量分数 70％～75％用于皮肤和器械消毒
醛类	甲醛溶液（福尔马林）	阻止细菌核蛋白合成，破坏酶蛋白	质量分数 1％～2％可用于环境消毒 质量分数 10％消毒室内空气
酸类	醋酸	破坏细胞壁和细胞膜，凝固蛋白质	5～10 mL/m³ 空气消毒
	乳酸		蒸汽作空气消毒
	硼酸		质量分数 2％～4％黏膜消毒，质量分数 10％创面消毒
酚类	苯酚（石炭酸）	蛋白质变性	质量分数 3％～5％地面、器具表面消毒，质量分数 2％皮肤消毒
	煤酚皂（来苏儿）	损伤细胞膜	质量分数 2％皮肤消毒，质量分数 3％～5％环境消毒，质量分数 5％～10％器械消毒
氧化剂类	过氧乙酸	蛋白质氧化	质量分数 0.2％～0.3％塑料、玻璃制品的消毒，质量分数 0.5％用于消毒厩舍、饲槽、车辆及场地等，质量分数 5％用于喷雾消毒密闭的实验室、无菌室及仓库等
	高锰酸钾	氧化作用	质量分数 1％皮肤黏膜消毒、水果蔬菜的消毒
表面活性剂类	新洁尔灭	损伤细胞膜、灭活氧化酶活性	质量分数 0.05％～0.1％洗手或皮肤黏膜、手术器械消毒
	杜灭芬（消毒宁）		质量分数 0.05％～0.1％皮肤创伤冲洗、金属器械、棉织品、塑料、橡皮类物品消毒
烷基化合物类	洗必太（氯己定）	蛋白质变性、核酸烷基化	质量分数 0.02％～0.05％可用于术前洗手，质量分数 0.01％～0.02％可用于腹腔、膀胱内脏冲洗
	环氧乙烷		50 mg/1 000mL 密闭塑料袋，手术器械、敷料等消毒
碱类	氢氧化钠	破坏细胞壁和细胞膜，凝固蛋白质	质量分数 2％～4％的热溶液用于被细菌和病毒污染的厩舍、饲槽、运输车船的消毒；质量分数 3％～5％的热溶液用于消毒细菌芽孢污染的场地。本品不能用于皮肤、铝制品等的消毒
	生石灰		加水配成质量分数 10％～20％的石灰乳用于墙壁、围栏、场地及排泄物等的消毒。需现用现配

续表

类别	药名	作用机制	用法与用途
重金属类	升汞	氧化作用、蛋白质变性	本品对金属有腐蚀性,剧毒,应妥善保管,质量分数 0.05%～0.1%用于非金属器械及厩舍用具的消毒
	硫柳汞		质量分数 0.1%皮肤消毒,质量分数 0.01%用于生物制品防腐
	硝酸银		质量分数 0.5%～1%用于眼科防腐、治疗
卤素类	漂白粉	氧化作用	质量分数 5%～20%用于厩舍、围栏、饲槽、排泄物、尸体、车辆及炭疽芽孢污染地面的消毒。0.3～1.5 g/L用于饮水消毒。现用现配,不能用于金属制品及有色纺织品的消毒
	碘酊	卤化菌体蛋白	质量分数 2%皮肤消毒,质量分数 5%用于消毒手术部位

(2)影响消毒剂作用的因素

1)消毒剂浓度和作用时间:一般消毒剂浓度越大,作用时间越长,则杀菌效果越好。但酒精例外,以 70%～75%浓度杀菌力最强,高于此浓度反而较差。原因可能是更高浓度的酒精使菌体蛋白因迅速脱水而凝固,影响酒精继续向内部渗入,故杀菌效果差。

2)温度:温度可能影响消毒剂的杀菌效能。杀菌基本是一种化学反应,化学反应的速度随温度升高而加快。因此,高温比低温消毒快,如金黄色葡萄球菌在石炭酸溶液中的杀菌时间,在 10℃时比 20℃约长 5 倍。

<table>
<tr><td>课堂互动</td></tr>
<tr><td>消毒有哪些方法,灭菌有哪些方法,在什么情况下,所用的医疗器械需要灭菌或消毒?</td></tr>
</table>

3)细菌种类和数量:不同细菌对消毒剂抵抗力不同。同一细菌,其芽孢比繁殖体抵抗力强,老龄菌比幼龄菌抵抗力强。菌量越大,其所需消毒时间也越长。

4)被消毒物的性质:如为脓、痰等物,其中的细菌可受到有机物的保护。同时这些有机物又可和许多消毒剂结合,因而影响了消毒剂的杀菌作用。

目标检测
(扫描二维码下载答题)

教学单元四　细菌的致病性与医院感染

❋学习目的

掌握细菌的致病机制；

了解细菌内外毒素致病性的特点；

熟悉细菌性感染的类型；

能分析"带菌状态"与正确用药间关系，对医院内感染的来源、危害与预防措施有所认识。

【案例】　2017年4月21日下午5点，由泰国飞厦门的MF854航班抵达厦门高崎机场。在入境检验检疫通道，厦门机场检验检疫局（下称"机场局"）的工作人员对旅客进行入境检疫，注意到通道上有两名旅客相互搀扶，手捂腹部，表情痛苦。在经过体温检测后，工作人员将他们带到医学排查室，做进一步的体格检查和流行病学调查，并采集粪便样本，送厦门国际旅行保健中心实验室检测。结果显示，两份样本均呈副溶血性弧菌阳性，结合医学排查和流行病学调查结果，确诊为副溶血弧菌感染性腹泻病例。

细菌侵入宿主机体生长繁殖并释放毒性物质引起不同程度的病理过程，称为细菌的感染或传染。能使宿主感染的细菌为致病菌或病原菌。不造成宿主感染的细菌为非病原菌，正常人体体表和与外界相通的腔道中寄居着多种不同数量微生物称为正常菌群，通常对宿主无害，但在特定的条件下某些非病原菌也可致病，称为条件致病菌。

一、细菌的致病性

细菌能引起机体感染的能力称为致病性。细菌能否引起疾病，与细菌的致病因素、机体的防御能力及外界环境因素等有关。

致病菌的致病机制，除与其毒力强弱有关外，还与侵入宿主机体的菌量、侵入部位是否合适等有着密切的关系。

(一)细菌的毒力

构成细菌毒力的要素是侵袭力和毒素。

1. 侵袭力　病原菌突破机体的防御功能，并在体内一定部位定植、繁殖和扩散的能力称为侵袭力。其物质基础主要有：

(1)荚膜和微荚膜或类似结构：如化脓链球菌的M蛋白、肠道杆菌的O抗原、伤寒沙门菌Vi抗原以及某些大肠埃希菌K抗原等，都具有抵抗吞噬细胞的吞噬和体液中杀菌物质的作用，使病原菌在宿主体内迅速繁殖，产生病变。例如将无荚膜的肺炎链球菌注射至小鼠腹腔,细菌易被吞噬而清除;若注入有荚膜菌株,则细菌大量繁殖,常使小鼠在 24 小时内死亡。荚膜的抗吞噬作用可能由于抑制吞噬溶酶体的形成,也可能是由于荚膜黏液层比较光滑,不易被吞噬细胞捕捉;此外也可能是由于荚膜表面与吞噬细胞伪足所带电荷相同,两者相互排斥。

(2)菌毛及菌毛样黏附因子:菌毛具有黏附于组织细胞的能力。例如,肠道杆菌和弧菌的菌毛能使细菌吸附于肠上皮细胞;能引起尿路感染的病原性大肠埃希菌具有特殊的 P 菌毛,使细菌黏附于尿路上皮细胞,避免尿液冲洗,在发病中具有重要作用。

(3)侵袭性酶:化脓性链球菌产生的透明质酸酶分解结缔组织中的透明质酸;链激酶激活溶纤维蛋白酶原成为溶纤维蛋白酶,使纤维蛋白凝块溶解;产气荚膜梭菌产生的胶原酶能分解结缔组织的胶原组织;又如金黄色葡萄球菌产生的血浆凝固酶(coagulase)能加速血浆凝固,形成纤维蛋白的网状结构,阻止吞噬细胞接近和吞噬作用。

2. 毒素　致病菌常能产生一种或多种细菌毒素,直接引起宿主的损伤。细菌的毒素分外毒素与内毒素。

(1)外毒素

1)来源、化学成分及结构特点:外毒素是 G^+ 细菌及某些 G^- 细菌的合成代谢产物,在细菌胞质内合成后释放到细胞外,或在细菌死亡溶解后释放出来。化学成分是蛋白质,大都由A、B 两个亚单位组成。A 亚单位为活性蛋白;B 亚单位为结合蛋白。B 亚单位与易感细胞膜上的受体结合;A 亚单位随后进入易感细胞,作用于靶部位,发挥毒性作用。

2)种类及生物学作用:外毒素的毒性极强,例如 1 mg 肉毒毒素可杀死 2 亿只小鼠。不同种细菌外毒素能选择性地作用于各种不同的组织,引起特有的病理变化。外毒素的稳定性较差,易因加热等理化因素作用而破坏。受甲醛作用可使其活性蛋白灭活而不影响结合蛋白的抗原性,此即类毒素。外毒素刺激机体产生的中和抗体,称抗毒素。按毒性作用可将细菌外毒素分为神经毒素、细胞毒素及肠毒素等(表 4-1)。

神经毒素:能选择性地作用于神经细胞引起功能紊乱。如肉毒毒素作用于运动神经元,干扰胆碱能使神经突触和神经肌肉接头部释放乙酰胆碱,使神经冲动不能传达至肌肉而引起麻痹;破伤风痉挛毒素与脊髓及脑干中神经元的神经节苷脂受体结合,干扰了抑制性神经元的正常调节作用,使肌肉持续收缩出现痉挛。

细胞毒素:作用于细胞代谢的某一环节,引起细胞代谢障碍以至细胞死亡。如白喉毒素作用于细胞中的辅酶Ⅰ,使之分解为烟酰胺与腺苷二磷酸核糖。后者与转位酶Ⅱ结合使之灭活,导致细胞内蛋白质合成过程中肽链延长受到抑制,导致细胞死亡。人体的心肌和外周神经细胞对白喉毒素特别敏感,因此,白喉患者易发生心肌炎与神经炎。其他多种细胞亦可受到白喉毒素的损害。

肠毒素:典型的肠毒素是在肠道局部产生并仅作用于局部的毒素,如霍乱弧菌肠毒素和某些肠产毒素性大肠埃希菌(ETEC)产生的肠毒素。其作用机理是激活细胞膜上的腺苷酸环化酶,使细胞内 cAMP 上升,水分与电解质通过小肠上皮细胞大量丢失,导致剧烈腹泻、脱水、血液浓缩、酸中毒与休克。引起食物中毒的金黄色葡萄球菌肠毒素与上述肠毒素不同,是在体外产生,食入后主要作用于呕吐中枢,引起胃肠道症状。

表 4-1 主要外毒素的种类及作用

类型	细菌	外毒素	所致疾病	作用机制
神经毒素	破伤风梭菌	痉挛毒素	破伤风	阻断上下神经元间正常抑制性神经冲动传递
	肉毒梭菌	肉毒毒素	肉毒中毒	抑制胆碱能神经释放乙酰胆碱
细胞毒素	白喉棒状杆菌	白喉毒素	白喉	抑制细胞蛋白质合成
	金黄色葡萄球菌	毒性休克综合征毒素-1	毒性休克综合征	增强对内毒素的敏感性
		表皮剥脱毒素	烫伤样皮肤综合征	表皮与真皮脱离
肠毒素	A群链球菌 霍乱弧菌	致热外毒素 肠毒素	猩红热 霍乱	破坏毛细血管内皮细胞 激活肠黏膜腺苷环化酶,增高细胞内cAMP水平
	产毒性大肠埃希菌	肠毒素	腹泻	不耐热肠毒素同霍乱肠毒素,耐热肠毒素使细胞内cGMP增高
	产气荚膜梭菌	肠毒素	食物中毒	同霍乱肠毒素
	金黄色葡萄球菌	肠毒素	食物中毒	作用于呕吐中枢

其他毒素:如产气荚膜梭菌的 α 毒素、化脓链球菌产生的红疹毒素、鼠疫耶尔森菌的鼠疫毒素以及金黄色葡萄球菌产生的 α 溶血毒素和剥脱性毒素等,亦应归类于细胞毒素。虽然作用机制不同,但都可直接作用于细胞引起细胞坏死。炭疽芽孢杆菌的毒性复合物能引起血管通透性增高,导致原发灶水肿、出血和全身循环衰竭。

(2)内毒素

1)来源及理化特性:内毒素是 G^- 细菌细胞壁的脂多糖,在菌体崩解时释放出来。各种细菌内毒素的成分基本相同,都是由脂类 A、非特异的核心多糖和最外层的寡糖重复单位(O 抗原决定簇)3 部分组成。脂类 A 是一种特殊的糖磷脂,内毒素的毒性以及其他一些生物学活性都是由脂类 A 决定的。与外毒素相比,内毒素性质比较稳定,耐热,60℃数小时不被破坏,100℃1 小时也不能破坏,必须加热 160℃经 2~4 小时,或用强碱、强酸或强氧化剂加温煮沸 30 分钟才灭活。紫外线、超声波、氢化铝锂等理化因素可使内毒素的毒性降低,抗原性仍然保存,成为脱毒的内毒素。内毒素和脱毒的内毒素均可刺激机体产生相应的抗体。对 G^- 菌感染如早期使用抗内毒素抗体,可大大降低病死率。有人提出用一种 G^- 菌脂多糖制成脱毒内毒素预防各种 G^- 菌毒血症。人体对内毒素很敏感,微量(0.001 mg)内毒素进入体内即可引起临床症状。

2)生物学作用:内毒素有多种生物学作用,既有致病作用,亦可诱发某种保护性效应。

发热反应:内毒素具有使机体发热的作用。极微量的内毒素($1\sim5$ ng/kg)注入人体,2小时内可使体温上升,并维持 4 小时左右。内毒素的致热活性主要是通过内毒素作用于巨噬细胞,使其释放白细胞介素 1(IL-1)等。IL-1 作用于下丘脑的体温调节中枢,引起发热反应。将内毒素重复给动物静脉注射,机体可对内毒素的致热活性产生耐受现象而不再发热。这种耐受现象的机理尚未完全了解,可能是内毒素封闭了网状内皮系统,或是抗毒素抗体(IgM)的中和作用。

白细胞反应:注射内毒素后,血循环中白细胞数骤减,继之白细胞增多。白细胞数减少是由于白细胞黏附在组织毛细血管壁上;白细胞增多是因骨髓受到内毒素刺激释放大量白细胞,致使血循环中白细胞总数显著增多。但伤寒沙门菌内毒素却始终使血循环中白细胞总数减少,机制尚不清楚。

低血压与休克:内毒素休克是 G^- 细菌败血症常见的并发症,以末梢循环衰竭和低血压为特征。其原因主要是由于内毒素作用于血小板、白细胞和补体系统,引起内源性血管活性物质如组胺、5-羟色胺和激肽等释放,使毛细血管扩张,通透性增加,静脉回流减少,心输出量降低而致严重低血压,最终可引起休克死亡。此外,内毒素还可作用于自主神经系统,释放肾上腺素等介质引起小血管舒缩障碍;内毒素也能直接抑制心肌对氧的利用,进一步降低心输出量,加重休克。因此,内毒素休克与因失血和失水引起的休克不同,单纯输血补液很难纠正。

弥漫性血管内凝血(DIC):DIC 是 G^- 菌菌血症常见的并发症。感染性休克进一步发展,可以出现 DIC。DIC 形成主要有 3 个基本条件:①内毒素引起的低血压使血流缓慢,血细胞易于在血管内积集阻塞小血管;②血液灌注不足,组织缺氧,导致酸血症,使血管呈麻痹性扩张;③内毒素激活 Hageman Ⅷ因子,活化血小板使其释放凝血因子,引起血液凝固。由于血管内凝血,各种凝血因子迅速消耗,引起出血。进而各器官出现缺血性或出血性坏死,重要器官功能衰竭可导致死亡。

其他致病作用:内毒素可使怀孕动物蜕膜出血并导致流产。孕妇发生 G^- 菌引起的急性尿路感染时亦可发生早产。带肿瘤的动物注入内毒素后,可致肿瘤组织出血、坏死。

对机体的保护性效应:小量内毒素有刺激机体免疫系统、增强非特异性抵抗力、增强免疫应答以及保护机体减轻放射性损伤的作用;内毒素有佐剂活性,可促进机体对特异性抗原的体液免疫应答;而且 LPS 本身就刺激小鼠 B 细胞增殖,产生多克隆免疫球蛋白;内毒素可刺激吞噬细胞功能,诱导巨噬细胞产生 IL-1、IFN、TNF 等免疫活性物质;内毒素还是一类非胸腺依赖性抗原,直接刺激 B 细胞产生特异性抗体;内毒素作为菌体(O)抗原与相应抗体结合后激活补体的经典途径,也可直接激活补体替代途径;粗糙型 G^- 杆菌可直接与 C1 结合而激活经典途径,因此比光滑型更易被杀死。

细菌外毒素与内毒素的主要区别见表 4-2。

表 4-2　细菌外毒素与内毒素的主要区别

区别要点	外毒素	内毒素
来源	革兰阳性菌及部分革兰阴性菌细胞外分泌或溶解后释放	革兰阴性菌细胞壁成分,菌体裂解后释放
化学成分	蛋白质	脂多糖
稳定性	不稳定,加热 60℃,30 分钟迅速被破坏	稳定,160℃2～4 小时才被破坏
抗原性	强,刺激机体可产生抗毒素,甲醛处理脱毒而保留其抗原性形成类毒素	较弱,经甲醛处理不能形成类毒素
毒性作用	强,各种细菌外毒素对组织器官有选择性毒害作用,引起特殊的症状	较弱,各种细菌内毒素的毒性效应大致相同,引起发热、白细胞变化、休克、DIC 等

(二)细菌入侵的数量

病原菌入侵机体引起感染,除必须具有一定的毒力外,还需有足够的数量。另外与机体的免疫力状况有关。一般是细菌毒力愈强,引起感染所需的菌量愈小;反之则菌量愈大。

(三)细菌侵入的门户

有了一定的毒力物质和足够数量的病原菌,若侵入易感机体的部位不适宜,仍然不能引起感染。各种病原菌都有其特定的侵入部位,这与病原菌需要特定生长繁殖的微环境有关。

> **课堂互动**
>
> 细菌为什么会导致人得病?

二、细菌感染

感染是机体在和入侵的病原微生物相互作用中所表现的病理生理过程。病原微生物进入机体能否引起感染,取决于病原体和机体两方面的因素,即病原体本身毒力的强弱,入侵的数量,进入机体的途径和机体所处的状态。一般情况下,细菌毒力愈强,引起感染所需的细菌数愈少。机体免疫力愈低,亦愈发生感染。但是对于易感性的机体来讲,单有一定毒力和足够数量的病原体,若没有适当侵入途径,仍不能构成感染。如破伤风梭菌的芽孢经口吞入并不发病,须进入深部创口,具备厌氧条件时,才可能发生破伤风。伤寒沙门菌必须经口进入机体,先在小肠淋巴结中生长繁殖,达到一定数量,才进入血循环致病。多数细菌通常均有其特定的侵入部位,但也有的细菌可多途径感染。例如布鲁斯菌可通过皮肤、消化道、呼吸道、眼结膜等途径感染。

(一)感染的来源与途径

1. **外源性感染**　病原体来自于宿主体外的称为外源性感染,主要来源有:病人;带菌者;病畜和带菌动物。

2. **内源性感染**　病原体来自于宿主自身体表或体内则为内源性感染,感染的致病菌大多是体内的正常菌群。当机体抵抗力下降或长期使用广谱抗生素导致菌群失调时,正常菌群可转变成条件致病菌,引起疾病。

3. **感染的途径**　各种病原菌都有其特定的侵入途径和部位,这与病原菌生长繁殖所需

要的一定微环境有关,主要传播途径有:

(1)呼吸道感染:如流脑、白喉、百日咳等,由病人或带菌者通过咳嗽、喷嚏或大声说话,经飞沫或呼吸道分泌物散布到空气中,被易感人群吸入而感染。

(2)消化道感染:如伤寒、痢疾、霍乱及食物中毒等,一般都是由病人的排泄物污染食物后,经口如消化道致病。苍蝇、污染的手机食具等起媒介作用。

(3)创伤感染:如化脓性细菌可进入皮肤黏膜的微小伤口,带有厌氧芽孢梭菌的泥土可通过深部伤口使机体致病。

(4)接触感染:如淋病菌、麻风分枝杆菌等可通过直接或间接接触而传染导致淋病、麻风病。

(5)节肢动物叮咬感染:如鼠疫耶尔森菌可经跳蚤作媒介而传播鼠疫。

(二)感染的类型

根据细菌的毒力强弱和数量多少以及机体抵抗力的大小,感染可分隐性感染、显性感染和带菌状态。

1. 隐性感染　当机体免疫力较强,入侵的细菌数量不多或毒力不强时,虽然细菌能在体内生长繁殖,但宿主不表现出明显临床症状即为隐性感染,亦称亚临床感染。

2. 显性感染　当机体抵抗力较差,或入侵的细菌毒力较强、数量较多时,机体受到严重损害,出现明显临床症状,称显性感染或临床感染。根据临床症状出现的急缓可分急性感染及慢性感染。显性感染又可分为以下几个类型:

(1)局部感染:感染局限于一定部位,如疖、痈等局部化脓性炎症。

(2)全身感染:感染发生后细菌或其代谢产物向全身扩散,引起各种临床表现:

1)毒血症:细菌在局部繁殖、但不侵入血流,仅细菌产生的外毒素进入血流引起全身中毒症状,如白喉、破伤风。

2)菌血症:病原菌由原发部位侵入血流到达其他部位,但未在血中大量繁殖,如伤寒或结核的菌血症。

3)败血症:细菌侵入血流并在血中大量繁殖,造成机体严重损伤和全身中毒症状者,如金黄色葡萄球菌和化脓性链球菌等化脓性细菌所致败血症。

4)脓毒血症:化脓性细菌在引起败血症的同时,又播散至其他许多组织器官,引起转移性化脓病灶者。

3. 带菌状态　经过显性或隐性感染后,致病菌未被及时清除而继续存在于体内,与机体的免疫力形成相对的平衡状态称为带菌状态。处于带菌状态的人称为带菌者。带有致病菌而无临床症状者称"健康带菌者",在流行病学方面是最危险的传染源。传染病患者临床症状消失后,在一定时间内仍然继续排菌称恢复期带菌者。带菌者经常或间歇地排出病原菌,成为重要的传染源。此外,带菌动物也是传染源之一。所以,检出带菌者并采取措施消除带菌状态,对控制传染病的流行具有重要意义。

> **趣味记忆**
>
> 四个血症:
>
> 菌在局部,血有毒素——毒血症;
>
> 血菌未增,偶尔过路——菌血症;
>
> 血菌大增,全身中毒——败血症;
>
> 血菌繁殖,化脓各处——脓毒血症。

三、医院内感染

(一)医院内感染的来源

患者在医院接受诊断治疗期间又患其他感染性疾病者称为医院内感染。医院内感染又称医院获得性感染。根据感染的来源不同,可有以下几种情况:

1. 内源性感染或称自身感染　由病人自身正常菌群引起,常发生在免疫功能低下或免疫防御屏障功能受损的病人。

2. 外源性感染或称环境感染　病原微生物来源于病人自身之外,医院内医务人员与病人通过空气传播、间接传播(护理、便盆、尿壶等)、直接接触、注射或接种、医疗器械、未彻底灭菌或污染、昆虫媒介等传播。

(二)医院内感染的易感人群

引起医院获得性感染的微生物一般是常见的致病菌或是条件致病菌。易发生医院内感染的人群主要有:

(1)免疫力较低的婴幼儿和老年人。

(2)免疫抑制剂治疗所致免疫功能低下者。

(3)糖尿病、肾病等慢性疾病患者。

(4)接受手术、导管、内窥镜等医疗器械使用者。

(三)医院内感染细菌的种类及来源

引起医院内感染的细菌种类甚多。以金黄色葡萄球菌和大肠埃希菌多见,其他如化脓溶血性链球菌、肺炎链球菌、铜绿假单胞菌、克雷伯菌、结核分枝杆菌、鼠伤寒沙门菌、其他肠道致病菌以及新发现的嗜肺军团菌、艰难梭菌和偶发分枝杆菌等。细菌以外的各类微生物中,以肠道、呼吸道感染的病毒和真菌为主。

上述各种致病微生物主要来自传染性疾病的病人和带菌者。带菌者或无症状的感染者是最危险的传染源;医院工作人员及探视者中的带菌者或无症状感染者,也可成为医院内感染的来源。此外,条件致病菌也是医院内感染不可忽视的病原。一般应注意以下几个方面。

(1)长期接受抗菌药物治疗患者的粪便是条件致病的重要来源。由于应用抗菌药物,使肠道内的正常菌群发生紊乱,使耐药性的条件致病菌得到大量繁殖。

(2)住院患者的病床,由于往往是兼用于治疗、休息、饮食、更衣,甚至排便等住院生活所必需的多种用途,所以病床周围经常通过患者衬衣、寝具等而易为粪便中细菌的严重污染,或随着清理病床而使细菌与灰尘一起污染整个病室。

(3)导尿用留置插管和蓄尿瓶、蓄尿瓶存放处、便器冲洗处等,也是条件致病菌存在和滋生的重要场所。

(4)超声波清洗器和电动吸尘器造成的空气污染,也应引起重视。所以,医院内吸尘器应装有滤过除菌装置。

(四)医院内感染的预防

医院内感染和法定传染病在预防措施上是不同的。法定传染病的预防重点在于强制隔离患者和带菌者,有一定的特异性预防办法。但医院内感染的传染源是多种多样的,将这些传染源完全隔离是办不到的。这是因为医院内感染主要是由条件致病菌所引起,它们的传染源或污染源多来自住院患者的粪便和尿液。并且医务人员本身也能成为细菌或病毒的携带者。再加上特异预防办法对这类感染也无能为力。所以,预防医院内感染的基本方针应放在切断感染途径这个环节,即要从医院建筑的配置、隔离消毒措施、无菌操作程序、工作人员培训及体检、家属探视制度等方面着手。首先必须掌握各种感染性疾病的特有感染途径,采取恰当的灭菌、消毒方法。其次,须建立和健全预防医院内感染的组织制度,采取综合措施以加强对医护人员进行预防医院内感染知识的教育和监督。

目标检测
(扫描二维码下载答题)

教学单元五　细菌性感染的诊断与防治

✳ 学习目的

了解细菌标本的采集与送检原则,细菌的分离与鉴定;

掌握细菌性感染的预防原则与治疗药物;

能正确使用抗细菌性感染药物。

【案例】 急性卡他性结膜炎的治疗:①点抗生素眼药水,0.25％氯霉素、0.5％金霉素、0.4％庆大霉素、1.0％～2.5％链霉素,0.5％卡那霉素,每1～2小时1次,晚间涂以抗生素眼膏,也可用15％磺胺醋酰钠及5％磺胺嘧啶眼液或眼膏。必要时早期作分泌物涂片或结膜刮片或检查致病菌并作药敏试验。②分泌物过多,可用生理盐水或3％的硼酸水冲洗,每日2～3次。③禁忌包扎及热敷。④治疗必须及时、彻底,在症状基本消退后,尚应继续点药1～2周,以防转成慢性或复发。

对有发热症状的上呼吸道感染者,用退热药物如阿司匹林或安乃近、复方氨基比林等治疗。病毒性感染能取得暂时而明显的退热效果,全身症状亦有所改善;但细菌性感染者服用同样剂量的退热药,退热效果较差,全身症状亦无明显改善。

一、细菌性感染的诊断

病原菌能引起多种感染和传染病。细菌性感染的实验室诊断包括以检测病原菌及其抗原产物或核酸为目的的细菌学诊断及以检测患者血清中特异抗体为目的的血清学诊断。

(一)细菌学检查

1. 采集标本　标本的采集与送检的质量直接关系到病原菌检出的成败。为提高检出率,避免诊断错误,应遵守以下几项原则:

(1)根据不同疾病以及疾病的不同时期采集不同标本。

(2)严格无菌操作,避免标本被污染。

(3)在疾病早期以及抗菌药物使用前采集标本。对已使用抗菌药物患者的标本应注明药物种类,以便实验室采取适当措施处理。

(4)采集的标本必须尽快送检。大多数细菌标本可以冷藏送检。但对某些细菌,如脑膜炎奈瑟菌送检中要注意保温。

(5)标本做好标记,详细填写化验单,以保证各环节准确无误。

2. 直接涂片镜检　对一些在形态与染色性上具有特征的病原菌,可取标本涂片、染色镜检。镜下见到典型的菌体形态、排列、染色性即可做出初步诊断。如刺破瘀血点或脑脊液标本涂片,镜下发现肾形成双排列的 G^- 球菌,对于脑膜炎奈瑟菌具有诊断意义。如果直接涂片找不到典型细菌时,也不能否定。因为脑膜炎奈瑟菌从瘀血点涂片检出的阳性率约为80％,加上脑脊液标本涂片检查的总阳性率也只有90％。必要时还需作其他检查。结核病患者痰的直接或浓集后涂片经抗酸染色镜检,发现了分枝状的抗酸杆菌,亦有诊断价值。该方法简便、易行,为临床检验常用。但很多细菌的形态、排列、染色性并无特征,如肠道致病菌多数为 G⁻杆菌,粪便标本直接涂片镜检不能区分,必须进行分离培养方能鉴定。

3. 分离和鉴定 根据不同疾病采取不同标本如血、尿、粪便、咽拭子以及脑脊液等进行细菌的分离和鉴定,是确诊细菌性感染最可靠的方法。鉴定的主要内容有:

(1)培养特征:用无菌手续取待检标本,按不同目的接种于普通琼脂平板、血液琼脂平板或选择培养基(有些还须先经增菌培养),以获得细菌的纯培养。根据细菌所需要的营养、生长条件、菌落特征来做初步鉴别。如化脓性链球菌在血液琼脂平板上生长出小而透明的菌落,菌落周围有完全溶血环。肠道病原菌可根据在选择培养基上生长出来的菌落颜色、大小等性状识别。但最后确诊还须进行形态特征、生化反应和血清学鉴定。

(2)形态特征:通过分离培养,对在固体或液体培养基上长出的菌落或纯培养物,经涂片染色后镜检。根据细菌的形态、排列、大小、染色性以及特殊结构等做初步鉴定。

(3)生化反应:细菌的生化反应特点可作为鉴别细菌的依据。如对肠道致病菌进行鉴定,生化反应是不可缺少的。各种肠道致病菌对不同种类的糖发酵能力不同,故利用含不同糖的培养基进行生化反应,其结果可作为进一步鉴别的依据。现在多种微量、快速、半自动或全自动的细菌生化反应试剂盒和检测仪器已广泛应用于临床,如 SCEPTOR 细菌鉴定仪。

(4)血清鉴定:是根据血清反应的特异性,利用已知的特异性抗体检查未知细菌抗原,以确定细菌的种、型。如用志贺菌属、沙门菌属等的特异性多价、单价诊断血清,与分离的待检菌作玻片凝集试验,鉴定菌种和确定菌型,是细菌学检验的常规方法。

(5)动物试验:可测定某些细菌的毒力,但须选择敏感动物。动物试验除能测定细菌的毒力外,尚可分离病原菌。即将混有杂菌或含病原菌量极少的标本接种于敏感动物体内,非病原菌被动物体杀死,而病原菌则在易感动物体内生长、繁殖,待动物发病并出现特有的症状后立即解剖,较易分离出致病菌。例如,取可疑为结核病人的标本接种豚鼠,感染后可检出结核分枝杆菌。此外,动物试验还能测定细菌的产毒性,常用白喉棒状杆菌培养滤液给豚鼠皮下注射,检测细菌的产毒性;还可利用结扎家兔肠袢测定大肠埃希菌的不耐热肠毒素。

(二)血清学诊断

病原菌感染后,细菌的各种抗原便可刺激机体的免疫系统,产生特异性抗体。

用已知抗原检测病人血清中或其他体液中未知抗体及其量的变化,亦可作为该感染性疾病的辅助诊断。由于抗体存在于血清或其他体液中,故通常称为血清学反应或血清学诊断。此法也可用于调查人群对该病原体的免疫水平及检测预防接种效果。

血清学诊断一般适用于抗原性较强,以及病程较长的传染病诊断。在血清学诊断中,通常采取双份血清。因为在传染病流行区,健康人群由于某些病原菌的隐性感染或近期接受预防接种,其抗体水平普遍较高,单份血清往往不能区分现症感染或既往感染。如果恢复期或 1 周后血清抗体效价比早期升高 4 倍以上(含 4 倍)时,则可确认为现症感染。

血清抗体效价受多种因素影响。如早期应用抗菌药物及年老、体弱、免疫功能低下等情况。此时感染后抗体效价可无明显升高。故抗体效价低时不要轻易否定。

血清学诊断方法较多,常根据病菌种类加以选择。

二、细菌性感染的防治

特异性防治是应用获得性免疫的原理,给机体注射或服用病原微生物抗原(包括类毒素)或特异性抗体以达到预防和治疗感染性疾病的目的。这种方法称为人工免疫。人工免疫又分为人工自动免疫和人工被动免疫。用人工自动免疫方法通常称为预防接种或疫苗接种。人工被动免疫则用于应急预防或治疗某些疾病。

(一)人工自动免疫

是根据病原微生物抗原可激发免疫系统产生特异性免疫的原理,将菌苗、疫苗及类毒素注入机体,使机体主动产生特异性免疫力的过程。用细菌制备的生物制剂称为菌苗;用病毒、立克次体、螺旋体以及病毒等制备的称为疫苗,亦将上述二种生物制品统称为疫苗。

1. 疫苗　疫苗又分为活疫苗和死疫苗两类。

目前疫苗研制的发展方向是研制新型联合疫苗。过去应用的联合疫苗有鼠疫、霍乱、伤寒和甲、乙型副伤寒5联菌苗、多价钩端螺旋体疫苗、百白破(DPT)三联疫苗,20世纪80年代研制的百白破-脊髓灰质炎1、2、3型联合疫苗,以及90年代研制的百白破-b型流感嗜血杆菌联合疫苗(DPT-Hib)等。

活疫苗和死疫苗各有优缺点,一般认为活疫苗优于死疫苗见免疫学相关章节。

2. 类毒素　将细菌的外毒素经$0.3\%\sim0.4\%$甲醛处理后,失去毒性而保留其免疫性,即为类毒类。类毒素接种机体后可诱导机体产生抗毒素,从而中和外毒素的毒性。

(二)人工被动免疫

输入含有特异性抗体的免疫血清或制备的免疫细胞使机体立即获得免疫力的过程叫人工被动免疫,可用于某些急性传染病的应急性预防和治疗。但维持时间较短。

(三)其他免疫制剂

目前临床常用的有 γ-干扰素(IFN-γ)、白细胞介素(IL)以及集落刺激因子等。

(四)生物制品的使用及注意事项

1. 预防接种的对象　根据发病的年龄、职业、流行地区等确立接种对象。如白喉、百日咳等,接种对象主要是儿童。伤寒、副伤寒在不同年龄均可发生,故成人、儿童均可接种伤寒联合菌苗。某些传染病与职业有密切关系,如破伤风类毒素的主要接种对象是军人、建筑工人等;炭疽和布氏菌苗的主要接种对象是牧民、兽医和毛皮加工人员。

2. 接种途径　不同的生物制剂接种途径不同。接种途径可直接影响免疫效果。死疫苗和类毒素接种量大,常用皮下注射;活疫苗接种量小,常采用皮肤划痕、皮内注射、口服及喷雾等;丙种球蛋白、动物血清和抗毒素则采用肌肉或静脉滴注。

3. 接种剂量、次数及间隔时间　接种剂量过大或不足都能够影响免疫效果。所以每种制品必须按规定量接种。死疫苗接种量大,常分2～3次注射,每次接种间隔时间根据免疫力形成的快慢而定。伤寒菌苗产生免疫力较快,间隔7～10天。类毒素吸收较慢,间隔3～4周。一般需要1～2年后再接种1次。

4. 接种反应及预防接种禁忌证　使用生物制品时少数人可发生程度不同的局部或全身反应。其中多数为抗原引起的生理性反应。也有极少数出现比较严重的异常反应。①凡有高热、严重心血管疾病、高血压、肝炎、肾病、糖尿病、活动性肺结核、活动性风湿病、甲状腺功能亢进、免疫缺陷或正在应用免疫抑制剂的患者,均不宜预防接种,以避免原有疾病恶化或发生变态反应;②孕妇不宜接种,以防流产或早产;③妇女月经期要暂缓接种;④湿疹和严重皮肤病患者不宜用划痕法接种。

(五)细菌性感染的药物治疗

抗菌药物是一类对病原菌具有杀灭或抑制作用,主要包括天然抗菌药物和人工化学合成的抗菌药。每种药物都有一定的抗菌范围(抗菌谱),有广谱和窄谱。

1. 天然抗菌药物　依据其抗活性、抗菌谱、抗菌特点有下列几大类:

(1)β-内酰胺类抗生素:如青霉素、头孢菌素类及非典型 β-内酰胺类。

(2)氨基糖苷类:如链霉素、新霉素类、卡那霉素类、庆大霉素类、阿司米星类、大观霉素类等。

(3)大环内酯类:如红霉素、罗红霉素、克拉霉素(克拉霉素)、地红霉素、氮红霉素(阿奇霉素)、泰利霉素、喹红霉素等。

(4)四环素类:土霉素、四环素等。

(5)酰胺醇类:氯霉素、含氟化合物等。

(6)多肽类抗生素:多黏菌素类、糖肽类(万古霉素)、杆菌肽等。

(7)林可霉素:林可霉素、克林霉素等。

(8)其他类抗生素:如磷霉素、链阳霉素、喹宁始霉素等。

2. 化学合成的抗菌药物

(1)喹诺酮类:如环丙沙星、氧氟沙星、司帕沙星、妥舒沙星等。

(2)磺胺类:如磺胺类噁唑、磺胺嘧啶、柳氮磺胺嘧啶银、磺胺二甲氧嘧啶、磺胺米隆、磺胺醋酰钠等。

(3)硝基呋喃类:呋喃妥因、呋喃唑酮等。

(4)咪唑类:甲硝唑、替硝唑等。

3. 抗菌药物的临床应用原则

(1)选择合适的药物:选择药物应以临床诊断和药敏试验为依据,不可滥用,应尽量采用相应窄谱抗菌药物,避免应用广谱抗菌药物引起二重感染。

(2)药物剂量要适当:如果使用药物的剂量过小,不但无治疗作用,而且易使细菌产生耐药性;剂量过大则会带来严重的副作用和药物资源的浪费。所以使用药物的剂量要适当,而且疗程要足,如果疗程过短,会引起疾病复发或转为慢性。

(3)交替用药:治疗某些慢性细菌性感染,为了避免细菌产生耐药性,应选择不同的抗菌药物交替使用。

(4)联合用药:合理的联合用药,既可发挥药物协同抗菌作用,提高疗效,又可减少或延迟耐药菌株的出现。

目标检测
(扫描二维码下载答题)

教学单元六 细菌的遗传与变异

【案例】 20世纪初,法国有两位细菌学家——卡默德和介兰从玉米的退化联想到:如果把毒性强烈的结核杆菌一代代培养下去,使它毒性退化,再用已退化毒性的结核杆菌注射到人体中使人体产生免疫力的想法。两位科学家足足花了13年的时间,终于成功培育了第230代被驯服的结核杆菌,作为预防结核菌的人工疫苗,又称卡介苗(BCG)。

细菌和其他微生物一样,具有遗传性和变异性。细菌的形态、结构、新陈代谢、抗原性、毒力以及对药物的敏感性等是由细菌的遗传物质所决定的。在一定的培养条件下这些性状在亲代与子代间表现为相同,为遗传性。亲代与子代间出现差异为变异。如果细菌的变异是由于细菌所处外界环境条件的作用,引起细菌的基因表达调控变化而出现的差异,则称为表型变异。表型变异因为并未发生细菌基因型的改变,不能遗传,所以是非遗传变异。遗传使细菌保持种属的相对稳定性,而基因型变异则使细菌产生变种与新种,有利于细菌的生存及进化。

一、细菌变异的现象

(一)形态结构变异

细菌的形态、大小以及许多结构都可发生变异。如由于药物的作用细菌菌体变膨大,呈梨形和丝状等,称衰残型;细菌失去细胞壁变成L型细菌;有特殊结构的细菌失去荚膜、鞭毛或芽孢。有鞭毛的伤寒沙门菌变异后可失去鞭毛。这种失去鞭毛的变异称H—O变异。变异的肺炎链球菌可以丢失其荚膜,同时毒力也降低。

(二)生理特性变异

1. 毒力变异 细菌的毒力变异包括毒力增强和毒力减弱。白喉棒状杆菌感染β-棒状杆菌噬菌体后变成溶原性细菌,则能产生外毒素,由无毒株变成有毒株。Calmette和Güerin把有毒力的牛型结核分枝杆菌在含胆汁、甘油和马铃薯的培养基上经13年传230代,得到毒力减弱而抗原性稳定的菌株,即卡介苗(BCG),用于结核病的预防。

2. 耐药性变异 细菌对某种抗菌药物可由敏感变成耐受,成为耐药菌株。白青霉素广泛使用以来,金黄色葡萄球菌耐青霉素的菌株逐年上升,已从1946年的14％上升至目前的80％以上。有的细菌表现为同时耐受多种抗菌药物即多重耐药性(multiple resistance)。甚至还有的细菌变异后产生对药物的依赖性,如痢疾志贺菌链霉素依赖性菌株,离开链霉素则不能生长。同时这种依赖株的毒力也减弱。此种变异已被用来研制预防痢疾的口服活疫苗。

3. 酶活性变异　有些细菌变异后其酶活性发生改变,不能合成某种营养成分,在缺乏该种营养成分的最低营养培养基(MM)上不能生长,称这类细菌为营养缺陷型;或失去发酵某种糖的能力,在以该种糖类为唯一碳源的培养基上不能生长。

4. 菌落变异　肠道杆菌的菌落变异较为常见。由光滑型(S型)变为粗糙型(R型),称为S—R变异。S型菌落表面光滑、湿润、边缘整齐;R型菌落表面粗糙、干皱、边缘不整齐。该种变异是因失去LPS的特异性寡糖重复单位而引起的。S—R变异时,往往涉及细菌的多种性状发生改变,如毒力减弱或消失抗原性减弱、生化反应不典型等。

5. 抗原性变异　肠道杆菌的鞭毛抗原、菌体抗原常发生变异。沙门菌属H抗原可发生由Ⅰ相变Ⅱ相或由Ⅱ相变为Ⅰ相的相变异。G⁻细菌如果丧失细胞壁上的LPS,则细菌将失去特异性O抗原。

总之,细菌的各种生物学性状均可发生变异。这些变异可按其基因型改变而分为遗传型变异和非遗传型变异。非遗传型变异因基因结构未改变,故在传代以后可以恢复原来表型;而遗传型变异时该性状则可稳定地传代。

二、细菌遗传变异的物质

(一)细菌染色体

细菌是原核细胞型微生物,其染色体即核质由一条双股环状DNA分子组成(图6-1),附着在横隔中介体或细菌膜上。细菌染色体无组蛋白包绕。大肠埃希菌染色体长1 000～1 300 μm,在菌体内高度盘旋缠绕成丝团状,分子量(MW)约为 3×10^9 道尔顿(dal),约含有5 000个基因,编码2 000多种酶及其他结构蛋白。细菌染色体上的基因与真核细胞不同,无内含子,转录后形成的mRNA不必再剪切、拼接,直接翻译成多肽。细菌染色体DNA的复制,在E. coli已被证明是双向复制,即从复制起点开始,按顺时针和逆时针两个方向进行,复制到180°时汇合。全过程约需20分钟。

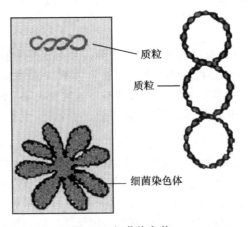

质粒

质粒

细菌染色体

图6-1　细菌染色体

(二)质粒

存在于细菌细胞质中的DNA,又称细菌染色体外基因。

其基本特性:①是一条双股闭合环状DNA分子,MW为 3×10^6～1×10^8 dal,以超螺旋状态存在于细胞质中,人工抽提后可变为开环状或线状。②具有自我复制的能力。一个质粒是一个复制子。有的质粒在细胞质内的拷贝数只有1~2个,其复制往往与染色体的复制同步,称为严紧型质粒;有的质粒拷贝数较多,可随时复制,与染色体的复制不相关,两者之比可为20:1,或更大,称为松弛型质粒。③质粒基因编码某些表型。如R质粒,使细菌对抗菌药物产生耐药性;F质粒编码性菌毛,使 E. coli 具有致育性;Col质粒编码大肠菌素,杀死同品系或近缘细菌;某些金黄色葡萄球菌携带的质粒编码剥脱性毒素引起烫伤样皮肤综合征;引起腹泻 E. coli 肠毒素,也是由质粒基因所编码。这些与细菌致病性有关的质粒又称为毒力质粒或 Vi 质粒。某些假单胞菌属携带的质粒能编码降解有害物质的酶类,在环境保护中得到应用。④丢失或消除:质粒并非是细菌生长繁殖不可缺少的遗传物质。若细菌质粒自行丢失或经高温、紫外线及吖啶类染料等处理而使质粒消除时,虽然其编码的性状也随着消失,但细菌仍可生存。⑤质粒的转移:质粒可以通过接合、转化或转导等方式在细菌间转移。⑥相容性与不相容性:几种不同的质粒可同时共存于同一细菌细胞内,此现象称相容性。但有些质粒则不能共存于同一细菌细胞内,称为不相容性。可根据质粒的不相容性对质粒分群。

(三)其他遗传物质

1. 转座因子 是细菌 DNA 内一段核苷酸序列,能在质粒之间或质粒与染色体之间自行转移位置,是细菌菌体内可移动的遗传物质,主要包括:插入序列(IS)和转座子(Tn)。①IS:是简单的转座因子,含 800~1 400 bp,不带有使细菌表现任何性状的基因,只编码转移位置时所需的转座酶。②Tn:含有 2 500~20 000 bp,除携带与转座有关的基因外,还常带有耐药基因。Tn 转移位置插入某一基因时,一方面可引起插入基因失活产生基因突变,另一方面在插入部位又出现一个耐药基因,使细菌产生耐药性。转座因子转移位置也是引起细菌染色体畸变的原因,可使插入位置邻近的染色体发生缺失、易位、倒位等。

2. 前噬菌体 前噬菌体有时可成为溶原菌的一种基因,编码某种产物。例如,白喉毒素、红疹毒素以及某些型肉毒毒素的产生都是受前噬菌体控制的。

三、细菌遗传与变异在医学上的意义

(一)在诊断、预防和治疗方面的应用

细菌变异株的形态结构、生化反应、毒力、抗原构造和菌落性状等均可发生改变,造成性状不典型,常给细菌鉴定工作带来困难。如细菌失去细胞壁产生的 L 型细菌用常规方法分离培养呈阴性。为了诊断 L 型细菌,必须用含血清的高渗培养基。不了解细菌的变异现象和规律,对细菌感染性疾病很难正确诊断。

(二)在检查致癌物质方面的应用

细菌的基因突变可由诱变剂引起。凡能诱导细菌突变的物质对人体细胞也可能有诱发突变作用,引起肿瘤。据此可用细菌的致突变试验检测致癌物质。在已被采用的 Ame 试验中,被诱变的对象是鼠伤寒沙门菌组氨酸营养缺陷型。该菌株在无组氨酸的最低营养培养基上不能生长。但若发生回复突变恢复野生型性状能自行合成组氨酸时则可在 MM 上生长。计数不含组氨酸的固体培养基上的菌落数。如果含待检物质的平板培养基上菌落数为对照组 2 倍以上时结果为阳性,说明该待检物质有致突变作用。

(三)在流行病学方面的应用

近年来,质粒的分子生物学分析方法,例如质粒指纹图谱法(PFP),已被应用于流行病学调查。该方法是用琼脂糖凝胶电泳检查不同来源细菌所带质粒的大小,以及用同一种限制性内切酶切割质粒所产生的片段数目和大小是否相同或相近,调查引起某一疾病爆发流行的流行菌株与非流行菌株;也可用于调查医院内存在于多种细菌内的某种耐药质粒的传播扩散情况。

(四)在基因工程方面的应用

目前,用基因工程技术已能使细菌产生大量胰岛素、干扰素等生物制品。

目标检测
(扫描二维码下载答题)

任务二　细菌概况小结

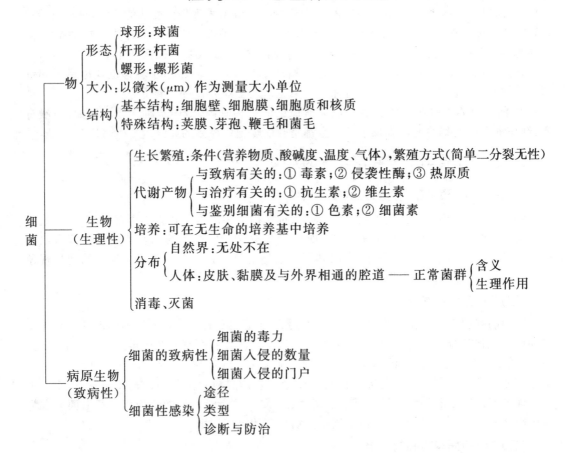

任务三 病原性细菌

教学单元七 化脓性细菌

✿学习目的

理解化脓性细菌的种类、传播途径、所致疾病与免疫性；
识记主要病原性球菌疾病的症状和防治原则。

【案例】 2010年10月3日，北疆某市某酒店多位客人在该酒店就餐后陆续出现恶心、呕吐、腹泻、腹痛症状，在该市人民医院接受治疗，怀疑食物中毒。

化脓性细菌主要引起人类的化脓性炎症，可分为革兰阳性和革兰阴性细菌两类。阳性细菌有葡萄球菌属、链球菌属、肠球菌属等；革兰阴性菌有奈瑟菌属、假单胞菌属等。

一、葡萄球菌属

葡萄球菌属为革兰阳性球菌，因常堆积排列成葡萄串状而得名，它分布广泛，大部分是不致病的腐物寄生菌及属于人体正常菌群的表皮葡萄球菌。对人类致病的主要是金黄色葡萄球菌，可引起化脓性炎症，也可引起败血症及脓毒血症，是最常见的化脓性细菌。医务人员的带菌率可高达70％，是医院内交叉感染的重要传染源。在进行创伤性医疗和护理操作时，要注意严格消毒及无菌操作。《中国药典》规定：外用药和一般眼科用药均不得检出金黄色葡萄球菌。

(一)生物学特性

1. **形态与染色** 球形或略呈椭圆形，直径约 $1~\mu m$，典型的葡萄球菌排列成葡萄串状(图7-1)，无鞭毛、无芽孢，体外培养时一般不形成荚膜。革兰染色为阳性，衰老、死亡或吞噬后的菌体常转为革兰阴性。

2. **分类** 可分为3种：金黄色葡萄球菌、表皮葡萄球菌和腐生葡萄球菌。金黄色葡萄球菌的致病性最强。

3. **抵抗力** 葡萄球菌在无芽孢的细菌中抵抗力最强。耐干燥、耐热、耐盐性强，能在含10％～15％NaCl的培养基上生长。对甲紫敏感；对头孢霉素、红霉素、万古霉素、诺氟沙星、阿米卡星、庆大霉素、阿奇霉素等抗生素敏感，但医院内感染最常见的金黄色葡萄球菌对青霉素G、磺胺类等的耐药性菌株逐年增多(特别是耐甲氧西林金黄色葡萄球菌已成为医院内

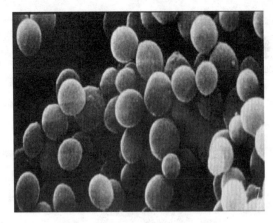

图 7-1　金黄色葡萄球菌形态

感染的最常见的致病菌）。勿滥用抗菌药物，以避免耐药菌株的产生和播散。

（二）致病性

1. 致病物质　金黄色葡萄球菌可产生多种侵袭性酶与外毒素，故其毒力最强。表皮葡萄球菌产生酶及毒素较少、致病力弱，一般不致病，在特殊情况下可导致机会感染。

（1）侵袭性物质：包括多种侵袭性酶和菌体表面物质。

1）血浆凝固酶：致病性葡萄球菌可产生，非致病菌则不能产生，它是鉴别葡萄球菌有无致病性的重要指标之一。凝固酶可使纤维蛋白沉积于菌体表面和病灶周围，可阻止吞噬细胞和血清中的杀菌物质对细菌的清除和破坏，还可使感染局限化并形成血栓，造成局部组织坏死。

2）其他侵袭性酶类：致病性葡萄球菌能产生耐热核酸酶，有较强的降解 DNA 和 RNA 的活性，另外还有纤维蛋白溶酶、透明质酸酶、脂酶等，与细菌的扩散和组织损伤有关。

（2）毒素：包括多种外毒素

1）葡萄球菌溶素：致病性葡萄球菌能产生多种溶素，对细胞膜有损伤作用。按抗原不同，可分为 α、β、γ、δ、ε 五种，对人致病的主要是 α 溶素。对红细胞、白细胞、血小板、肝细胞、皮肤细胞等有损伤作用。该毒素可制成类毒素，用于葡萄球菌感染的预防和治疗。

2）杀白细胞素：大多数致病性葡萄球菌产生，主要攻击中性粒细胞和巨噬细胞，抵抗宿主细胞的吞噬，增强细菌侵袭力。

3）肠毒素 50％金黄色葡萄球菌可产生，均可引起食物中毒。当本菌污染高营养食物（如乳制品、肉类、鱼类等）后，若条件适当（20℃以上），经 8～10 小时后，可出现食物中毒症状。

4）表皮剥脱毒素：主要是噬菌体Ⅱ群金黄色葡萄球菌的某些菌株产生，此毒素能损伤表皮的颗粒层，使表皮剥脱，引起剥脱性皮炎，又叫烫伤样皮肤综合征。此毒素抗原性强，可制成类毒素。

5）毒性休克综合征毒素：主要由噬菌体Ⅰ群金黄色葡萄球菌产生的，可引起毒素性休克综合征。

2. 所致疾病　有侵袭性疾病和毒素性疾病 2 种类型。

(1)侵袭性疾病(化脓性感染):以脓肿形成为主的各种化脓性炎症,一般发生在皮肤组织,也可发生于深部组织器官,甚至波及全身,引起败血症。是葡萄球菌引起的最常见感染。

1)局部感染:主要经伤口或毛囊、汗腺侵入,引起皮肤及软组织感染,如疖、痈、蜂窝组织炎、毛囊炎、脓肿、睑腺炎、甲沟炎、伤口化脓感染等。病灶特点是脓汁黄而黏稠,化脓灶多局限,与周围组织界限明显。

2)内脏器官感染:经呼吸道引起气管炎、肺炎、胸膜炎、脓胸。中耳炎、脑膜炎、心内膜炎及心包炎等内脏感染。

3)全身感染:多因原发病灶处理不当或不及时,细菌经淋巴或血液向全身扩散,引起败血症,严重的转移到内脏,引起脓毒血症,如肝、肾、脾、脑等脓肿,多见于新生儿及免疫力低下者。

4)尿路感染:多为表皮葡萄球菌和腐生葡萄球菌引起。

(2)毒素性疾病:由葡萄球菌产生的有关外毒素引起。

1)食物中毒:食入含肠毒素的食物1~6小时引起的急性肠炎,患者出现恶心、呕吐、腹痛、腹泻等症状。金黄色葡萄球菌引起的食物中毒是夏秋季常见的胃肠道疾病。

2)假膜性肠炎:为菌群失调性肠炎,常由于不合理抗菌药物的使用,耐药的葡萄球菌大量繁殖引起的以腹泻为主的临床症状:大量海水样(墨绿色)大便并混有黏膜样物。本质是菌群失调症,病理特点是肠黏膜被一层炎性假借所覆盖。

3)烫伤样皮肤综合征多见于幼儿和免疫力低下的成人,由表皮剥脱毒素引起,开始皮肤有红斑,1~2天表皮起皱继而出现大疱,最后表皮上层脱落,死亡率高。

4)中毒性休克综合征:主要由金葡菌产生的 TSST-1 所致,主要症状为高热、低血压、弥漫性红斑皮疹,且于1~2周在手掌和脚趾处脱皮,严重时出现休克、肾衰竭,多见于青年女性,用于宫塞者更多,发病急,死亡率为3%。

二、链球菌属

链球菌属细菌是另一大类常见的化脓性球菌,广泛分布于自然界、人体鼻咽部及胃肠道。多为正常菌群,少数为致病菌。其中致病力最强是 A 群链球菌和肺炎链球菌,主要引起化脓性炎症、毒素性疾病、变态性疾病及肺炎等。

(一)生物学特性

1. 形态与染色 球形或椭圆形,直径 0.5~1.0 μm,革兰染色阳性,常呈链状排列,长短不一,在固体培养基上形成短链,在液体培养基上为长链(图 7-2),无鞭毛、无芽孢,有菌毛样结构(M 蛋白)。

2. 抵抗力 不强,加热 60℃ 30 分钟可被杀死。在干燥尘埃中生存数月,对常用消毒剂敏感。乙型链球菌对抗菌药物(如青霉素、红霉素、四环素、头孢曲松、阿奇霉素、磺胺类)敏感,青霉素仍为治疗首选药物,耐药菌株极为少见。

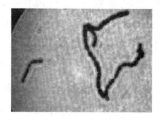

图 7-2 乙型溶血链球菌形态

(二)致病性

1. 致病物质　A群乙型链球菌致病力最强,可产生多种外毒素和侵袭性酶。

(1)毒素

1)溶血毒素:溶血毒素O(SLO):对氧敏感,能溶解红细胞、破坏白细胞和血小板,对神经细胞、心肌细胞也有损伤。SLO抗原性强,链球菌感染后2～3周到病愈后数月到1年内,体内可检出SLO抗体(抗O抗体)。活动性风湿热病人患者SLO抗体升高显著,测其含量可作为链球菌新近感染和风湿热及其活动性的辅助诊断;溶血素S(SLS):对氧稳定,在血平板上形成β溶血环,无抗原性。对血细胞和多种组织细胞有毒性作用,抑制白细胞的趋化与吞噬作用,也能溶解血小板。

2)致热外毒素(SPE):又叫红疹毒素或猩红热毒素,由A群链球菌溶原菌株产的蛋白质生成,可引起人类猩红热;致热作用(使粒细胞释放内源性致热原,也可作用于体温调节中枢);细胞毒作用(主要对脾细胞和巨噬细胞);内毒素休克(使机体对内毒素休克的敏感性增加10万倍左右)。该毒素抗原性强,可被同型抗毒素中和。

(2)侵袭性酶类:可产生多种具致病性侵袭性酶

1)透明质酸酶:又叫扩散因子,能分解组织中透明质酸,使细胞及其毒素易在组织中扩散。

2)链激酶(SK):能使血液中溶纤维蛋白酶原转变成溶纤维蛋白酶,溶解血块或阻止血浆凝固,有利于细菌在组织中扩散。

3)链道酶(SD)又叫DNA酶,能分解脓汁中高度黏稠的核酸,使脓汁稀薄,有利于细菌的扩散。

4)胶原酶:能溶解胶原纤维,有利于细菌扩散。

5)M蛋白:具有抗吞噬作用,有助于链球菌黏附于上皮细胞进行繁殖。

6)膜磷壁酸:与人生物膜(如口腔黏膜、上皮细胞、血细胞)有高度亲和性,是细菌定居于口腔黏膜、皮肤表面的主要因素。

2. 所致疾病　A群链球菌感染引起的疾病约占人类链球菌感染的90%,有化脓性、中毒性和变态性疾病。

(1)化脓性感染:经皮肤伤口感染,可引起局部皮肤化脓性炎症,如蜂窝组织炎、痈、丹毒、脓疱疮等,病灶特点是与正常组织界限不清,脓汁稀薄,带血色,有明显扩散倾向;经呼吸道感染可引起扁桃体炎、咽炎、鼻窦炎、中耳炎、脑膜炎、淋巴管炎和淋巴结炎等;经产道感染引起产褥热。

(2)猩红热:由致热外毒素所致,经呼吸道传播,以2岁以上小儿多见。引起机体发热、咽炎、皮肤弥漫性鲜红皮疹等全身中毒症状。少数患者因变态反应出现心肌和肾损害。

(3)变态反应性疾病:链球菌感染1～4周后可引起风湿热和急性肾小球肾炎等。风湿热初发多见于5～15岁青少年,主要表现为心肌炎(全心炎)及关节炎,与M蛋白引起的Ⅱ型变态反应对心脏的损伤直接相关。急性肾小球肾炎以青少年多见,临床表现为少尿、血尿、蛋白尿、水肿,常伴有高血压及肾功能损害。主要是M蛋白引起的Ⅱ型变态反应所致。

此外,甲型链球菌常寄居于鼻咽、口腔、龈隙等处,拔牙或摘除扁桃体时,口咽部的甲型链球菌乘机侵入血流,若心脏有先天缺陷或风湿性损伤,细菌就可停留繁殖,引起亚急性细菌性心内膜炎；B 群链球菌常寄居在阴道和直肠，分娩时胎儿经过带菌产道，易引起新生儿感染，如肺炎、脑膜炎、败血症等；D 群链球菌是人类肠道正常菌群，对免疫功能低下者，可引起尿路感染、化脓性腹部感染、败血症等；厌氧变异链球菌与龋齿的发生有关。

三、肠球菌属

肠球菌属现属肠球菌科，有 29 个种和亚种。肠球菌是人类和动物肠道正常菌群的一部分，在外界环境中亦存在。近年的研究证实肠球菌具有致病性，是医院感染的重要病原菌。

(一)生物学性状

1. 分类　肠球菌属由粪肠球菌、屎肠球菌和坚韧肠球菌等 29 种菌组成。其中对人类致病者主要为粪肠球菌和屎肠球菌。

2. 形态与染色　肠球菌为圆形或椭圆形、呈链状排列的革兰阳性球菌，无芽孢，无鞭毛，为需氧或兼性厌氧菌。本菌对营养的要求较高，在含血清的培养基上生长良好。在血平板上经 37℃培养 18 小时后，可形成灰白色、不透明、表面光滑、直径 0.5～1 mm 大小的圆形菌落。

(二)致病性

1. 致病物质

(1)碳水化合物黏附素：肠球菌可通过表面的黏附素吸附至肠道、尿路上皮细胞及心脏细胞。

(2)聚合物因子：肠球菌可产生一种表面蛋白，能聚集供体和受体菌，以利质粒转移，在体外增强其对肾小管上皮细胞的黏附。

(3)细胞溶素：肠球菌质粒编码产生，可加重感染的严重程度。

(4)多形核白细胞趋化因子：粪肠球菌产生的该因子可介导与肠球菌感染有关的炎症反应。肠球菌还能诱发血小板聚集及细胞因子依赖纤维蛋白的产生，这与肠球菌心内膜炎的发病机制有关。此外，细菌的生长环境亦可影响肠球菌与多形核白细胞反应。最初认为肠球菌感染为内源性感染，归因于病人自身的肠道菌群。最近研究显示耐药肠球菌可在医院内病人之间传播，而且这些菌株可在护士及其他医务工作者身上寄生和繁殖，造成医院感染。

2. 所致疾病　肠球菌是医院感染的重要病原菌。容易在年老及虚弱，表皮、黏膜破损以及因为使用抗生素而使正常菌落平衡改变的病患身上产生感染。

(1)尿路感染：为粪肠球菌所致感染中最为常见的，绝大部分为医院感染。肠球菌的医院内尿路感染仅次于大肠埃希菌。其发生多与留置导尿管、其他器械操作和尿路结构异常有关。一般表现为膀胱炎、肾盂肾炎，少数表现为肾周围脓肿等。

(2)腹腔、盆腔感染：肠球菌感染居第 2 位。

(3)败血症：肠球菌感染居第 3 位，低于凝固酶阴性葡萄球菌和金黄色葡萄球菌的感染。87％为粪肠球菌，其次为屎肠球菌和坚韧肠球菌。入侵途径多为中心静脉导管、腹腔、盆腔化脓性感染、泌尿生殖道感染、胆道感染和烧伤创面感染等。患者多为老年人、中青年女性、衰弱或肿瘤病人。

(4)心内膜炎：5％～20％的心内膜炎由肠球菌引起。

肠球菌还可引起外科伤口、烧伤创面、皮肤软组织及骨关节感染。该菌很少引起呼吸道感染和原发性蜂窝织炎。

其他常见化脓性细菌见表 7-1。

表 7-1 其他化脓性细菌生物学性状与致病性

病原菌	形态结构染色	培养特性	抵抗力	致病性		备注
				致病物质	所致疾病	
肺炎链球菌	G⁺ 球菌,矛头状,成双排列或短链状,有荚膜	兼性厌氧,营养要求高,在血平板上形成灰白色、圆形、半透明有草绿色溶血的细小菌落	弱、加热 56 ℃死亡,对一般消毒剂敏感,在干燥的痰中可存活 1～2 个月。对青霉素、红霉素、林可霉素、头孢曲松、阿奇霉素等敏感	荚膜、溶血素 O	大叶性肺炎	
脑膜炎奈瑟菌	G⁻ 双球菌,多有荚膜、菌毛	专性需氧,营养要求高,在含血液、血清或巧克力培养基上生长,形成 1.5mm 无色、圆形、光滑、透明似露滴样菌落,血清肉汤中呈混浊生长	弱,对冷热、干燥均敏感。室温 3 小时、55 ℃5 分钟死亡,在 75%新洁灭、1%石炭酸中快速死亡。对磺胺类、青霉素、头孢曲松、头孢唑啉等敏感	荚膜、菌毛、内毒素	流行性脑脊髓膜炎(流脑)	
淋病奈瑟菌	G⁻ 双球菌,多有荚膜、菌毛	专性需氧,营养要求高,在含血液、血清培养基上生长,形成灰白色、圆形、光滑小菌落	弱,冷热、干燥均敏感。湿热 42 ℃ 20 分钟、55 ℃5 分钟死亡,在干燥环境中可活 1～2 小时,在污染的衣物上可存活 18～24 小时。对一般消毒剂极敏感。对壮观毒素、阿奇霉素、罗红霉素、甲砜霉素、头孢曲松、新型沙星类药等敏感。对青霉素耐药菌增多	菌毛、内毒素、外膜蛋白	淋病、新生儿脓漏眼	眼科制剂、外用药品不得检出铜绿假单胞菌
铜绿假单胞菌	G⁻ 杆菌、无芽孢、有端鞭毛和菌毛	专性需氧,营养要求不高,形成圆形、大小不一、扁平、隆起、光滑菌落,产绿脓色素,培养基呈绿色	强,55 ℃ 1 小时可杀灭,对多种抗生素耐药,但对多粘菌素、羧苄西林、新型沙星类、头孢类抗生素敏感。近年来,有对新型沙星类、头孢耐药的报道	菌毛、内毒素、荚膜、胞外酶	化脓性感染(医源性感染);烧伤、创伤的感染,烧伤病房达 30%	

四、化脓性细菌的微生物学检查及防治原则

(一)微生物学检查

1. **标本采集** 化脓性细菌感染的微生物学检查,应根据感染部位不同,采取不同的标

本。葡萄球菌、链球菌、铜绿假单胞菌感染可取脓汁、分泌物、痰液、血液、咽拭等。脑膜炎患者可取脑脊液、出血点(斑)渗出物等;葡萄球菌引起的食物中毒者取吐泻物及剩余食物;淋病可用棉拭子或接种环取尿道或宫颈脓性分泌物,无分泌物者用无菌细小棉拭子插入尿道或宫颈口 1～2 cm,轻轻转动后停留数秒钟取出;败血症者取血 5 mL,增菌后分离培养鉴定。

2. 形态学检查 可将标本直接涂片,革兰染色后镜检,根据形态、染色性及典型排列,并结合病史和临床症状,做出初步诊断。必要时可进一步分离培养鉴定后确诊。

3. 分离培养与鉴定 分离培养与鉴定是化脓性细菌病原学诊断的可靠方法。将标本及时接种于所需培养基上分离培养。葡萄球菌、链球菌、肺炎链球菌和铜绿假单胞菌可用血琼脂平板,37℃经 18～24 小时,根据菌落特征、色素、溶血情况,取可疑菌落,经形态及生化反应等鉴定;脑膜炎球菌和淋球菌须接种于巧克力琼脂平板上,置于含 5%～10%CO$_2$ 环境中,37℃经 24～48 小时,取可疑菌落,通过形态及生化反应进一步鉴定。

4. 其他检查法

(1)快速诊断法:用已知抗体检测标本中可溶性抗原,快速、敏感、特异性高。常用方法有:①协同凝集试验。用已知抗体(IgG)与带有 SPA 的葡萄球菌结合,检测标本中相应的抗原,用于流脑和淋病的诊断。②荧光染色法。有直接法和间接法,常用于淋病的诊断。③对流免疫试验。有助于脑膜炎的诊断,较常规培养法敏感、特异性高。

(2)血清学试验:抗链球菌溶血素 O 试验(ASO test),效价超过 1:400 者,有助于链球菌引起的活动性风湿病等的诊断。

(3)肠毒素检查:用于葡萄球菌食物中毒的诊断。常用方法有动物实验、ELISA、间接血凝、琼脂扩散等。近年以 ELISA 最为适用、简便、快速、敏感。

(二)防治原则

化脓性细菌感染的预防应注意及时发现和治疗病人,控制和减少传染源。要做到:①对局部化脓性感染应注意个人卫生。②对皮肤创伤及时处理,医疗活动中器械、敷料等严格消毒和无菌操作。③特殊场所(如重病室、新生儿室、烧伤病房等)的空气应进行消毒以切断传播途径。④加强饮食卫生监督防止葡萄球菌引起的食物中毒。⑤对链球菌引起的急性咽炎、扁桃体炎(特别儿童)等要彻底治疗以防止变态反应性疾病的发生。⑥淋病的预防须依靠全社会的力量,采取综合治理措施,取缔娼妓,防止不正当性关系,新生儿分娩后立即用1%硝酸银滴眼,以防止脓漏眼的发生。⑦易感儿童注射荚膜多糖疫苗,流行期间成人短期应用磺胺药口服或滴鼻,可预防流脑。⑧及时选用相应敏感的抗菌药物(抗生素),效果较好,必要时进行对症治疗。

目标检测
(扫描二维码下载答题)

教学单元八 消化道感染细菌

✱学习目的

理解消化道细菌的传播途径、致病性与免疫性；
熟悉主要消化道细菌感染性疾病的防治原则。

【案例】 某女发热1周，食欲不振、乏力、腹胀、腹泻、脾肿大、外周血白细胞偏低，起病后曾服退热药及磺胺药，发热仍不退，临床怀疑为伤寒病。

消化道细菌是胃肠道增殖并引起以胃肠道症状为主的疾病或食物中毒的病原菌；部分病原菌是在肠道增殖，也可引起肠外感染。主要包括肠杆菌科、弧菌属、螺杆菌属、弯曲菌属等不同类型的细菌。主要经粪－口传播，通过各种媒介如水、手、食物、蝇、器皿等经口进入机体，引起肠道传染病。

一、埃希菌属

埃希菌属有6个种，只有大肠埃希菌是临床最常见、最重要的一个菌种，主要表现在：①大肠埃希菌是肠道中重要的正常菌群，并能为宿主提供一些具有营养作用的合成代谢产物。②在宿主免疫力下降或细菌侵入肠道外组织器官后，即可成为机会致病，引起肠道外感染。③有一些血清型的大肠埃希菌具有致病性，能导致人类胃肠炎。④大肠埃希菌在环境卫生和食品卫生学中，常被用作粪便污染的卫生学检测指标。

(一)生物学性状

1. 形态与染色 革兰阴性杆菌，大小为$(0.4\sim0.7)\mu m\times(1\sim3)\mu m$，无芽孢、有普通菌毛和性菌毛，多数有周鞭毛。

2. 抵抗力 对理化因素抵抗力弱，$60℃$死亡，对一般消毒剂敏感。对氯霉素、庆大霉素、磺胺类、链霉素等敏感，但易耐药，在自然界的生存能力较强，在土壤和无氯的水中可生存数月，在低温的粪便中存活更久。

(二)致病性

1. 致病物质

(1)黏附素：大肠埃希菌的黏附素能使细菌紧密黏着在泌尿道和肠道的细胞上，避免因排尿时尿液的冲刷和肠道的蠕动作用而被排除。

(2)外毒素：大肠埃希菌能产生多种类型的外毒素。有志贺毒素Ⅰ和Ⅱ；耐热肠毒素a和b；不耐热肠毒素Ⅰ和Ⅱ；溶血素A等。溶血素A在尿路致病性大肠埃希菌致病中有重要作用。

2. 所致疾病

(1)肠道外感染 多数大肠埃希菌在肠道内不致病，但如移位至肠道外的组织或器官则可引起肠外感染。肠道外感染以化脓性感染和泌尿道感染最为常见。化脓性感染如腹膜炎、阑尾炎、手术创口感染、败血症和新生儿脑膜炎;泌尿道感染如尿道炎、膀胱炎、肾盂肾炎常见。大肠埃希菌常来源于病人肠道,为内源性感染(新生儿脑膜炎例外)。

1)败血症:大肠埃希菌是从败血症患者中分离到的最常见的革兰阴性菌(占 45%)。大肠埃希菌败血症常由大肠埃希菌性尿道和胃肠道感染引起,如肠穿孔导致的伴有败血症的腹膜内感染。大肠埃希菌败血症有很高的死亡率,尤其对婴儿、老人或免疫功能低下者或原发感染为腹腔或中枢神经系统的患者。

2)新生儿脑膜炎:大肠埃希菌是小于 1 岁婴儿中枢神经系统感染的主要病原体之一。

3)泌尿道感染:引起泌尿道感染的大肠埃希菌大多来源于结肠,污染尿道,上行至膀胱,甚至肾脏和前列腺,为上行性感染。女性泌尿道感染率高于男性。性交、怀孕、男性前列腺肥大等为危险因素。插管和膀胱镜也有可能带进细菌,造成感染的危险。

(2)胃肠炎大肠埃希菌某些血清型可引起人类胃肠炎,与食入污染的食物和饮水有关,为外源性感染,主要有五种类型。

1)肠产毒素性大肠埃希菌(ETEC):ETEC 是 5 岁以下婴幼儿和旅行者腹泻的重要病原菌。在发展中国家极为常见,年发病率估计为 6.5×10^8 人次。污染的水源和食物在疾病传播中有重要作用。

2)肠侵袭性大肠埃希菌(EIEC):EIEC 在表型和致病性方面与志贺菌密切相关。主要侵犯较大儿童和成人。所致疾病很像菌痢,有发热、腹痛、腹泻、脓血便及里急后重等症状。

3)肠致病性大肠埃希菌(EPEC):EPEC 是最早发现引起腹泻的大肠埃希菌。是婴幼儿腹泻的主要病原菌,严重者可致死。该菌在较大儿童和成人的感染少见,可能与产生的保护性免疫有关。

4)肠出血性大肠埃希菌(EHEC):EHEC 为出血性结肠炎和溶血性尿毒综合征的病原体。5 岁以下儿童易感,感染菌量可低于 100 个,夏季多见,症状轻重不一,可为轻度水泻至伴剧烈腹痛的血便。污染食品是 EHEC 感染的重要传染源,如未煮透牛排和其他肉类制品、水、未经巴氏消毒过的牛奶、果汁和生的蔬菜和水果。

5)肠聚集性大肠埃希菌(EAEC):EAEC 引起婴儿和旅行者持续性水样腹泻,伴脱水,偶有血便。

二、志贺菌属

志贺菌属是 1898 年由 Shiga 首先发现的一类革兰阴性杆菌,为人类细菌性痢疾的病原菌,俗称痢疾杆菌。细菌性菌痢全世界年发病数超过 2 亿,约 65 万患者因其死亡。

(一)生物学性状

1. 形态与染色 革兰阴性杆菌(图 8-1),大小为(2.0～3.0)μm×(2～3)μm,无芽孢、无鞭毛;多数有菌毛。

2. 抵抗力 对理化因素抵抗力不强。对酸敏感,一般 56～60℃经 10 分钟即会被杀死,在 37℃水中存活 20 天,在冰块中存活 96 天,蝇肠

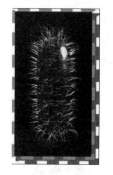

图 8-1 菌毛

中可存活 9～10 天;对化学消毒剂敏感,1‰石炭酸 15～30 分钟处理即会死亡。对氯霉素、庆大霉素、环丙沙星、头孢曲松、小檗碱等敏感。但多生耐药性菌株在增多,应做敏感性药物试验。对中药黄连、黄檗、白头翁、马齿苋等敏感。

(二)致病性

1. 致病物质

(1)菌毛:细菌感染肠滤膜后需进入上皮细胞内增殖才能致病。细菌经口进入肠道,借菌毛黏附于回肠末端和结肠黏膜的上皮细胞表面,从而侵入上皮细胞在黏膜固有层内生长繁殖并形成感染灶,引起局部炎症反应,细菌一般不侵入血流。

(2)内毒素:志贺菌各型都能产生强烈的内毒素,其作用于肠壁,使其通透性增高,促进内毒素的吸收,引起发热、神志障碍、严重的中毒性休克等;也可破坏肠黏膜,形成炎症、溃疡,出现典型的脓血黏液便;还可作用于肠壁自主神经系统,致肠功能紊乱、肠蠕动失调和痉挛,特别是直肠括约肌痉挛最为明显,出现腹痛、里急后重(频繁便意)等症状。

(3)外毒素:A 群志贺菌Ⅰ型和部分Ⅱ型还可产生外毒素,又叫志贺毒素(ST),不耐热。具有 3 种生物学活性:①肠毒性。引起腹泻。②神经毒性。作用于中枢神经系统,使重症感染者出现昏迷或脑膜炎等。③细胞毒性。对人肝细胞、HeLa 细胞均有毒性,阻止小肠上皮细胞对糖、氨基酸的吸收。

2. 所致疾病　细菌主要感染人和灵长类动物,无动物宿主。传染源主要是病人和带菌者,通过污染了志贺菌的食物、饮水等经粪－口途径传播,10～200 个细菌就可使人感染引起典型的细菌性痢疾(俗称菌痢)。

(1)急性细菌性痢疾:经数小时至 3 天潜伏期,患者出现发热、腹痛、腹泻、脓血便、里急后重等症状,若及时治疗,预后良好;严重者可致脱水、酸中毒、血压下降、周围循环障碍等;但治疗不彻底,有 10％～20％的病人可转为慢性感染。

(2)慢性细菌性痢疾　急性菌痢治疗不彻底或机体抵抗力低、营养不良或伴有其他慢性病时,易转为慢性。病程多在 2 个月以上,迁延不愈或时愈时发。不及时有效地治疗易成为带菌者。

3. 中毒性菌痢　多见于儿童,主要为全身中毒症状,无明显的消化道症状:高热、严重毒血症,造成微循环衰竭、感染性休克、中毒性脑炎和 DIC,死亡率高。

恢复期带菌者、慢性带菌者和健康带菌者均可作为细菌性痢疾的传染源。所以,上述人群不宜从事食品加工、餐饮和卫生保健等工作。

三、弧菌属

弧菌属细菌是一群菌体短小、弯曲成弧状的革兰阴性菌。广泛分布于自然界,特别是水中多见。对人致病的主要有霍乱弧菌。

霍乱弧菌是引起烈性传染病霍乱的病原体。霍乱曾在世界上出现过多次大流行,死亡率高,我国将其列为两种甲类传染病之一。传染性强,自 1817 年以来,已发生 7 次世界性大流行,前 6 次均由霍乱弧菌古典生物型引起,1961 年的第 7 次大流行由霍乱弧菌 El Tor 生物型引起,1992 年一个新的流行株 O139 在沿孟加拉湾的印度和孟加拉一些城市出现,并很快传遍亚洲。

(一)生物学性状

1. 形态与染色　弯曲呈弧状,革兰染色阴性。大小为(0.3~0.5)μm×(1~3)μm,经人工培养后,细菌常呈杆状而不易与肠道杆菌相区别。有菌毛及荚膜,无芽孢,菌体一端有一根单鞭毛,运动活泼。取病人的米泔水样粪便直接涂片染色镜检,可见细菌相互排列如"鱼群"状;悬滴观察,可见细菌呈穿梭样或流星式运动。如图 8-2 所示。

2. 分型　有 2 个生物型:古典生物型和 El Tor 生物型。

3. 抵抗力　较弱,55℃湿热中仅存活 15 分钟。对酸敏感,在正常胃酸中仅存活 4 分钟。对氯敏感,用漂白粉处理患者排泄物可达到消毒的目的,在河水、海水中可存活 1~3 周,有时还可在水越冬,对四环素、环丙沙星、诺氟沙星、氯霉素、复方新诺明、多西环素和呋喃唑酮敏感。但带有多重耐药质料的菌株在增加,且 O139 群的耐药性强于 O1 群,给治疗带来一定困难。

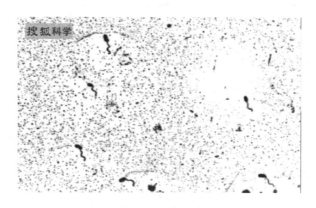

图 8-2　细菌运动

(二)致病性

1. 致病物质　主要包括鞭毛、菌毛和霍乱肠毒素。

(1)鞭毛和菌毛:病菌到达小肠后,通过活泼的鞭毛运动,穿过肠黏膜表面黏液层,从而以菌毛黏附于肠黏膜上皮细胞表面。

(2)霍乱肠毒素:是致泻毒素中毒性最强的毒素,是肠毒素的典型代表。该毒素可致大量电解质分泌至肠腔,导致肠腔内渗透压增加,故大量水分由细胞内进入肠腔,引起严重的腹泻和呕吐。

2. 所致疾病　霍乱。在自然情况下,人类是霍乱弧菌的唯一易感者。传染源是患者与带菌者,通过污染的水源或食物经口感染。在正常胃酸条件下,需要摄入大量的细菌才能引起感染,大量饮水造成胃酸稀释有利于霍乱弧菌的生存。弧菌若能通过胃酸屏障,可进入小肠,黏附于小肠表面迅速生长繁殖,细菌本身不侵入肠上皮细胞和肠腺细胞,主要通过产生的霍乱肠毒素致病。典型病例一般在吞食细菌后 2~3 天突然出现剧烈的腹泻和呕吐,在疾病最严重时,每小时失水量可高达1 000 mL,排泄物如米泔水样。由于大量丧失水分和电解质,导致失水、代谢性酸中毒、低碱血症、低血容量性休克及心律不齐和肾衰竭,如不及时治疗,死亡率高达60%,若及时为病人补充液体及电解质,死亡率可小于1%。

> **课堂互动**
>
> 2009年初,在海地发生的特大地震后,由于大批难民没有得到有效的安置,喝了遭到污染的河水后,出现了腹泻等症状,导致不少难民死亡。你能分析是什么病菌吗?应如何防止?如何护理和治疗?

病愈后有些病人可短期带菌,一般不超过2周,少数El Tor型患者病愈后可长达数月或数年之久,病菌主要存在于胆囊中。病后可获牢固免疫力,二次感染少见。

四、其他肠道病原菌

见表8-1。

表 8-1　其他肠道病原菌

病原菌	形态结构与染色	培养特性	抵抗力	致病性		备注
				致病物质	所致疾病	
伤寒沙门菌	G⁻杆菌,有菌毛和周鞭毛、无芽孢和荚膜	专性需氧,营养要求不高,在普通琼脂平板上生长,在SS平板上形成中等大小、无色半透明的光滑菌落	对理化因素抵抗力较差,湿热65℃15～30分钟死亡,对一般消毒剂敏感,在水中存活2～3周,粪便中可活1～2个月,在冰冻土壤中过冬	Vi抗原、菌毛、内毒素、肠毒素	伤寒和副伤寒(肠热症)、急性胃肠炎(食物中毒)、败血症	
幽门螺杆菌	G⁻螺旋状、U状、S状菌,有鞭毛	微需氧,营养要求高,在含血液、血清培养基上生长,形成无色、圆形、光滑、透明、针尖状菌落,在血平板上轻度溶血	对外界环境抵抗力弱,暴露大气环境中不易存活,对酸性环境有特殊的耐受性,对β-内酰胺类、大环内酯类抗甲硝唑等敏感,但对万古霉素、多黏菌素、磺胺类药物不敏感	鞭毛、黏附素、脲酶、蛋白酶、细胞毒素、内毒素	胃窦炎、十二指肠溃疡、胃溃疡、胃癌	
空肠弯曲菌	G⁻逗点状、S状菌,单鞭毛、无芽孢和荚膜	微需氧,营养要求高,在凝固血清和血琼脂培养基上可形成无色半透明毛玻璃样小菌落	强,对冷热敏感,培养物放冰箱中很快死亡,56℃5分钟可被杀死,易被直射阳光、干燥和一般消毒剂所杀灭,对红霉素、庆大霉素、卡那霉素等多种抗生素敏感	黏附素、细胞毒性酶、肠毒素	胃肠炎;条件致病菌;脑膜炎、关节炎、肾盂肾炎等	

病原菌	形态结构与染色	培养特性	抵抗力	致病性		备注
				致病物质	所致疾病	
副溶血弧菌	G⁻ 弧状、杆状或丝状菌,有鞭毛	嗜盐、在培养基中加入 3.5% NaCl 最适宜生长,但无盐则不能生长	弱,56℃5 分钟、1%醋酸或50%食醋 5 分钟均可杀死,淡水中存活不超过 2 周,海水中能生存 47 周以上	肠毒素、黏附素、黏液素酶	食物中毒:腹痛、腹泻、呕吐、低热、大便水样,恢复快,可重复感染	
普通变形杆菌	G⁻ 杆菌,多形,周鞭毛	营养要求不高、固体培养基上呈扩散生长,在 SS 平板上形成圆形、扁平、半透明的菌落,血琼脂上有溶血	广泛存在于水、土壤、腐败有机物中、人和动物的肠道中;不同菌株对抗生素敏感性差异大,耐药菌株多	尿素酶	条件致病菌:泌尿道感染,促进肾结石、膀胱结石;脑膜炎、腹膜炎、败血症和食物中毒	
沙雷菌属	G⁻ 小杆菌,周鞭毛、无芽孢、无荚膜	营养要求不高,普通琼脂平板上出现不透明、白色、红色或粉红色黏性中央颗粒状菌落	大量使用抗生素而产生耐药性	条件致病菌:院内感染常见菌	肺炎、泌尿道感染、败血症、外科术后感染	

五、肠道感染细菌的微生物学检查和防治原则

(一)标本采集

1. **粪便标本** 对有腹泻、脓血便或水样便及长期发热患者,应于抗生素治疗前采集粪便标本。采集后的标本应尽快送检。如不能及时送检,则需将其置于 50%甘油盐水中保存,但霍乱患者的粪便应于 Caw-Blair 液中保存。怀疑沙门菌感染者粪便的采集应于发病前的2~3 周进行。

2. **血液标本** 对长期发热怀疑沙门菌感染及其他肠道细菌感染所引起的菌血症或败血症患者,应于抗生素治疗前采集血液进行分离培养或细菌鉴定仪测定。发热早期采集标本的分离率较高。菌血症及败血症者取骨髓标本的分离率较高。

3. **脓汁标本** 创伤感染及化脓感染灶中可分离到肠道杆菌,因此对伤口脓性物的初步鉴别是必要的。如脓汁是绿色有可能为铜绿假单胞菌感染,有异味或臭味者可能为厌氧菌感染。

4. **尿液标本** 在泌尿系统感染患者的尿液中常可分离到大肠埃希菌或变形杆菌。尿液标本的采集应取消毒中段尿。疑为沙门菌感染者的尿液应于发病的 2~3 周进行。

(二)分离培养与鉴定

1. 分离培养　血液、脓汁、粪便和尿液标本的分离培养方法不同。血液标本通常需要增菌后再分离培养,脓汁标本可以直接分离增菌培养,尿液标本必须先离心再取沉淀物进行分离培养,三者均可选用琼脂平板或伊红亚甲蓝琼脂平板分离培养,而粪便标本必须采用选择鉴别性培养基分离培养。常用的鉴别性培养基有 SS 琼脂、伊红亚甲蓝琼脂和三糖铁培养基等。分离霍乱弧菌必须用碱性蛋白胨水或碱性琼脂平板培养基;分离副溶血性弧菌常用含 3.5% NaCl 的琼脂平板或 SS 培养基。

2. 鉴定

初步鉴定:培养 24 小时后可从培养基上选出可疑菌落。肠道细菌在鉴别性培养基上的菌落特点是鉴别细菌的基础。如大肠埃希菌在伊红亚甲蓝琼脂培养基上形成紫黑色菌落,并有金属光泽;而沙门菌或志贺菌可形成无色半透明的菌落。

最后鉴定:肠杆菌各属细菌的最后鉴定,是根据生化反应的初步结果划分属范围,再根据诊断血清的凝集试验结果得出最后结论。用已知的多价血清或因子血清鉴定未知的临床分离菌株具有较高的实用价值。实验顺序应该是先选多价血清,如为阳性反应,再选因子血清。ELISA 试剂盒和 PCR 等方法因准确性高、操作简便目前已被广泛应用临床检验。

(三)血清学反应

因目前抗生素使用较为普遍,肠热症的症状常不典型,临床标本阳性分离率较低,故血清学试验仍有非常重要的辅助诊断意义。用于肠热症的血清学试验有肥达试验、间接血凝试验等,其中肥达试验的应用较为普遍。

肥达试验是用已知伤寒沙门菌菌体(O)抗原和鞭毛(H)抗原以及甲型和乙型副伤寒沙门菌的 H 抗原与受检血清作试管或微孔板凝集试验,测定受检血清中有无相应抗体及其效价,用以协助临床做出诊断。其结果必须结合临床表现、病程、病史以及地区流行病学情况综合解释。

(1)正常值:人群因沙门菌隐性感染或预防接种,血清中可含有一定量的相关抗体,且其效价随地区不同而有差异。一般是伤寒沙门菌的 O 凝集效价≥1:80,H 凝集效价≥1:160;副伤寒沙门菌的 H 凝集效价≥1:80 时才有诊断价值。

(2)动态观察:抗体在发病后 1 周出现,以后逐渐增加。所以在疾病初期凝集效价可正常。有时单次效价增高不能定论,可在病程中逐周复查。若效价逐次递增或恢复期效价比初次≥4 倍则具有诊断意义。

(四)防治原则

隔离和治疗传染源、切断传播途径和保护易感人群是控制肠道感染性疾病流行的三个基本要素。

对患者进行及时诊断和彻底治疗,对烈性传染病的患者还应采取隔离措施。由于一些消化道感染细菌对抗菌药物多具耐药性,因此抗菌药物治疗应在药物敏感试验的指导下进行,对腹泻病人应及时纠正水和电解质的紊乱。

切断途径也是控制肠道感染性疾病发生的主要手段之一。应加强粪便、水源和食品卫生的管理,加强屠宰业的卫生监督,禁售病畜肉类,完善肉类运输加工、冷藏等方面的卫生措施,防止病菌污染;注意对饮食加工人员和餐饮服务人员的卫生监督,严禁志贺菌、沙门菌的带菌者从事饮食服务工作。《中国药典》规定:口服药品(脏器药物)不得检出大肠杆菌和沙门菌。加强卫生宣传工作,培养易感人群良好的个人卫生习惯,不食不洁食物和不生食贝壳类海产品是预防消化道细菌感染的重要措施。

通过某些疫苗(如:伤寒 Vi 荚膜多糖疫苗)的使用以提高人群免疫力也可有效地控制相关疾病的发生。此外,为防止尿道感染,尿道插管和膀胱镜检查应严格无菌操作。

目标检测
(扫描二维码下载答题)

教学单元九　呼吸道感染细菌

❋学习目的

掌握结核分枝杆菌的传播途径、所致疾病、免疫性和防治原则；

熟悉军团菌的传播途径和所致疾病；

了解结核分枝杆菌的主要特性、其他呼吸道感染细菌的传播途径和致病性。

【案例】　某男,35岁,因发热、胸痛、咳嗽、血痰一周入院。近三个月来有低热、午后体温增高、咳嗽,曾在本单位诊断为"感冒",予以抗感冒药、先锋毒素等治疗,疗效欠佳。一周来体温增高、咳嗽加剧、痰中带血。半年来有明显厌食、消瘦,夜间盗汗。

呼吸道传播的细菌是以呼吸道作为侵入门户,感染人体致病的一大类细菌。

一、结核分枝杆菌

结核分枝杆菌是引起结核病的病原菌,又叫结核杆菌,1882年由德国微生物学家郭霍发现。我国主要有人型、牛型等。本菌可侵犯全身各个器官,以肺结核最为多见,居各种病死原因之首。儿童普遍接种卡介菌,发病率和死亡率大为降低,自20世纪80年代以来,因艾滋病、吸毒、免疫抑制剂使用、酗酒与贫困等原因,发病率又有上升趋势,全球每年以1%的速度增长,一些肺结核菌株已产生针对多种抗生素的耐药性,全球每年约有超过800万新增病例,300万人因其死亡,其中95%发生在发展中国家;我国现有肺结核病人450万人,每年新发现肺结核病人145万人,每年死亡人数达25万人,超过其他传染病总和。

(一)生物学性状

1. 形态与染色　结核分枝杆菌为细长略弯的杆菌,$(1\sim4)\mu m\times(0.3\sim0.6)\mu m$,两端钝圆,常聚集成团呈分枝状排列。在陈旧培养物中或药物作用下呈颗粒状、串球状、短棒状或丝状。无芽孢及鞭毛(图9-1),近年发现有荚膜。细胞壁中含有大量脂质(分枝菌酸)成分,能与碱性复红结合成牢固的复红-分枝菌酸复合物,盐酸酒精不易将其脱色,因此抗酸染色阳性(呈红色),而其他非抗酸菌、细胞和背景等呈蓝色,为抗酸染色阴性。

2. 培养特性与生化反应　本菌为专性需氧菌,营养要求高,在含有蛋黄、马铃薯、甘油和天门冬酸等固体培养基上才能生长,分离培养常用罗氏培养基。最适pH值为6.5～6.8,最适温度37℃,低于30℃或高于42℃均不生长。生长缓慢,代时为18小时。接种后培养3～4周才出现肉眼可见的菌落。菌落表面干燥、坚硬,呈颗粒状、乳白色或黄色,形似菜花。

3. 抵抗力　对某些理化因素抵抗力较强。抗干燥:细胞壁含有大量脂质,可防菌体内水分丢失,在干燥痰中可存活6～8个月,在尘埃上能保持传染性8～10天;抗酸碱:在3%HCl或6%H_2SO_4或NaOH溶液中能耐受30分钟,因而常以酸碱处理标本,杀死杂菌和消

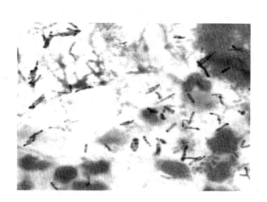

图 9-1　结核分枝杆菌

化黏稠物质,提高检出率;抗染料:对 1：75 000 结晶紫或 1：13 000 孔雀绿有抵抗力,可将它们加在培养基中抑制杂菌生长;对抗结核药物敏感:对链霉素、异烟肼、利福平、喹诺酮类、环丝氨酸、乙胺丁醇、卡那霉素、对氨基水杨酸等药物敏感,对严重感染者用利福平和异烟肼合用。但长期用药易出现耐药性,近年来耐药菌株越来越多(用药前做药敏试验,以指导临床治疗)。其他因素:对湿热、紫外线和酒精敏感,在 62~63℃ 液体中加热 15 分钟,日光下直射 2~5 小时或在 75% 酒精内数分钟均可被杀死。

4. 变异性　本菌可发生形态、菌落、毒力、免疫原性和耐药性变异,如 1908 年 Calmette 与 Guerin 二人将有毒的牛型结核分枝杆菌培养于含胆汁、甘油、马铃薯的培养基中,经过 13 年 230 次移种传代而获得的减毒活菌株,从而制成了卡介苗,现广泛用于预防接种人类结核病。在体内异烟肼可诱导结核杆菌成为 L 型,因此在结核病治疗过程中要注意 L 型菌的变异,以防治疗不彻底。

(二)致病性

结核分枝杆菌不产生内毒素与外毒素,也无侵袭性酶与荚膜,其致病性可能与细菌在组织细胞内大量繁殖引起的炎症、菌体脂质及代谢产生的毒性以及机体对菌体成分产生的免疫病理反应等有关。

1. 致病物质

(1)脂质:结核分枝杆菌细胞壁中所含有的脂质占细胞壁干重的 60%,其含量与细菌毒力密切相关。与毒力有关的脂质成分主要有:①分枝菌酸:为长链脂肪酸,与分枝杆菌的抗酸性有关。②索状因子:为分枝菌酸和海藻糖结合的糖脂,能使结核分枝杆菌在液体培养基中呈索状蜿蜒生长,索状因子具有破坏线粒体膜及酶类、影响细胞呼吸、抑制白细胞游走及引起慢性肉芽肿等作用。③磷脂:刺激单核细胞增生,并抑制蛋白酶的分解作用,使病灶增生成结核结节及出现干酪性坏死。④蜡质 D:是分枝菌酸和肽糖脂的复合物,引起机体产生迟发型变态反应。⑤硫酸脑苷脂:存在于有毒菌株的细胞壁上,能抑制吞噬细胞的吞噬体和溶酶体融合,使溶酶体中的杀菌物质不能进入吞噬体,致使结核分枝杆菌能在吞噬细胞内生长。

(2)蛋白质:结核分枝杆菌含有多种蛋白质成分,结核菌素是其主要成分。结核菌素本身无毒,但能与蜡质结合,引起迟发型超敏反应,导致组织坏死和全身中毒症状,并参与结核结节的形成。具有抗原性,能刺激机体产生相应的抗体。

(3)多糖:结核分枝杆菌含有阿拉伯半乳糖和阿拉伯甘露聚糖,常与脂质成分结合存在于细胞壁中,具有介导速发型超敏反应及非特异性免疫,增强机体免疫力。

(4)分枝杆菌生长素:脂溶性铁螯合物,对铁有亲和力,可以将环境中的铁转运到菌体内。铁是结核分枝杆菌必需的微量元素,因其能与宿主机体竞争铁,故是一种毒力决定因子。

2. 所致疾病　结核分枝杆菌主要通过飞沫经呼吸道传播,也可经消化道或破损的皮肤黏膜等多种途径进入易感机体,侵犯多种组织器官,引起相应的结核病,其中以肺结核最为常见。结核病的发病取决于入侵细菌的毒力、数量和机体的免疫状态等。肺部感染又分原发感染和继发感染。

(1)原发感染:为初次感染,多发生于儿童和未受过教育的成人。结核分枝杆菌侵入肺泡后被巨噬细胞吞噬,由于菌体成分中大量的脂质能阻止吞噬体和溶酶体的融合,使细菌在其中大量繁殖,导致吞噬细胞裂解死亡,释放出大量细菌,在肺泡内引起炎症,称为原发感染。病灶可发生于肺的任何部位,常见于肺上叶底部、中叶或下叶上部,且靠近胸膜。症状多轻微和短暂,仅有微热、咳嗽、食欲低下,可有体重下降。初次感染由于机体缺乏特异性免疫,病灶不局限,结核分枝杆菌可经淋巴管至肺门淋巴结,并在其中生长繁殖,引起肺门淋巴结肿大,与原发灶、淋巴管炎合称为原发综合征。感染 3～6 周后,机体产生特异性细胞免疫,同时出现超敏反应。病灶中结核分枝杆菌细胞壁中的磷脂,促使单核细胞增生引起典型的结核病理特征:结核结节和干酪样坏死。95%以上的原发感染可形成纤维化或钙化而痊愈。但病灶内常有一定量的结核分枝杆菌,可成为以后内源性感染的来源。5%的感染可发展成为活动性肺结核。其中少数患者因免疫力低下,结核分枝杆菌可随吞噬细胞经血扩散,常侵犯各处淋巴结、骨、关节、肾及脑膜等部位。

(2)继发感染:为再次感染,多见于成年人,可以是外源性感染,或内源性感染(来源于病灶内潜伏的结核分枝杆菌)。由于机体已形成了特异性细胞免疫,故对结核分枝杆菌的扩散有较强的限制能力。病灶常限于局部,一般不累及邻近淋巴结,但易形成干酪样坏死和空洞,即病变中央呈干酪样坏死,周围包绕上皮样细胞、巨噬细胞和成纤维细胞,形成结核结节而且痊愈。若干酪样坏死液化,病灶可侵入支气管、气管,局部形成空洞,结核分枝杆菌随痰排出体外,为开放性肺结核,传染性很强。原发性感染多见于肺尖部位。起病缓慢,病程长,有低热、乏力、盗汗、食欲差、体重减轻并伴有咳嗽、咯血、胸痛等症状。

(3)肺外感染:部分患者,结核分枝杆菌可经血流扩散侵入肺外组织器官,引起相应的脏器结核,如脑、肾、关节、骨、生殖系统等结核;痰菌被吸入消化道也可引起肠结核、结核性腹膜炎等;艾滋病等免疫力极度低下者,严重时可造成全身粟粒性结核或播散性结核。

二、嗜肺军团菌

嗜肺军团菌首先发现于美国。1976 年,在美国费城的一次退伍军人大会期间,爆发流行了一种严重肺炎,与会 149 人中 34 人死亡。从死亡者肺组织中分离出一种新的革兰阴性杆菌,1978 年 11 月正式命名为嗜肺军团菌。

（一）生物学性状

1. 形态与染色　嗜肺军团菌为革兰阴性短小杆菌（图 9-2），大小为（0.5～1.0）μm×（2.0～5.0）μm，在人工培养基上呈多样性。一般染色不易着色，用镀银染色染成黑褐色或红色。有鞭毛、菌毛和微荚膜，无芽孢。

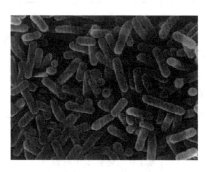

图 9-2　嗜肺军团菌

2. 抵抗力　较强，在自然界可长期生存。在自来水中可存活 1 年，蒸馏水中可存活 2～4 个月，在人工管道的水源中较常见，如一定时间不用的水龙头和沐浴喷头等都有该菌存在，医院空调冷却水、辅助呼吸机等所产生的气溶胶颗粒中也含有此菌。对常用化学消毒剂、干燥、紫外线较敏感。1%来苏儿处理数分钟可被杀死，2%甲酸及 70%酒精也可杀死该菌。但对酸抵抗力较强，如在 pH 值为 2 的盐酸中可存活 30 分钟，利用这一特点处理标本常可除去杂菌。对红霉素、利福平、庆大霉素等敏感。

（二）致病性

1. 致病物质　主要是嗜肺军团菌的微荚膜、毒素和多种酶类（如蛋白水解酶、磷酸酶、核酸酶等）：这些物质可抑制吞噬体与溶酶体的融合，细菌不仅不能被杀死，反而容易在吞噬细胞内生长繁殖而导致宿主细胞死亡。此外，菌毛的定植作用也参与发病的过程。

2. 所致疾病　该菌引起军团菌病，也可引起医院感染。多于夏秋流行，老年人易感。主要通过呼吸道吸入带菌飞沫、气溶胶而感染，传染源为污染的空调、人工呼吸机、供水系统等。军团菌病临床上有 3 种：①流感样型（轻症）：也叫庞蒂亚克型，与流感相似，表现为发热、寒战、全身肌肉酸痛等，延续 3～5 天症状缓解，预后良好。②肺炎型（重症）：也叫军团病，表现为以肺部感染为主的多器官损害。起病急骤，出现高热、寒战、咳嗽等肺炎症状，常伴有中枢神经系统和消化道症状，可导致呼吸衰竭而死亡，预后较差。③肺外感染型：为肺炎菌血症所继发的感染，为全身多脏器（如胃肠道、脑、肾、肝、脾、皮肤黏膜）感染（如心包炎、局限性心肌炎、肛周脓肿），预后较差，如不及时治疗，死亡率可达 15%～20%。

该菌也是引起医院感染的主要病原菌，应注意预防。另外，在日常生活环境和公共场所中及长期在密封、通风不良的空调办公室中工作的人员，接触军团菌污染源的机会较高，易受到军团菌感染而致病。

三、其他呼吸道病原菌

见表 9-1。

表 9-1　其他呼吸道病原菌生物学特性和致病性

病原菌	形态结构与染色	培养特性	抵抗力	致病性		备注
				致病物质	所致疾病	
麻风分枝杆菌	细长略弯曲、呈束状或团状,抗酸染色阳性且着色均匀,用药后细菌断裂为颗粒状	不能人工培养,将该菌注入小鼠足垫,降低足垫温度进行传代生长	对干燥和低温有抵抗力,在干燥环境内 7 天仍有繁殖力;在低温下存活时间较长,−13～−60℃可存活数月。对紫外线和湿热较敏感,阳光直射 3 小时或 60℃ 1 小时可失去繁殖力	胞内寄生菌	麻风病	
白喉棒状杆菌	G⁺ 杆菌,菌体细长微弯曲,无芽孢和荚膜、鞭毛,亚甲蓝染色后菌体两端或一端可见着色较深的异染颗粒	微氧或兼性厌氧,营养要求较高,在含有凝固血清的吕氏培养基上生长迅速,经 12～18 小时培养可形成颗粒状细小菌落、灰白色、光滑湿润,在含有 0.03%～0.04% 的亚碲酸钾的平板上生长,菌落为黑色	对湿热和一般消毒剂敏感,100℃ 1 分钟或 60℃ 10 分钟被杀死,在 5% 石炭酸中 1 分钟或在 3% 来苏儿中 10 分钟均可被杀死,但对干燥、寒冷和日光的抵抗力比其他无芽孢菌强,在衣物上、玩具上可存活数天至数周。对青霉素、红霉素、氯霉素及广谱抗生素敏感,但对磺胺类药物不敏感	白喉外毒素	白喉:秋冬流行;心肌炎、软腭麻痹、膈肌麻痹、肾上腺功能障碍、周围神经炎	
百日咳鲍特菌	G⁻ 小球杆菌,无芽孢、无鞭毛、有毒,菌株有荚膜和菌毛,用石炭酸苯胺蓝染色,两端浓染	专性需氧,营养要求特殊,在甘油、马铃薯和血液的鲍—金培养基,可形成细小、光滑、表面凸起、有光泽的珍珠样菌落,周围有不明显的溶血环。液体培养基呈均匀混浊生长,并有少量黏液性沉淀	弱,对干燥、温度和消毒剂敏感,日光照射 1 小时或 56℃加热 30 分钟均可被杀死;对红霉素、氨苄西林、多黏菌素、氯霉素等敏感	菌毛、荚膜、内毒素、外毒素	婴幼儿百日咳	

病原菌	形态结构与染色	培养特性	抵抗力	致病性		备注
				致病物质	所致疾病	
流感嗜血杆菌	G⁻小杆菌，多为球杆菌。多数有菌毛、有毒株有荚膜，无鞭毛和芽孢	需氧或兼性厌氧，营养要求特殊，在加入X、V因子的巧克力血琼脂平板上生长良好，18～24小时后可形成无色透明的小菌落，与金黄色葡萄球菌于血平板上共同培养时可呈现"卫星现象"	弱，对热、干燥和常用消毒剂均敏感，56℃加热30分钟可被杀死，在干燥的痰中于48小时内死亡。对氨苄西林、链霉素、磺胺类、喹诺酮类等抗生素敏感，但对青霉素、氯霉素有耐药性	荚膜、内毒素、菌毛、IgA分解酶	原发感染：主为小儿，化脓性脑膜炎、鼻咽炎、咽喉会厌炎、化脓性关节炎、心包炎等；继发感染：内源感染，慢性支气管炎、鼻窦炎、中耳炎等	
肺炎克雷伯菌	G⁻杆菌，无鞭毛，有厚荚膜，有菌毛	营养要求不高，普通琼脂平板上形成较大的灰白色黏液菌落	55℃30分钟被杀死；在培养基上可存活数周至数月，易形成耐药性，尤其易形成多重耐药性，如对羧苄西林高度耐药，对头孢噻肟酯、阿米卡星、环丙沙星等敏感	条件致病菌：医源性感染多见	肺炎	

四、呼吸道感染细菌的微生物学检查及防治原则

(一)微生物学检查

1. 标本采集　根据感染部位的不同，可采集不同的标本。如疑似肺结核、肠结核、肾与膀胱结核、结核性脑膜炎患者分别取痰、大便、尿、脊液等。因标本含菌较少，可先浓缩集菌，以提高检测的阳性率。有杂菌的标本需经4％氢氧化钠、3％盐酸或6％核酸处理30分钟，既可杀死杂菌，又能溶解痰标本中的黏稠物质，然后离心沉淀，用沉淀物作涂片染色镜检。若要培养或动物接种，宜先将沉淀物中的酸或碱中和。脑脊液或无杂菌的胸腹水可直接离心沉淀集菌。

麻风患者可从眶上、颚下、下颌、耳郭及鼻黏膜等处无菌切开表皮，达真皮后用刀刮取组织液涂片镜检。

白喉患者可用无菌棉拭取假膜或其边缘分泌物，无假膜的可疑患者取鼻咽部、扁桃体黏膜分泌物。用于培养的标本，应于抗菌药物应用前取材。不能及时送检的标本，应浸入无菌生理盐水中保存。

流感嗜血杆菌感染可根据部位采集痰、脑脊液、鼻咽分泌物及脓液等标本。

肺炎克雷伯菌感染可采集呼吸道分泌物等标本。

2. 形态学检查 结核的诊断直接涂片镜检是简易、快速的方法，取标本直接厚膜涂片或集菌后涂片，用抗酸染色、镜检，如找到抗酸杆菌，结合临床症状，可初步诊断。

麻风目前主要诊断方法为涂片检查，抗酸染色后镜检，麻风杆菌呈红色，细胞呈蓝色。也可用金胺染色后荧光显微镜检查，或用免疫荧光法检查。

白喉的诊断分别用革兰染色和 Albert 染色镜检，根据细菌形态、染色性、排列及异染颗粒等特征，做出初步诊断。

嗜肺军团菌感染的诊断可取痰、气管分泌物、血或肺活检组织等标本，用荧光抗体染色法和 Dieterle 镀银染色镜检。经分离培养、鉴定可进一步确诊。

3. 分离培养与鉴定 分离培养与鉴定是病原学诊断的主要方法，将经集菌处理的沉淀物，接种于固体培养基上，37℃培养，每周观察生长情况，通常 3～4 周长出肉眼可见的粗糙菌落，但有时需延长至 6～8 周。根据细菌生长繁殖的速度、菌落特点及抗酸染色结果鉴定，或进行分型和药敏试验。也可将标本接种于液体培养基中，5～7 天取沉淀物涂片染色镜检，获结果较快，有助于治疗。

白喉患者可将标本接种于吕氏血清斜面，经 37℃培养 12～18 小时，挑取灰白色菌落涂片镜检、作毒力试验等进一步鉴定确诊。

百日咳的诊断以细菌分离培养为主，可取病人卡他期鼻咽拭子或咳碟法作细菌分离培养，根据菌落形态，涂片染色镜检做出初步诊断。分离阳性率可达 91.5%，而恢复期仅有约 26%。确诊可作血清玻片凝集或免疫荧光染色。

流感嗜血杆菌感染的诊断可将标本接种于巧克力色培养基上，经 37℃培养 24～48 小时，根据菌落形态、卫星现象、生化反应及荚膜肿胀试验等予以确诊。

肺炎克雷伯菌的分离培养多使用商品化微量生化反应系统，根据各种菌生化特点进行鉴定。

4. 其他检查法

(1)快速诊断：目前聚合酶链反应(PCR)技术已用于结核分枝杆菌的鉴定，每毫升标本中几个细菌即可获阳性结果。但应注意排除假阳性和假阴性结果。

嗜肺军团菌感染的诊断直接免疫荧光抗体法(DFA)：取呼吸道分泌物标本，用荧光素标记的抗军团菌抗体直接与标本作用后观察细菌形态，优点是简便、快速，2 小时内可出结果，特异性好；缺点是敏感性低。单克隆抗体应用于 DFA 与多价血清相比，特异性及敏感性均增高。聚合酶链反应技术也可用于嗜肺军团菌感染的诊断。

(2)血清学试验：以结核分枝杆菌纯蛋白衍生物(PPD)作为已知抗原，用 ELISA 测定等检标本(脑脊液、血液或胸腹水)中的抗体，明显增高者有助于活动性结核病的诊断。

近年研究证明，各类型结核患者在 40%左右的标本中可分离出结核分枝杆菌 L 型。经治疗的患者标本中，结核杆菌消失，L 型可持续存在。空洞型患者痰中查不出 L 型菌亦可作为判断活动性结核的标准之一。标本中查不出结核分枝杆菌细菌型与 L 型菌时，才能诊断为阴性。

百日咳杆菌的感染也可用免疫荧光抗体法、ELISA、微量凝集试验检测特异性抗体(IgG 和 IgM)，恢复期抗体滴度升高达急性期 4 倍或以上，且滴度达 1：128 时可判为阳性。

(3)毒力试验：毒力试验是鉴别白喉棒状杆菌与其他棒状杆菌的重要方法。常用方法有体外和体内两类。体外法常用 Elek 平板试验和 SPA 协同凝集试验。体内法常用豚鼠作中和试验。

(二)防治原则

1. 预防　控制结核病主要通过及时发现和治疗痰菌阳性患者和应用卡介菌接种。接种对象为新生儿和结核菌素试验阴性的儿童。接种方法为皮内注射 0.1 mL(内含 0.5～0.75 mg)的卡介菌。接种后 2～3 个月,查结核菌素试验,若由阴性转为阳性,表明接种成功,机体已产生免疫力。阴性反应表明接种失败,需重新接种。细胞免疫缺陷者应慎用或不用。近年由于卡介菌无效率及漏种率增高,给结核病的预防带来困难。另外,卡介菌为活菌制剂,应注意低温保存。预防结核病的 DNA 疫苗,现处于动物试验阶段。

麻风病目前尚无特异性预防方法。由于麻风分枝杆菌与结核分枝杆菌有共同抗原,曾试用卡介菌来预防麻风取得一定效果。该病防治主要依靠普查,和对密切接触者定期检查。早期发现病例,早期隔离治疗以避免传播。

白喉的预防应注意早期隔离、治疗病人。病人的分泌物及接触的物品进行消毒防止传染。特异性预防以人工主动免疫为主要措施。国内外均应用白喉类毒素和百日咳菌苗、破伤风类毒素的混合制剂(简称白日破三联疫苗),于出生后 3 个月初接种,4～5 个月再次接种 1 次,2 岁时加强 1 次,以后每 5 年加强免疫 1 次。对于病人密切接触的易感儿童,应立即肌注白喉抗毒素 1 000～3 000U 作紧急预防。使用前须进行皮肤试验,防止发生异种血清过敏反应。

百日咳的预防目前我国一直采用死菌苗和白喉、破伤风类毒素混合制成的"百白破"三联疫苗进行人工自动免疫,接种后能显著降低发病率和死亡率。接种对象为 1 岁以下幼儿。目前已开始使用多价无细胞百日咳菌苗,以减少副作用。必要时可用高效价百日咳免疫球蛋白进行紧急预防。

流感的预防可采用 b 型菌株的荚膜多糖疫苗对 18 个月以上的儿童接种,一年内保护率可达 90% 以上。

嗜肺军团菌感染的预防要加强人工水源的管理、监测;防止医院内感染;注意工作、生活的环境卫生等。目前尚无有效的疫苗。

肺炎克雷伯菌感染多为二重感染,易出现耐药性,因此,临床上最好先进行药敏试验,再选择敏感抗生素治疗。

2. 治疗　目前,我国采用 WHO 建议推广的"直接督导下的短程化疗法"方案,即病人每次均由"督导员"(医务人员、社区志愿者或家属)在场目睹患者服用规定药物。疗程可缩短至 6 个月。国内外均推行三药联合方案,即异烟肼(H)、利福平(R)和吡嗪酰胺(Z)为主药。在耐药病例发生率较高地区,头 2 个月强化期需加第 4 种药,链霉素(S)或乙胺丁醇(E)。此方案可使病人获得约 95% 的治愈率。近年来结核杆菌耐药菌株日益增多,因此对久治不愈的病人,应做药物敏感试验,测定细菌耐药性,以指导临床合理用药。

麻风的治疗药物主要有氨苯砜、利福平、氯法齐明、氟喹诺酮类制剂、氯法齐明及丙硫异烟胺。目前多采用 2～3 种药联合治疗以防止耐药性产生。

白喉的治疗应尽早足量使用抗毒素。根据病情可用 2 万～10 万 U 肌注或静注。使用前应做皮肤试验,阳性者需用脱敏疗法。同时要选用敏感的抗菌药物(青霉素、红霉素)作病原治疗。直至症状消失和白喉杆菌培养阴性为止。

百日咳、流感嗜血杆菌、嗜肺军团菌等感染治疗可选用敏感抗生素和对症治疗。百日咳选用大环内酯类抗生素和广谱抗生素如红霉素、氨苄西林等；流感嗜血杆菌采用特异免疫血清和磺胺类药物合并治疗效果好，也可用广谱抗生素；嗜肺军团菌首选大环内酯类抗菌药如红霉素。

肺炎克雷伯菌感染引起的肺炎，应及早使用有效抗生素是治愈的关键，首选氨基糖苷类抗生素，如庆大霉素、卡那霉素、妥布霉素、阿米卡星、异帕米星等。重症宜加用头孢菌素类如头孢孟多、头孢西丁、头孢噻肟等。部分病例使用氯霉素、四环素亦有效。

目标检测
(扫描二维码下载答题)

教学单元十　厌氧性细菌

✱ 学习目的

理解破伤风杆菌致病物质及破伤风防治原则；
识记产气荚膜杆菌、肉毒杆菌的特点及致病；
了解无芽孢厌氧菌的种类、感染特征及所致疾病。

【案例】 李女士,40 岁,2016 年 8 月 10 日在家不慎脚背被生锈的铁钉弄伤,随后在附近的一个小诊所进行了伤口清创缝合,共缝 7 针,并注射抗生素和破伤风毒素。5 天后,吴女士伤口又红又肿,并开始化脓,遂去附近大医院进行处理,次日出现明显抽搐现象,立即转中山医科大学附属三院治疗,8 月 24 日死亡。

厌氧性细菌是一群必须在无氧环境下才能生长繁殖的细菌。根据产生芽孢与否,可将其分为二大类:厌氧芽孢梭菌和无芽孢厌氧菌。前者主要包括破伤风梭菌、产气荚膜梭菌、肉毒梭菌和艰难梭菌;后者则包括一大类革兰阳性或阴性的杆菌和球菌。

一、厌氧芽孢梭菌

厌氧芽孢梭菌属的细菌均为革兰阳性、能形成芽孢的大杆菌,多数细菌的芽孢直径宽于菌体,使菌体膨大呈梭状,大多为严格厌氧菌。除产气荚膜梭菌外,均无荚膜;绝大多数有鞭毛。芽孢形态及位置因菌种而异,故可用于细菌的鉴别。该菌属主要分布于土壤、人和动物肠道。多数为腐生菌,少数为致病菌。本属细菌对热、干燥和消毒剂均有强大的抵抗力。多数为腐生菌,少数为致病菌,如破伤风梭菌、产气荚膜梭菌及肉毒梭菌等。在适宜条件下,芽孢发芽形成繁殖体,产生多种外毒素和侵袭性酶,引起破伤风、气性坏疽和肉毒中毒等严重疾病。

(一)破伤风梭菌

破伤风梭菌是破伤风的病原菌,为外源性感染。当机体受到创伤并有泥土污染,或分娩时使用不洁器械剪断脐带时,本菌易于侵入局部创面,发芽繁殖,释放毒素。发病后出现的典型症状为机体痉挛、抽搐,可因窒息或呼吸衰竭而死亡,死亡率达 20%～40%。《中国药典》规定,用于深部组织、创伤、溃疡面的外用制剂不得检出破伤风梭菌。

1. 生物学性状　菌体细长呈杆状,(2～18)μm×(0.5～1.7)μm。有周鞭毛、无荚膜。芽孢正圆,比菌体粗,位于菌体顶端(图 10-1),形成的鼓槌状是其典型特征。革兰阳性,专性厌氧。在血平板上,37℃培养 48 小时形成薄膜状不规则菌落,伴 β 溶血。不发酵糖类,不分解蛋白质。

本菌繁殖体的抵抗力与其他细菌相似,对青霉素很敏感,过敏者选用氯霉素、红霉素及

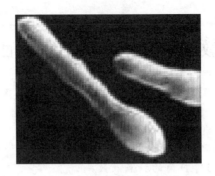

图 10-1   破伤风梭菌芽孢

四环素,同时可联合甲硝唑。芽孢的抵抗力很强,煮沸 1 小时芽孢破坏,在干燥的土壤中和尘埃中可存活数十年。

2. 致病性

(1)致病物质:产生破伤风痉挛毒素和破伤风溶血毒素。前者属神经毒素,是引起破伤风的主要致病物质,不耐热,可被肠道中的蛋白酶所破坏,故在消化道中无致病作用。该毒素的毒性极强,仅次于肉毒毒素,对小鼠的 LD50 为 0.015 ng,对人致死量小于 1 μg。经 0.3% 甲醛作用 4 周,该毒素失去毒性、但保留抗原性而成为类毒素,用于免疫接种可刺激人体产生抗毒素。

(2)所致疾病:破伤风梭菌的芽孢广泛分布于自然界,可由伤口侵入人体,发芽繁殖后分泌外毒素而产生破伤风。该菌为专性厌氧菌,其感染的重要条件是局部伤口需形成厌氧微环境,如窄而深或有泥土、异物污染的伤口;大面积烧伤、创伤导致大量组织坏死,引起局部组织缺血;同时有需氧菌或兼性厌氧菌混合感染的伤口等,均易造成厌氧环境,有利于破伤风梭菌芽孢发芽繁殖,产生外毒素而致病。细菌仅在局部繁殖,不侵入血流。破伤风痉挛毒素对中枢神经系统尤其是脑干神经和脊髓前角细胞有高度亲和力。局部伤口中产生的痉挛毒素可由末梢神经沿轴索从神经纤维的间隙逆行向上,到达脊髓前角,也可上行至脑干。此外,该毒素也可通过淋巴液和血流到达中枢神经系统。通过毒素的重链与脊髓前角及脑干神经细胞表面的神经节苷脂结合并进入细胞,通过毒素轻链的毒性作用封闭抑制性突触的介质释放。

机体在正常生理情况下,一侧肢体屈肌的神经元被刺激而兴奋时,同时有冲动传给抑制性神经元,使其释放甘氨酸和 γ-氨基丁酸等抑制性介质,以抑制同侧伸肌的运动神经元,使得屈肌收缩时伸肌自然松弛,肌肉活动配合协调。此外,屈肌运动神经元也受到抑制性神经元的负反馈调节,使屈肌运动神经元不致过度兴奋。而破伤风痉挛毒素能选择性地干扰抑制性中间神经元和抑制性神经元释放抑制性介质,使肌肉活动的兴奋与抑制失调,导致屈肌、伸肌同时发生强烈收缩,骨骼肌出现强烈痉挛。

破伤风的潜伏期可从几天至几周,与原发感染部位距离中枢神经系统的长短有关。发病早期有发热、头痛、肌肉酸痛等前驱症状,进而出现因咀嚼肌痉挛所造成的苦笑面容、牙关紧闭以及由持续性背部肌肉痉挛引起的角弓反张等破伤风特有的典型体征。患者多因窒息或呼吸衰竭而死亡。

(二)肉毒梭菌

肉毒梭菌主要存在于土壤及海洋沉淀物中,偶尔也存在于动物粪便中。该菌在厌氧条件下分泌毒性强的肉毒毒素,引起食入者发生毒素中毒和婴儿肉毒病,死亡率极高。

1. 生物学性状　G^+粗短杆菌,$(4\sim6)\mu m\times0.9\ \mu m$(图 10-2)。严格厌氧,芽孢呈椭圆形,位于菌体次极端,因其粗于菌体,故使细菌细胞呈网球拍状。有鞭毛,无荚膜,严格厌氧。能产生脂酶,在卵黄培养基上,菌落周围出现混浊圈。根据毒素的抗原性将该菌分为 7 个型(A~G),引起人类疾病的以 A、B 型最为多见,我国主要是 A 型。

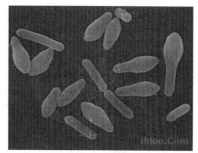

图 10-2　肉毒梭菌

该菌芽孢抵抗力很强,经高压蒸汽 121℃30 分钟或干热 180℃5~15 分钟才能杀死。肉毒毒素不耐热、煮沸 1 分钟即被破坏,但对酸的抵抗力较强。对青霉素 G 敏感。

2. 致病性

(1)致病物质:在目前已知的毒素中,肉毒梭菌产生的肉毒毒素是毒性最强的神经毒素,毒性比 KCN 强 1 万倍。小鼠经腹腔注入的 LD50 为 0.006 25 ng,纯结晶的肉毒毒素 1 mg 能杀死 2 亿只小鼠,对人的致死量约为 0.1 μg。该毒素对酸、蛋白酶的抵抗力较强,经口摄入后不易为消化液所破坏。毒素经胃肠道吸收入血后,作用于中枢神经系统的脑神经核、外周神经－肌肉神经接头处以及自主神经末梢,阻碍乙酰胆碱的释放,引起运动神经末梢功能失调,导致肌肉弛缓性麻痹。

(2)所致疾病:引起食物中毒、创伤感染及婴儿肉毒中毒。

1)食物中毒:引起中毒的食物以肉制品(罐头、香肠、腊肉、卤鸭等)、发酵豆制品(臭豆腐、豆瓣酱、豆豉等)及发酵面制品(甜面酱等)为主。上述食品在制作过程中被肉毒梭菌芽孢污染,制成后未彻底灭菌,芽孢在厌氧环境中发芽繁殖,产生毒素。人因食入未经加热含有该毒素的食品而发生食物中毒,该病是单纯性毒素中毒,而非细菌感染。其症状主要表现为神经末梢麻痹,胃肠道症状少见,有别于其他食物中毒。潜伏期可短至数小时,先有乏力、头痛,继之出现复视、斜视、眼睑下垂等眼肌麻痹;然后出现咀嚼吞咽困难、口齿不清等咽部肌肉和膈肌麻痹症状,严重者可死于呼吸与心肌麻痹与衰竭。

2)创伤感染中毒:肉毒梭菌芽孢污染伤口,在局部厌氧环境中发芽并释放肉毒毒素,而导致机体肉毒中毒。

3)婴儿肉毒中毒:1 岁以下的婴儿肠道内缺乏拮抗肉毒梭菌的正常菌群,如食入被肉毒梭菌芽孢污染的食品(如蜂蜜)后,芽孢可定居于盲肠并发芽、繁殖而产生毒素,引起感染性中毒。症状与肉毒毒素中毒类似,早期的症状是便秘,吸乳、啼哭无力、眼睑下垂、全身肌张力减退等表现,严重者因呼吸肌麻痹而猝死。

(三)产气荚膜梭菌

1. 生物学性状　为 G^+粗大杆菌,$(3\sim19.0)\mu m\times(0.6\sim2.4)\mu m$。在体内可形成明显的荚膜。芽孢椭圆形,小于菌体,位于菌体次极端,厌氧培养时一般很少形成芽孢,无鞭毛。

本菌厌氧,但条件并非十分严格。生长繁殖的温度范围广,繁殖速度快,菌落半透明、表面光滑、边缘整齐。在血琼脂平板上,多数菌落有双层溶血环。能产生脂酶,在蛋黄琼脂平板上,菌落周围出现乳白色混浊圈,此为细菌产生的卵磷脂酶分解蛋黄中的卵磷脂所致。

根据不同菌株产生的毒素种类不同,可将产气荚膜梭菌分为 A、B、C、D、E 5 个血清型,其中对人致病的主要为 A 型,可引起气性坏疽和食物中毒。此外,C 型中的某些菌株可引起坏死性肠炎。

2. 致病性　可引起气性坏疽、食物中毒等疾病。

(1)致病物质:该菌可产生多种外毒素,有些毒素为胞外酶。其中各型菌均能产生的 α 毒素的毒性最强,可引起血细胞和内皮细胞溶解、血管通透性增强,导致溶血、组织坏死、肝脏和心脏功能受损,在气性坏疽的形成中起主要作用,所引起的休克是气性坏疽死亡的主要原因。部分型别的菌株能产生 β、ε、τ 毒素,也可导致组织出现坏死性损伤和血管通透性增加。此外,很多 A 型菌株和少数 C、D 型菌株还可产生肠毒素,引起腹泻。

(2)所致疾病

1)气性坏疽:致病条件与破伤风梭菌相同,60%～80%由 A 型菌株引起。多见于有创口污染的战伤或各种严重的外伤。本菌侵袭力强且繁殖迅速,潜伏期一般仅为 8～48 小时,能产生卵磷脂酶、透明质酸酶和胶原酶等对组织具有较强分解破坏作用,所以细菌极易穿过肌肉结缔组织间隙,侵入四周正常组织,发酵组织中的糖类并产生大量气体,造成气肿;同时因血管通透性增强,水分渗出,局部水肿,进而挤压软组织和血管,影响血液供应,造成组织坏死,出现气性坏疽。病人表现为组织胀痛剧烈,水气夹杂,触摸有捻发感。细菌产生的毒素和组织坏死的毒性产物被吸收入血后,可引起毒血症、休克,如不及时治疗,易导致死亡,并且死亡率高。

2)食物中毒:多由 A 型菌产生的肠毒素所引起,食入被本菌污染的食物(主要为肉类食品)后,可引起食物中毒。潜伏期约 10 小时,临床表现为腹痛、腹胀、水样腹泻;无发热、无恶心呕吐,1～2 天后自愈。

3)坏死性肠炎:为 C 型菌产生的 β 毒素所致。起病较急,患者主要表现为腹痛、腹泻和血便,易与细菌性痢疾相混淆。

二、无芽孢厌氧性细菌

无芽孢厌氧细菌的特性与致病性见表 10-1。

表 10-1　无芽孢厌氧细菌的特性与致病性

病原菌	生物学特性	抵抗力	致病性	
			致病物质	所致疾病
艰难梭菌	G^+ 粗大杆菌,有鞭毛,芽孢卵圆形,位于菌体次极端;专性厌氧,因分离困难,故名艰难梭菌	对头孢霉素、红霉素等易产生耐药性	A、B 毒素	条件致病菌:抗生素相关性腹泻、假膜性肠炎

病原菌		生物学特性	抵抗力	致病性	
				致病物质	所致疾病
无芽孢厌氧菌	G⁻ 厌氧杆菌	有8个属,以脆弱类杆菌最为重要。长短不一,具有多形性形态,有荚膜;严格厌氧,除类杆菌外,均生长缓慢		人体正常菌群	感染无特定部位,全身各组织和系统均可感染。①腹腔感染:多因手术、创伤及穿孔等导致的腹膜炎、腹腔脓肿等感染,90%以上与此菌有关,常为混合感染。主是脆弱类杆菌引起。②呼吸道感染:可发生于呼吸道任何部位,如扁桃体周围蜂窝组织炎、吸入性肺炎、坏死性肺炎、肺脓肿和脓胸等。近年来肺炎链球菌性肺炎减少,由此类厌氧菌感染的比率占50%~80%。主为普雷沃菌属、坏死梭杆菌、核梭杆菌、消化链球菌有脆弱类杆菌等。③女性生殖道和盆腔感染:在手术或其他并发症可引起盆腔感染、盆腔脓肿、输卵管卵巢脓肿、子宫内膜炎、脓毒性流产及产褥期败血症。主为消化链球菌、普雷沃菌属、紫单胞菌属等。④败血症:原发病灶主要来自腹腔、女性生殖道,死亡率达60%。主为脆弱类杆菌。⑤口腔感染:多源于牙齿感染,主有齿槽脓肿、下颌骨髓炎、急性坏死性溃疡性齿龈炎和牙周病等。主为G⁻杆菌和消化链球菌引起。⑥颅内感染:占全部颅内感染的60%~90%,主为G⁻杆菌引起的脑脓肿,是继发于中耳炎、乳突炎、鼻窦炎等邻近感染,或经直接扩散和转移而形成。⑦皮肤和软组织感染:由厌氧菌引起的占40%~60%。多因外伤、手术及局部缺血所致,常为混合感染,可沿皮下组织和筋膜扩散而造成广泛的炎症和组织坏死
	G⁻ 厌氧球菌	有3个属,以韦荣菌属最重要。成对、成簇或短链状排列;严格厌氧,营养要求高			
	G⁺ 厌氧杆菌	有7个属:①丙酸杆菌:小杆菌,呈链状或成簇排列,无鞭毛。如痤疮丙酸杆菌			
		②双歧杆菌:具多形态性,有分枝;严格厌氧,耐酸			
		③真杆菌属:单一形态或多形态;严格厌氧,生化反应活泼。生长缓慢			
	G⁺ 厌氧球菌	有5个属,最重要的是消化链球菌属,呈单一、成双或短链状排列;严格厌氧,生长缓慢			

三、厌氧性细菌的微生物学检查及防治原则

(一)标本采取

厌氧菌标本主要采集伤口分泌物、粪便、脓肿液或血液等。因厌氧菌对氧敏感,暴露在空气中容易死亡,故采集的标本应立即送检或接种于厌氧输送培养基中。无芽孢厌氧菌大多是人体正常菌群,采集标本时注意避免正常菌群的污染。标本应从感染中心处采取,吸取感染深部的渗出物或浓汁,最可靠的标本是切取或活检得到的组织标本。

(二)形态学检查

脓汁或穿刺标本可直接涂片染色后观察细菌的形态特征、染色性及菌量多少,供初步判断结果时参考。

(三)分离培养

分离培养是判定厌氧菌感染的关键步骤。采集的标本应立即接种到含有还原剂的培养基或特殊的选择性培养基中。最常用的培养基是疱肉培养基和以牛心脑浸液为基础的血琼脂平板。在厌氧环境中进行接种,置于37℃厌氧培养2～3天,如无菌生长,继续培养至1周。挑取生长菌落接种2个血平板,分别置于有氧和无氧环境中培养,在二种环境中都能生长的是兼性厌氧菌,只能在厌氧环境中生长的才是专性厌氧菌。获得纯培养后,再进行鉴定。

厌氧菌的鉴定主要依靠细菌形态、染色性、菌落特征、溶血性及生化反应等。此外,还可用核酸杂交等分子生物学方法作特异性诊断。

(四)防治原则

彻底清洗伤口或创面,去除坏死组织和异物,维持局部良好的血液循环,避免正常菌群出现异位寄生,增强机体免疫力和防止局部出现厌氧微环境是防治厌氧菌致病的关键。

由于无芽孢厌氧菌常与其他需氧或兼性厌氧菌混合感染,故治疗选药时应全面考虑。破伤风抗毒素(TAT)可用作破伤风患者的治疗,但注射前必须作皮肤敏感性试验,必要时可采用脱敏注射法。在进食可疑食物4小时以内,证明有肉毒梭菌或其外毒素,应立即早期肌注多价抗毒素血清对肉毒病和气性坏疽有较好疗效,如能在6～8小时内进行彻底清创对气性坏疽的预防极为有效,高压氧舱法对气性坏疽也有一定效果,但必要时也应给予截肢手术。

百白破三联疫苗和破伤风类毒素的注射(对3～6个月的儿童)可有效预防破伤风病。目前尚无疫苗可用以预防其他厌氧菌感染,食品加热和正规使用抗菌药可以预防肉毒病和假膜性肠炎的发生。

正确选用抗生素,绝大多数临床厌氧芽孢梭菌多对甲硝唑、氯霉素、亚胺培南、哌拉西林、克林霉素、青霉素敏感;大多数无芽孢厌氧菌对链霉素、卡那霉素、庆大霉素等氨基糖苷类抗生素不敏感;对青霉素、头孢菌素中度敏感;95%以上的无芽孢厌氧菌对甲硝唑和氯霉素等敏感;革兰阳性厌氧菌对万古霉素敏感。应注意临床耐药菌株的大量出现,目前已证实最常见的脆弱类杆菌能产生β-内酰胺酶,可破坏青霉素和头孢菌素。用药前就进行药敏试验,以指导临床正确用药。

目标检测
(扫描二维码下载答题)

教学单元十一　动物源性细菌

【**案例**】　新华网沈阳 2012 年 8 月 13 日电（记者汪伟、张非非），从辽宁省卫生厅获悉，辽宁省沈阳等地近日发生人感染皮肤炭疽传染病疫情，目前确认 7 人发病，其中沈阳辽中县 3 例，于洪区 1 例，其他地区 3 例，暂无死亡病例。疫情发生后，当地各级政府高度重视，采取果断应对措施，千方百计把疫情控制住。辽中县肖寨门镇妈妈街村已全面隔离封锁，严格禁止各种牲畜及肉制品进出，人员进出也要经过严格的防疫处理。目前被感染者已被送至沈阳市第六人民医院，正在接受治疗。

以动物为传染源、引起人畜共患病的病原菌称为动物源性细菌。人类感染的病原菌来自于动物宿主，通过直接接触动物或其污染物，或经媒介动物叮咬等途径而传播。动物源性细菌主要有布鲁（氏）杆菌、炭疽芽孢杆菌和鼠疫耶尔森菌。

一、炭疽芽孢杆菌

炭疽芽孢杆菌俗称炭疽杆菌，属于需氧芽孢杆菌属，该属为革兰阳性大杆菌，多数在有氧条件下形成芽孢，绝大多数为腐生菌，对人和动物不致病。炭疽芽孢杆菌是人类历史上第一个被发现的病原菌，也是芽孢杆菌属中最主要的致病菌，引起人和动物炭疽病，主要流行于牧区，多感染牧民、农民和皮革工作者。

（一）生物学性状

1. **形态与染色**　本菌是致病菌中最大的 G^+ 粗大杆菌，$(5\sim10)\mu m\times(1\sim3)\mu m$，两端截平，无鞭毛。病人或病畜新鲜标本直接涂片时，常单个或呈短链，经培养后则形成长链，呈竹节样排列（图 11-1）。芽孢在有氧条件下形成，呈椭圆形，位于菌体中央，宽度小于菌体。

2. **培养与生化特性**　需氧或兼性厌氧，最适生长温度为 $30\sim35℃$，在普通琼脂培养基上培养 24 小时，形成灰白色而扁平的 R 型菌落，低倍镜观察可见卷发状边缘。在血平板上不溶血；肉汤培养基中呈絮状沉淀生长。在明胶培养基中经 37℃ 培养 24 小时可使表面液化呈漏斗状。有毒菌株在含 $NaHCO_3$ 的血琼脂平板上，置 5％CO_2 孵箱经 37℃ 培养 $24\sim48$ 小时可产生荚膜。抗原分 2 部分，一是结构抗原（荚膜、菌体和芽孢等）；二是炭疽毒素复合物。芽孢的抵抗力极强，在皮毛上能存活数年。

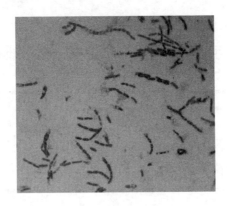

图 11-1　炭疽芽孢杆菌

3. 抵抗力　本菌的繁殖体抵抗力与一般细菌相同,但芽孢的抵抗力很强,在自然条件或在腌渍的肉中能长期生存,在干燥土壤中能存活 20 余年,在皮革中也能存活数年,牧场一旦被污染,传染性可持续数十年。芽孢对化学消毒剂和高温也有很强的抵抗力,经直接日光曝晒 100 小时,煮沸 40 分钟,140℃ 干热 3 小时,110℃ 高压蒸气 60 分钟,以及浸泡于 10% 甲醛(福尔马林液)15 分钟,新配苯酚溶液(5%)和 20% 漂白粉溶液数日以上,才能将芽孢杀灭;对碘、氧化剂敏感,1:2 500 碘液 10 分钟、3% H_2O_2 1 小时、0.5% 过氧乙酸 10 分钟即可杀死,4% 高锰酸钾 15 分钟可杀死芽孢。本菌对青霉素、氯霉素、红霉素、环丙沙星等多种抗生素敏感。

(二)致病性

1. 致病物质　主要是荚膜和炭疽毒素。荚膜能抵抗宿主吞噬细胞的吞噬作用,有利于细菌在体内生长扩散;炭疽毒素直接损伤微血管内皮细胞,增加血管通透性而形成水肿,并由于渗出导致有效循环血量不足,微循环障碍致感染性休克和 DIC,严重可抑制、麻痹呼吸中枢而引起呼吸衰竭死亡。

2. 所致疾病　本菌引起食草动物(牛、羊、马等)炭疽病,人类可经多种途径感染该菌:接触病畜或受染皮毛而引起皮肤炭疽;食入未煮熟的病畜肉类、奶或被污染食物引起肠炭疽;吸入含有大量病菌芽孢的尘埃可发生肺炭疽。①皮肤炭疽:约占病例的 95% 以上,由直接接触患病动物或受染皮毛所致。细菌由颜面、四肢等皮肤小伤口侵入,初为丘疹或斑疹,次日出现水疱;3～4 天呈现中央出血性坏死;5～7 天水疱破裂成浅小溃疡并形成特征性中央黑色焦痂,故名炭疽。②肠炭疽:极罕见,由食入未煮熟的病畜肉类、奶或被芽孢污染的食物所致。患者出现连续性呕吐,肠麻痹及血便,但以全身中毒为主,2～3 天死于毒血症。③肺炭疽:很少见,由吸入芽孢所致,患者出现呼吸道症状,很快出现全身中毒症状而死亡。上述 3 型均可并发败血症,偶可引起炭疽性脑膜炎,死亡率极高。

二、其他动物源性细菌

其他动物源性细菌见表 11-1。

表 11-1　其他动物源性细菌生物学特性和致病性

病原菌	生物学特性	培养特性	抵抗力	致病性	
				致病物质	所致疾病
布鲁杆菌	G⁻短小杆菌,散在排列,无芽孢、无鞭毛、毒菌株有微荚膜。柯氏染色呈红色	需氧菌,营养要求较高,在血平板或肝浸液培养基上有透明光滑菌落,血琼脂上不溶血,在液体培养基中形成轻度混浊并有沉淀	较强,尤其在病畜的脏器和分泌物中,可存活 4 个月,在食品中可存活 2 个月。对阳光、热、消毒剂均敏感。日光直射 10～20 分钟、湿热60℃ 10～20 分钟,苯酚溶液中数分钟可灭活。对常用的广谱抗生素较敏感:急性期选用"利福平＋多西环素"合用;神经系统受累选用"四环素＋链霉素"合用	内毒素、荚膜、侵袭性酶(透明质酸酶、过氧化氢酶)	布氏杆菌病
鼠疫耶尔森菌	G⁻两端浓染的卵圆短杆菌,单个、成双或呈短链。有荚膜,无鞭毛、无芽孢	兼性厌氧,营养要求不高,普通培养基上生长缓慢,在血液与组织液的培养基上 24～48 小时形成柔软、黏稠的粗糙型菌落,在肉汤培养基中开始混浊,24 小时为沉淀生长,48 小时形成菌膜,稍摇动呈"钟乳石"状下沉	对寒冷、潮湿有较强的抵抗力,在自然环境中的痰液中能存活 36 天,在蚤粪和土壤中能存活 1 年。对理化因素抵抗力较弱,温热 70～80℃ 10 分钟或 100 ℃ 1 分钟细菌死亡,5% 来苏尔或 5%苯酚或 0.1%～0.2%升汞 20 分钟内可将痰液中的病菌杀死。对抗菌毒较敏感;腺鼠疫对"链霉素＋磺胺类"敏感;肺鼠疫和败血症型鼠疫对"链霉素＋阿米卡星(四环素)"敏感	荚膜 F1 抗原、毒力抗原(V、W)、外毒素	鼠疫;腺鼠疫;肺鼠疫(黑死病);败血症型鼠疫

三、动物源性细菌的微生物学检查及防治原则

(一)标本采集

血液是布鲁杆菌检查最常用的标本,急性期血培养阳性率高达 70%;骨髓在急性期、亚急性期病人均可分离阳性。病畜的子宫分泌物、羊水、流产动物的肝、脾、骨髓等也可作为分离培养的标本。

根据炭疽病型采取不同标本。皮肤炭疽取水疱、脓疱内容物或血液;肠炭疽取粪便、血液及畜肉等;肺炭疽取痰、胸腔渗出物及血液等;脑膜炎炭疽取脑脊液;可疑动物一般在无菌

条件下割耳尖或舌尖组织送检。炭疽动物尸体严禁室外剖检,以防污染牧场及环境。

按鼠疫病不同病型采取淋巴结穿刺液、痰、血液等。人或动物尸体取肝、脾、肺、肿大淋巴结和心血等;陈旧尸体取骨髓。因鼠疫为法定甲类烈性传染病,其传染性极强,除标本采取时要严格无菌操作和控制外,标本必须送指定的具有严格防护措施的专门实验室,并按严格操作规程进行标本采集。

(二)形态学检查

直接涂片染色镜检为主要方法。炭疽病的标本,涂片进行革兰染色可发现有荚膜的呈竹节状排列的革兰阳性大杆菌,或用特异性荧光抗体染色镜检。鼠疫检材经革兰染色或亚甲蓝染色呈典型的两端浓染卵圆短杆菌,有时可见到吞噬细胞内外均有本菌。但在化脓或溃疡性病灶及腐败材料中可见菌体膨大成球形,且着色不佳。免疫荧光试验用于快速诊断。

(三)分离培养与鉴定

将布鲁杆菌标本接种于双相肝浸液培养基(液相为肝浸液的琼脂斜面)置 37℃、5%～10%CO_2 环境中培养。可根据菌落特点、涂片染色镜检、对 CO_2 的要求、H_2S 产生、染料抑菌试验、玻片凝集等确定是否为布鲁杆菌及型别;可疑炭疽病标本接种于血琼脂平板和碳酸氢钠琼脂平板,培养后观察菌落,用青霉素串珠试验、噬菌体裂解试验等进行鉴定;对鼠疫耶尔森菌的检测须将检材接种于血琼脂平板或 0.025%亚硫酸钠琼脂平板等,经 27～30℃24 小时培养后观察菌落特征。在液体培养基中观察钟乳石状生长。当分离出可疑菌落时,可作涂片镜检、噬菌体裂解试验、血清凝集试验等进一步鉴定。

此外,可将布鲁杆菌作为诊断抗原来测定被检者血清中有无特异性抗体,凝集效价达到 1∶160 以上,则有协助诊断价值。也可将布鲁杆菌素 0.1 mL 进行前臂掌侧皮内试验,注射后 24 小时、48 小时观察注射部位,局部出现红、肿、硬节且直径＞2.0 cm 者为阳性,1.0～2.0 cm 者为弱阳性,直径＜1.0 cm 者为阴性。阳性者说明机体感染过布鲁杆菌。炭疽病也可用免疫荧光法检查病人的荚膜抗体,用 ELISA 检查保护性抗体。必要时进行动物试验。

(四)防治原则

动物源性细菌感染的预防,主要以控制和消灭病畜、切断传播途径和免疫接种为主要措施。对布鲁菌病和炭疽病的预防重点应放在家畜感染的防治和牧场的防护上。经济型家畜血清学反应或皮肤试验阳性者隔离,分批淘汰;病畜应严格隔离或处死深埋,杜绝在无防护条件下现场剖检取材,死畜严禁剥皮或煮食,必须焚毁或深埋至 2 m 以下,与氧气隔离,以防形成芽孢造成长期污染。牛奶上市前进行巴氏消毒、家畜肉类煮熟后食用以防消化道传播;对家畜流产物、皮毛等应进行妥善处理以防接触传播;对易感家畜应用减毒活疫苗进行预防接种,免疫力可持续 1 年。人群接种对象是疫区皮革毛纺工人、牧民、屠宰牲畜人员、兽医等。预防鼠疫的基本原则是:灭鼠灭蚤是切断鼠疫传播环节、消灭鼠疫的根本措施。严格控制传染源,如发现鼠疫可疑患者要尽快隔离治疗,并立即以紧急疫情向有关机构报告。与患者接触者可口服磺胺嘧啶,每次 1 g,每日 2 次;或四环素每次 0.5 g,每日 4 次,均连服6天。对具有潜在感染可能性的人群进行预防接种。此外,严格执行检疫制度,加强国境、海关检疫。早期足量使用抗生素治疗是降低病死率的关键。腺鼠疫采用磺胺类＋链霉素类药物治疗;肺鼠疫和败血症型鼠疫常用链霉素和阿米卡星或四环素治疗。

目标检测
(扫描二维码下载答题)

任务三　病原性细菌小结

病原性细菌
- 化脓性细菌
  - 葡萄球菌:生物学特性、致病性与免疫性、防治原则
  - 链球菌:生物学特性、致病性与免疫性、抗 O 试验
  - 肺炎球菌:分布、生物学性状、致病性与免疫性
  - 脑膜炎球菌、铜绿假单胞菌和淋球菌:生物学性状、抵抗力、致病性与免疫性、防治原则
- 消化道感染细菌
  - 志贺氏菌属:致病因素和所致疾病
  - 霍乱弧菌:致病机理和致病性、免疫性和防治原则
  - 大肠杆菌:致病性和卫生学检查意义
  - 幽门螺杆菌:分布、致病性、防治原则
- 呼吸道感染细菌
  - 结核分枝杆菌:主要特性、传染方式、所致疾病及免疫性
  - 嗜肺军团菌:抵抗力及致病性
  - 白喉棒状杆菌和百日咳鲍特菌:致病性与防治措施
- 厌氧细菌
  - 破伤风杆菌:传播途径,致病机理,致病条件及防治措施
  - 肉毒杆菌:传播途径及致病性与防治原则
  - 产气荚膜杆菌:特点及致病性
  - 无芽孢厌氧菌:种类与分布,致病条件、感染特征及所致疾病
- 动物源性细菌
  - 炭疽芽孢杆菌:传播途径、致病性及防治措施
  - 布鲁杆菌:致病性与防治原则
  - 鼠疫耶尔森菌:致病性及防治原则

任务四 病毒概况

教学单元十二　病毒的基本性状

✷学习目的

掌握病毒的大小、形态与结构；

熟悉病毒的增殖方式及结果；

能够比较细菌与病毒生物学性状的异同点。

【案例】 H1N1甲型流感：为急性呼吸道传染病，其病原体是一种新型的H1N1甲型流感病毒，在人群中传播。人群对甲型H1N1流感病毒普遍易感，并可以人传染人。

病毒（Virus）是一种体积十分微小、结构简单，只含有一种类型的核酸（DNA或RNA），必须在易感活细胞内才能增殖的非细胞型微生物。引起人类传染病的病原体80%是病毒。病毒的基本特点是：①体积微小，以纳米（nm）计算。②缺乏细胞结构。③基因组：只含一种类型核酸（DNA或RNA）。④严格细胞内寄生。⑤以复制方式繁殖。⑥一般耐冷不耐热，对抗生素不敏感。病毒性疾病目前人类无特别有效治疗药物，很多疾病留下后遗症。

一、病毒的大小与形态

(一)病毒的大小

病毒的大小以纳米（nm）表示。一般说某一病毒的大小是指该病毒体的大小。所谓病毒体是指有感染性的完整病毒颗粒。各种病毒的大小相差很大，一般病毒大小介于50～250 nm之间；其中绝大多数病毒都在100 nm左右。较大的病毒如痘病毒，在普通光学显微镜下勉强可看出其轮廓；小的病毒如微小RNA病毒和微小DNA病毒直径约为20 nm。

几种病毒大小比较如图12-1所示。

(二)病毒的形态

病毒的形态多种多样。绝大多数动物病毒呈球形或近似球形；植物病毒多呈杆状或丝形（某些动物病毒如流感病毒有时也呈丝状）；此外，有的呈砖形（痘病毒），或子弹形（狂犬病毒）；噬菌体（细菌病毒）则多呈蝌蚪形。有些病毒的形态比较固定，如微小RNA病毒呈球形；但某些病毒的形态则是多形性的。不同的病毒形态如图12-2所示。

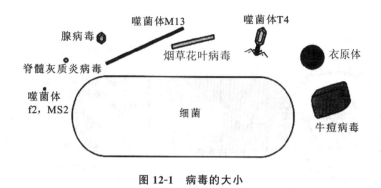

图 12-1　病毒的大小

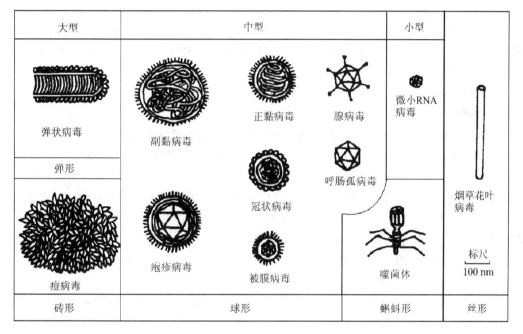

图 12-2　病毒的形态

二、病毒的结构和化学组成

病毒在形态和大小方面虽有很大差异,但其结构则有共同之处。病毒的结构可分为基本结构和辅助结构。病毒体结构如图 12-3、图 12-4 所示。

(一)基本结构

包括两部分,即病毒的核心和衣壳,二者构成核衣壳。裸露病毒的核衣壳就是病毒体,一个完整的具有感染性的病毒颗粒。

1. 病毒核心　是病毒体的中心结构,由一种类型核酸即 DNA 或 RNA 组成。核酸可以是单链或双链。除微小 DNA 病毒外,DNA 病毒大多是双链;RNA 病毒大多是单链。但呼肠孤病毒例外,是双链 RNA。有的病毒核酸分节段。病毒核酸是决定病毒的感染、增殖、遗传、变异的遗传物质。

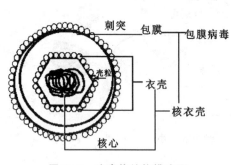

图12-3 病毒体结构模式图

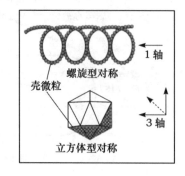

图12-4 病毒体形态结构

2. 病毒衣壳 是包围在病毒核心外面的一层蛋白质结构。它是由一定数量壳粒组成的。不同病毒核酸形态和结构不同,壳粒数目和排列也不相同。根据此特点,可将病毒结构分为下列几种对称型:

(1)螺旋对称型:是壳粒沿着盘旋的病毒核酸链呈螺旋形对称排列。见于正黏病毒、副黏病毒及弹状病毒等。

(2)20面体对称或立体对称型:病毒核酸浓集在一起形成球形或近似球形,其衣壳的壳粒呈立体对称排列。动物病毒多呈20面体对称,即有20个等边三角形的面,12个顶角30个棱边。在其棱边、三角形及顶角上皆有对称排列的壳粒。大多数病毒顶角的壳粒由5个同样的壳粒包围称为五邻体;而在三角形面上的壳粒,周围都有6个同样的壳粒,称为六邻体。不同病毒其壳粒数目也不相同,例如腺病毒有252个,疱疹病毒有162个,微小RNA病毒有32个壳粒。这可作为鉴别及分类的依据之一。

(3)复合对称型:既有立体对称又有螺旋对称的病毒。如痘病毒和噬菌体。

衣壳有下述几种功能:

1)保护病毒核酸:蛋白质组成的衣壳包绕着核酸,可使核酸免遭环境中核酸酶和其他理化因素(如紫外线、射线等)的破坏。

2)参与感染过程:病毒引起感染首先需要病毒特异地吸附于细胞表面。无包膜病毒靠衣壳吸附于细胞,如脊髓灰质炎病毒在体内只能吸附于人或其他灵长类动物的中枢神经细胞及肠壁细胞上,而不能吸附在其他动物(如啮齿类动物或鸡等)的细胞上,这是因为前者细胞膜上有脂蛋白受体可与脊髓灰质炎病毒衣壳蛋白特异结合之故。

3)具有抗原性:衣壳蛋白是一种良好抗原。病毒进入机体后,能引起特异性体液免疫和细胞免疫,不仅有免疫防御作用,而且还可引起免疫病理损伤。

(二)辅助结构

某些种类病毒除具有上述基本结构之外,还有下列辅助结构。

1. 病毒的包膜 是包围在病毒核衣壳外面的双层膜。它是病毒成熟过程中以"出芽"方式释放,从宿主细胞膜、核膜或空泡膜中获得的脂质、多糖成分和少许蛋白质。它主要成分是蛋白质、多糖及脂类。有些病毒其包膜表面有钉状突起,称为包膜子粒或刺突,赋予病毒一些特殊功能。例如,流感病毒包膜上有血凝素(HA)和神经氨酸酶(NA)两种刺突(图

12-5)。前者对宿主呼吸道上皮细胞和红细胞有特殊的亲和力;后者破坏易感细胞表面上的受体,便于病毒从细胞内释放。但有些病毒(如疱疹病毒)的包膜没有刺突。

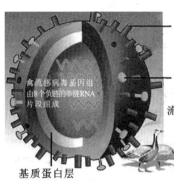

血凝素（简称HA蛋白）
H蛋白可以使病毒附着在生物细胞的受体，使其感染

神经氨酸酶（简称N蛋白）
N蛋白会破坏细胞的受体，使病毒在宿主体内自由传播

流感病毒结构

禽流感病毒H5N1中
HA蛋白已发现16种类型
N蛋白已发现9种类型

禽流感病毒基因组由8个负链的单链RNA片段组成

基质蛋白层

图 12-5　禽流感病毒结构

2. 其他辅助结构　如腺病毒在 20 面体的各个顶角上有触须样纤维,亦称纤维刺突或纤突,能凝集某些动物红细胞并损伤宿主细胞。

包膜的主要功能是:①维护病毒体结构的完整性,因为包膜中含有脂类,其主要成分是磷脂、胆固醇及中性脂肪,它们能加固病毒体的结构;②具有与宿主细胞膜亲和及融合的性能,病毒体包膜的脂类绝大部分来自宿主细胞膜,与细胞膜脂类成分同源,彼此易于亲和及融合,因而也起到辅助病毒感染的作用;③病毒种、型抗原的特异性病毒包膜含有糖蛋白或脂蛋白,它们具有抗流感病毒的结构原性,如流感病毒的 HA 与 NA 的抗原特异性不同,它们是甲型流感病毒划分业型的主要依据。

三、病毒增殖

病毒不具有能独立进行代谢的酶系统,因此在细胞外是处于无活性或静止状态。只有进入活的易感宿主细胞,由宿主细胞供给合成病毒核酸与蛋白质的原料,如低分子量前体成分、能量、必要的酶和细胞器等,病毒才能增殖。病毒增殖的方式不是分裂,而是自我复制。即以病毒基因组核酸为模板,在 DNA 多聚酶或 RNA 多聚酶及其他必要因素作用下,合成子代病毒的核酸和蛋白质,装配成完整病毒颗粒并释放至细胞外。复制一般可分为吸附、穿入、脱壳、生物合成及装配与释放 5 个阶段,称为复制周期。复制周期各个阶段发生的改变及周期的长短视病毒种类而异。病毒复制过程如图 12-6 所示。

(一)病毒复制周期

1. 吸附　病毒的增殖,首先吸附在宿主细胞上。吸附有两种:

(1)病毒与细胞的静电结合病毒和细胞在生理 pH 条件下均带阴电荷,因而可互相排斥,除随机的碰撞外,一般较少相互吸引。如有阳离子存在,则可促进结合。但这种结合是非特异的和可逆的;

(2)宿主细胞表面受体与病毒表面结构成分的特异结合是真正的结合,如小核糖核酸病毒衣壳蛋白与人及灵长类动物细胞表面脂蛋白受体的结合、腺病毒衣壳上纤维刺突与细胞表面特异蛋白质的结合以及流感病毒 HA 糖蛋白与细胞表面唾液酸寡糖支链的结合,导致

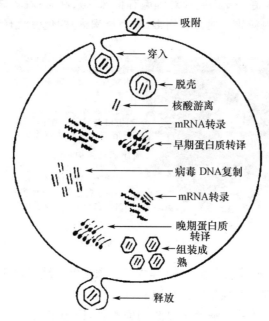

吸附 ← 吸附

穿入 ← 穿入

脱壳 ← 脱壳

核酸游离 ← 核酸游离

mRNA转录 ← mRNA转录

早期蛋白质转译 ← 早期蛋白质转译

病毒 DNA复制 ← 病毒 DNA复制

mRNA转录 ← mRNA转录

晚期蛋白质转译 ← 晚期蛋白质转译

组装成熟 ← 组装成熟

释放 ← 释放

图 12-6 病毒的复制过程

吸附。无受体细胞不能吸附病毒发生感染。由此可见,受体是决定病毒的组织嗜性和感染宿主范围的主要因素。病毒体吸附细胞的过程可在几分钟到几十分钟内完成。

2. 穿入 病毒穿入细胞膜的方式有 3 种,即吞饮、融合和转位:

(1)吞饮即病毒与细胞表面结合后内凹入细胞,细胞膜内陷形式类似吞噬泡,病毒原封不动地进入细胞质内。无包膜的病毒多以吞饮形式进入易感动物细胞内;

(2)融合是指病毒包膜与细胞膜融合,而将病毒的核衣壳释放至细胞质内。如副黏病毒包膜的糖蛋白 F,经细胞蛋白酶水解为 F1 与 F2 两个片段,发挥融合活性,使病毒包膜与细胞膜融合;

(3)转位即无包膜病毒吸附时某些蛋白衣壳的多肽成分已发生改变,从而可直接穿过细胞膜。但这种方式较为少见。有包膜的流感病毒穿入则较特殊。先以吞饮方式进入细胞后,酸性溶酶体酶使 HA 蛋白质活化,发生病毒包膜与溶酶体膜融合,而将病毒核衣壳排至细胞质内。

3. 脱壳 病毒脱去蛋白衣壳后,核酸才能发挥作用。

多数病毒穿入细胞之后,随即由细胞溶酶体酶的作用,使衣壳蛋白质水解,露出病毒核酸。但痘病毒特殊,分为两步脱壳。先由溶酶体酶作用脱去外壳蛋白质,病毒核心(含有内层衣壳和核酸)释放于细胞质中,然后再经病毒编码产生一种脱壳酶,脱去内层衣壳方能释放出核酸。

4. 生物合成 病毒脱壳之后,接着就进入病毒复制的生物合成阶段,即病毒利用宿主细胞提供的低分子物质合成大量病毒核酸和结构蛋白。

5. 装配成熟与释放 病毒核酸与蛋白质合成之后,在细胞质内或细胞核内装配为成熟的病毒颗粒。有包膜病毒还需在核衣壳外再加一层包膜。成熟的病毒体从细胞向外释放有下列几种方式：

(1)破胞释放 裸露的 DNA 病毒和 RNA 病毒都以这种方式释放。即病毒装配完成后,宿主细胞破裂而把病毒全部释放到周围环境中。

(2)出芽释放 有包膜的 DNA 病毒和 RNA 病毒,在装配完成后,以出芽方式释放到细胞外。通常细胞不死亡,仍能分裂增殖。

(3)其他方式有些病毒如巨细胞病毒,很少释放到细胞外,而是通过细胞间桥或细胞融合,在细胞之间传播;另有致癌病毒,其基因组以整合方式随细胞的分裂而出现在子代细胞中。病毒复制周期的长短与病毒种类有关。如腺病毒需 2 小时,小核糖核酸病毒为 6～8 小时,正黏病毒为 15～30 小时。

(二)与病毒增殖有关的异常现象

1. 顿挫感染 病毒进入宿主细胞后,如细胞不能为病毒增殖提供所需要的酶、能量及必要的成分,则病毒在其中不能合成本身的成分;或者虽合成部分或全部病毒成分,但不能装配和释放,称为顿挫感染。例如,人腺病毒感染人胚肾细胞能正常增殖;若感染猴肾细胞则发生顿挫感染。猴肾细胞对人腺病毒而言,被称为非容纳细胞,而对脊髓灰质炎病毒则是容纳细胞。

2. 缺陷病毒 因病毒基因组不完整或者因某一点改变不能进行正常增殖的病毒。但当与另种病毒共同培养时,若后者能为前者提供所缺乏的物质,则能使缺陷病毒完成正常的增殖。这种有辅助作用的病毒被称为辅助病毒(helper virus)。腺病毒伴随病毒就是一种缺陷病毒,用任何细胞培养它都不能增殖。只有和腺病毒共同感染细胞时才能完成复制周期。

3. 干扰现象 两种病毒感染同一细胞时,可发生一种病毒抑制另一种病毒增殖的现象,称为病毒的干扰现象。干扰现象不仅在异种病毒之间发生,也可在同种、同型及同株病毒之间发生。后者如流感病毒的自身干扰。发生干扰的原因可能是:①与病毒诱导宿主细胞产生的干扰素(IFN)有关;②病毒的吸附受到干扰或改变了宿主细胞代谢途径;③缺陷病毒,又称缺陷性抑制(干扰)颗粒(DIP)所引起的干扰。病毒之间干扰现象能够阻止发病,也可以使感染中止,导致宿主康复。但在预防病毒性疾病使用疫苗时,也应注意合理使用疫苗,避免由于干扰而影响疫苗的免疫效果。

四、病毒的变异

病毒和其他生物一样,具有遗传性和变异性。早在 1798 年琴纳(Jenner)就根据经验观察使用了牛痘接种来预防天花。1884 年巴斯德(Pasteur)研制了狂犬病疫苗。这不仅使人类免受天花或狂犬病的灾难,而且为预防医学开辟了广阔的前途。

1. 抗原性变异 如 $H_1N_2 \rightarrow H_1N_5$。
2. 毒力变异 如狂犬病疫苗,强毒病毒变成无毒或弱毒病毒。
3. 耐药性变异 如长期使用拉米夫定药物的乙肝患者,乙肝病毒会对其产生耐药性。
4. 宿主范围变异 如猪流感病毒→人流感病毒。

五、理化因素对病毒的影响

病毒受理化因素作用后,失去感染性称为灭活。灭活的病毒仍能保留其他特性,如抗原性、红细胞吸附、血凝及细胞融合等。灭活病毒的机制可以是破坏病毒的包膜(如脂溶剂及冻融等），或使病毒蛋白质变性（如酸、碱、甲醛及温热等）及损伤病毒的核酸等。病毒对理化因素的敏感性的强弱，因病毒种类而异。了解理化因素对病毒的影响，对阻止病毒感染、分离病毒及疫苗制作等均有意义。

（一）物理因素的影响

1. 温度　大多数病毒耐冷不耐热。在低温、特别是干冰温度（－70℃）或液氮温度（－196℃）条件下，病毒感染性可保持数月至数年。因此，保存病毒需用低温。但反复冻融数十次可使病毒失活。病毒对温度的敏感性差异颇大，一般加热60℃经30分钟或100℃数秒钟可使大多数病毒灭活。但乙型肝炎病毒则例外，需100℃经10分钟方能使其灭活；有包膜的病毒比无包膜病毒更不耐热，高温可使其感染性迅速消失。

2. pH值　多数病毒在pH值为5～9范围内稳定，但也因病毒种类而异。肠道病毒在pH值为3～5时稳定，而鼻病毒在pH值为3～5则迅速被灭活。因此，耐酸试验可鉴别这两种病毒。

3. 射线　UV、X线、γ射线以不同机制均可使病毒灭活。射线使核苷酸链发生致死性断裂；而UV则是在病毒的多核苷酸上形成双聚体（如胸腺核苷与尿核苷），抑制病毒DNA或RNA的复制。但有些病毒（如脊髓灰质炎病毒）经UV灭活后，若再用可见光照射可切除双聚体（因激活酶所致），称为光复活，故不宜使用UV来制备灭活疫苗。

（二）化学因素的影响

1. 脂溶剂　乙醚、氯仿、去氧胆酸盐等脂溶剂可使有包膜病毒（如流感病毒、流行性乙型脑炎病毒等）的包膜脂质溶解而灭活病毒，失去吸附能力。但对无包膜的病毒（如肠道病毒）几乎无作用。因此，可用耐乙醚试验鉴别病毒有无包膜。

2. 消毒剂　次亚氯酸盐、过氧乙酸、戊二醛、甲醛、氧化剂、卤素及其化合物等均能使大多数病毒灭活。与细菌相比，病毒对消毒剂抵抗力强，特别是无包膜的小型病毒。消毒剂的灭活效果也因病毒种类而异。常用甲醛作灭活剂制备灭活疫苗。

3. 其他　现有的抗生素对病毒无抑制作用，待检标本中加抗生素的目的是抑制细菌，便于分离病毒。中草药板蓝根、大青叶、大黄、贯仲和七叶一枝花等对某些病毒有一定的抑制作用。病毒对甘油抵抗力强，常用50％中性甘油保存含病毒的组织块。

> **趣味记忆**
>
> 病毒特征：
> 电镜观察因最小，油镜可见包涵体；
> 核心衣壳和包膜，核酸类型只单一；
> 附入合成装释放，胞内生长是复制；
> 抗菌无效用干扰，耐冷怕热要注意。

目标检测
（扫描二维码下载答题）

教学单元十三　病毒的致病性与感染

✲学习目的

掌握病毒的感染方式与途径；

了解病毒的感染类型，病毒感染的特异性预防；

能分析病毒感染与细菌感染结果的异同点；具有切断传播途径而正确护理病毒感染者的能力。

【案例】　普通感冒是由多种病毒引起的一种呼吸道常见病，为一种急性传染性鼻炎，俗称"伤风"。其中30%～50%是由某种血清型的鼻病毒引起；10%～15%由冠状病毒引起。

病毒通过一定的方式侵入机体并在易感细胞内复制增殖，与机体发生相互作用的过程称为病毒感染。由于病毒种类和机体状态不同，其感染的结果也不同，可表现为免疫保护作用或免疫病理损伤。

一、病毒的感染方式

病毒的致病是由侵入宿主开始的，其侵入的方式和途径常决定感染的发生和发展。病毒的传播方式有水平传播和垂直传播两类。病毒在人群个体之间的传播称为水平传播，病毒从亲代直接传给子代称为垂直传播。自然条件下，皮肤和呼吸道、消化道的黏膜是病毒侵入机体的重要门户。

(一)水平传播

1. 通过黏膜表面的传播　多种病毒可经呼吸道、消化道、泌尿生殖道等侵入机体。黏膜表面的上皮细胞为某些病毒最好的增殖部位。例如，流行性感冒病毒侵入呼吸道后，在纤毛柱状上皮细胞内增殖，并沿细胞扩散引起呼吸道疾病。甲肝病毒通过粪-口途径侵入机体，在肠黏膜上皮细胞内增殖，然后经血流到达肝并在肝脏内增殖而引起肝的病变。还有些病毒通过人与人的接触传播。如直接接触眼结膜引起角膜结膜炎。通过性接触，病毒经泌尿生殖道的黏膜感染引起性传播疾病。

2. 通过皮肤传播　有些病毒通过昆虫叮吸或动物咬伤从皮肤伤口侵入机体而致病。如流行性乙型脑炎病毒、狂犬病病毒等。

3. 医源性传播　经输血、注射、拔牙、手术等病毒经血感染。如乙肝及丙肝、人类免疫缺陷病毒等。

(二)垂直传播

垂直传播是病毒感染的特征之一，许多病毒可通过垂直方式由母亲传给胎儿。垂直传播通过的方式有两种，一是通过胎盘传播，如风疹病毒、巨细胞病毒、乙型肝炎病毒、人类免疫缺陷病毒、疱疹病毒等。另一种是通过产道而传播。如疱疹病毒Ⅱ型、人类免疫缺陷病毒等。目前发现有10余种病毒可通过垂直传播而感染,其中以乙型肝炎病毒、风疹病毒、巨细胞病毒以及人类免疫缺陷病毒为多见,可引起死胎、早产、畸形等先天性感染。

二、病毒的致病机理

(一)病毒对宿主细胞的直接作用

病毒为严格的细胞内寄生,一方面病毒利用细胞提供的原料和代谢酶等在细胞内大量复制增殖,而影响细胞的生命活力。另一方面病毒作用于细胞的遗传物质引起细胞转化和细胞凋亡。

1. 影响细胞的生命活力

(1)杀细胞感染:病毒在细胞内增殖引起细胞溶解死亡的作用称为杀细胞感染。其机制是:①阻断细胞蛋白质(酶)合成:因而抑制细胞 RNA、DNA 的合成代谢,而致细胞死亡。②病毒感染可致细胞溶酶体破坏:释放溶酶体酶而致细胞溶解。③病毒蛋白毒性作用:如腺病毒五邻体蛋白可使细胞团缩、死亡。④部分病毒感染对宿主细胞均有非特异损伤作用,电镜观察发现,病毒早期感染即有细胞膜、内质网、线粒体核糖体等的损伤。

(2)非杀细胞感染:病毒在细胞内增殖不引起细胞溶解死亡称为非杀细胞性感染。多见于有包膜的病毒,如流感病毒、麻疹病毒,这类病毒感染细胞后不阻碍细胞代谢,不使细胞溶解死亡,成熟后以出芽的方式从感染细胞中逐个释放出来,再感染邻近细胞。但病毒可引起宿主细胞膜的改变,如细胞膜出现新抗原,病毒在细胞内复制的过程中,由病毒基因编码的抗原可以出现在细胞膜表面。这种新抗原是引起免疫病理损伤的基础之一。病毒感染的细胞经多次出芽释放病毒后,最终仍不免于死亡。

(3)细胞融合:有些病毒在感染细胞内增殖,由于病毒酶或宿主细胞内溶酶体的作用,使细胞膜互相融合,形成多核巨细胞。这样感染细胞与未感染细胞互相结合,可使病毒从感染细胞进入邻近的正常细胞有利于病毒的扩散。多核巨细胞的寿命不长,但可以辅助病毒鉴定。

2. 形成包涵体　有些病毒感染的细胞,在普通显微镜下可观察到胞质或胞核内出现嗜酸性或嗜碱性的圆形,椭圆形不规则的斑块结构称为包涵体。病毒包涵体内含有病毒颗粒或装配剩余的病毒成分,可作为病毒感染后留下的痕迹,这在诊断某些病毒感染时具有重要意义。

3. 细胞转化　某些病毒 DNA 或部分核酸结合至宿主细胞染色体中称为整合,整合作用可使细胞遗传性状发生改变,引起细胞转化。转化的细胞其生长与分裂失控,可以无限地生长繁殖,从而导致肿瘤的发生。转化细胞的特征是:①获得旺盛的生长力,因其生长与分裂失控,可以无限制地生长繁殖。整合病毒引起细胞转化与病毒的致肿瘤潜能常有密切关系,但转化并不等于一定能致肿瘤。近年来发现,人正常细胞至少有 20 种不同的细胞癌基因(C-onc),此基因对细胞生长、分裂和分化的正常调节起关键作用。同样某些病毒也存在癌基因(V-onc),所有的 V-onc 是通过前病毒与细胞 DNA 重组而偶然地从 C-onc 获得的。在致癌因素(理化及生物因素等)作用下,C-onc 转变为活化的癌基因(Oncogene)编码蛋白质,促使细胞超常加速分裂,失去正常细胞的接触抑制和分裂抑制作用。②转化细胞表面出现新抗原。

4. 细胞凋亡　病毒感染细胞后,通过病毒基因的表达或激活引起细胞凋亡。即细胞质收缩,核染色体裂解,形成凋亡小体。现已证实在有些病毒感染细胞后,可直接由感染病毒本身,或由病毒编码蛋白间接地作为诱导因子可激发细胞凋亡。

(二)病毒感染的免疫病理损伤

在病毒感染中,免疫病理导致的组织损伤很常见。诱发免疫病理反应的抗原除病毒外,尚有因病毒感染而产生的自身抗原。此外,有些病毒可直接侵犯免疫细胞或免疫器官,破坏其免疫功能。

1. **体液免疫损伤**　许多病毒如乙肝病毒、汉坦病毒、流感病毒等能诱发细胞表面新抗原出现,这种抗原与特异性抗体结合后可通过以下途径引起病理改变:①通过Ⅱ型超敏反应所致的免疫病理损伤。在补体的参与下引起细胞破坏,由抗体依赖性细胞(巨噬细胞、NK细胞)等介导的细胞毒作用。②通过Ⅲ型变态反应造成局部损伤,病毒抗原与相应抗体结合形成中等大小的复合物,长期存在于机体的血流中。当这种复合物沉积在肾毛细血管基底膜上,激活补体后引起蛋白尿、血尿等症状。若沉积在关节部位则形成骨关节炎。乙型肝炎病毒致病机理也包括免疫复合物造成的损伤。

2. **细胞免疫损伤**　细胞免疫在病毒感染过程中一方面对病毒感染的恢复上起着重要作用,另一方面也是造成病毒感染损伤的机制之一。特异性细胞毒 T 细胞(CTL)可识别病毒感染后出现新型膜抗原的靶细胞。迟发型超敏反应 T 细胞释放的多种淋巴因子引起周围组织炎症反应,即通过Ⅳ型超敏反应而造成组织细胞损伤。

3. **病毒直接损伤淋巴细胞或淋巴器官**　如人类免疫缺陷病毒直接杀伤 $CD4^+$ 的辅助性 T 细胞,使 $CD4^+$ T 细胞减少,导致获得性免疫缺陷综合征(AIDS)。又如许多病毒感染可引起暂时性免疫抑制(如麻疹病毒,冠状病毒、风疹病毒等感染)或病毒感染引起自身免疫性疾病等,均可使机体产生免疫功能紊乱和病理损伤。

三、病毒感染的类型

病毒侵入机体后,因病毒种类、毒力和机体免疫力的不同,可表现出不同的感染类型。根据有无临床症状区分为显性感染与隐性感染;按病毒在机体内滞留的时间,可分为急性感染和持续性感染;后者又分慢性感染、潜伏感染和慢发病毒感染。

1. **隐性感染**　病毒进入机体不引起临床症状的称为隐性感染,又称为亚临床感染。这可能是因病毒毒力弱或机体防御能力较强,结果使病毒不能大量增殖,不致造成细胞组织的严重损伤。也可能因病毒不能最后侵犯到靶细胞,故不呈现或极少呈现临床症状。隐性感染不出现临床症状,但仍可获得特异性免疫力。有些隐性感染可成为病毒携带者,病毒可在体内增殖并向外排毒,但不被自己及周围人发觉,成为重要的传染源,在流行病学上具有重要意义。

2. **显性感染**　病毒在宿主细胞内大量增殖引起细胞破坏,死亡达到一定数量而产生组织损伤或代谢产物积累到一定程度时机体就出现症状,即显性感染。显性感染根据潜伏期长短、发病缓急、病程的长短可分为急性感染和持续性感染。

(1)急性感染:一般潜伏期短,发病急,病程仅数日或数周,病情较重。除死亡病例外,宿主一般能在症状出现一段时间内,动员非特异和特异免疫因素将病毒清除掉而进入恢复期。恢复后机体内不再存在病毒。因此又把急性感染称之为病原消灭型感染。例如流行性感冒、甲型肝炎等。病后获得特异性免疫。

(2)持续性感染:病毒在宿主体内持续存在较长时间,甚至持续终身者称为持续感染。在这类感染中,病毒在体内持续数月或数十年。可出现也可不出现症状`,但长期携带病毒,成为重要传染源。这些病毒在体内持续存在较长时间,机制较为复杂,可能与病毒特征及机体状态两方面因素有关,如病毒抗原性较弱,病毒基因整合在宿主细胞的基因组中,长期与宿主共存;或机体免疫功能弱,无力清除病毒,致病毒在体内可长期存留。持续感染包括慢性感染、潜伏感染和慢发病毒感染。

1)慢性感染:显性感染或隐性感染后,病毒并未完全清除,可持续存在于血液或组织中并不断排出体外,病程长达数月至数年。如 HBV 引起的慢性肝炎和巨细胞病毒感染等。

2)潜伏感染:原发感染后,病毒长期存在于一定组织细胞内,但并不产生感染性病毒。也不出现临床症状。在某些条件下病毒被激活增殖感染,急性发作出现临床症状。病毒仅在临床出现间歇性急性发作时才被检出,在非发作期用一般常规法不能分离出病毒。如单纯疱疹病毒感染后,在三叉神经节中潜伏,此时机体既无临床症状也无病毒排出,以后由于机体受物理、化学、生物或环境因素影响,使潜伏的病毒增殖,沿感觉神经到达皮肤,引起口唇疱疹。又如,水痘-带状疱疹病毒初次感染主要在儿童引起水痘,病愈后,病毒潜伏在脊髓后根神经节或颅神经的感觉神经节细胞内,暂时不具活性。当局部神经受冷、热、压迫或 X 射线以及患肿瘤等使机体免疫功能下降时,潜伏的病毒则活化、增殖,沿神经干扩散到达皮肤发生带状疱疹。当口唇疱疹或带状疱疹自愈后,病毒又潜伏至原处,故潜伏感染可在同一部位反复发作。

3)慢发感染或称迟发感染:病毒感染后,有很长时间的潜伏期,达数月、数年甚至数十年之久。一旦出现症状,疾病呈亚急性进行性加重,直至死亡。如麻疹病毒引起的亚急性硬化性全脑炎(SSPE)。

目标检测
(扫描二维码下载答题)

教学单元十四　病毒感染的诊断与防治

✱学习目的

　　掌握病毒标本的采集，知道送检原则与方法；

　　熟悉病毒感染的预防与治疗原则；

　　了解病毒感染的防治措施，双份血清测定特异性抗体的临床意义。

　　【案例】　甲型 H1N1 流感病毒的预防：养成良好的个人卫生习惯，充足睡眠、勤于锻炼、减少压力、足够营养；勤洗手，洗手要用流水、肥皂洗手；常通风；打喷嚏和咳嗽的时候应该用纸巾捂住口鼻；少在人多的地方"扎堆儿"，避免接触流感样症状或肺炎等呼吸道病人等。

　　病毒性感染的诊断有助于指导临床确诊、合理治疗以及为控制病毒性疾病的流行制定有效的措施。经典的病毒学诊断方法包括病毒的分离鉴定及血清学诊断。目前较常用的血清抗体 IgM 诊断虽具有快速、简便等优点，但诊断方法繁琐、费时。随着分子病毒学的发展而建立的一些快速诊断方法，极大地推动了病毒感染的诊断。

一、病毒标本的采取与送检

　　1. 早期采集　采取病程初期或急性期的标本含病毒量多，易于检出；病程晚期机体已产生了抗体，病毒数量减少，检出率将显著降低。

　　2. 由感染部位采集　如呼吸道感染取鼻咽洗漱液或痰液；肠道感染取粪便；脑内感染取脑脊液；发疹性疾病取疱疹内积液；有病毒血症者取血液。

　　3. 无菌操作　采取标本时，应注意无菌操作，但对本身带有杂菌（如咽拭子、粪便）或易受污染的标本，应使用抗生素。一般加青霉素、链霉素霉素（100 μg/mL），或根据需要加庆大霉素、二性霉素、制霉菌素等。

　　4. 标本应低温保存并尽快送检　病毒在室温中易失去活性，故采取标本后应立即送实验室，如标本需较长时间运送，可用保温瓶（内放冰块和食盐，或固态二氧化碳和酒精）存放。病变组织可放 50% 中性甘油中保存。若标本不能立即送检和作分离培养，应存放在 −70℃冰箱或液氮罐内。

　　5. 血清学诊断　标本的采取应在发病初期和病后 2~3 周内各取 1 份血清，以便对比双份血清抗体效价的动态变化。

二、病毒的分离与鉴定

　　由于病毒具有严格的细胞内寄生性，故应根据不同的病毒选用敏感动物、鸡胚或组织细胞培养等进行病毒的分离与鉴定。但因这些方法复杂、要求严格及需时较长，故不能广泛应用于临床诊断,只用于实验室研究或流行病学调查。当有下述情况时需进行病毒的分离与鉴定:①分离病毒对诊治病人有指导性意义,尤其病程较长者;②发现第1例新的病毒或对已被消灭的病毒性疾病(如天花)怀疑"死灰复燃"时;③为鉴别临床上具有相同症状的疾病,以明确何种病毒感染;④监测所用的病毒活疫苗,及时发现恢复毒力的变异株等。

(一)病毒的分离

1. 动物接种　是最原始的病毒分离方法。常用的动物有小鼠、大鼠、豚鼠、家兔和猴等,接种途径有鼻内、皮内、皮下、脑内、腹腔及静脉等。可根据病毒的嗜性选择敏感动物与适宜的接种部位,如嗜神经病毒可注射于小鼠脑内;柯萨奇病毒可接种于乳鼠脑内或腹腔内。接种后主要观察动物的发病情况。脑内接种一般观察2周,皮下及其他途径观察3周。当动物濒死时可取病变组织剪碎,研磨成悬液后继续传代接种。如这种传代所引起的疾患具有规律性,则显示已分离出病原病毒。该方法简便,实验结果易观察,加之某些病毒尚无敏感的细胞进行培养,因此该方法一直被沿用。但动物对许多人类病毒不敏感,或感染后症状不明显,而且动物体内常带有潜在病毒。应防止将这些潜在病毒当作真正的病原体。

2. 鸡胚接种　培养孵化9～14天的鸡胚,按病毒种类接种于不同部位。

(1)接种部位(图14-1):①绒毛尿囊膜接种用于培养天花病毒、痘苗病毒及HSV等。②尿囊腔接种用于流感病毒及腮腺炎病毒的培养等。③羊膜腔接种用于流感病毒的初次分离培养。④卵黄囊接种用于某些嗜神经病毒的培养。

许多病毒在鸡胚中不生长。因此,目前除分离流感病毒外,其他病毒的分离基本已被组织培养所取代。

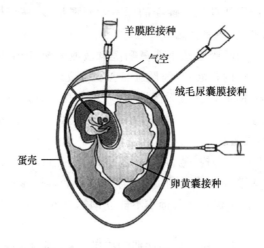

图14-1　接种的部位示意图

(2)鸡胚的变化:①接种2天后,如发现鸡胚活动减弱,血管模糊不清,表示鸡胚濒临死亡,说明已被感染(如脑炎病毒)。②在接种病毒的绒毛尿囊膜上发现白色斑点,即病毒形成的痘疱见于疱疹病毒或水痘病毒。③取尿囊液或羊水,用血凝和血凝抑制试验测定病毒(流感病毒)。

3. 组织培养法　组织培养或细胞培养:组织培养法是将离体活组织块或分散的组织细胞加以培养的技术总称,为病毒分离鉴定中的最常用的基本方法。组织培养分为器官培养、移植培养和细胞培养。

1)器官培养:小块器官在体外培养,如气管环器官培养能保持气管的结构与功能,常用于分离较难培养的冠状病毒和鼻病毒等。

2)移植培养:也称组织培养,如用人扁桃体组织块移植培养分离腺病毒等。器官培养与移植培养现已较少应用,而细胞培养则成为病毒实验室的主要方法。

3)细胞培养:从其生长方式可分为单层培养和悬浮细胞培养。

(二)病毒的鉴定

1. 形态学检查

(1)电镜和免疫电镜检查:含有高浓度病毒颗粒($\geqslant 10^7$ 颗粒/mL)的样品,可直接应用电镜技术进行观察。对那些不能进行组织培养或培养有困难的病毒,可用免疫电镜技术检查。即先将标本与特异抗血清混合,使病毒颗粒凝聚,这样更便于在电镜下观察,可提高病毒的检出率。IEM 比 EM 检查更特异准确。用此法从轮状病毒感染者的粪便标本、HBV 或 HIV 感染者的血清标本及疱疹病毒感染者的疱疹液中,均可快速检出典型的病毒颗粒,故可帮助早期诊断。

(2)普通光学显微镜检查:有些病毒在宿主细胞内增殖后,在细胞的一定部位(胞核、胞质或两者兼有)出现一个或数个、圆形或椭圆形、嗜酸性或嗜碱性的结构,即包涵体。包涵体对病毒感染的诊断有一定价值。如取可疑病犬的大脑海马回制成染色标本。发现细胞质内有内基小体便可确诊为狂犬,被咬者则需接种狂犬病疫苗。

2. 检查病毒性抗原　近年来,采用标记技术,即用荧光素、放射性同位素、过氧化物酶标记抗体,检测标本中的抗原,此方法具有敏感、特异、快速等优点。

3. 检测特异性抗体的快速诊断　检测病毒特异性 IgM 抗体可诊断急性感染,特别是 IgM 抗体的存在对证实孕妇感染风疹病毒尤为重要。目前 IF 法、固相放免法和 ELISA 法都已应用于 IgM 的检测,但应注意类风湿因子(IgM)的干扰。另外,检测早期抗原的抗体是快速诊断的另一途径。如检测针对 EBV 的早期抗原(EA)、核心抗原(EANA)和衣壳抗原(VCA)等的抗体,可以区别急性或慢性 EBV 感染。此外,分子生物学检测技术、气相色谱技术等,均可用来分析和鉴定病毒感染。

4. 检测病毒核酸

(1)核酸杂交技术:双链 DNA 在高温及碱性溶液中,碱基对间的氢键被破坏,两链分开变成单链的过程叫变性;在中性盐溶液中,当温度慢慢冷却至室温时单链 DNA 又重新组合成双链的过程叫复性。核酸分子杂交技术的原理就是利用 DNA 可以变性、复性的特性,制成用同位素或非同位素标记的单链 DNA 片段基因探针,与固定在硝酸纤维素膜上待测的变性 DNA 杂交,再用放射自显影技术或其他显色法来确定与探针 DNA 同源的 DNA。核酸杂交技术不仅具有特异、敏感和快速等优点,而且能定量与分型。

(2)核酸扩增法:80 年代中期,美国 Cetus 公司首创一种 DNA 扩增技术——PCR,这一技术能使 pg 水平的核酸在短时间内达到 ng 水平而被检出。近年来还发展了一系列以 PCR 为基础的其他体外核酸扩增技术。已被广泛应用于病毒性感染的诊断与研究中。

综上所述,病毒的分离鉴定、快速诊断技术、检测病毒核酸技术及血清学试验是病毒性疾患的主要检查手段,可根据病毒与临床特点选择。

三、病毒感染的血清学诊断

应用血清学方法诊断病毒性疾病,其原理是用已知病毒抗原来检测病人血清中有无相应抗体,故须待病人感染后体内产生抗体时才能检出。这显然不能进行早期诊断,故对临床帮助不大。但遇下列情况时仍需做血清学诊断:①采取标本分离病毒为时已晚。②目前尚无分离此病毒的方法或难以分离的病毒。③为证实所分离的病毒有临床意义。④进行血清流行病学调查,以研究病毒性感染的流行规律等。另外,在采取临床标本及病人血清应注意病程,必须采取患者急性期血清与恢复期血清(双份血清)进行血清学试验。若第 2 次血清抗体滴度比第 1 次高出 4 倍以上时,才有诊断意义。

(一)中和试验

是病毒在活体内或细胞培养中被特异性抗体中和而失去感染性的一种试验,可用来检查患者血清中抗体的消长情况,也可用来鉴定未知病毒或研究病毒的抗原结构。做法是用系列稀释的病人血清与等量的已知病毒悬液(100TCID50 或 100ID50)混合,置 37℃作用 1 小时,在培养细胞(鸡胚或实验动物)中滴定感染性,以能保护半数细胞培养管(或孔)不产生 CPE 的血清最高稀释度(或以能抑制病毒在半数鸡胚或动物中增殖的血清最高稀释度)作为终点效价。用细胞培养作中和试验较用其他方法经济而方便,故常被采用。中和抗体(NT-Ab)是作用于病毒表面抗原(衣壳或包膜)的抗体,同种不同型病毒间一般无交叉,特异性高,而且抗体在体内维持时间长。中和抗体阳性不一定表示正在感染中,也可能因以前有过隐性感染所致。因此,中和试验适用于人群免疫情况的调查,在临床诊断上较少使用。

(二)补体结合试验

用已知病毒可溶性(CF)抗原来检测病人血清中相应(CF)抗体。CF 抗原是病毒的内部抗原,同种异型间常有交叉,故特异性较中和试验低。但 CF 抗体出现较早,消失较快,故 CF 阳性可作为近期感染的指标。

(三)血凝抑制试验

具有 HA 的病毒能凝集鸡、豚鼠、人等的红细胞,称血凝现象。这种现象能被相应抗体抑制,称 HI 试验。其原理是相应抗体与病毒结合后,阻抑了病毒表面的 HA 与红细胞的结合。本试验简易、经济,特异性高,常用于黏病毒及乙型脑炎病毒感染的辅助诊断及流行病学调查,也可鉴定病毒的型与亚型。

(四)凝胶免疫扩散试验

常用半固体琼脂糖进行抗原、抗体的沉淀反应,方法简便、特异性与敏感性均较高,而且又衍生出对流免疫电泳和火箭电泳等更为敏感的检测技术。此法在病毒性疾病中主要用于诊断 HBV 与乙型脑炎病毒等感染。

四、病毒感染的预防与治疗

迄今为止很多病毒感染尚无有效的治疗方法,药物治疗远不如细菌有效。故积极预防显得十分重要。可用疫苗作人工自动免疫,或以免疫介质(免疫球蛋白、干扰素等)进行人工被动免疫或过继性免疫。

(一)病毒感染的预防

1. 常规活疫苗(减毒活疫苗) 通常是用自然或人工选择法(如温度敏感株)筛选的对人低毒或无毒的变异株制成的疫苗,如脊髓灰质炎、流感、麻疹的减毒活疫苗等。天花已在地球上绝迹,是病毒疫苗应用最成功的例证。从理论上讲,减毒活疫苗有潜在的危险性,最大的缺点是病毒重新获得致病性。由于目前多数病毒疫苗的减毒处理是经验性的,尚不了解其遗传背景。因此,生产活疫苗的部门必须采取严格的安全措施,防止把有恢复毒力倾向的疫苗病毒株投入生产。对于有免疫缺陷的机体,接种活疫苗可引起感染或并发症。可能活化人体内其他潜伏的病毒。可能引起持续感染。上述潜在危险虽极少发生,但医务工作者必须充分了解,以便恰当地选择疫苗及接种对象。权衡利弊,活疫苗仍不失为预防病毒感染的良好生物制品。

2. 新型活疫苗 应用基因工程技术,控制病毒变异,或利用 DNA 重组技术,插入和定向缺失病毒基因,将保护性病毒蛋白的编码基因插入活载体中或选择性地去除病毒的某一个或几个致病基因而达到减毒作用制备的可在机体内增殖,诱发抗病毒免疫应答的疫苗。

3. 灭活全病毒疫苗 应用物理或化学方法使病毒完全灭活而制成的疫苗。常用的有乙型脑炎、狂犬病、流感等灭活疫苗。灭活全病毒疫苗具有生产方法简单的优点和以下缺点:①这种疫苗常需要培养大量病毒;②甲醛灭活的麻疹疫苗和呼吸道合胞病毒疫苗可加重疾病,其机制不详;③灭活疫苗不能刺激特异性 CTL 细胞产生。灭活疫苗通常只激发体液免疫应答。为了维持血清抗体水平,常需多次接种灭活疫苗。注射灭活疫苗可能引起较重的局部和全身反应。

病毒活疫苗与死疫苗优缺点比较见表 14-1。

表 14-1　减毒活疫苗与死疫苗优缺点比较

特点	减毒活疫苗	死疫苗
制备方法	通过非正常培养减毒株	通过化学物理方法使感染源失活
免疫接种	一般为一次性	多次免疫
疫苗的稳定性	相对不稳定	相对稳定
免疫的类型	体液免疫和细胞免疫	体液免疫
毒力回升	有可能	不可能
安全性	对免疫缺陷者有危险	安全性好
生产和成本	生产较复杂、成本高	生产简单、成本低

4. DNA疫苗(基因疫苗或核酸疫苗)　这种核酸分子是一种细菌的质粒,在克隆了特异性的基因以后,能在真核细胞中表达蛋白质抗原,刺激机体产生特异性体液和细胞免疫,尤其是诱导产生具有细胞毒杀伤功能的 T 淋巴细胞,对病毒等胞内感染具有治疗性效果和重要的预防作用。由于 DNA 疫苗在作肌肉注射时不需要任何其他生物载体和化学佐剂,因而又称为裸 DNA 疫苗。

DNA 疫苗有如下优点:①能刺激机体产生体液免疫和细胞免疫应答,反应过程类似于病原微生物感染或病毒活疫苗接种,可以预防细胞内感染性疾病。②摄入 DNA 质粒不能使宿主产生抗DNA 抗体,也不引起宿主自身免疫病。③制备简单,省钱、省时、省力,因它不同于蛋白质和活疫苗,不需低温保存,可以制成干粉剂便于贮存和使用。其缺点是抗原性不强。

5. 人工被动免疫的制剂有免疫血清和丙种球蛋白,或与细胞免疫有关的因子等。大多数人均受过不同种类的病毒感染,从正常血清中提取免疫球蛋白可用于紧急预防。常注射人免疫球蛋白预防甲型肝炎、麻疹、脊髓灰质炎等。可使接触病原者不出现症状或仅出现轻微症状。近年来有人应用含有高滴度抗-HBs 的乙肝免疫球蛋白预防乙型肝炎有一定效果。在使用免疫球蛋白时因其半衰期短,故应注意有效期。

(二)病毒感染的治疗

病毒为严格细胞内寄生性微生物,所以,抗病毒药物必须对病毒有选择性抑制作用而又不损伤宿主细胞或机体。而且,一种理想的药物应是在控制临床症状同时不影响机体对病毒产生免疫应答。疫苗接种是预防病毒感染的最根本、最有效的措施。但是对于目前尚无疫苗可用或免疫效果不佳时抗病毒药物尤其显得重要。抗病毒的化学药物有:

1. 核苷类化合物　核苷类化合物是最早用于临床的抗病毒药物,其作用机制主要是用合成的异常嘧啶取代病毒 DNA 前体的胸腺嘧啶,这种异常嘧啶在病毒 DNA 分子合成时掺入子代 DNA 分子中,阻止子代病毒结构基因的合成与表达,从而抑制病毒的复制或复制出缺陷病毒。目前常用的有:

(1)5-碘-2 脱氧尿嘧啶核苷(IDU 疱疹净)应用于眼疱疹病毒感染的治疗(疱疹性角膜炎及其他疱疹性眼病),被誉为抗病毒发展史上的里程碑。

(2)阿昔洛韦(ACV 无环鸟苷)是最有效的抗疱疹病毒的药物之一。具有抗单纯疱疹病毒、带状疱疹病毒感染所引起的眼症、皮炎、阴道炎、脑炎等。该药细胞毒性小。

(3)阿糖腺苷(Ara-a)影响病毒聚合酶作用,具有广谱抗病毒活性;特别是对抗多种DNA 病毒、疱疹病毒及带状疱疹病毒作用最强,对水痘带状疱疹病毒、牛痘病毒、乙肝病毒次之,对腺病毒、伪狂犬病毒和一些 RNA 肿瘤病毒有效,对大多数 RNA 病毒无效。

(4)3-氮唑核苷(病毒唑、利巴韦林)是广谱强效的抗病毒药物,目前广泛应用于抗呼吸道合胞病毒、甲和乙型流感病毒、出血热病毒、疱疹病毒、麻疹病毒、腮腺炎病毒等。

(5)叠氮脱氧胸苷(齐多夫定、AZT)抑制病毒的反转录作用,用于治疗 HIV 的感染,能降低获得性免疫缺陷综合征(AIDS)的发病率和死亡率。

(6)拉米夫啶(3-TC、核苷类似物)是目前临床应用中疗效最好的、最具代表性的核苷类似物。抑制病毒 DNA 多聚酶和反转录酶活性。早期用于 AIDS 的治疗,近年来发现具有抗

HBV的作用,迅速有效降低血清HBV DNA水平。但是停药后复发率高,长期应用可导致病毒变异(用药1和2年之后)。

2. 蛋白酶抑制剂　近年来,已从大量化合物(如放线菌发酵液)中筛选出选择性作用于HIV病毒蛋白酶的抑制剂,如1995年批准的第一个蛋白酶抑制剂塞科纳瓦,可抑制HIV复制周期中晚期蛋白酶活性英迪纳瓦及瑞托纳瓦是1996年批准的新一代病毒蛋白酶抑制剂,可用于HIV治疗。

3. 金刚烷胺类　金刚烷胺类和甲基金刚烷胺类能抑制甲型流感病毒,主要是影响病毒在细胞膜上吸附,用于防治流感。

4. 干扰素(IFN)　具有广谱抗病毒作用,毒性小,反复应用也不会引起对它的耐受。从80年代开始有应用重组IFN治疗疱疹病毒性角膜炎、生殖器疱疹、带状疱疹的报告。IFN治疗乙型及丙型肝炎也有效,对HBeAg阳性的慢性肝炎,HBeAg的消失率可从7.3%升至25%,血浆转化率从4.4%升至9.6%。IFN对丙型肝炎效果更好,有效率可达40%,也可用于治疗人乳头瘤病毒及鼻病毒感染。

5. IFN诱生剂

(1)Poly(I:C):是由多聚肌苷酸和多聚胞啶酸构成的,为目前最受重视的IFN诱生剂。此干扰素诱生剂制备较易,作用时间较长。但因对机体具有一些毒性,尚未达到普及阶段。

(2)甘草甜素:是甘草酸与半胱氨酸、甘氨酸组成的合剂,具有诱生IFN和促进NK细胞活性的作用,可大剂量静脉滴注治疗肝炎。

(3)灵芝多糖:是从杂色灵芝担子菌菌丝中提取的葡聚糖,具有诱生IFN、抗病毒、促进免疫功能和抗肿瘤等作用。

6. 中草药防治病毒感染　如黄芪、板蓝根、大青叶、贯众、蟛蜞菊等对肠道病毒、呼吸道病毒、虫媒病毒、肝炎病毒感染有一定防治作用,其作用机理尚在研究中。

目标检测
(扫描二维码下载答题)

任务四　病毒概况小结

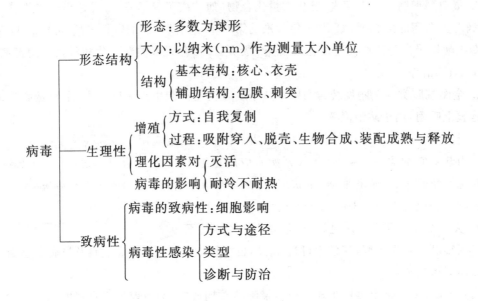

任务五　病原性病毒

教学单元十五　呼吸道病毒

✳学习目的

　　掌握流感病毒的分型和变异,致病性、免疫性和防治原则,分析流感、禽流感与感冒症状的异同点;

　　熟悉变异冠状病毒的致病性,与冠状病毒的致病性区别;

　　了解麻疹病毒、风疹病毒、腮腺炎病毒的致病性与免疫力性;分析风疹病毒的垂直传播与先天性畸形的关系。

【案例】　2016年1月29日,广西确诊首例人感染H7N9禽流感病例。患者苏某某,女,56岁,贺州市八步区灵峰镇农民。目前,患者在贺州市人民医院ICU抢救,病情危重。经流行病学调查,患者发病前有活禽暴露史。患者的19名密切接触者已及时采取医学观察措施,目前尚未发现异常。

上呼吸道感染是人类最常见的疾病,据统计,90%～95%由病毒引起。能侵犯呼吸道并引起呼吸道感染的病毒称为呼吸道病毒。包括正黏病毒科中的流感V(病毒,下同),副黏病毒科中的副流感V、麻疹V、腮腺炎V、呼吸道合胞V,其他呼吸道病毒如风疹V、腺V、鼻V、冠状V与呼肠V。流感杀伤力惊人。

一、流行性感冒病毒

流行性感冒病毒(流感病毒)属正黏病毒科,分甲、乙和丙三个型。除引起人类感染外还可以引起动物感染。甲型常可造成世界性流感大流行,乙型常是局部爆发,丙型主要侵犯婴幼儿。它们的生物学性状基本一致。

(一)生物学性状

1. 形态结构　为球形、椭圆形。从病人初次分离出时可见丝状,长短不一。球形直径为80～120 nm,结构由内至外分为3个部分(图15-1)。

(1)核心含有7～8段卷曲盘旋的单负股RNA(每段RNA控制着一种病毒蛋白)及包绕其周围的核蛋白。基因分节段的特点使病毒在复制中易发生基因重组。导致基因编码的蛋白抗原发生变异而出现新亚型。

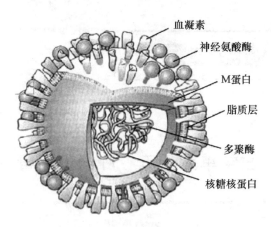

血凝素

神经氨酸酶

M蛋白

脂质层

多聚酶

核糖核蛋白

图 15-1　流感病毒结构模式

(2)包膜:位于基质蛋白之外的脂质双层,来源于宿主细胞膜,其中镶嵌有突出于病毒表面的两种刺突血凝素和神经氨酸酶,均为病毒编码的两种糖蛋白,具有重要的抗原性。①血凝素(HA)是病毒第 4 段 RNA 编码,由于它能凝集红细胞而得名。HA 断裂成 HA1 和 HA2 后才具有感染性。HA2 N 端疏水性肽具膜融合活性,这是流感病毒引起感染的关键。HA 是与细胞膜唾液酸受体结合的亚单位,具有型和株特异性,抗原性易发生变异。②神经氨酸酶(NA)是病毒第 6 段 RNA 编码的糖蛋白。具有酶活性,有利于成熟病毒的释放。NA 的抗原性可发生变异,据此可分亚型。抗 NA 的抗体可限制病毒复制水平和使病情减弱,高浓度则能完全中和毒感染性。

2. 分型与变异

(1)分型:根据核蛋白抗原和 M 蛋白不同将流感病毒分为甲(A)、乙(B)、丙(C)型,三型之间无交叉反应。同型流感病毒根据 NA 和 HA 抗原性不同又分为若干亚型。例如甲 0 型(原甲型),甲 1 型(亚甲型),甲 2 型(亚洲甲型)和甲 3 型(香港甲型)等(表 15-1)。

表 15-1　甲型流感病毒抗原变异情况

流行年代	亚型类别	代表病毒株
1918	HswN1	猪流感病毒
1932	H0N1	H0N1
1947	H1N1	H1N1
1957	H2N2	H2N2
1968	H3N2	H3N2
1977	H1N1、H3N2	H1N1
1994、2005	H5N1、H9N2	H5N2、H7N7、H9N2
2009	H1N1	H1N1
2013	H7N9	H7N9

（2）变异：三型流感病毒中，最易发生变异的是甲型流感病毒，变异的物质基础是 HA 和 NA，两者的变异可同时出现，也可单独出现。病毒的变异与流感的流行关系密切。小变异引起小流行，大变异引起大流行。其变异的幅度大小直接影响到流行规模的大小。

3. 抵抗力　流感病毒抵抗力较弱，加热 56℃ 30 分钟可灭活，室温下感染性很快消失，0～4℃可保存数周，－70℃或冷冻真空干燥可长期保存。对干燥、日光、紫外线敏感，对脂溶剂敏感。甲醛、去污剂和氧化剂也可灭活流感病毒。

（二）致病性与免疫性

流感的传染源主要是患者，病毒通过飞沫经呼吸道侵入机体。病毒表面的血凝素与呼吸道黏膜柱状上皮细胞膜上的唾液酸受体结合，使病毒吸附于细胞表面，然后进入细胞内，在细胞核内复制增殖，形成新的病毒，继而以出芽方式释放。由于病毒表面的神经氨酸酶能水解宿主细胞表面糖蛋白末端的 N-乙酰神经氨酸，有利于病毒出芽释放并在细胞间扩散。病毒增殖的最终结果将导致细胞变性、坏死、脱落、黏膜充血水肿等。潜伏期一般为 1～3 天。

突然起病，畏寒、头痛、全身肌肉关节疼痛、疲乏无力，伴有鼻塞、流涕、咽痛、咳嗽等症状。全身症状可能与流感病毒代谢过程产生毒素样物质有关，病毒仅在局部增殖，不入血。继发细菌感染，病程延长，症状加重，可导致肺炎死亡。继发感染常见于年老体弱、抵抗力较差的患者。

> **课堂互动**
> 流感与普通感冒的症状有相同之处？主要区别是什么？流感与禽流感是什么关系？

病后对同型病毒有短暂免疫力。一般维持 1～2 年。呼吸道局部 sIgA 抗体，在清除呼吸道病毒、抵抗再感染起主要作用。血凝素抗体能阻断病毒吸附，防御病毒侵入细胞。神经氨酸酶抗体能抑制病毒从感染细胞释放，阻止病毒在细胞间扩散。

（三）微生物学检查

1. 病毒分离：取急性期患者咽漱液或鼻咽拭子，用抗生素处理后接种于 9～11 天龄鸡胚羊膜腔和尿囊腔 35℃ 3 天后，收集羊水和尿囊液进行血凝试验并测定其滴度，血凝阳性者，用已知抗体作血凝抑制试验进行鉴定。若血凝阴性需连续在鸡胚盲传 1～2 次，仍不出现阳性，才可判断病毒分离结果阴性。标本若不能立即送往实验室，应放在冰壶中运送，然后保存 4℃冰箱，如 48 小时内未能接种，需置－70℃冻存。

2. 血清学诊断：取患者发病 5 天内（急性期）和发病后 2～4 周（恢复期）的双份血清进行抗体检测。最常用的血凝抑制试验，若恢复期血清抗体滴度较急性期增长 4 倍以上，可以辅助诊断。也可用补体结合试验、ELISA、中和试验等方法进行诊断。补体结合抗体的出现可作为既往感染的指标。

（四）防治原则

1. 一般预防措施：由于流感病毒传染性强，传播迅速，易引起大流行，因此应严密监视流感病毒的变异，切实做好预防工作十分重要。流行期间，应尽量避免人群聚集，必要时应戴口罩。对患者应及早进行隔离治疗。公共场所可用乳酸蒸气进行空气消毒。通常每 100 m³空气用 2～4 mL 乳酸溶于 20～40 mL 水中加热蒸发进行消毒。

2. 接种疫苗：接种疫苗可获得对同亚型病毒的免疫力，免疫力可维持 6 个月至 1 年。流行期间接种疫苗有一定效果，但须与流行毒株型别基本相同才能奏效。灭活疫苗皮下注射隔月1次，共2次。以后每年1次。免疫后产生中和抗体。这种疫苗副作用小，适用于年老体弱者。减毒活疫苗一般采用鼻腔喷雾法，接种后能产生良好的局部免疫，但有一定副作用。

3. 药物治疗：盐酸金刚烷胺是目前防治甲型流感病毒的常用药物。发病24～48小时内使用可减轻全身中毒症状。干扰素滴鼻及中草药板蓝根、大青叶等有一定疗效。

 知识链接

感冒了，该吃什么药？

目前市场上销售的众多感冒药多是复方制剂，根据所含成分可分三类：第一类是通常说的西药（化学合成药）制剂，如康泰克等，一般来说该类药对感冒症状的控制效果较好，但副作用大；第二类是纯中药制剂，该类制剂有一定对因治疗作用，但不能很好地控制感冒症状，如抗病毒口服液；第三类是以中药为主的中西药复方制剂，此类药物既能较好地控制感冒症状，又兼有抗病毒的对因治疗作用，是一类标本兼治的抗感冒药，如999感冒灵，不含PPA，同时副作用也很少，是一种不错的选择。

二、禽流感病毒

【案例】 自2016年12月全国爆发高致病性禽流感H7N9，截至2017年2月疾控中心发布的最新数据，最新两月共计新发病例数298例，死亡病例数为99例，为2014年以来最严重，感染者及死亡数大概率还将继续上升，值得高度重视。目前共计16省市报出现感染者，以长三角珠三角地区为主，其中江苏、浙江感染者最多。

禽流感病毒（AIV）属甲型流感病毒。流感病毒属于RNA病毒的正黏病毒科，分甲、乙、丙3个型。其中甲型流感病毒多发于禽类。禽流感就是禽类的病毒性流行性感冒，是由甲型流感病毒引起禽类的一种从呼吸系统到严重全身败血症等多种症状的传染病。禽流感容易在鸟类间流行。禽流感1994年、1997年、1999年和2003年分别在澳大利亚、意大利、中国香港、荷兰等地爆发，2005年则主要在东南亚和欧洲爆发。

（一）生物学性状

1. **形态结构** 甲型流感病毒呈多形性，其中球形直径80～120 nm，有囊膜。基因组为分节段单股负链RNA。依据其外膜血凝素（H）和神经氨酸酶（N）蛋白抗原性的不同，可分为16个H亚型（H1～H16）和9个N亚型（N1～N9）。感染人的禽流感病毒亚型主要为H5N1、H9N2、H7N7、H7N9，其中感染H5N1的患者病情重，病死率高。

2. **抵抗力** 禽流感病毒对乙醚、氯仿、丙酮等有机溶剂均敏感。常用消毒剂容易将其灭活，如氧化剂、稀酸、十二烷基硫酸钠、卤素化合物（如漂白粉和碘剂）等都能迅速破坏其传染性。禽流感病毒对热比较敏感，65℃加热30分钟或煮沸（100℃）2分钟以上可灭活。病毒在粪便中可存活1周，在水中可存活1个月，在pH<4.1的条件下也具有存活能力。病毒对低抗温抵力较强，在有甘油保护的情况下可保持活力1年以上。病毒在直射阳光下40～

48 小时即可灭活,如果用紫外线直接照射,可迅速破坏其传染性。

(二)致病性与免疫性

禽流感的传染源主要是主要为患禽流感或携带禽流感病毒的家禽,许多家禽都可感染病毒发病,如:火鸡、鸡、鸽子、珍珠鸡、鹌鹑、鹦鹉等陆禽,都可感染发病,其中以火鸡和鸡最为易感,发病率和死亡率都很高。病毒主要经呼吸道传播,通过密切接触感染的禽类及其分泌物、排泄物、受病毒污染的水等,以及直接接触病毒毒株被感染。在感染水禽的粪便中含有高浓度的病毒,并通过污染的水源由粪便—口途径传播流感病毒。感染 H7N9 和 H5N1 禽流感病例的调查结果认为,潜伏期一般在 7 天以内。患者发病初期表现为流感样症状,包括发热、咳嗽,可伴有头痛、肌肉酸痛和全身不适,也可以出现流涕、鼻塞、咽痛等。部分患者肺部病变较重或病情发展迅速时,出现胸闷和呼吸困难等症状。呼吸系统症状出现较早,一般在发病后 1 周内即可出现,持续时间较长,部分患者在经过治疗 1 个月后仍有较为严重的咳嗽、咳痰。在疾病初期即有胸闷、气短以及呼吸困难,常提示肺内病变进展迅速,将会迅速发展为严重缺氧状态和呼吸衰竭。重症患者病情发展迅速,多在 5～7 天出现重症肺炎,体温大多持续在 39℃ 以上,呼吸困难,可伴有咯血痰,可快速进展为急性呼吸窘迫综合征、脓毒症、感染性休克,部分患者可出现纵隔气肿、胸腔积液等。有相当比例的重症患者同时合并其他多个系统或器官的损伤或衰竭,如心肌损伤导致心力衰竭,个别患者也表现有消化道出血和应急性溃疡等消化系统症状,也有的重症患者发生昏迷和意识障碍。

(三)微生物学检查

最为可靠的仍是病原学检测。在抗病毒治疗之前,有条件的医疗单位尽可能采集呼吸道标本送检(如鼻咽分泌物、口腔含漱液、气管吸出物或呼吸道上皮细胞)进行病毒核酸检测(实时荧光 PCR 检测)和病毒分离。

(四)防治原则

结合禽流感病毒的特点和现有研究发现,携带病毒的禽类是人感染禽流感的主要传染源。减少和控制禽类,尤其是家禽间的禽流感病毒的传播尤为重要。随着我国社会、经济发展水平的提高,急需加快推动传统家禽养殖和流通向现代生产方式转型升级,从散养方式向集中规模化养殖、宰杀处理和科学运输的转变,提高家禽和家畜的养殖、流通生物安全水平,从而减少人群的活禽或病死禽暴露机会。同时,要持续开展健康教育,倡导和培养个人呼吸道卫生和预防习惯,做到勤洗手、保持环境清洁、合理加工烹饪食物等。需特别加强人感染禽流感高危人群和医护人员的健康教育和卫生防护。

同时,要做好动物和人的流感的监测。及时发现动物感染或发病疫情,以及环境中病毒循环的状态,尽早地采取动物免疫、扑杀、休市等消灭传染源、阻断病毒禽间传播的措施。早发现、早诊断禽流感病人,及时、有效、合理地实施病例隔离和诊治。做好疾病的流行病调查和病毒学监测,不断增进对禽流感的科学认识,及时发现聚集性病例和病毒变异,进而采取相应的干预和应对措施。

流感疫苗接种是首选措施;治疗化学药物有两大类:一是离子通道抑制剂,二是神经氨酸酶抑制剂。此外人工合成的唾液酸寡聚糖类似物和抗 A 型流感病毒的单味和复方中药制剂。

三、麻疹病毒

【案例】 从 2000 年 3 月到 2001 年 1 月韩国已报告了 39 537 例麻疹病例,其中 6 例死亡。爆发起始于该国东部地区,自 2000 年 10 月以来病例数稳步上升。2001 年 1 月报告了 7 449 例病例。爆发疫情。韩国卫生部正在当地进行积极的疾病监测、健康教育和患者治疗工作,学校入学实行严格检测。该国政府准备于 2001 年 5 月开展一次以学校为基础的预防接种运动。

麻疹病毒是麻疹的病原体。麻疹是儿童最常见的急性呼吸道传染病,易感年龄为 6 个月至 5 岁的婴幼儿童,在易感人群中其发病率几乎高达 100%,常因并发症的发生以致丧命。自广泛使用减毒活疫苗以来,发病率大幅度下降。

(一)生物学性状

病毒颗粒与流感病毒相似,但颗粒较大,直径 150 nm,呈球形。核壳体呈螺旋对称结构,有包膜,包膜上有放射状排列的刺突,由血凝素(H)和融合因子(F)组成,无神经氨酸酶。其基因组为一组完整的单股负链 RNA,不分节段。在人胚肾、猴肾和 Vero、HeLa 等传代细胞及人胚肺二倍体细胞内增殖,由于融合因子的作用引起胞融合形成多核巨细胞,细胞核和细胞质内形成嗜酸性包涵体。麻疹病毒只有一血清型。本病毒抵抗力较低,56℃30 分钟可灭活,对紫外线以及脂溶剂如乙醚、氯等均敏感。

(二)致病性与免疫性

急性期的麻疹患者为传染源。通过飞沫传播,也可通过鼻腔分泌物污染玩具或用具感染易感人群。麻疹病毒的传染性极强,易感者接触后几乎全部发病。潜伏期(1～2 周)至出疹期均有传染性,尤以出疹前 2～3 天传染性最强。病毒先在呼吸道上皮细胞内增殖,随后进入血流,形成第一次病毒血症。并侵入全身淋巴组织和单核吞噬细胞系统,在其细胞内增殖至一定程度时,再次进入血流形成第二次病毒血症,此时眼结膜、口腔黏膜、皮肤、呼吸道受染产生病变。少数病例中病毒尚可侵犯中枢神经系统。临床表现为发热、畏光、流泪、流涕、眼结膜充血、咳嗽、口颊黏膜出现灰白色小点,其周围绕有红晕的黏膜斑称为柯氏斑(Koplik),对临床早期诊断有一定意义。随后 1～2 天全身皮肤相继出现红色斑丘疹。麻疹一般可自愈(图 15-2)。年老体弱者,由于麻疹感染过程中机体免疫力进一步降低,常并发细菌感染,引起支气管炎、中耳炎、肺炎等,严重者可导致死亡。儿童时期患麻疹痊愈 2～17 年后,极个别可出现慢性进行性中枢神经系统疾患称亚急性硬化性全脑炎(SSPE),患者大脑功能发生渐进性衰退,表现反应迟钝,精神异常,运动障碍,最后导致昏迷死亡。

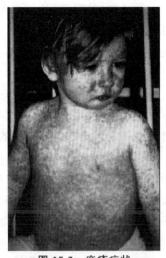

图 15-2 麻疹症状

麻疹自然感染,一般可获得终生免疫力。产生抗 H 抗体和抗 F 抗体,其在抵抗麻疹病毒再感染中起重要作用,抗 H 抗体可阻止病毒吸附于敏感细胞上。细胞内病毒主要依赖杀伤性 T 细胞、NK 细胞将其清除。

(三)微生物学检查

1. 病毒分离:发病早期取咽拭子或漱口液经抗生素处理后,接种于原代人胚肾细胞或传代细胞培养,观察多核巨细胞的形成以及细胞核、细胞质内出现的嗜酸性包涵体,做出初步诊断。用特异性抗血清做中和试验鉴定。

2. 原位核酸杂交法:对慢性中枢神经系统感染可检测细胞内有无病毒核酸的存在。

3. 血清学诊断:取患者急性期和恢复期双份血清进行血凝抑制试验,抗体滴度≥4 倍有诊断意义。还可用间接血凝试验和 ELISA 法诊断。

(四)防治原则

应用麻疹减毒活疫苗进行人工自动免疫可获得极好的预防效果。我国计划免疫程序是初次免疫为 8 月龄,1 年后及学龄前再加强免疫。对接触麻疹患者的易感者,可紧急肌肉注射胎盘球蛋白或丙种球蛋白有较好的预防效果,可减轻症状和减少并发症。

麻疹疫苗:麻疹疫苗是一种减毒活疫苗,接种反应较轻微,免疫持久性良好,婴儿出生后按期接种,可以预防麻疹。

四、腮腺炎病毒

【案例】　某年 3 月 26 日上午,浙江省湖州市卫生防疫站接到该市青山乡卫生院疫情报告,青山乡发生一起共有 319 例病人的腮腺炎爆发疫情。据流行病学调查,319 例腮腺炎病人分别发生在青山乡中心小学(249 例)及青山镇幼儿园(70 例)。首发病例于 3 月 1 日发生在青山镇幼儿园,至 3 月中旬,发病逐渐增多,下旬出现发病高峰。其中乡中心小学 12 个班级中有 11 个班级发现有病人,发病率高达 49.02%;镇幼儿园发病率高达 58.33%。在所有现症病人中,共发生 5 例并发症病人,经住院治疗均已康复出院。

腮腺炎病毒是流行性腮腺炎的病原体。

(一)生物学性状

病毒颗粒呈球形,有包膜,具有螺旋对称结构。包膜上有血凝素-神经氨酸酶刺突(HN)和融合因子刺突(F)。基因组为单股负链 RNA。腮腺炎病毒易在鸡胚羊膜腔或鸡胚细胞内增殖,并可出现细胞融合,但细胞病变不明显,须用血细胞吸附试验证实有无病毒增殖。病毒仅有一个血清型,因与副流感病毒和新城鸡瘟病毒有共同抗原,故血凝抑制试验或补体结合试验有轻度交叉反应。56℃30 分钟被灭活,对紫外线及脂溶剂敏感。

(二)致病性与免疫性

人是腮腺炎病毒唯一的自然宿主。病毒可通过飞沫或唾液污染食具或玩具传播。潜伏期 2～3 周,病毒侵入呼吸道上皮细胞和面部局部淋巴结内增殖后,进入血流再通过血液侵入腮腺及其他器官,引起一侧或双侧腮腺肿大。若合并感染,引起睾丸炎(约 20%)、卵巢炎(约 5%)、无菌性脑膜炎(约 0.1%)或获得性耳聋。腮腺炎是导致男性不育症和儿童获得性耳聋最常见原因。病后一般获得终生免疫。

(三)微生物学检查

典型的腮腺炎不需要做病毒学或免疫学检查即可诊断。但是不典型病例特别是无菌性脑膜炎需要作病毒分离和血清学检查才能确诊。

(四)防治原则

及时隔离患者,防止传播。目前采用麻疹－流行性腮腺炎－风疹三联疫苗(MMR),实施 18 月龄和 12 周岁两次免疫接种法,儿童发病率明显下降。

流行性腮腺炎活疫苗:系将流行性腮腺炎病毒减毒株接种鸡胚细胞经培育,收获病毒液后冻干制成。用于预防流行性腮腺炎。

五、风疹病毒

【案例】 2001 年 2 月以来,安徽省舒城县发生风疹爆发,截至 4 月 13 日,疫情波及 20 个乡镇、155 个行政村,报告发病 1 093 例,患者绝大多数为中小学生(8～14)岁,约占发病总数的 90％。患者发病初期有上呼吸道感染症状,咳嗽、头痛、全身不适,大部分低热或不发热,1～2 天后出现红色丘疹,从面部蔓延躯干与四肢,1～3 天迅速退疹,无色素沉着,口腔黏膜未见柯氏斑,血清麻疹抗体 IgM 阴性,风疹抗体 IgM 阳性。

风疹病毒分类上属于披膜病毒科,是引起风疹的病原体。

(一)生物学性状

风疹病毒颗粒大致呈球形,直径 60 nm。核壳体呈 20 面体对称结构,外有包膜。包膜上有刺突,具有血凝和溶血活性。基因组为单股正链 RNA。能在多种细胞内增殖,如人羊膜细胞、兔肾细胞、非洲绿猴肾细胞(Vero 细胞),细胞病变出现较慢,可形成空斑。风疹病毒只有一个血清型。

(二)传染性

1. 水平传播与症状 病毒经呼吸道传播,潜伏期约 2～3 周,病毒先在呼吸道黏膜上皮细胞增殖,然后进入血流,继而扩散全身。临床表现类似麻疹,症状一般较轻,先有上感。

一般症状及耳后和枕下淋巴结肿大,随之面部出现浅红色斑丘疹并迅速遍及全身。人群对风疹病毒普遍易感,但有 25％不出现症状。病程短,并发症少。病后可获得持久免疫力。

2. 垂直传播与后果 妊娠 4 个月内感染风疹病毒易引起垂直传播,病毒通过胎盘感染胎儿,有引起胎儿畸形的危险。妊娠月数越小,发生畸形的可能性越大,表现越严重。

据统计,妊娠 1 个月内感染风疹病毒,婴儿先天性畸形发生率为 11％～58％,2 个月内为 11％～36％,3 个月内为 7％～15％,4 个月内为 7％以下。孕妇在孕期 20 周内感染风疹病毒对胎儿危害最大,可引起胎儿先天性风疹综合征,表现为先天性心脏病、耳聋、失明、智力低下等。

(三)预防

风疹的预防可用减毒活疫苗,接种对象是风疹抗体阴性的育龄妇女,接种后可获得良好的预防效果。抗体阴性的孕妇,如接触风疹病人应立即注射大剂量丙种球蛋白应急预防。

风疹疫苗系用风疹病毒减毒株 BPDⅡ感染人二倍体细胞培养制成,冻干疫苗溶解后呈澄明橘色,用于预防风疹。

六、SARS 冠状病毒(变异冠状病毒)

【案例】 2002 年 11 月,SARS(严重急性呼吸综合征)在广东省爆发,迅速传播到香港、新加坡等地,随后在全球 30 多个国家都有病例报道。2003 年 6 月世界卫生组织的官方网公布,全球共报道 SARS 病例 8 447 例,死亡 811 例,多发生在亚洲国家,其中中国大陆有5 327例。

(一)生物学性状

1. 形态结构 病毒呈球形(图 15-3),直径 100 nm 左右,有包膜,单股正链 RNA,是目前已知最大的 RNA 病毒。病毒负染电镜观察 SARS 冠状病毒的超微结构:内部为螺旋形核衣壳结构,钉状的突起包围病毒颗粒表面,符合典型的冠状病毒的形态。

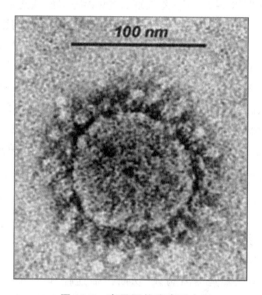

图 15-3 变异冠状病毒形态

包膜:S 蛋白,是刺突糖蛋白,是受体结合位点、溶细胞作用和主要抗原位点。E 蛋白则是小包膜糖蛋白,较小,与包膜结合的蛋白。M 蛋白,是膜糖蛋白,负责营养物质的跨膜运输、新生病毒出芽释放与病毒外包膜的形成。

衣壳:N 蛋白,是冠状病毒中一种重要的结构蛋白。

基因组:SARS 病毒基因组的组织结构与一般冠状病毒无异。

2. 抵抗力 在人体常见的三种排泄物(痰、粪便、尿液)和血液中,非典型肺炎病毒能长时间保持活力。在 24℃条件下,在痰中和粪便中存活约 5 天,在尿液中存活约 10 天,血液中可存活 15 天。在室内条件下,滤纸、棉布、木块、土壤、金属、塑料、玻璃等表面可存活 3 天。含氯消毒剂和过氧乙酸,按照卫生部推荐的浓度,在几分钟内,完全可以杀死粪便和尿液中的病毒。应用紫外线照射,在距离为 80～90 cm、强度大于 90 μW/cm² 条件下,30 分钟可杀灭体外病毒；模拟 5 月份北京地区上午 10 点晴天的自然条件，紫外线强度为 $4\sim5\ \mu w/cm^2$、3 小时可杀灭病毒。病毒对温度敏感，随着温度的升高，病毒存活显著下降。无血清培养条件下，37℃可以存活 4 天，56℃加热 90 分钟、75℃加热 30 分钟能够灭活。

(二)致病性与免疫性

冠状病毒在世界各地普遍存在，可感染各年龄组人群，主要侵犯成人或较大儿童，引起普通感冒和咽喉炎。经飞沫传播，流行期为冬春两季。某些冠状病毒株还可引起成人腹泻。多为自限性疾病，潜伏期平均 3 天，病程一般 6～7 天，病后免疫力不强，可发生再感染。

SARS 病毒传染源主要是 SARS 患者。该病毒以近距离空气飞沫传播为主，也可通过接触病人呼吸道分泌物经口、鼻、眼等途径传播。人类对 SARS 冠状病毒无天然免疫力，故人群普遍易感，密切接触者为高危人群。流行的主要季节是 12 月至次年的 5 月。潜伏期为 2～10 天，一般为 4～5 天。有显著的家庭和医院聚集现象。临床表现以发热、头痛、全身酸痛、乏力、干咳少痰、气促或呼吸困难等为主要症状，部分可发展为呼吸窘迫综合征。患者早期白细胞正常或稍低，胸部 X 线片呈肺炎表现，严重者肺部病变进展很快，出现多叶肺病变，并在 48 小时内病灶达 50%以上，同时患者伴有呼吸困难和低氧血症，进而出现呼吸窘迫，常有过敏性血管炎，出现休克、DIC、心律失常等症状，此种病人传染性极强且很难抢救，死亡率很高。如原有糖尿病、冠心病、肺气肿等基础病的老年患者死亡率可达 40%～50%。

感染 SARS 病毒后，机体可产生特异性抗体，一般感染 10 天后血清出现 lgM，15 天后出现 IgG。有人用恢复期血清治疗患者获得疗效，说明特异性抗体有中和该病毒作用。同时也伴有细胞免疫反应与免疫病理损伤，如 T 细胞亚群及细胞因子的变化，说明机体在病毒刺激下有细胞免疫反应，但也会造成 T、B 淋巴细胞迅速凋亡，引起免疫功能极度低下。感染 SARS 病毒后，患者可获得牢固的免疫力。

(三)特异性预防

冠状病毒的检查，一般采用鼻分泌物、咽漱液标本，接种人胚气管、鼻甲黏膜等器官或人胚肾、肺或肠原代细胞培养。快速诊断可用荧光抗体技术、酶免疫技术和 RT-PCR 技术检测病毒抗原或核酸。目前尚无疫苗预防，也无特效药物治疗。

对 SARS 的预防措施主要是隔离病人、切断传播途径和提高机体免疫力。因 SARS 为法定传染病，故对 SARS 病人及疑似病例要进行及时严格地隔离和治疗，严防与外界人员接触，绝对防止 SARS 在人群中传播，同时各卫生防疫部门要准确掌握并上报疫情。隔离与防护包括通风、戴口罩、戴手套、洗手、穿隔离衣、戴眼罩等，是目前防护 SARS 传播的最好措施。由于大多数患者的大、小便和鼻咽分泌物中都有 SARS 病毒，并可较长时间存活，因此应特别注意水、排泄物和分泌物的消毒和防污染。

我国自主研制的 SARS 灭活疫苗，在发生 SARS 疫情时，可用于对高危人群进行免疫保护。

治疗主要采用支持疗法，如早期氧疗及适量激素疗法等。给予抗病毒类药物（如干扰素、达菲）和大剂量抗生素。可用恢复期血清治疗，但一定要慎重使用。

七、中东呼吸综合征冠状病毒

中东呼吸综合征简称 MERS，是 2012 年 9 月发现的，由一种新型冠状病毒引发的发热呼吸道传染病。目前,世界卫生组织已将该冠状病毒命名为中东呼吸综合征冠状病毒,简称MERS－CoV。2013年5月份以来,境外中东呼吸综合征病例明显增多,并出现家庭及医疗机构相关聚集性疫情,有部分医务人员在诊疗护理过程中被感染。中东呼吸综合征与2003年肆虐的非典同属冠状病毒,其传染性不及非典,但病死率却比非典高。

(一)病毒简介

世界卫生组织2013年5月28日宣布,将引起MERS的新型冠状病毒名称定为"中东呼吸系统综合征冠状病毒"。

2012年6月13日,沙特诊断出首例中东呼吸综合征。追溯调查,2012年3月该病就已经在中东存在。MERS－CoV是从动物传染给人的人兽共患病毒。病毒起源尚不完全清楚,但是根据对不同病毒的基因组分析,目前认为MERS－CoV来源于蝙蝠,并在很久之前的某个时点传播至骆驼。截至2015年6月10日,全球共有25个国家报告1 231例确诊病例,其中451例死亡,1 117的病例发生在中东。中东以外地区尚未发现原发感染病例。韩国自2015年5月20日确诊首例输入性病例,截至6月22日,累计报告确诊病例172例,其中死亡27例。我国2015年5月30日广东出现首例输入性中东呼吸综合征确诊病例。

(二)所致疾病

1. **传播途径** ①非人际传播:动物到人类的传播途径尚不完全明确,但骆驼可能是MERS冠状病毒的主要宿主和人类感染的动物来源。②人际间传播:若非发生密切接触(例如在未采取有效个人防护的情况下照顾MERS患者),MERS病毒不会轻易发生人际传播。在医疗机构中,尤其是在感染防控措施不到位的情况下,发生人际间传播的可能性更大,目前已经有医疗机构发生聚集性病例。迄今为止,尚未有MERS病毒造成社区内持续传播的报告。

2. **症状** 人类感染MERS病毒后,临床可表现为无症状或轻度呼吸道症状,也可发展为严重的急性呼吸道症状甚至死亡。典型临床症状为发热、咳嗽和气短。肺炎也是常见的临床表现,但并非所有病例均会出现。病例也有报道出现腹泻等胃肠道症状。病情严重时可以导致呼吸衰竭,需在重症监护室使用呼吸机辅助呼吸。报告病例的病死率在36%左右。老年人、免疫缺陷人群和慢性病患者(如癌症、慢性肺病和糖尿病患者)在感染病毒后更易出现严重症状。

(三)预防

目前尚无疫苗和特效治疗药物。治疗手段主要为根据病人临床状况采取支持性疗法。

作为一般性的预防措施,在参观农场、市场、谷仓或有骆驼和其他动物的地方时,人们应当采取一般性的卫生措施,包括在接触动物前后经常洗手、避免与患病动物接触。

进食生的或未煮熟的动物性食品,如奶类和肉类,将造成很多微生物的感染风险,使人类患病。动物性食品应当通过烹煮或巴氏杀菌妥善处理,确保安全食用,在处理时还应避免与未煮熟的食物发生交叉感染。骆驼肉和骆驼奶是营养丰富的食品,可在巴氏杀菌、煮熟或加热处理后进行食用。

虽然目前对MERS病毒的认识有待深入,但普遍认为糖尿病、肾功能衰竭、慢性肺病患者和免疫功能低下人群感染MERS病毒后面临发生严重疾病的高风险。这类人群应当避免接触骆驼、饮用生骆驼奶或骆驼尿液，或进食尚未彻底煮熟的骆驼肉。

八、其他呼吸道病毒

其他呼吸道病毒如表 15-2 所示。

表 15-2　其他呼吸道病毒的生物学特性与致病性

病毒	生物学特性	抵抗力	致病性	防治原则
呼吸道合胞病毒（RSV）	为 150 nm，较副流感病毒稍小，RNA 病毒	对热不稳定，冰冻融化也可灭活病毒	引起小儿病毒性间质性肺炎，多发生于婴幼儿	注意隔离，防止继发细菌或其他病毒感染。抗病毒化学药物，重者可用利巴韦林雾化治疗；短期大剂量雾化治疗合胞病毒感染有效。乳清液雾化治疗；初乳提取 sIgA 雾化吸入治疗
副流感病毒	直径为 120 ～ 300 nm，单股 RNA，有包膜，表面有血凝素和神经氨酸酶	对乙醚和酸（pH 3 以下）均很敏感	多见于 2 岁以下幼儿。发热、鼻塞、流鼻涕、咽痛等。急性气管炎和支气管炎的发热、咳嗽、咯痰及气喘等。阻塞性（哮吼性）喉炎、犬吠样咳嗽、呼气性喘鸣等。细支气管炎和肺炎的发热、咳嗽、呼吸急促、鼻翼翕动，严重者可出现青紫	无特效治疗，以支持和对症疗法为主。继发细菌感染时，可用抗生素治疗。多价减毒活疫苗能诱生抗体
腺病毒	无包膜，直径 70～90 nm，由 252 个壳粒呈廿面体排列构成	对酸和温度耐受范围较大，室温中可存活 10 天，紫外线照射 30 分钟灭活	对呼吸道、胃肠道、尿道和膀胱、眼、肝脏等均可感染，分别引起咳嗽、鼻塞和咽炎；滤泡性结膜炎；胃肠炎等	甲醛灭活疫苗已被用于某些人群的预防。加强游泳池和浴池水的消毒，可降低水传播结膜炎的危险性，眼的检查应严格无菌操作
鼻病毒	约有 50% 的上呼吸道感染是由该病毒引起。直径 23 ～ 25 nm，有包膜	不耐酸，pH3.0 时可迅速被灭活，4℃ 可存活 1 周	成人主要引起普通感冒；婴幼儿和慢性呼吸道疾病患者引起支气管炎和支气管肺炎；流涕、鼻塞、喷嚏、头痛、咽痛和咳嗽等，体温不增高或略有增高	晨起和晚睡时各洗鼻一次。出现症状时增加洗鼻次数，无使用次数限制

目标检测
（扫描二维码下载答题）

教学单元十六　肠道感染病毒

✱**学习目的**

熟悉肠道病毒的种类、共同特性；

了解脊髓灰质炎病毒特征、致病性、免疫性和特异性预防；柯萨奇病毒的抗原型别、致病性与免疫性；轮状病毒的致病性。

【案例】　某小儿出现发烧、头疼、腹泻、呕吐和全身不舒服，家长认为是伤风感冒。经过1～4天后退烧，退烧几天后，再次发烧，而且比第一次还高。知觉过敏样疼痛，不让别人触摸，同时伴脸红、头痛、喉咙痛、呕吐、多汗、嗜睡等症状。经过3～7天以后出现下肢麻痹。

肠道病毒是一类小型无包膜病毒，种类繁多，包括小RNA病毒科中的人类肠道病毒，呼肠病毒科中的轮状病毒、杯状病毒、星状病毒等（表16-1）。

表 16-1　肠道病毒特性比较

	对猴的致病性	对乳鼠的致病性	对猴和人培养细胞的致病性
脊髓灰质炎	+	−	+
柯萨奇病毒	−	+	−
埃可病毒	−	−	+

肠道病毒的共同特征：

（1）形态结构：球形，直径20～30 nm，呈20面体立体对称，无包膜。结构蛋白VP1～VP4。核酸类型为单正链RNA。

（2）培养特性：肠道病毒在灵长类细胞中生长最好。常用的有猴肾、人胚肾细胞等。迅速引起细胞病变（CPE），致使细胞变圆、坏死、脱落。柯萨奇病毒对乳鼠有致病性。

（3）抵抗力：耐酸（pH 3时稳定）；对胃酸、胆汁和乙醚有抵抗力；56℃30分钟可灭活病毒。

（4）致病性：主要经粪—口途径传播，对人类致病以隐性感染多见，其感染特征是病毒在肠道内增殖，却很少引起肠道疾病，不同肠道病毒可引起相同症状，同一种病毒又可引起不同疾病。临床表现多样化，如麻痹、无菌性脑炎、疱疹性咽峡炎、结膜炎、心肌损伤、腹泻等。

一、脊髓灰质炎病毒

脊髓灰质炎病毒是脊髓灰质炎的病原体，脊髓前角运动神经细胞受损致弛缓性肢体麻痹，多见下肢，俗称小儿麻痹。

（一）生物学性状

脊髓灰质炎病毒球形颗粒相对较小，直径20～30 nm，呈立体对称12面体。颗粒中心为单股正链核糖核酸,外围32个衣壳微粒,形成外层衣壳,此种病毒核衣壳体裸露无囊膜。患者或无症状带毒者为传染源(图16-1)。

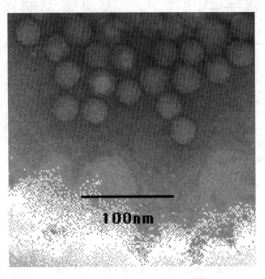

图16-1　脊髓灰质炎病毒电镜图

病毒抵抗力较强,在污水、粪便、饮食和冰箱内可存活数周或数月,耐胃酸和胆汁。加热56℃30分钟即被灭活,漂白粉、甲醛、2%碘酊、升汞和各种氧化剂如过氧化氢、漂白粉、高锰酸钾等,均能使其灭活。

(二)致病性

温带多见脊髓灰质炎,终年散发,以夏秋为多,1~5岁儿童为主要易感者。可呈小流行或酿成大流行,热带则四季发病率相似。世界各国都有发病,但在普种疫苗地区发病率大大减少。

脊髓灰质炎病毒主要通过粪－口途径传播,病毒自上呼吸道、口咽或肠道黏膜侵入人体后,一天内即可到达局部淋巴组织,如扁桃体、咽壁淋巴组织、肠壁集合淋巴组织等处生长繁殖,并向局部排出病毒。若此时人体产生多量特异抗体,可将病毒控制在局部,形成隐性感染;否则病毒进一步侵入血流(第一次病毒血症),在第3天到达各处非神经组织,如呼吸道、肠道、皮肤黏膜、心、肾、肝、胰、肾上腺等处繁殖,在全身淋巴组织中尤多,并于第4日至第7日再次大量进入血循环(第二次病毒血症),如果此时血循环中的特异抗体已足够将病毒中和,则疾病发展至此为止,形成顿挫型脊髓灰质炎,仅有上呼吸道及肠道症状,而不出现神经系统病变。少部分患者可因病毒毒力强或血中抗体不足以将其中和,病毒可随血流经经血-脑屏障侵犯中枢神经系统,病变严重者可发生瘫痪。偶尔病毒也可沿外周神经传播到中枢神经系统。

多种因素可影响疾病的转归,如受凉、劳累、局部刺激、损伤、手术(如预防注射、扁桃体截除术、拔牙等),以及免疫力低下等,均有可能促使瘫痪的发生,孕妇如得病易发生瘫痪,年长儿和成人患者病情较重,发生瘫痪者多。儿童中男孩较女孩易患重症,多见瘫痪。

脊髓灰质炎最突出的病理变化在中枢神经系统(本病毒具嗜神经毒性),病灶有散在和多发不对称的特点,可涉及大脑、中脑、延髓、小脑及脊髓,以脊髓损害为主,脑干次之,尤以运动神经细胞的病变最显著。脊髓以颈段及腰段的前角灰白质细胞损害为多,故临床上常见四肢瘫痪。无瘫痪型的神经系统病变大多轻微。

多数人对本病毒呈隐性感染。极少数为显性感染,病毒在淋巴组织或其他易感细胞中增殖后,可先后两次引起病毒血症,出现发热、头痛、肌痛等症,最终病毒侵入中枢神经系统,定位于脊髓前角和脑干运动神经细胞,引起肢体肌肉弛缓性麻痹、瘫痪、残废,甚至因延髓麻痹而至心衰、呼吸停止。

(三)防治原则

目前尚无特异的治疗脊髓灰质炎病毒感染的药物。对该病的控制主要依赖于疫苗,使用口服脊髓灰质炎病毒三价混合疫苗(TIPV 或 TOPV)对 5 岁以下儿童进行自动免疫。方法:自 2 月龄开始连服三次 TOPV,每次间隔 1 个月,4 岁加强一次的免疫程序,以保持持久免疫力。对与患儿有密切接触的易感者,可立即注射丙种球蛋白作紧急预防处理。

用人免疫球蛋白来保护脊髓灰质炎病毒的接触者。此球蛋白含有三型病毒的抗体,及时给予可中和血液中的病毒。被动免疫仅用于做过扁桃腺切除的儿童、未经过免疫接种而又必须接触脊髓灰质病人的医务人员和亲属,以及未做免疫接种的孕妇等。免疫效果保持3～5周。

二、柯萨奇病毒与埃可病毒

柯萨奇病毒、埃可病毒(人肠道致细胞病变孤儿病毒、ECHO)的生物学特点、传播途径与脊髓灰质炎病毒相似,主要通过粪－口途径传播,以隐性感染多见。

柯萨奇病毒首先于纽约柯萨奇镇分离出病毒而得名,主要引起疱疹性咽炎、手足口病、流行性胸痛、肋间痛、心肌炎、心包炎、无菌性脑膜炎、急性结膜炎、类脊髓灰质炎和普通感冒等多种症状。

埃可病毒只对人类有感染性,多发于夏、秋季,绝大多数是隐性感染。ECHO 病毒分为 30 多个型(1～34 型,其中 8、10、28、34 型已归入其他病毒)。各型致病力和致病类型也不同,如 ECHO6、19 型致病力较强,它类似于柯萨奇病毒 B 型引起急性胸痛和心肌病,主要引起病毒性脑膜炎、婴幼儿腹泻、上呼吸道感染、和儿童皮疹等(皮疹为斑丘疹或麻疹样皮疹,持续 1～3 天自然消退)。可从大便、咽分泌物和脑脊液中分离出病毒,必须进行病毒分离、免疫学检查或 RCR 检查,结合临床表现对病因做出诊断。

手足口病(HFMD)主要由柯萨奇 A16 和新型肠道病毒 71 型(EV71)引起,而 EV71 曾引起过多次大流行,是我国今年来手足口病的主要病原之一,并呈持续流行状态。EV71 引起的手足口病其重症率和病死率均高于柯萨奇病毒 A16。手足口病的特点为手、足、臀部皮肤的斑丘疹或疱疹和口舌黏膜溃疡等,可伴有发热。患者以 5 岁以下小儿多见,流行季节多见于夏、秋季。传染源为手足口病患者和隐形感染者,通过消化道、呼吸道和密切接触等途径传播。

柯萨奇病毒感染目前尚缺乏有效的抗病毒药。注意休息,针对临床表现进行对症治疗,预防继发感染。做好粪便管理,搞好环境及饮食卫生,养成良好个人卫生习惯。

埃可病毒感染无特殊治疗。对症治疗包括解热止痛、抗生素和防治并发症。孕期感染者应注意排除胎儿畸形,新生儿则应隔离观察。

三、轮状病毒

全世界每年因轮状病毒感染导致的婴幼儿死亡的人数大约为 900 000 人,其中大多数发生在发展中国家。在我国,0～2 岁以内的婴幼儿人数约为 4 000 万人(含新生儿),每年大约有 1 000 万婴幼儿患轮状病毒感染性胃肠炎,占婴幼儿人数的 1/4,是引起婴幼儿严重腹泻的最主要病原。

(一)生物学特性

轮状病毒为大小不等的双链 RNA 球形病毒(图 16-2),70 nm,核酸分节段。无包膜,有双层衣壳,外衣壳上的刺突 VP4 为病毒的血凝素,呈放射状排列,似车轮状外观。根据病毒内衣壳蛋白 VP6 的抗原性不同,可将本病毒分为 7 组(A～G);根据外衣壳上表面抗原 VP7、VP4 的抗原性不同,将 A 组分为不同血清型。培养较困难。

对理化因素及外界环境有较强抵抗力。耐热,耐酸碱。

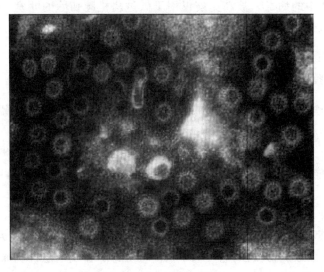

图 16-2　轮状病毒电镜图

(二)致病性与免疫性

轮状病毒每年在夏、秋、冬季流行,在我国常被称为"秋季腹泻",感染途径为粪－口途径。

A 组轮状病毒感染最常见,轮状病毒是引起 6 个月至 2 岁婴幼儿严重胃肠炎的主要病原体,占病毒性胃肠炎的 80% 以上,是导致婴幼儿死亡的主要原因之一。临床表现为急性胃肠炎,呈渗透性腹泻病,病程一般为 7 天,发热持续 3 天,呕吐 2～3 天,腹泻 5 天,严重出现脱水症状。病毒侵入机体后,在小肠黏膜细胞中增殖,致细胞病变功能障碍,临床表现为突发水样腹泻、呕吐、发热、水电解质丢失,一般可完全恢复。少数可因脱水、酸中毒而致死。

(三)微生物学检查

取患者粪便标本进行直接电镜或免疫电镜检查;用 ELISA 或免疫荧光法检查抗原或抗体。

(四)防治原则

控制传染源,切断传播途径,及时输液,纠正电解质平衡。

2006 年,研制成功的两种口服活疫苗,"罗特律"(葛兰素史克制造)"轮达停"(默克大药厂制造),已经证明对儿童是安全而且有效的。轮状病毒疫苗目前在澳大利亚、欧洲、加拿大、巴西、埃及、印度、以色列、中国台湾等地都可以取得。

四、杯状病毒

(一)生物学特性

杯状病毒颗粒呈球形,直径 27~38 nm。杯状病毒为单正链 RNA 病毒,衣壳呈二十面体立体对称,无包膜。引起人类急性病毒性胃肠炎的人杯状病毒主要包括两个属:诺如病毒(NV)和沙波病毒(SV),是除轮状病毒外病毒性腹泻的主要病原体之一。

(二)致病性与免疫性

诺如病毒是全球引起急性病毒性胃肠炎爆发流行的主要病原体之一,在美国约有 85%以上的急性非细菌性胃肠炎的爆发与诺如病毒有关,我国也有爆发流行的报道。诺如病毒急性胃肠炎的高发季节为秋、冬季,可累及任何年龄组。患者、隐形感染者及健康带毒者均可为传染源。粪—口为主要传播途径。诺如病毒传染性强,人群普遍易感;在人口聚集的学校、幼儿园、医院等场所容易引起爆发流行,从而成为突发公共卫生问题。诺如病毒感染的潜伏期为 24~48 小时。然后突然发病,恶心、呕吐、腹痛和水样腹泻。多数感染者呈自限性,预后较好,无死亡发生。感染后可诱生抗诺如病毒抗体,但该抗体的保护作用不明确。

目标检测
(扫描二维码下载答题)

教学单元十七　肝炎病毒

✻ **学习目的**

　　掌握甲型肝炎病毒、乙型肝炎病毒和丙型肝炎病毒的传播途径、致病性和防治原则;乙型肝炎病毒的抗原抗体项目及检查意义;

　　熟悉甲型肝炎病毒传播途径、致病性;

　　了解其他的肝炎病毒的传播途径。

　　【案例】　张女士,46 岁,患肝病已 10 年有余,且经常复发。十几天来,她总是觉得身体乏得很,而且晚上睡眠质量很差,甚至还有几次流鼻血的情况。到医院一检查发现,血常规中 WBC、HGB、HCT、PLT 均为异常,都有所下降;乙肝五项中 HBsAg、HBcAb 两项为阳性,肝功能检查 ALT 305U/L、AST460U/L,B 超的结果也不太好。

　　病毒性肝炎是世界性传染病,全球各地均有流行,具有感染率高、传播性强、流行面广、并发症多、后遗症严重等特点。全世界约 3.5 亿慢性乙型肝炎病人,我国现有慢性乙型肝炎病人 1 200 万,每年乙型肝炎病人净增 130 万,HBsAg 携带者平均 10%,HBV 感染率 50%以上。丙型肝炎亦呈世界性分布,并发现与年龄有关,年龄越大,发生率越高。乙型肝炎及丙型肝炎可演变为肝硬化及肝癌,全世界每年有 100 万人死于肝病,我国每年因肝病死亡约30 万,给人类生命造成严重威胁。

　　肝炎病毒大体上可分为两类:一类主要经过肠道传播,包括甲型、戊型、己型,以粪一口途径传播为主,水和食物的污染主要来自污水和粪便,其传播可造成流行。另外,日常生活接触昆虫机械携带均可造成传播。另一类主要通过肠道外传播,包括乙型、丙型、丁型、庚型,由体液和血液排出病毒,易形成慢性感染。慢性肝炎病人及无症状病毒携带者均为其传染源。乙型肝炎主要经肠外,包括经血、母婴传播、密切生活接触(病人及 HBV 携带者的血液和体液,经破损的皮肤或黏膜进入血液循环而感染),也有通过性接触和医源性传播。丙型肝炎与乙型肝炎相似,但 HCV 病毒血症水平远低于 HBV,故主要经血和制品传播。

　　此外,还有一些病毒如黄热病毒、CMV、EBV、风疹病毒等虽也可引起肝炎,但不列入肝炎病毒范围之内。

一、甲型肝炎病毒

　　甲型肝炎病毒(HAV)首先是 Feinstone 于 1973 年应用免疫电镜技术在急性期肝炎患者粪便中发现的。1982 年国际病毒命名委员会将其分类为小 RNA 病毒科肠道病毒属 72型。近年又被单列为肠道病毒科的嗜肝 RNA 病毒属。

　　HAV 引起的甲型肝炎是急性肝炎,主要经过粪一口途径传播,可造成爆发或散发流行,潜伏期短,发病较急,一般不转为慢性,亦无慢性携带者,预后良好。

(一)形态与结构

HAV 为球形颗粒,直径 27 nm,无包膜。衣壳呈 20 面体立体对称(图 17-1)。世界各地 HAV 只发现一个血清型。HAV 的核酸为＋ssRNA,稳定性高。国产猕猴属中红面猴对 HAV 易感,接种病毒后均可出现临床、生化和组织学上急性肝炎的改变,粪便内可检出病毒。

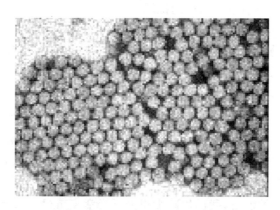

图 17-1　甲型肝炎病毒电镜图

抵抗力:HAV 对乙醚、酸、热(60℃1 小时)稳定。

在－20℃贮存数年仍保持感染性。HAV 经高压(121℃20 分钟)、煮沸(5 分钟)、干热 (180℃1 小时)、UV(1.1 瓦/1 分钟)、甲醛(1∶4 000、37℃3 天)以及氯($10\times10^{-6}\sim15\times10^{-6}$、30 分钟)等处理均可使之灭活。

鉴于 HAV 有相当大的抵抗力,因此对肝炎患者及其排泄物处理应特别小心。

(二)致病性与免疫性

1. 传染源与传播途径　甲型肝炎的传染源为患者和隐性感染者。患者潜伏末期及急性期的粪便有传染性。HAV 病毒血症时间短暂,故经输血或注射传播的可能性极小,主要通过粪－口途径传播。HAV 通常由患者粪便排出体外,经污染食物、水源、海产品(如毛蚶等)及食具等传播而引起爆发或散发性流行。甲型肝炎一般不转为慢性肝炎,长期病毒携带者也很少见。未有患急性甲型肝炎的孕妇传染给胎儿的病例。

2. 致病机制　HAV 主要侵犯儿童和青年,且多为隐性感染。显性与隐性感染均可使机体产生抗 HAV(IgM 和 IgG)。我国成人血清中抗-HAV 阳性率可达 70%～90%。HAV 经口侵入人体后首先在口咽部或唾液腺中增殖,然后在小肠淋巴结内增殖,继而入血,形成病毒血症,再到达并侵犯肝脏,在肝细胞内增殖而致病。由于 HAV 在细胞内增殖非常缓慢,并不直接造成明显肝细胞损害。研究表明,当黄疸出现时,血液和粪便中 HAV 量却明显减少,同时体内出现抗体,说明病毒复制的量与症状严重程度并不一致。说明机体的免疫应答参与了肝脏的损伤,除了非特异巨噬细胞、NK 细胞杀伤病毒感染的靶细胞外,还通过特异性 HAV 抗体在肝脏与 HAV 结合形成免疫复合物,或 CTL 细胞对感染病毒肝细胞的攻击作用而引起肝损害。但至今未发现 HAV 对细胞有转化作用,因此甲型肝炎预后良好。

3. 免疫性 HAV 感染　早期血清中出现抗 HAV IgM,感染 4～6 周达高峰,3 个月后降至检测水平以下。恢复期出现抗 HAV IgG,并可持续多年;在 IgM 出现的同时,从粪便中可检出抗 HAV sIgA。在恢复期还可出现病毒的特异性细胞免疫应答。感染后对 HAV 可产生持久免疫力。

(三)微生物学检查法

1. 病毒检测　潜伏期末期和急性期早期,取粪便用免疫电镜检测 HAV 颗粒;用放射免疫(RIA)或酶免疫(EIA)法检测 HAV 的抗原。

2. 血清学检查　检测抗 HAV 常用 RIA 和 EIA 法。检测抗 HAV IgM 有助于早期诊断;测抗 HAV IgG 有助于流行病学调查;测粪便中抗 HAV IgA 也有助于诊断。

3. 病毒核酸检测　应用 cDNA-RNA 分子杂交技术及 PCR 技术检测 HAV 的 RNA,方法特异、敏感。

(四)防治原则

HAV 主要通过粪便污染食物或水源并经口传染,故预防甲型肝炎主要是加强卫生宣传,提高人民的卫生知识和素质,严格管理和改善饮食和饮水卫生。对病人排泄物、食具、床单和衣物等应该认真消毒处理。

人工主动免疫是接种疫苗,我国用减毒甲型肝炎活疫苗(H2 株或 L1 株),试用效果良好,现已大批生产和使用。国外生产使用的灭活疫苗,效果较好,但价格昂贵。HAV 基因工程疫苗正在研制中。

人工被动免疫是注射丙种球蛋白,可应急预防。在潜伏期,肌肉注射丙种球蛋白(0.02～0.12 μg/kg 体重)可减轻临床症状发生。甲型肝炎为自限性疾病,经治疗可痊愈,不转慢性亦不留后遗症。

对与急性起病的甲型肝炎病人接触的易感人群,应用人血丙种球蛋白,有相当好的保护作用,注射时间越早越好(一般应在接触后 7 天内注射)。剂量为 0.02～0.05 mL/kg,肌注。

二、乙型肝炎病毒

乙型肝炎病毒(HBV)属嗜肝 DNA 病毒科。1963 年 Blumberg 首先在澳大利亚土著人血清中发现一种新抗原,称为澳大利亚抗原;1970 年 D. S. Dane 在肝炎患者血清中发现具有传染性的颗粒,即 Dane 颗粒(Dane's 颗粒)。从而 HBV 被确认。

HBV 是乙型肝炎病原体,主要经输血、注射、性行为和母婴传播。起病徐缓,部分患者可转为慢性,少数还可导致肝硬化和肝癌。

(一)生物学性状

1. 形态与结构　电子显微镜观察 HBV 有 3 种形态,即大球形颗粒、小球形颗粒和管形颗粒(图 17-2)。

(1)大球形颗粒:是完整的 HBV 亦称 Dane 颗粒,呈球形、直径为 42 nm,具有双层核壳结构。外层包膜,厚 7 nm,由脂质双层与蛋白质组成。脂质双层内含有乙型肝炎病毒表面抗原(HBsAg)。如用非离子去垢剂处理 Dane 颗粒破坏外层,则暴露出直径为 28 nm 的核心颗粒。核心颗粒呈二十面体立体对称,其表面为病毒衣壳,由乙型肝炎病毒核心抗原

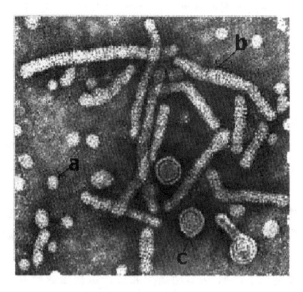

图 17-2　乙肝病毒电镜图

(HBcAg)组成。用强去垢剂或酶处理则能暴露出乙型肝炎病毒 e 抗原(HBeAg)。Dane 颗粒中心部含有 HBV 的 DNA 和 DNA 多聚酶。

(2)小球形颗粒:直径 22 nm,主要为 HBsAg,不含 HBV DNA 和 DNA 多聚酶,可大量存在血流中。

(3)管形颗粒:直径 22 nm,长度在 50~70 nm 之间,是由小球形颗粒连接而成的。小球形和管形颗粒均不是完整的 HBV 颗粒,而是 HBV 在感染肝细胞内增殖合成过剩的病毒衣壳形成的。

2. HBV 主要 4 种抗原

(1)HBsAg:是机体受 HBV 感染的主要标志之一。具有抗原性,能刺激机体产生保护性抗体,即抗-HBs。根据 HBsAg 抗原性差异,HBV 可分为 adr、adw、ayr、ayw 等 4 种血清型。血清型分布有明显的地区差异,并与种族有关。如欧美主要是 adr 型,为 A 基因型;我国以 adr、ayw 为多见。

(2)HBcAg:主要定位于感染细胞核内,不易从患者血清中检出。但 HBcAg 也可在肝细胞膜表面表达,宿主 CTL 作用的主要靶抗原。HBcAg 抗原很强,能刺激机体产生抗-HBc,但无中和作用。检出高效价抗-HBc,特别是抗-HBc IgM 则表示 HBV 在肝内处于复制状态。

(3)HBeAg:可作为 HBV 复制及血清具有传染性的标志。急性乙型肝炎进入恢复期时 HBeAg 消失,抗-HBe 阳性;但抗-HBe 亦见于携带者及慢性乙型肝炎血清中。

3. 易感动物和细胞培养　只有黑猩猩对 HBV 易感,接种后可发生与人类相似的急慢性感染。将病毒 DNA 导入肝癌细胞后,病毒可复制并在细胞中表达 HBsAg、HBcAg 和 HBeAg。这些细胞培养可用于抗 HBV 药物的筛选、疫苗制备及 HBV 致病机制研究等。

4. 抵抗力 HBV 对理化因素的抵抗力相当强,对低温、干燥、紫外线、醚、氯仿、酚等均有抵抗性。高压灭菌(121℃15分钟)、0.5%过氧乙酸、5%次氯酸钠、3%漂白粉液、0.2%新洁尔灭等均可使 HBV 失活。

HBV 的感染性与 HBsAg 的抗原活性并非一致。如100℃10分钟或 pH 值为2.4处理6小时均可使 HBV 失去感染性,但仍保持 HBsAg 的抗原活性。

(二)致病性和免疫性

1. 传染源和传播途径 急性、慢性乙肝患者及 HBsAg 无症状携带者均为传染源,特别是无症状的 HBsAg 携带者作为传染源危害性更大。

乙型肝炎主要是经血液或注射途径传播即非胃肠道的感染。

(1)血液、血制品传播:HBV 在血液循环中大量存在,微量的污染血进入人体即可导致感染,所以血液和血制品可通过注射、手术、采血、拔牙、内窥镜检查、预防接种、针刺、文身、各种医疗器具、甚至工作人员的手,均可传播乙型肝炎。

(2)母婴传播:主要是在围产期,分娩时新生儿经产道接触或吸吞入含 HBV 的母血、羊水,或分泌物所致,少数可由于宫内感染(<10%),也可通过母乳、体液或密切接触而传播。

(3)性传播和密切接触传播:日常生活中如共用牙刷、洗澡刷子、剃须刀等可引起 HBV 感染。通过唾液传播的可能性也应受到重视。性交,尤其男性同性恋亦可传播 HBV。因此,在西方国家将乙肝列为性传播疾病(STD)之一。尿液、鼻液、汗液和粪－口传播的可能性很小。

2. 致病机制 乙型肝炎的临床表现呈多样性,可表现为无症状病毒携带者、急性肝炎、慢性肝炎、肝硬化及重症肝炎等。

HBV 的致病机制,除了 HBV 对肝细胞直接损害外,主要是通过宿主的免疫应答引起肝细胞的病理改变的临床表现。

(1)细胞介导的免疫病理损伤:乙型肝炎时机体免疫以杀伤性 T 细胞(CTL)为主。肝细胞受 HBV 感染后,其表面可出现 HBsAg、HBeAg 或 HBcAg。这些病毒抗原分别致敏的 T 细胞对表面有 HBV 抗原的肝细胞具有杀伤效应以清除病毒。CTL 效应具有双重性,即能清除病毒,又直接杀伤肝细胞,可造成肝细胞破坏,导致炎症反应,临床上则出现肝炎症状并伴有转氨酶增高。细胞免疫应答的强弱与临床过程的轻重与转归有密切关系:当病毒感染肝细胞少时,产生的 CTL 可将病毒感染细胞全部杀伤,HBV 被释放于细胞外,可被抗体中和,临床表现为急性肝炎,并可恢复而痊愈。若病毒感染细胞数量多时,引起细胞免疫应答超过正常范围,会迅速引起大量细胞坏死,表现为重症肝炎;若机体免疫功能低下,CTL 不能将大量复制病毒的靶细胞杀伤,病毒仍可不断释放,又无有效的抗体中和病毒,病毒则持续存在并不断感染肝细胞,导致慢性肝炎;慢性肝炎又可促进纤维细胞增生,则发生肝硬化。如果机体对 HBsAg 免疫应答低下,产生耐受则出现无症状 HBsAg 携带状态。

(2)体液免疫所致的免疫损伤:在急、慢性乙型肝炎患者血循环中,可检出 HBsAg 及抗-HBs 或 HBeAg 及抗-HBe 的抗原抗体复合物。这些免疫复合物如沉积于周围组织的小血管壁,可引起Ⅲ型超敏反应,临床上出现各种相关的肝外症状,主要表现为短暂发热、膜性肾小球肾炎、皮疹、多发性关节炎及小动脉炎等,其中以肾小球肾炎最被重视。如果免疫复合物于肝内大量沉积,引起毛细血管栓塞,可诱导肿瘤坏死因子(TNF)产生而导致急性重型肝炎,临床表现为重症肝炎。

(3)自身免疫所致的损伤:HBV感染肝细胞后,在肝细胞表面不仅有病毒的特异性抗原表达,还会引起肝细胞表面自身抗原的改变,暴露出膜上肝特异性脂蛋白抗原(LSP)。LSP可作为自身抗原诱导机体产生对肝细胞成分的自身免疫应答,即通过CTL的杀伤作用或释放细胞因子的直接或间接作用损害肝细胞。慢性乙肝患者血清中常可测到LSP的抗体或抗核抗体、抗平滑肌抗体等自身抗体。

HBV与原发性肝癌:HBV感染与原发性肝癌的发生有密切关系。

3. 免疫性

(1)体液免疫:抗-HBs中和体液中HBV,使其失去感染性。抗-HBe:可通过与肝细胞表面HBeAg结合后,通过补体介导而参与破坏病毒感染的肝细胞。

(2)细胞免疫:主要依靠CTL对HBV感染的肝细胞(靶细胞)有直接杀伤作用。据认为,针对HBcAg的CTL在清除HBV感染的靶细胞中有较重要的作用。

(三)微生物学检查法

最常用的是采用血清学方法检测患者血清中HBV抗原、抗体,并根据这些标志进行分析判断。近年来,临床上也常采用PCR技术对乙型肝炎进行辅助诊断。

1. HBsAg和抗-HBs　检出HBsAg表示机体感染了HBV。血清HBsAg阳性见于:①急性乙型肝炎的潜伏期和急性期,检出率约70%。②HBV所致的慢性肝病包括慢性乙型肝炎、肝硬化和原发性肝癌。③无症状携带者。急性肝炎恢复后,1~4个月内HBsAg可消失,持续6个月以上则认为转为慢性肝炎。HBsAg阳性而长期无临床症状者为HBV携带者。抗-HBs阳性表示机体已获得对HBV的免疫力。若为患者则显示已恢复或痊愈,预后良好;若为乙肝疫苗接种者则标志对HBV产生了免疫力(表17-1)。

表17-1　HBV感染血清抗原抗体检查项目及临床意义

HBsAg	HBeAg	抗-HBc		抗-HBe	抗-HBs	结果解释
		IgM	IgG			
−	−	−	−	−	+	感染过HBV或接种过乙肝疫苗,有免疫力
+	−	−	−	−/+	−	肝功能正常为无症状携带者;肝功能异常为正患乙肝
+	−	−	+	+	−	(小三阳)正患乙肝,肝炎趋向好转,有传染性
+	+/−	−	+	+	−	正患乙肝,或趋于恢复,有传染性

HBsAg	HBeAg	抗-HBc		抗-HBe	抗-HBs	结果解释
		IgM	IgG			
+	+	+/−	−	−	−	（大三阳）正患乙肝，病毒复制，传染性强
−	−	−	+/−	+	+	乙型肝炎恢复期

2. 抗-HBc　包括抗-HBc IgM 和抗-HBc IgG，前者早于后者出现。抗-HBc IgM 常出现于感染早期。慢性 HBV 感染者，抗-HBc IgG 持续阳性。抗-HBc IgM 阳性表示体内有病毒复制。该抗体下降速度与患者病情相关，如 1 年内不降至正常则提示有转为慢性肝炎的可能。

3. HBeAg 和抗-HBe　HBeAg 阳性是体内有 HBV 复制和血液传染性强的标志。急性乙肝 HBeAg 呈短暂阳性，如持续阳性提示预后不良。孕妇 HBeAg 阳性者，新生儿感染 HBV 阳性率高，这说明 HBeAg 与垂直感染有一定相关性。抗-HBe 见于急性乙肝的恢复期，此时，血清 HBeAg 消失，表示机体已产生一定免疫力，血液传染性降低。

(四)防治原则

采取切断传播途径为主的综合性措施：对乙肝患者及携带者的血液、分泌物和用具等要严格消毒灭菌；严格筛选献血员，血液制品应予严格检测，防止血液传播；提倡使用一次性注射器及输液器；凡手术操作，使用接触过血液的医疗器械等也必须严格消毒，要防止病人与医务人员间的相互传播；对高危人群要进行特异性预防。防止通过血液和体液的传播，各透析病房应加强卫生管理。

主动免疫：接种乙型肝炎疫苗是最有效的预防措施，乙型肝炎疫苗是纯化的 HBsAg，不含 HBV DNA，具有良好免疫原性，而无感染性。乙肝疫苗使用方法：新生儿出生 2～12 小时内肌注高滴度(＞1：100 000)1 mL、生后 1 个月与 6 个月各肌注 10～30 μg。成人剂量为第一次 20～30 μg，以后 1、3、6 月各肌注 20～30 μg，首次注射 1 年后加强接种 1 次，剂量为 20～30 μg。

被动免疫：乙肝免疫球蛋白是由含有高效价抗-HBs 人血清提纯而成，可用于紧急预防。主要用于以下情况：①医务人员或皮肤损伤被乙型肝炎患者血液污染伤口者。②母亲为 HBsAg、HBeAg 阳性的新生儿。③发现误用 HBsAg 阳性的血液或血制品者。④HBsAg、HBeAg 阳性者的性伴侣。

目前治疗乙型肝炎尚无特效药物和方法。临床常用干扰素有一定效果，但用量大，一般持续 4～6 个月有部分 HbeAg 阳性病例可转阴。除了干扰素有一定效果外，据报道某些核苷类似物如阿昔洛韦、多聚酶抑制剂及某些逆转录酶抑制剂（如拉米夫定）对 HBV 有效，现多主张抗病毒药与免疫调节药物并用治疗乙型肝炎，如拉米夫定和 α-干扰素联合效果更好。

三、丙型肝炎病毒

丙型肝炎病毒（HCV）引起丙型肝炎（简称丙肝）。HCV主要经血或血制品传播，目前占输血后肝炎的80%～90%。在我国丙型肝炎流行率为2.1%。其临床和流行病学特点类似乙型肝炎，但症状较轻，演变为慢性者多见，部分患者可发展为肝硬化或肝癌。

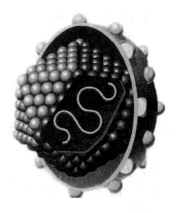

图17-3　丙肝病毒模型图

（一）生物学性状

HCV属于黄病毒科丙型肝炎病毒属。其生物学性状及基因结构与黄病毒相似。HCV呈球形，直径为30～60 nm，外有脂蛋白包膜，核酸为＋ssRNA（图17-3）。黑猩猩是HCV唯一易感动物。

对氯仿、乙醚等有机溶剂敏感，紫外线照射、100℃ 5分钟、20%次氯酸、甲醛（1∶1 000）均可使HCV失活。

（二）致病性与免疫性

HCV主要通过输血或血制品、注射、性交和母婴传播。

潜伏期为2～26周，平均7.4周，但由输血或血制品引起的丙型肝炎潜伏期较短，大多数在输血后5～12周发病。大多数患者不出现症状或症状较轻，多为无黄疸型。急性肝炎与其他型别肝炎相似，有恶心、呕吐、黄疸和血清谷丙转氨酶（ALT）升高等症状。90%以上患者可演变为慢性肝炎，约有20%可逐渐发展为肝硬化或肝癌。

目前认为HCV的致病机制，即有病毒对肝细胞的直接损害作用，又有免疫病理损伤和细胞凋亡导致肝细胞破坏。其中CTL攻击丙型肝炎病毒感染的靶细胞是造成肝细胞损害的重要原因。免疫病理学检查发现，在肝坏死区和汇管区大量的浸润细胞以HCV特异性的CTL为主。T细胞的FasL与肝细胞膜表面的Fas抗原结合，便可使肝细胞凋亡。一般情况下，这种激活引起的细胞凋亡有利于CTL细胞清除HCV感染细胞。但如果FasL基因表达过度，则会引起过多肝细胞损害，严重者可致急性重型肝炎等。

关于HCV感染的慢性化机制，目前认为HCV并不直接引起肝细胞损害，而主要是通过免疫病理损伤和细胞凋亡导致肝细胞破坏。

HCV感染过程中，单核细胞的吞噬功能及CTL在细胞免疫应答中起着重要免疫防御作用。HCV感染后，抗-HCV IgG出现较迟，一般于病后2～4个月才呈阳性，由于持续时间长，可作为慢性丙型肝炎的标志。急性丙型肝炎患者抗-HCV IgM出现较早，在出现肝炎症状后1～4周便可以检出，其检出率可高达85%。IgM由于持续时间短（平均18周），故可作为早期诊断的指标之一。在免疫力低下人群中，HBV和HCV可同时感染，常导致疾病加重。

（三）微生物学检查

1. 检测HCV抗体　用基因重组克隆表达的HCV蛋白质或以合成的多肽如核心蛋白

C22 及 NS3、NS4、NS5 区等非结构蛋白作为抗原,通过 ELISA 法、放射免疫法检测抗-HCV IgG 或 IgM。若抗-HCV IgM 阳性可对 HCV 感染进行早期诊断。抗-HCV 的检测可以用于筛选输血员,诊断丙型肝炎及疗效评价。

2. 检测 HCV RNA　检测血清中 HCV RNA,多采用 RT-PCR 或巢式 PCR。

(四)防治原则

丙肝的预防主要通过严格筛选献血员和加强血制品的管理来降低输血后丙肝的发病率。1998 年 10 月 1 日开始我国实施义务献血法并已明确规定,抗-HCV 的检测是筛选输血员的常规检测,对血制品同样进行检测以防污染。这会降低血液的 HBV 及 HCV 感染率。

特异性预防包括主动免疫和被动免疫。主动免疫主要集中于疫苗的研制上,至目前为止,仍处于实验室研究阶段,其中 HCV 重组基因工程疫苗及核酸疫苗最受重视。由于 HCV 高度变异性给疫苗研制带来许多困难。被动免疫使用 HCV 抗体或丙种免疫球蛋白,但效果均不肯定。

目前尚缺乏对丙型肝炎治疗的特效药物。一般治疗原则与乙型肝炎相同。

四、丁型肝炎病毒

丁型肝炎病毒(HDV),曾称 δ 肝炎病毒,是丁型肝炎的病原体。它是一种缺陷病毒,必须在 HBV 或其他嗜肝 DNA 病毒辅助下才能复制,因此其致病必须同时有 HBV 感染,病情较单纯感染 HBV 的患者严重。

(一)生物学性状

HDV 球形,直径 35～37 nm,核心含有环状 ssRNA 和 HDAg(δ 抗原)。HDV 表面为 HBV 包膜,主要含有 HBsAg。HDV 不能独立复制,须在 HBV 或其他嗜肝 DNA 病毒辅助下才能增殖。HDV RNA 可编码 HDAg,刺激机体产生抗 HD。HDV 仅有一血清型,敏感动物是黑猩猩、土拨鼠和北京鸭等。

(二)致病性和免疫性

与 HBV 基本相同,主要经输血或注射传播。与 HBV 相比,HDV 母婴垂直传播少见,而性传播相对重要。

由于 HDV 是缺陷病毒,而且其衣壳为 HBsAg,从而决定了 HDV 只能感染 HBsAg 阳性者,其感染有两种形式:共同感染,与 HBV 同时感染;重叠感染,在慢性乙型肝炎或 HBsAg 携带者的基础上再感染 HDV。

HDV 致病作用主要是病毒对肝细胞的直接损伤,而机体免疫应答对丁型肝炎发病无明显影响。HDV 感染后产生抗-HDV IgM、抗-HDV IgG。丁型肝炎发展为慢性时,抗-HDV IgM 和 IgG 常呈持续高效价,可作为慢性丁型肝炎诊断指标。抗-HDV 不能清除病毒,其作用还有待研究。

(三)微生物学检查

1. 血清学方法　用 ELISA 或 RIA 检测血清中 HDVAg 或抗 HDV。抗 HDV IgM 于第 4～5 周检出率高,有诊断意义。

2. 核酸分子杂交法　检测血清中 HDV RNA 的存在标志 HDV 复制以及血清有传染性。

(四)防治原则

目前尚无特效药物,但由于 HDV 是缺陷病毒,凡抑制 HBV 增殖的药物,也能控制 HDV 的复制,如有用重组 IFN-α 或 IFN-γ 法治疗丁型肝炎可改善临床症状的报道。

预防原则与乙型肝炎相同,主要为严格筛选献血员和血制品,防止注射或其他操作的医源性传染,开展卫生宣传教育,避免性传播。

五、戊型肝炎病毒

1989 年在美国夏威夷召开的国际肝癌会上,将肠道传播的非甲非乙型肝炎病毒正式命名为戊型肝炎病毒(HEV),是戊型肝炎(HE)的病原体。

戊型肝炎主要经粪-口途径传播常引起大流行,其临床和流行病学特点类似甲型肝炎。

(一)生物学性状

HEV 呈球形,直径 27~38 nm,20 面体立体对称,核酸为线形＋ssRNA,无包膜,表面呈现锯齿状,类似杯状病毒。到目前为止,世界各地分离到的病毒只有一个血清型。

易感染动物是猕猴,口服或静注含有 HEV 病原材料均可使之感染。

HEV 不稳定,对高盐、氯化铯、氯仿敏感。病毒于－70~8℃下保存不稳定,反复冻融可导致活性下降,但在液氮中保存稳定。

(二)致病性和免疫性

主要通过粪－口途径传播,饮水被病毒污染可造成水源性爆发流行,也可通过密切接触、食物污染等方式传播。患者多见于 20~40 岁成年人,潜伏期为 2~9 周,多数患者于病后 6 周即好转或痊愈。少数患者可表现为重症肝炎,甚至可导致死亡。孕妇感染时,发病率高,病情严重,常发生流产或死产。HEV 致病机制尚不明了,可能是病毒本身作用及机体免疫应答造成肝细胞损伤。病后有一定免疫力。

(三)微生物学检查

1. 免疫电镜:可取病人粪便标本进行常规免疫电镜检查 HEV 颗粒。

2. 血清学方法:ELISA 或 Western 印迹试验检测抗-HEV,包括抗-HEV IgM 和抗-HEV IgG。

3. HEV 核酸检测:多采用 PCR 法。可取患者粪便标本或血清标本检测 HEV RNA。

(四)防治原则

原则上与甲型肝炎相同。主要措施是保护水源,防止被粪便污染,保证安全用水。在流行地区广泛宣传不喝生水,改善环境卫生和个人卫生,降低新患发病率。免疫球蛋白预防无效,目前尚无有效的疫苗预防本病。治疗原则是早期发现,早期治疗。合并重症肝炎时按抢救爆发性肝功能衰竭的原则处理。

六、新近发现的肝炎相关病毒

目前,除公认的甲、乙、丙、丁、戊型肝炎外,仍然有相当比例的急、慢性输血后肝炎,散发性、急性重型肝炎病因不明,统称为非甲、乙、丙、丁、戊型肝炎。如 GB 病毒-C(GBV-C)/庚型肝炎病毒(HGV)和 TT 病毒(TTV)引起的肝炎。随着研究的深入,发现其对肝脏和肝外的致病性尚不能确定。并且,越来越多的证据表明,GBV-C/HGV 或 TTV 的感染在一定情况下可能对人体有利无害。基于 GBV-C/HGV 和 TTV 的上述特点及研究近况,从其分离的来源考虑,统称为新近发现的肝炎相关病毒。

各型病毒性肝炎比较见表 17-2。

表 17-2　各型病毒性肝炎比较

肝炎类型		甲型肝炎	乙型肝炎	丙型肝炎	丙型肝炎	丙型肝炎
病毒		HAV	HBV	HCV	HDV	HEV
生物性状	科	小 RNA 病毒	嗜肝 DNA 病毒	黄病毒	未分类	嵌杯病毒
	大小(nm)	27	42	60	35	30
	形状	20 面体	球状	球状	球状	20 面体
	核酸	RNA	DNA	RNA	RNA	RNA
	包膜	—	+(HBsAg)	+	+(HBsAg)	—
传播途径		粪—口	输血、注射、性、垂直	输血、注射、性、垂直	输血、注射、性、垂直	粪—口
临床表现	潜伏期	2～6 周	1～6 周	2～10 周	1～6 周	2～8 周
	急性	+	+	+	+	+
	慢性	—	+	+	+	—
	重症	少	少	少	经常	妊娠期间
	携带者	—	+	+	+	—
	诱发肝癌	—	+	+	—	—
预防	免疫球蛋白	丙球	HBIG	丙球	—	—
	疫苗	灭活或减毒疫苗	基因重组疫苗	无	HBsAg	无

目标检测
(扫描二维码下载答题)

教学单元十八　反转录病毒

✱学习目的

掌握 HIV 的生物学性状、致病性和免疫性；

熟悉 HIV 的微生物学检查和防治原则。

【案例】　黑人男孩,2 个月,因红色斑疹,伴发热、双侧结膜炎 3 天入院。发病前曾服用苯巴比妥和澳化哌苯偶酯糖浆。白细胞计数 7 900×10⁹/L,胸部 X 线正常,血、尿、脑脊液培养无细菌生长。鼠疫、麻疹和小 RNA 病毒等血清试验均阴性;单纯疱疹和水痘带状疱疹病毒血清检查及培养阴性。

反转录病毒的共同特性:①病毒为球形,80～120 nm,有包膜,表面有刺突。②核酸为两条相同的单股 RNA。核心含反转录和核酸内切酶等,参与反转录和整合作用。③复制要通过 DNA 复制中间型,以 RNA 为模版反转录成 cDNA,由 DNA 复制成双股 DNA,整合于细胞染色体成前病毒,且可随细胞分裂。

一、人类免疫缺陷病毒(HIV)

HIV 是获得性免疫缺陷综合征(AIDS)艾滋病的病原体,1981 年,在美国首次发现。它是一种感染人类免疫系统细胞的慢病毒。至今无有效疗法的致命性传染病。该病毒破坏人体的免疫能力,免疫系统失去抵抗力,导致各种疾病及癌症,发展到最后,导致艾滋病。

AIDS 在世界范围内导致了近 1 200 万人的死亡,超过 3 000 万人受到感染。在感染后会整合入宿主细胞的基因组中,而目前的抗病毒治疗并不能将病毒根除。流行状况最为严重的仍是撒哈拉以南非洲,其次是南亚与东南亚,但该年涨幅最快的地区是东亚、东欧及中亚。

(一)生物学性状

1. 形态与结构　HIV 球型(图 18-1),直径 100～120 nm,核心为两条单股 RNA 双体结构,含有反转录酶。核酸外包被着双层壳膜,内层为衣壳蛋白(P24),包裹 RNA 即 D 型颗粒;外层为内膜蛋白(P17),包有脂质双层包膜,表面含刺突。

2. HIV 的复制(图 18-2)　HIV 包膜糖蛋白与细胞受体结合后发生融合,核衣壳进入细胞内脱壳,释放出病毒 RNA。以病毒 RNA 为模板,经反转录酶作用,产生负股 DNA,构成 RNA:DNA 中间体。由 RNaseH 水解除掉亲代 RNA 后,由负股 DNA 产生正股 DNA,双股 DNA 进入核内,整合到细胞染色体中形成前病毒。病毒活化时由 DNA 转录形成病毒 RNA 和 mRNA,在核蛋白体上转译病毒结构蛋白,再与病毒 RNA 装配成子代病毒出芽释放。

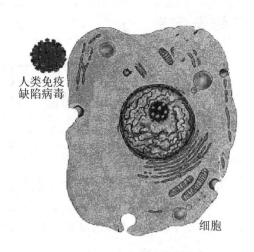

人类免疫缺陷病毒

细胞

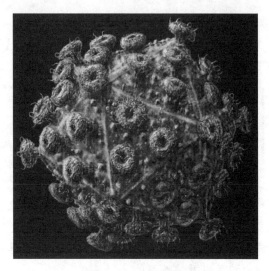

图 18-1　人类免疫缺陷病毒　　　　　　　图 18-2　HIV 的复制

3. 培养特性和抵抗力　仅感染表面有 CD4 受体的 T 细胞,可出现 CPE(细胞病变效应),形成多核巨细胞,在感染细胞中可查到病毒抗原,培养液中可测出反转录酶活性。

抵抗力不强,HIV 对热敏感。56℃30 分钟失去活性,但在室温保存 7 天,仍保持活性。冻干血制品需 68℃ 72 小时方能灭活。不加稳定剂病毒－70℃冰冻失去活性,而 35％山梨醇或 50％胎牛血清中－70℃冰冻 3 个月仍保持活性。对消毒剂和去污剂亦敏感,0.2％次氯酸钠、0.1％漂白粉、70％乙醇、35％异丙醇、50％乙醚、0.3％H_2O_2、0.5％来苏水处理能灭活病毒,对紫外线、γ 射线有较强抵抗力。

(二)致病性与免疫性

1. 传染源和传播途径　HIV 感染者是传染源,曾从血液、精液、唾液、尿液、阴道分泌液、眼泪、乳汁等分离得 HIV。

传播途径有性传播、血液传播、母婴传播。

性传播:同性恋之间及异性间的性接触感染。男同性恋者更容易对黏膜造成损伤。人体的肠黏膜是柱状上皮相对于阴道的鳞状上皮更易损伤,因此最早的艾滋病人几乎均为同性恋者。

橡胶材质的安全套,其间隙大于 HIV 的直径,亦即不能完全防止艾滋病的传播。所以不可以完全依靠安全套,更应注意洁身自好。

血液传播:通过输血、血液制品或没有消毒好的注射器传播,静脉嗜毒者共用不经消毒的注射器和针头造成严重感染,据悉我国云南边境静脉嗜毒者感染率高达 60％。

母婴传播:包括经胎盘、产道和哺乳方式传播。

2. 致病机制　HIV 选择性的侵犯带有 CD4 分子的 T4 淋巴细胞、单核巨噬细胞、树突状细胞等。细胞表面 CD4 分子是 HIV 受体,通过 HIV 囊膜蛋白 gp120 与细胞膜上 CD4 结合后,gp120 构象改变使 gp41 暴露。gp41 在其中起着桥的作用,利用自身的疏水作用介导病毒囊膜与细胞膜融合。最终造成细胞被破坏。其机制尚未完全清楚。

3. 所致疾病与症状　HIV 感染人体后，3～6 周出现单核细胞增多症，病毒以前病毒形式整合细胞染色体，往往经历很长潜伏期(3～5 年或更长至 30 年)才发病，表明 HIV 在感染机体中，以潜伏或低水平的慢性感染方式持续存在。AIDS 相关综合征，表现为发烧、慢性腹泻和体重下降。当 HIV 潜伏细胞受到某些因素刺激，使潜伏的 HIV 激活大量增殖而致典型 AIDS 病，多数患者于 1～3 年内死亡。

艾滋病人由于免疫功能严重缺损，常合并严重的机会感染，常见的有细菌(鸟分枝杆菌)、原虫(卡氏肺囊虫、弓形体)、真菌(白色念珠菌、新型隐球菌)、病毒(巨细胞病毒、单纯疱疹病毒、乙型肝炎病毒)，最后导致无法控制而死亡，另一些病例可发生 AIDS 相关恶性肿瘤包括：Kaposis 肉瘤或恶性淋巴瘤。此外，感染单核巨噬细胞中 HIV 呈低度增殖，不引起病变，但损害其免疫功能，可将病毒传播全身，引起间质肺炎和亚急性脑炎、AIDS 性痴呆。

艾滋病的常见症状有：

(1)持续广泛淋巴结肿大，特别是颈、腋和腹股沟淋巴结。淋巴结肿大直径 1 厘米左右，坚硬、不痛、可移动，时间超过 3 个月。

(2)数周以来不明原因发热和盗汗。

(3)数周以来出现难以解释的严重疲乏。

(4)食欲下降，2 个月内体重减轻超过原体重的 10%。

(5)数周以来出现不明原因的慢性腹泻，呈水样，每日 10 次以上。

(6)气促、干咳数周。

(7)皮肤、口腔出现平坦和隆起的粉红、紫红色大斑点，不痛不痒。

(8)咽、喉部出现白斑。男性阴部出现鳞屑性斑，痒。女性肛门瘙痒，阴道痒，白带多。

(9)头痛、视线模糊。

当出现上面三个以上症状又有不洁性接触史时，应及时去医院检查。在现实生活中，有许多原因能够引起以上症状，不能因为自己的身体有相关症状就断定自己携带有 HIV 病毒。只有进行科学的"HIV 抗体检测"才能够得出正确的结论。

4. 自身免疫无法清除的原因　HIV 进入人体后，首先遭到巨噬细胞的吞噬，但艾滋病病毒很快改变了巨噬细胞内某些部位的酸性环境，创造了适合其生存的条件，并随即进入 T-CD4 淋巴细胞大量繁殖，最终使后一种免疫细胞遭到完全破坏。

5. 对 HIV 的免疫应答　HIV 感染后体内可产生中和抗体和细胞免疫，但不能控制病情的发展。逃逸免疫作用的机制：

(1)损伤以 $CD4^+$ T 细胞为主的所有免疫细胞，使机体免疫功能全盘下降，不能清除病毒。

(2)受染细胞不表达病毒抗原，呈"无抗原"状态，且病毒包膜蛋白又有高度变异性，而逃逸机体免疫系统识别。

(三)微生物学检查

检测 HIV 感染者体液中病毒抗体。但 HIV P24 抗原和病毒基因的测定，在 HIV 感染检测中的地位和重要性也日益受到重视。

人体感染了艾滋病病毒后,一般需要 2 周时间才能逐渐产生病毒抗体(窗口期:人体感染艾滋病毒后到外周血液中能够检测出病毒抗体的这段时间,一般为 2 周～3 个月)。在这段时间内,血液中检测不到病毒抗体,但是人体具有传染性。只有等到"窗口期"过后,血液中才会有足够数量的艾滋病毒抗体可以检测出来。但是不能忽视的是,不同个体对艾滋病毒的免疫反应不一,抗体出现的时间也不一致,尤其对近期具有高危行为的人,一次实验结果阴性不能轻易排除感染,应隔 2～3 个月再检查一次。

(四)防治原则

1. 综合预防措施 ①加强宣教工作:注意个人卫生,不共用牙刷、刮脸刀片、食具、盆子及毛巾等物品。②加强与 HIV 及 AIDS 有关的性知识、性行为的健康教育,洁身自好,防止与 HIV 感染者发生性接触。③防止注射途径的传播:严禁吸毒,特别是注射吸毒。不共用针头、注射器及药物,使用一次性注射器及针灸针等。防止被 HIV 污染的针头或器械刺伤。④加强血制品管理:所有血液、血浆等血制品应由具有相关资质的血站统一采血、检测、供血,严禁非法采、供血。对供血者进行严格的体检,包括进行 HIV 抗体检测。高危人群应禁止捐献全血、血浆、器官、组织或精液。严禁从国外进口各类血制品,包括全血、血浆、人体白蛋白、丙种球蛋白、各类血液成分等。⑤加强消毒隔离措施:对于被血液或体液污染的物品或器械,可用有效的消毒药物,如新鲜配制的 500×10^{-6}～$5\,000 \times 10^{-6}$($1:10$～$1:100$ 稀释)浓度的次氯酸钠液或 $1:10$ 稀释的含氯石灰液擦拭或浸泡。患者用过的废弃物品应消毒后再作其他处理或焚烧。避免直接接触患者的血液或体液,应戴手套、穿隔离衣。不慎被血液或体液污染时,应立即彻底清洗和消毒。⑥切断母婴传播:女性 HIV 感染者特别是 HIV-1 感染者应尽量避免妊娠,以防止母婴传播。由于 HIV 可通过哺乳传播给婴儿,因此 HIV 感染的哺乳期妇女不应母乳喂养,而代之以人工喂养。⑦加强对高危人群的监测:应用过国外的血制品的人;与外国人有过性关系的人;长期驻外人员等;外国长期驻华的来华旅游者、留学生等;卖淫、嫖娼及吸毒人员;与 HIV 感染者及获得性免疫缺陷综合征患者有过密切接触的人。⑧加强国境检疫:禁止 HIV 感染者及获得性免疫缺陷综合征患者入境。

目前国外有些较为成熟的疫苗正在进行临床前或临床实验。

2. 治疗 本病的治疗强调综合治疗:一般治疗、抗病毒药物治疗、恢复或改善免疫功能的治疗及机会性感染和恶性肿瘤的治疗。

(1)一般治疗:患者均无须隔离治疗。对无症状 HIV 感染者,可保持正常的工作和生活。对获得性免疫缺陷综合征前期或综合征患者,应根据病情卧床休息,给予高热量、多维生素饮食。不能进食者,应静脉输液补充营养。加强支持疗法,包括输血及营养支持疗法,维持水及电解质平衡。

(2)抗病毒治疗药物:阿昔洛韦、丙氧鸟苷、膦甲酸盐、干扰素。随着 HIV 蛋白酶抑制剂的出现,乃出现高效抗反转录病毒联合疗法的应用,大大提高了抗 HIV 的疗效,显著改善了患者的生活质量和预后,使治疗前进了一大步。

主要的抗病毒药物:主要有三大类,核苷类反转录酶抑制剂、非核苷类反转录酶抑制剂和蛋白酶抑制剂。

核苷类反转录酶抑制剂(NRTIs)：齐多夫定(ZDV)、二脱氧胞苷(双脱氧胞苷,ddc)、双脱氧肌苷(ddi)、司坦夫定、拉米夫定、阿巴卡韦等。

非核苷类反转录酶抑制剂(NNRTIs)：奈韦拉平、洛韦胺(罗韦拉得)、地拉韦定、依法韦伦等。

蛋白酶抑制剂(PI)：沙奎那韦、茚地那韦、奈非那韦、利托那韦等。

上述三类药物多数都有不良反应，单用很难有效抑制病毒的复制，且易产生耐药。因此，强调联合用药。联合用药的方案很多，目前多以一种蛋白酶抑制剂加两种 NRTI 制剂，或两种蛋白酶抑制剂加一两种 NRTI 制剂，常见的联合方案有：沙奎那韦、ZDV、3TC；奈非那韦、D4T、ddi；茚地那韦、ZDV、ddi；利托那韦、ZDV、ddc；沙奎那韦、利托那韦、D4T、3TC。使用这些联合方案治疗，能同时抑制 HIV 复制过程的多个环节，可高效抑制 HIV 复制，最大限度降低耐药性，提高患者生活质量和存活率，显著降低母婴垂直传播的危险性等。

目标检测
(扫描二维码下载答题)

教学单元十九　疱疹病毒

✱ **学习目的**

理解疱疹病毒的种类、共性及所致疾病；

熟悉各种疱疹病毒的生物学特点及其感染特点；

了解疱疹病毒的诊断和预防。

【案例】　小李与女友刚分手，小李心情极度郁闷，常常孤身一人来到酒吧排解郁闷；上厕所的时候发现阴茎有了一块红斑，不到几天就长出许多水疱，且有疼痛感，身体有些不适。

疱疹病毒科是一群具有重要医学意义的中等大小、有包膜的 DNA 病毒。现有成员 114 种，根据基因组和同源性、病毒的宿主范围以及生物学性状，将疱疹病毒分为三个亚科，分别引起人和动物的多种疾病。常引起人类疾病的疱疹病毒称为人类疱疹病毒（HHV）有：①人类疱疹病毒 1、2 型（HHV-1、2）：单纯疱疹病毒 1、2 型（HSV-1、HSV-2）。②人类疱疹病毒 3 型（HHV-3）：水痘-带状疱疹病毒（VZV）。③人类疱疹病毒 4 型（HHV-4）：E-B 病毒（EBV）。④人类疱疹病毒 5 型（HHV-5）：人类巨细胞病毒。⑤人类疱疹病毒 6 型（HHV-6）。

疱疹病毒的共同特点见表 19-1。

1. **病毒形态结构**　球形，直径 150～200 nm，核衣壳是由 162 个壳微粒组成的 20 面体立体对称。基因组由线性双链 DNA 组成，病毒体中含有 35 种以上的蛋白质，核衣壳周围有一层由病毒结构蛋白无定形聚集而成的内膜。最外层为包膜，其表面含有病毒的糖蛋白、Fc 受体。各型基因结构不同。

2. **复制**　病毒通过包膜糖蛋白与易感细胞表面受体结合，病毒包膜与细胞膜融合，核衣壳穿越胞质进入核孔，在核内进行 DNA 复制及衣壳装配。新合成的病毒 DNA 分子进入衣壳，核衣壳再经细胞内质网腔运至细胞表面获得包膜而释放。

3. **体外病毒培养**　除 EBV、HHV-6 嗜淋巴细胞外，人疱疹病毒均能感染人二倍体成纤维细胞，在核内复制，并出现包涵体及多核巨细胞等细胞病变。病毒可通过细胞间桥感染邻近细胞，进行蔓延。

4. **感染的特点**　病毒感染宿主细胞，可引起多种感染类型：

(1)潜伏感染：病毒感染机体细胞后可建立潜伏感染状态，感染细胞内能检测到病毒的基因组，但检测不到病毒颗粒。当机体受到内外界不利因素的影响时，病毒可从潜伏状态被激活，表现为无症状的排出病毒。若被激活的病毒大量复制则使机体产生明显的临床症状，呈疾病状态，称其为复发。这些特点尤以 HHV-1、HHV-2 和 HHV-3 最为明显。

(2)先天感染：病毒经胎盘感染胎儿，可引起先天畸形，如巨细胞病毒。

(3)整合感染：病毒部分基因组可与宿主细胞 DNA 整合，导致细胞转化。与某些疱疹病毒致癌机制有关，如 EBV 等。

表 19-1　人类疱疹病毒的分类

疱疹病毒亚科 "herpesviridae"	疱疹病毒属 "-virus"	正式命名 "human herpes virus"	常用名	生物学特性		所致疾病
				复制周期和细胞病变	潜伏部位	
Alpha(α)	Simplex	人疱疹病毒 1 型 (HHV-1)	单纯疱疹病毒 1 型 (herpes simplex virus type 1, HSV-1)	宿主范围广，复制周期短，溶解细胞性感染 (cyto-lytic)	神经元 (三叉神经节和颈上神经节)	口咽炎、唇、眼、脑感染
		人疱疹病毒 2 型 (HHV-2)	单纯疱疹病毒 2 型 (herpes simplex virus type 2, HSV-2)		神经元 (骶神经节)	生殖器疱疹
	Varicello	人疱疹病毒 3 型 (HHV-3)	水痘带状疱疹病毒 (vari-cella-zoster virus, VZV)		神经元 (脊髓后根神经节或颅神经感觉神经节)	水痘、带状疱疹
Beta(β)	Cytomegalo	人疱疹病毒 5 型 (HHV-5)	人巨细胞病毒 (human cytomegalovirus, HC-MV)	宿主范围窄，复制周期较长，病变细胞，肿胀形成巨细胞	腺组织，肾脏，白细胞	单核细胞增多症，和先天性感染
	Roseolo	人疱疹病毒 6 型 (HHV-6)	人疱疹病毒 6 型 (HHV-6)	复制周期长，淋巴增殖	淋巴样组织，唾液腺	婴儿急疹
		人疱疹病毒 7 型 (HHV-7)	人疱疹病毒 7 型 (HHV-7)		淋巴样组织，唾液腺	未知
Gamma(γ)	Lymphocrypto	人疱疹病毒 4 型 (HHV-4)	EB 病毒 (Epstein-Barr virus, EBV)	生长周期不定，不引起溶细胞性病变淋巴增殖	淋巴样组织，B 淋巴细胞	传染性单核细胞增多症，Burkitt 淋巴瘤、鼻咽癌
	Rhadino	人疱疹病毒 8 型 (HHV-8)	卡波西内瘤相关疱疹病毒 (KSHV)		B 淋巴细胞，唾液腺，前列腺	卡波西肉瘤

一、单纯疱疹病毒

单纯疱疹病毒(HSV)能引起人类多种疾病,如龈口炎、角膜结膜炎、脑炎以及生殖系统感染和新生儿的感染。在感染宿主后,常在神经细胞中建立潜伏感染,激活后又会出现无症状的排毒,在人群中维持传播链,周而复始的循环。

(一)生物学性状

HSV 具有典型疱疹病毒形态特征(图 19-1),两个血清型,即 HSV-1 和 HSV-2。二者基因组相似,序列有 50% 的同源性。

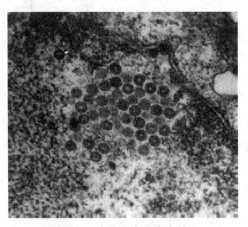

图 19-1　单纯疱疹病毒电镜图

HSV 对动物感染宿主范围较广,在多种细胞中能增殖。感染细胞很快出现明显细胞病变,并出现嗜酸性核内包涵体。

HSV 的抵抗力较弱,易被脂溶剂灭活。

(二)致病性和免疫性

HSV 在全球广泛分布,人群中感染极为普遍,潜伏和复发感染者较多。患者和带毒者是该病的传染源。病毒可通过皮肤、黏膜的直接接触或性接触途径进入机体。典型的组织病理学变化是受感染细胞呈气球样变、核内包涵体和多核巨细胞的形成等。

HSV 感染新生儿、儿童和成人,通常分为原发感染和复发感染。

1. 原发感染　多发生在无 HSV 特异抗体的婴幼儿和学龄前儿童,大多数为隐性感染。

HSV-1 的原发感染常局限在口咽部,尤以龈口炎最为多见。临床表现为牙龈和咽颊部成群疱疹、发热、咽喉痛,破溃后形成溃疡。还可引起脑炎、皮肤疱疹性湿疹。成人可引起咽炎和扁桃体炎。病毒潜伏在三叉神经节。

HSV-2 的原发感染主要引起生殖器疱疹,男性表现为阴茎的水疱性溃疡损伤,女性为宫颈、外阴、阴道的水疱性溃疡损伤,并发症包括生殖器外损伤和无菌性脑膜炎。病程约 3 周,病毒潜伏在骶神经节。

2. 潜伏与复发感染　感觉神经元的潜伏感染是嗜神经 HSV 和 VZV 的一种特征。人受 HSV 原发感染后,HSV 常在感觉神经节中终身潜伏,有时也能在迷走神经、肾上腺组织和脑中检出。潜伏状态下只有很少的病毒基因表达。当机体受到多种因素如紫外线(太阳暴晒)、发热、创伤和情绪紧张、细菌或病毒感染以及使用肾上腺素等影响后,潜伏的病毒被激活,病毒沿感觉神经纤维轴索下行至神经末梢,感染上皮细胞,特别在骨髓移植或大剂量化疗后,在缺少预防的状态下,约有 80% 的病人复发。研究表明,不是所有激活都导致明显损伤,但可以无症状排毒。潜伏与激活的机制尚不十分清楚,可能与局部前列腺素水平的增加、细胞免疫的抑制有关。

3. 新生儿及先天性感染 新生儿疱疹是临床上常见而又严重的感染,据统计死亡率超过 50%,存活者约有 1/2 严重损伤。HSV-1、HSV-2 在分娩时均可通过产道感染新生儿,以 HSV-2 为多见,约占 75%。常发生在出生后第 6 天。感染类型有:①皮肤、眼和口腔的局部损伤;②脑炎;③病毒播散到内脏,发生脓毒血症,常引起死亡。早期抗感染可减少死亡率。剖腹产是避免生殖道感染的有效方法。

妊娠妇女感染 HSV-1,病毒有可能经胎盘感染胎儿,造成流产、死胎或先天性畸形。

4. 免疫性 单纯疱疹病毒原发感染以 6 个月至 3 岁的婴幼儿为最高易感期,到成年 70%~90% 的人有 HSV-1 的抗体。HSV-2 的抗体随性成熟逐渐升高。

原发感染后 1 周左右,血中出现中和抗体(IgM、IgG、IgA)。严重的原发感染或经常性复发感染,抗体水平有所增高。这些抗体不能阻止重复感染或潜伏病毒的复发,但可以减轻疾病的严重程度。

(三)微生物学检查

1. 病毒分离和鉴定 病毒分离培养是当今临床上明确诊断疱疹病毒感染的可靠依据。可采集皮肤、生殖器等病变部位的水疱液、脑脊液、角膜刮取物、唾液等标本,接种人二倍体成纤维细胞株 WI38 及其他传代细胞株如 Vero、BHK 等,经 24~48 小时后,细胞则出现肿胀、变圆、细胞融合等病变。然后用 HSV-1 和 HSV-2 的单克隆抗体作免疫荧光染色鉴定或应用 DNA 限制性内切酶图谱分析来定型。

2. 抗体检测 常用的方法有补体结合试验、中和试验、免疫荧光及酶联免疫吸附试验等,临床多用于急性感染诊断和器官移植患者的检测,以及流行病学调查。如用于急性感染诊断,应采取急性期和恢复期双份血清,同时检测血清中的 IgG 和 IgM。

3. DNA 检测 取病变组织或细胞,提取病毒 DNA,与标记的 HSV DNA 探针进行杂交或应用 PCR 检测 HSV-1 或 HSV-2 的 gB 糖蛋白基因来判断是否是 HSV 的感染。这种方法已用于疑为 HSV 脑炎患者的诊断。

(四)防治原则

避免与患者接触或给易感人群注射特异性抗体,减少 HSV 传播的危险。如果孕妇产道发生 HSV-2 感染,采用剖腹产可预防新生儿疱疹感染,分娩后给新生儿注射特异抗体或免疫球蛋白也可作为紧急预防措施。

对疱疹病毒感染的控制尚无特异性有效措施。试验证明,疫苗对阻止原发感染有作用,却不能保护生殖器的再感染。

在抗 HSV 的药物中,临床常用的有阿昔洛韦、丙氧鸟苷、阿糖腺苷等。这些药物均能抑制病毒 DNA 合成,使病毒在细胞内不能复制,从而减轻临床症状,但不能彻底防止潜伏感染的再发。IFN 对疱疹性角膜炎也有效。

二、水痘-带状疱疹病毒

水痘-带状疱疹病毒(VZV)在儿童初次感染引起水痘,恢复后病毒潜伏在体内,少数病人在成人后病毒再发而引起带状疱疹,故被称为水痘-带状疱疹病毒。

(一)生物学性状

VZV 在形态上与 HSV 相同(图 19-2)。仅有一个血清型,基因组有 71 个基因。病毒在细胞与细胞间扩散,再感染邻近细胞。

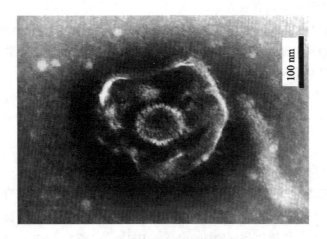

图 19-2　水痘-带状疱疹病毒电镜图

(二)致病性及免疫性

1. **致病性**　人是 VZV 唯一自然宿主,皮肤是病毒的主要靶器官。VZV 感染人有两种类型,即原发感染水痘和复发感染带状疱疹。

(1)水痘:水痘是具有高度传染性的儿童常见疾病,好发于 2～6 岁,传染源主要是患者,急性期水痘内容物及呼吸道分泌物内均含有病毒。病毒经呼吸道黏膜或结膜进入机体,经 2 次病毒血症,病毒大量复制,扩散至全身,特别是皮肤、黏膜组织。约经 2 周左右的潜伏期,因上皮细胞肿胀、气球样变、组织液的积累,全身皮肤出现丘疹、水疱,有的因感染发展成脓疱疹。皮疹呈向心性分布,躯干比面部和四肢多。健康儿童罕见脑炎和肺炎并发症。

成人水痘症状较严重,常并发肺炎,死亡率较高。

有免疫缺陷的儿童和无免疫力的新生儿感染水痘,病情凶险,可能是一种致死性感染。孕妇患水痘除病情严重外,并可导致胎儿畸形、流产或死亡。

(2)带状疱疹:是成人、老年人或有免疫缺陷和免疫抑制患者常见的一种疾病,由潜伏病毒被激活所致。曾患过水痘的病人,少量病毒潜伏于脊髓后根神经节或颅神经的感觉神经节中。外伤、发热等因素能激活潜伏在神经节内的病毒,活化的病毒经感觉神经纤维轴突下行至所支配的皮肤区,增殖后引起带状疱疹。初期局部皮肤有异常感,搔痒、疼痛,进而出现红疹、疱疹,串连成带状,以躯干和面额部为多见,呈单侧分布,病程约 3 周,少数可达数月之久。并发症有脑脊髓炎和眼结膜炎等。

2. 免疫性 特异性体液免疫和细胞免疫以及细胞因子如干扰素,对限制 VZV 扩散以及水痘和带状疱疹痊愈起主要作用,尤以特异性细胞免疫更为重要,但不能阻止带状疱疹的发生。水痘病后可获终身免疫。

(三)微生物学检查

临床典型的水痘或带状疱疹,一般不需要实验室诊断。但对无免疫应答和症状不典型的患者,可应用疱疹液做电镜快速检查,或细胞培养来分离病毒;或应用免疫荧光试验检测疱疹底基部材料涂片和活检组织切片的疱疹病毒抗原;或应用 PCR 扩增脑脊液的 VZV DNA。这些方法都有助于明确诊断。

(四)防治原则

无特效药物治疗,主要是对症治疗,防止皮肤感染。

被动免疫 注射水痘-带状疱疹免疫球蛋白(VZIG)或高效价 VZV 抗体制品,能在一定程度上阻止新生儿、未免疫妊娠接触者或免疫低下接触者的感染和疾病的发展。但没有治疗价值。

疫苗 水痘减毒活疫苗已在日本、德国、美国等国家应用多年。免疫接种 1 岁以上未患过水痘的儿童和成人,产生的特异性抗体能在体内维持 10 年之久,保护率较高。我国有些地区对 1 岁以上儿童也在试接种水痘疫苗。

免疫抑制使用 儿童及成人患扩散带状疱疹,可应用阿昔洛韦(ACV)、阿糖腺苷等核苷类似物及 IFN 进行治疗。阿昔洛韦能阻止疾病的发展。

三、巨细胞病毒

(一)生物学性状

巨细胞病毒(CMV)具有典型的疱疹病毒形态,其 DNA 结构也与 HSV 相似,但比 HSV 大 5%。基因组大小为 240kb,编码至少 30 种多肽。CMV 有严格的种属特异性,即人 CMV 不感染动物,动物的 CMV 也不感染人,同时也有细胞特异性。尽管人 CMV 在体内可感染人唾液腺、肾脏和呼吸道上皮细胞、白细胞和精子细胞等,但在体外培养只能在人二倍体成纤维细胞中复制。增殖速度缓慢,复制周期长。

CMV 对冷冻和融化敏感,尿中排出的病毒在 4℃条件下能维持数天。

(二)致病性和免疫性

人群中 CMV 感染非常普遍。据调查,成人的抗体阳性率达 60%～70%,非洲有些地区高达 100%。多呈隐性或潜伏感染。人在原发感染恢复后常建立潜伏感染,病毒在多形核细胞、T淋巴细胞、内皮血管组织、肾上皮细胞和唾液腺中以非复制或缓慢复制形式隐匿。在机体处于免疫抑制、患病或化疗后激活潜伏状态的病毒,则可通过胎盘、产道、口腔、输血、器官移植等多种途径进行传播,引起多种疾病。

1. 先天性和围产期感染　CMV是引起人先天性感染最常见的病原体之一。孕妇感染分为原发感染和复发感染。

孕妇原发感染常引起胎儿和新生儿的严重疾病,如巨细胞包涵体病。这种疾病8%～10%有临床症状,患儿常有肝脾肿大、血小板减少性紫癜、溶血性贫血、脉络膜视网膜炎和肝炎等,部分新生儿可在数周或数月死亡。有些患儿可在出生后数月至数年才出现智力低下,听觉异常或脉络膜视网膜炎。先天性畸形也常见。

围产期感染一般多呈慢性,多无明显临床症状,少数表现为肺炎、肝脾轻度肿大等。在妊娠后期,CMV可被激活而从泌尿道和宫颈排出,分娩时新生儿可经产道受感染。

2. 输血感染　通过与CMV带毒者的密切接触,特别是输入大量含有CMV的血液,可发生感染,潜伏期为4～8周。多数免疫正常的人感染CMV后不表现临床症状,但能建立终生潜伏感染。常见的疾病如输血后引起的传染性单核增多样综合征,临床症状与EB病毒感染引起的传染性单核细胞增多症相似,区别是CMV感染无嗜异性抗体,而EB病毒感染有嗜异性抗体。

3. 免疫功能低下病人的感染　这类人的CMV原发感染要比正常人严重。器官移植、骨髓移植、化疗、AIDS或长期使用免疫抑制剂治疗等患者,易激活体内潜伏状态的CMV,造成播散性感染如严重肺炎、肝炎,并可导致死亡。

4. 免疫性　人受CMV感染后,机体产生特异性抗巨细胞病毒IgG、IgM和IgA抗体,在体液免疫中有一定作用。但不能有效阻止CMV感染。细胞免疫对限制CMV的扩散和防止潜伏病毒的激活起主要作用。

(三)微生物学检查

病毒分离及细胞学检查　取患者尿液、唾液、支气管肺泡灌洗液、生殖道分泌物等,接种人二倍体成纤维细胞,培养2～4周,观察细胞病变。诊断新生儿的先天感染,应在出生后2周内进行。应用尿标本中的脱落细胞,经离心和涂片、染色,做细胞学检查,如显微镜下观察到巨大细胞及核内包涵体,可初步诊断为人CMV感染。

抗原检测　应用人CMV的特异性单克隆抗体,检测活检组织切片及白细胞等标本中人CMV的晚期磷蛋白抗原pp65,可用于早期快速诊断。

病毒的DNA检测　取CMV感染的可疑标本,提取DNA,与标记的DNA探针进行核酸杂交,或利用PCR检测标本中的CMV的DNA,其敏感性高于其他方法。

血清学诊断　应用中和试验、ELISA、免疫荧光试验检测病人血清中的IgM、IgG抗体,辅助诊断CMV感染。如新生儿血清中检测到CMV的IgM抗体,提示胎儿有宫内感染。

(四)防治原则

丙氧鸟苷是目前临床认为有效的抗人巨细胞病毒药物。主要用于治疗CMV间质性肺炎、视网膜炎、食管炎等。耐丙氧鸟苷感染可选膦甲酸钠,临床应用表明,能有效地减轻 AIDS 病人和移植受者 CMV 感染的临床症状。应用丙氧鸟苷加膦甲酸钠治疗免疫抑制病毒发生的严重感染,特别适用于肾移植和骨骼移植患者。

预防 CMV 的感染现虽有减毒活疫苗问世,在高危人群中使用有一定保护作用,但尚未大范围使用。

四、EB 病毒

EB 病毒(EBV)即人类疱疹病毒 4 型,在自然界广泛分布,人群普遍易感。

(一)生物学性状

EBV 形态结构与疱疹病毒相似,是嗜 B 淋巴细胞的病毒,只有 B 淋巴细胞才是 EBV 的靶细胞。一般用人脐血淋巴细胞或外周血分离的淋巴细胞培养 EBV。

(二)致病性和免疫性

人群普遍受到 EBV 感染,尤以儿童最为多见。EBV 通过唾液、口咽密切接触或输血传播,引起多种疾病。

1. 传染性单核细胞增多症　多发生在青春期后,潜伏期 30～50 天。EBV 在口咽部和唾液腺上皮细胞中复制,低水平排毒数周至数月,而后病毒感染 B 淋巴细胞,少数受 EBV 感染的淋巴细胞长期存在。

典型症状为头痛、不适、咽喉痛、持续发热、淋巴结和脾肿大,部分患者伴有肝大、黄疸、皮疹等,外周血单核细胞和淋巴细胞显著增多,其中多为异形淋巴细胞。急性期后,低热、疲劳可持续数周或数月,正常人中少见并发症,免疫缺陷患者可出现死亡。

2. 伯基特淋巴瘤(BL)　是多发于非洲儿童的一种恶性淋巴瘤。常发生在非洲与赤道相邻地区。

3. 鼻咽癌(NPC)　是与 EBV 密切相关的一种常见上皮细胞恶性肿瘤,中老年多见。我国南方和东南亚地区为高发区。国内外研究表明,EBV 与 NPC 密切相关表现在:患者血清中有高效价的 EBV 特异性 VCA-IgA 或 EA-IgA,这种抗体往往出现在临床肿瘤表现前。

细胞的恶变是一个复杂、多因素的影响过程,除 EBV 外,还与遗传因素、环境因素以及生活因素有关。

4. 免疫缺陷患者的淋巴增生性疾病　免疫缺陷患者易发生 EBV 感染诱发的淋巴增生疾病,并可致死。AIDS 患者易发生 EBV 相关疾病,如弥漫性多克隆淋巴瘤、淋巴细胞间质性肺炎以及舌多毛性黏膜白斑病。

(三)微生物学检查

1. 病毒分离　取可疑患者的唾液、外周血或淋巴样组织标本,接种于从脐带血分离的淋巴细胞,培养观察 6～8 周。这种方法费时费力,一般临床实验室不采用。

2. 血清学检测

(1)嗜异性抗体检测:用于传染性单核细胞增多症的辅助诊断。感染者血清中有一种

IgM 抗体,能非特异性凝集绵羊红细胞,若抗体滴度超过 1∶80 则有辅助诊断意义。但要结合临床表现和其他实验室检查结果进行综合分析。

(2)特异性抗体检测:这是临床诊断最常用的方法之一。常采用 ELISA 法或免疫荧光法,检测 EBV 的 VCA-IgG 和 EA-IgA 抗体,抗体滴度≥1∶5～1∶10 或持续升高,对鼻咽癌有辅助诊断意义。

(3)特异性蛋白及 EBV 核酸检测:应用间接免疫荧光法检测细胞中病毒核抗原EB-NA。若采用单克隆抗体替代多价血清,敏感度会更高。

(四)防治原则

疫苗是预防 EBV 感染的最有效方法。我国研制的基因重组疫苗,能同时表达 EBV gp320和乙型肝炎表面抗原,保护效果正在观察中,将来拟在鼻咽癌高发区使用。

阿昔洛韦(ACV)和丙氧鸟苷的临床应用显示,在用药期间,能减少 EBV 从咽部排毒,但不能改善传染性单核细胞增多症的症状,对免疫缺陷病人中的 EBV 淋巴瘤治疗也无效。

目标检测
(扫描二维码下载答题)

教学单元二十 狂犬病毒、人乳头瘤病毒和朊粒

✹ 学习目的

掌握狂犬病毒的致病性与预防原则；

熟悉狂犬病的传播途径及伤口位置与处理措施关系；

了解人乳头瘤病毒的疾病性、粒的生物特性与致病性。

【案例】 2015 年 08 月 25 日广东报道,去年全省致死病例高达 319 例,成为法定传染病"头号杀手"。其中,近九成死亡病例发生在农村。周梅华曾被自家的狗咬过两次。一次是家里的母狗,由于母狗已接种了兽用狂犬疫苗,她并没有将伤口放在心上,"连洗都没洗"。另一次是去年 10 月,刚出生三个月的小狗还未打兽用狂犬疫苗,调皮的小狗趁周梅华不注意,用牙咬伤她的腿。"自己家养的狗不会有事。"周梅华再次忽视了潜伏的狂犬病,她甚至在家人面前一度将被咬之事"隐瞒不报"。6 月 30 日,潜伏了长达半年的狂犬病毒开始发作。7 月 1 日,周梅华经抢救无效死亡。

一、狂犬病病毒

狂犬病毒是一种嗜神经性病毒。该病毒可以引起多种野生动物和家畜等的自然感染及其在动物间的传播,并且可以通过咬伤、抓伤或密切接触等形式传播给人类而引起狂犬病。狂犬病是人畜共患的自然疫源性传染病,目前尚无有效的治疗方法,一旦发病,死亡率近乎 100%。因此,预防狂犬病的发生尤其重要。

(一)生物学性状

1. 形态与结构　狂犬病病毒形态似子弹状,一端钝圆,另一端扁平,平均大小为(130～300)nm×(60～85)nm。狂犬病毒的结构主要由的包膜与核衣壳组成。包膜的主要成分为 G 蛋白,其内层为 M2 蛋白;包膜表面有许多糖蛋白刺突,与病毒的感染性、血凝性和毒力等相关。病毒基因组为单股、负链 RNA(-ssRNA)。病毒的复制主要在感染细胞的细胞质中完成。

2. 培养特性　狂犬病病毒的动物感染范围较广,主要在野生动物(如狼、狐狸、臭鼬、浣熊、蝙蝠等)及家畜(如狗、猫等)中自然感染与传播。在易感动物或人的中枢神经细胞(主要是大脑海马回的锥体细胞)中增殖时,可以在细胞质内形成一个或多个、圆形或椭圆形、直径为 20～30 nm 的嗜酸性包涵体,称内基小体(Negri body)(图 20-1)。通过检查动物或人脑组织标本中的内基小体,可以辅助诊断狂犬病。

3. 抗原性　狂犬病病毒的主要抗原包括病毒表面糖蛋白 G 和病毒核心的核蛋白 N。其中,糖蛋白 G 可以刺激机体产生中和抗体、血凝抑制抗体和细胞免疫应答。不同来源的狂

犬病毒分离株的抗原性不同,根据病毒表面糖蛋白G 的抗原性差异,这些狂犬病病毒可分为 4 个血清型。

4. 变异 狂犬病病毒可以发生毒力变异。从自然感染的动物体内分离到的野毒株或街毒株在家兔脑内连续传代后,病毒对家兔致病的潜伏期可以随传代次数的增加而逐渐缩短;传代至 50 代左右时,潜伏期可由原来的 4 周左右缩短为 4~6 天;但继续进行传代,潜伏期不再缩短。这种变异的狂犬病毒被称为固定毒株,其重要特点是对家兔的致病性增强,对人或犬的致病性明显减弱;并且从脑外途径对犬进行接种时,不能侵入脑神经组织引起狂犬病。巴斯德曾用固定毒株制成疫苗,对被病犬咬伤的儿童进行接种,预防了狂犬病的发生。

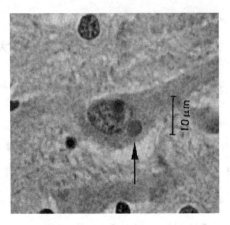

图 20-1 狂犬病毒包涵体形态

5. 抵抗力 狂犬病病毒对热、紫外线、日光、干燥的抵抗力弱。病毒悬液经 56℃ 30~60 分钟或 100℃ 2 分钟作用后病毒即失去活力。但在脑组织内的病毒,于室温或 4℃ 条件下其传染性可保持 1~2 周。把病毒置 50% 甘油中,于室温下可保持活性 1 周,4℃ 可保存数月。病毒在冰冻干燥条件下可保存数年。病毒易被强酸、强碱、乙醇、乙醚等灭活。肥皂水、去垢剂等亦有灭活病毒的作用。

(二)致病性与免疫性

1. 流行环节 狂犬病毒能感染多种家畜和野生动物,如犬、猫、牛、羊、猪、狼、狐狸、鹿、臭鼬、野鼠、松鼠等。吸血蝙蝠等也可能是病毒在自然界的重要储存宿主。动物间的狂犬病主要是通过患病动物咬伤健康动物而传播的。病犬的临床表现分为狂暴型和麻痹型两种。狂暴型包括前驱期、兴奋期和麻痹期 3 个阶段;而麻痹型主要以麻痹症状为主,兴奋期极短或无。病犬的整个病程一般不超过 5~6 天。病猫的临床表现主要以狂暴型为多,病程较短,症状与病犬相似。

2. 传染源与传播途径 病犬是发展中国家狂犬病的主要传染源,80%~90% 的狂犬病是由病犬传播的,其次是由猫和狼传播的。野生动物如狐狸、吸血蝙蝠、臭鼬和浣熊等逐渐成为重要传染源。患病动物唾液中含有大量的病毒,于发病前 5 天即具有传染性。隐性感染的犬、猫等动物亦有传染性。人对狂犬病病毒普遍易感,主要通过被患病动物咬伤、抓伤或密切接触而感染从而引起狂犬病。黏膜也是病毒的重要侵入门户,如患病动物的唾液污染眼结合膜等,也可引起发病。

3. 发病机制与临床表现 狂犬病毒对神经组织有很强的亲和力。病毒在咬伤周围的横纹肌细胞内缓慢增殖 4~6 天后侵入周围神经,此时病人无任何自觉症状。进而,病毒沿周围传入神经迅速上行到达背根神经节后大量增殖,并侵入脊髓和中枢神经系统,侵犯脑干及小脑等处的神经元,使神经细胞肿胀、变性,形成以神经症状为主的临床表现。最后,病毒自中枢神经系统再沿传出神经侵入各组织与器官,如眼、舌、唾液腺、皮肤、心脏、肾上腺等,引起迷走神经核、舌咽神经核和舌下神经核受损,患者可以发生呼吸肌、吞咽肌痉挛,临床上出现恐水、呼吸困难、吞咽困难等症状。其中,特殊的恐水症状表现在饮水、见水、流水声或谈及饮水时,均可引起严重咽喉肌痉挛,故也称狂犬病为恐水症。另外,当交感神经受刺激时,可出现唾液和汗腺分泌增多;当迷走神经节、交感神经节和心脏神经节受损时,可引起心血管功能紊乱或猝死。

人被狂犬咬伤,发病率为 $3\%\sim60\%$。潜伏期通常为 $3\sim8$ 周,短者 10 天,长者可达数年。咬伤部位距头部愈近、伤口愈深、伤者年龄愈小,则潜伏期越短。此外,与入侵病毒的数量、毒力以及宿主的免疫力也有关。

4. **免疫性** 感染狂犬病毒后主要产生发挥中和作用、补体介导溶解作用和抗体依赖细胞毒作用等的抗体。其中,中和抗体可以中和游离状态的病毒和阻断病毒进入神经细胞内,发挥保护性作用,但有时也可能引起免疫病理反应而加重病情。另外,病毒特异性 IgG 抗体还可以调节或加强 T 淋巴细胞对狂犬病毒抗原的反应。在细胞免疫过程中,杀伤性 T 淋巴细胞可以特异性地作用病毒的 G、N 蛋白抗原而引起病毒溶解,单核细胞产生 IFN 和 IL-2 具有抑制病毒复制和抵抗病毒攻击的作用。

(三)微生物学检查

一般情况下,根据动物咬伤史和典型的临床症状可以对狂犬病做出诊断。对于发病早期或咬伤不明确的可疑患者,及时进行微生物学检查进行确诊尤为重要。同时,也需要对可疑动物进行观察。

1. **动物的观察** 捕获可疑动物,隔离观察 $7\sim10$ 天。如动物发生狂犬病,可杀死动物取脑组织制成切片或印片后,检查病毒抗原或内基小体;或者将动物 10% 脑组织悬液接种于小鼠脑内,待发病后直接检查脑组织中的内基小体或病毒抗原,可以提高阳性检出率。另外,对于无典型症状的可疑动物,用同位素标记的寡核苷酸探针直接检测其脑组织中的病毒 RNA,可于 $1\sim2$ 天内获得诊断结果。

2. **可疑患者的检查** 用免疫学检测、病毒分离等方法可以辅助诊断可疑患者的狂犬病病毒感染。但是,对于检查阴性的可疑患者早期接种狂犬病病毒疫苗,可以有效地预防狂犬病的发生。

(1)免疫学检测:用免疫荧光、酶联免疫等技术,对可疑患者的唾液、分泌物、尿沉渣、角膜印片等标本中的病毒抗原以及血清中的相应抗体进行特异性检测,可用于狂犬病毒感染的快速诊断及流行病学调查。病毒感染后 1 周左右,患者血清中的中和抗体效价逐渐上升;但接种过狂犬病疫苗的可疑患者,其中和抗体效价必须超过 $1:5\,000$ 以上时才能诊断。

(2)病毒分离与内基小体检查:取可疑患者的唾液、脑脊液或死后脑组织混悬液等材料,接种易感动物进行狂犬病毒的分离后,经特异性中和试验进行鉴定后可以确诊,但阳性率低。对于死亡患者,可以通过检查脑组织中的内基小体进行确诊。即制备死亡患者脑组织印片或病理切片,通过特殊染色或免疫荧光标记后进行镜检、观察内基小体,阳性率 $70\%\sim80\%$。

(四)防治原则

预防家畜狂犬病是控制人狂犬病发生的关键。采取捕杀野犬、严格管理家犬以及伤口处理和预防接种等措施可以有效地降低狂犬病的发病率。

1. **伤口处理**　人被可疑动物咬伤后,应立即对伤口进行处理。可用3%～5%肥皂水或0.1%新洁尔灭以及清水充分清洗伤口;对于严重咬伤者较深的伤口,应该用注射器伸入伤口深部进行灌注清洗,再用75%乙醇或碘酊涂擦消毒,最后注射抗狂犬病血清进行被动免疫。常用抗狂犬病人免疫球蛋白(20IU/kg)或抗狂犬病马血清(40IU/kg)。必要时联合使用干扰素,以增强保护效果。

2. **预防接种**　人被狂犬病毒感染后发生狂犬病的潜伏期较长,一般需要几十天、数月或数年。应尽早接种狂犬病疫苗进行预防性治疗。常用地鼠肾原代细胞或人二倍体传代细胞培养后制备的灭活疫苗进行预防接种。一般于伤后第1、3、7、14和28天分别肌注狂犬病疫苗2 mL进行全程免疫,效果良好。在伤口严重等特殊情况下,应联合使用抗狂犬病毒血清或免疫球蛋白,并加强注射疫苗2～3次,即在全程注射后第15、75天或第10、20、90天进行。接种人二倍体传代细胞培养疫苗时,少数患者可能出现局部炎症及轻度全身反应。目前,正在研制和试用狂犬病病毒糖蛋白重组疫苗和狂犬病病毒G、N亚单位疫苗等。

二、人乳头瘤病毒

乳头瘤病毒较大,主要致病性病毒是人乳头瘤病毒(HPV)。

(一)生物学特性

HPV球形,直径52～55 nm,20面体立体对称,衣壳由72个壳微粒组成,无包膜。病毒基因组是超螺旋双链环状DNA(图20-2)。

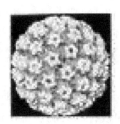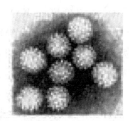

图20-2　人乳头瘤病毒形态

HPV有100余型,各型之间的DNA同源性均小于50%。凡同源性大于50%且有限制性内切酶片段明显不同者称为亚型。

HPV对皮肤和黏膜上皮细胞具有高亲嗜性,增殖的病毒只能在皮肤上层的细胞核中查到,在基底层细胞内仅发现拷贝的病毒核酸,晚期基因表达(衣壳蛋白)被限定在上皮细胞的最上层。由于在病毒复制的过程中需依赖特殊阶段的上皮细胞因子,与细胞的分化阶段密切相关,以致使体外组织培养系统的建立极为困难。病毒DNA复制主要发生在皮肤棘层和颗粒层,并诱导上皮增殖,表皮增厚,伴有棘层增生和表皮角化。上皮的增殖形成乳头状瘤,也称为疣。病毒DNA的一段游离基因常能插入宿主染色体的任意位置,而导致细胞转化。

(二)致病性和免疫性

HPV根据感染部位不同可分为嗜皮肤性和嗜黏膜性两大类,两类之间有一定交叉。

皮肤受紫外线或X射线等照射造成的很小损伤,以及其他理化因素造成的皮肤、黏膜损伤均可为HPV感染创造条件。传播主要通过直接接触感染者的病变部位或间接接触被病毒污染的物品。生殖道感染与性行为,尤其与近期性行为关系密切,HPV 阳性率与性伙伴数量呈正相关,故 HPV 引起的生殖道感染是性传播疾病(STD)之一。母婴间垂直传播见于生殖道感染的母亲在分娩过程中感染新生儿。

HPV 由于型别及感染部位不同,所致疾病不尽相同,包括寻常疣、跖疣、扁平疣、生殖道湿疣和喉部乳头瘤等。

皮肤疣　包括寻常疣、跖疣和扁平疣。一般而言,皮肤表面的疣大多属于自限性和一过性损害,而且病毒仅停留于局部皮肤和黏膜中,不产生病毒血症。1、2、3 和 4 型常见手和足部角化上皮细胞感染,引起寻常疣,多见于少年和青春期。7 型常感染屠夫及卖肉人的手部皮肤,引起肉贩疣;扁平疣常由 3、10 型引起,多发于青少年颜面及手背、前臂等处。

尖锐湿疣　主要由 6、11 型感染泌尿生殖道引起,称为生殖器疣,也称为尖锐湿疣。该病是性传播疾病,近年发病率有逐年增高趋势。女性感染部位主要是阴道、阴唇和宫颈,男性多见于外生殖器及肛周等部位。由于 6、11 型属低危型,故尖锐湿疣很少癌变。

宫颈癌等生殖道恶性肿瘤 16、18、31、33、45、51、52 等型别是高危型乳头瘤病毒,可引起宫颈、外阴及阴茎等生殖道上皮内瘤样变,长期可发展为恶性肿瘤,最常见于宫颈癌。子宫颈癌是女性第二大常见癌,每年大约有 50 万新病例。与子宫颈癌发生最相关的是 16 和 18 型,是高危型 HPV。

6 型和 11 型常引起儿童咽喉乳头瘤,虽然属良性瘤,但严重者可因阻塞气道而危及生命。57 型与鼻腔良、恶性肿瘤有关,12 型和 32 型等与口腔癌有关。

HPV 感染并非子宫颈癌发生的唯一因素,如被感染过程中宿主基因突变,或野生型 p53 基因突变,或环境中其他因素的作用等均对宫颈癌的发生、发展产生影响。

(三)微生物学检查

HPV 感染有典型临床损害时可根据临床表现迅速做出诊断,但亚临床感染时则需进行组织细胞学、免疫学、免疫组化和分子生物学等实验室检测。

1. DNA 杂交　HPV 分型和实验室诊断可采用 DNA 分子杂交,即从细胞样品中提取 DNA,变性后点样到滤膜上,用标记的特异性探针与滤膜上的病毒 DNA 进行斑点杂交,此法可检测到约 50 个 HPV 基因组拷贝;在组织切片上原位杂交可检测每个细胞至少 10~15 个病毒基因拷贝,一般使用共有序列或型特异性探针。也可用 DNA 印迹法,这是最可靠的方法。

2. PCR　以 HPV DNA 特异性的保守区分别设计各型引物进行 PCR 扩增,再用特异性探针杂交方法检测扩增产物,此法用于 HPV 感染的快速诊断,是特异、敏感方法,已被广泛采用。

3. 血清学试验　以人工合成的病毒蛋白表位的抗原或基因工程表达的 HPV L1 和 L2 结构蛋白形成病毒样颗粒(VLP)为抗原,设计 VLP-ELISA 法,或用表达的融合蛋白为抗原,用蛋白印迹法检测病人血清中的抗体。

(四)防治原则

加强性安全教育和社会管理,对控制感染、减少生殖器疣和宫颈癌的发生有重要意义。对临床病人的防治效果难于评价,一方面皮肤和黏膜部位的疣可自发消退,另一方面疣很容易复发。对寻常疣和尖锐湿疣可用局部药物治疗(如 5% 5-F 尿嘧啶、干扰素、左旋咪唑等，但易复发)、冷冻治疗、激光治疗、微波治疗、电烧治疗、手术治疗等疗法去除。但由于 HPV 与子宫颈癌密切相关，对其有效的防治方法成为国内外关注的焦点。用基因工程表达的 L1 和 L2 蛋白形成的 VLP 疫苗或用编码 E7、L1 的基因制备成(治疗型)DNA 疫苗也有试用于临床的报道，获得一定防治效果。但对喉头乳头状瘤必须采取外科手术切除。

三、朊粒

朊粒(prion)的名称来源于蛋白性感染颗粒的字头组合，是引起传染性海绵状脑病(TSE)的病原体，曾译作朊病毒。TSE 是一特征性的致死性中枢神经系统慢性退化性疾患，临床上出现痴呆、共济失调、震颤等症状，随即昏迷死亡。此病原取名为 prion 是由于其具有以下特点：①prion 个体微小(<10 nm)，不含核酸，其主要成分是一种蛋白酶抗性蛋白，对各种理化作用的抵抗力强，具有传染性，属一种非寻常病毒；②prion 致中枢神经系统退化性病变，大脑和小脑的神经细胞融合、消失，形成多数小空泡($10\sim200$ nm)并伴有星状胶质细胞增生，出现海绵状改变为特征，病变部位无炎症反应，而是由朊粒蛋白(PrP)大量堆积在神经组织里，形成淀粉样斑块。

prion 感染人和动物引起 TSE，常见的动物 TSE 是羊瘙痒病和疯牛病，而人类 TSE 是库鲁病(Kuru disease)和克雅病(CJD)等。1997 年 Prusiner 因首先提出朊粒是 TSE 的病原，并对 PrP 的生化和分子生物学特性以及与 TSE 的相关性等进行了大量细致的研究，因此而荣获 1997 年诺贝尔生理学和医学奖。

(一)生物学性状

prion 曾被称作朊病毒，但与限定病毒的概念不符。prion 主要成分是一种蛋白酶抗性蛋白(PrPRES)，又称 PrPSC(PrP)，是组成 prion 的基本成分，能抵抗蛋白酶的消化作用，分子量为 $27\sim30$kD，称为 PrP27～30。PrPSC 分子的三维结构(图 20-3)。

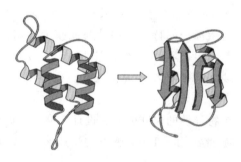

图 20-3　羊瘙痒病 PrPC 与 PrPSC 分子的三维结构

Prion 对理化因素的抵抗力强，对甲醛、乙醇、蛋白酶、酸碱、脱氧胆酸和放射性核素等具有强抵抗力；相反，对酚类、漂白剂、乙醚、丙酮、尿素、强洗涤剂(SDS)和高压灭菌等敏感。消毒时常用 5% 次氯酸钠或 1 mol/L 的氢氧化钠浸泡手术器械 1 小时，高压灭菌需用 202 kPa、134℃处理 1 小时，以彻底灭活 prion。

（二）致病性与免疫性

1. 动物的传染性海绵状脑病（TSE）主要包括羊瘙痒病和疯牛病。

（1）羊瘙痒病：是 prion 引起的最常见疾病之一，是绵羊和山羊地方性、致死性、慢性消耗性疾病。该病由于动物瘙痒、摩擦，致大量脱毛而取名。潜伏期 60 天至 2 年以上，引起动物运动失调和致残、致死。从瘙痒病动物脑组织的电镜观察，可见到异常的瘙痒病相关纤维（SAF），是 prion 感染的标志之一，与 prion 的感染滴度成正比。

（2）牛海绵状脑病：俗称疯牛病，于 1985 年在英国饲养的牛群中出现一种类似羊瘙痒症的病，1986 年迅速流行，并扩大至十几个国家。追查这一突发事件发现牛饲料中添加了羊和牛的内脏、骨粉等，认为引起疯牛病的病原可能来自羊瘙痒病，PrPSC 在神经组织中大量沉积而产生海绵状退行性变和神经胶质增生。

2. 人的传染性海绵状脑病主要包括 Kuru 病和克雅病。

（1）颤抖病（Kuru 病）：是第一个被认为由 prion 引起人的传染性海绵状脑病，发生于巴布亚新几内亚高原上的土著部落。病人小脑受损，产生共济失调和震颤。"Kuru"一词是当地方言，用来形容本病颤抖和跳动的特征。当地有宗教性食尸恶习，这是感染本病的原因。患者多为妇女和儿童，成年男子很少患病。Kuru 病的潜伏期为 5～30 年，早期症状为运动失调、颤抖，晚期出现痴呆。病程一般不超过 1 年，大多在 6～9 个月内死亡。

（2）克雅病（CJD）：又称传染性痴呆病或早老性痴呆病，是一种致命性人海绵状脑病。

克雅病有传染型、家族遗传型和散发型等三型，传染型约占 10%，家族遗传型占 10%～15%，其余为散发型。传染型主要由医源性传播，如角膜移植和硬脑膜移植等，或使用污染的手术器械，或使用人垂体制备的生长激素等，多于手术后 18 个月发病；家族遗传型包括 GSS 综合征以及致死性家族性失眠。前者的主要临床特征是小脑运动失调，眼球震颤和步态异常，后期出现痴呆；而后者是一种特别罕见的遗传性失调，临床特点是睡眠紊乱与智力下降，神经的损伤常累及丘脑；散发型克雅病在三型中最为常见。

CJD 的潜伏期可达几十年，发病开始出现精神和感觉方面的症状，随后出现运动失调，晚期出现肌肉痉挛并伴有痴呆，多在 5～12 个月内死亡，发病率是百万分之一，年龄均在 50 岁以上。克雅病的神经病理特点是海绵样变。近年来，随着对传染因子的生化学和分子生物学研究的进步，已证实这一类海绵样变是由朊粒蛋白 PrPRES 大量沉积在神经组织里，形成淀粉样斑块，引起致死性中枢神经系统慢性退化性疾病。

克雅病新变种是近年提出的。1996 年在英国出现了一种新的 CJD 的变异型，在发病年龄上与 CJD 不同，新变种发生于青年人（平均年龄 26 岁），病程长至 14 个月，而且临床特点也与之不同，开始出现精神和感觉方面异常的症状，随后运动失调，最后阶段才出现肌肉痉挛和痴呆。其神经病理特点是全脑呈现大量 PrPRES 累积，并形成多发性淀粉样斑块被海绵样变组织包围（与 BSE 和 Kuru 病的病理相似）。

牛海绵状脑病（BSE）通过污染的饲料等在牛群中具有流行的潜能，迹象表明，这种损害可以通过食物链传给人。人类传染性海绵状脑病的特点是具有长潜伏期，而且与 BSE 的流行具有潜在的相关性。

(三)微生物学检查

分离 Kuru 病毒可用猴、羊、貂、猫及豚鼠等动物进行感染试验,但用动物分离人朊粒成功率较低。目前仍以病理检查作为诊断朊粒感染的手段。

实验室诊断 目前诊断朊粒感染的依据主要依赖神经病理学检查,海绵状病变稀疏地分布于整个大脑皮层,神经元消失,星状细胞增生,典型病变为融合性海绵状空泡,空泡周围有大量淀粉样斑块,在 HE 和 PAS 染色中清晰可见。有条件者可进行免疫细胞化学、蛋白质印迹和提取 SAF(羊瘙痒病相关纤维),检测 PrPSC。PrP 淀粉斑也是朊粒的特异标志,GSS 病人淀粉斑全部阳性,CJD 病人中大约有 10% 阳性。

近期出现基因诊断方法,PrP 基因全长 759bp,编码 253 个氨基酸,仅含一个外显子和一个 ORF,很适于用 PCR 法扩增出 PrP 的全基因。

(四)防治原则

朊粒感染所致疾病目前均无治疗方法(无有效的预防,也无有效的药物治疗),幸免我国尚无传入此感染因子,故应及早建立长期监督、监测和报道疫情的机构,采取有效措施,杜绝 PrP 的传入和扩散。

(1)克雅病的传播可因角膜移植等器官移植、神经外科手术、献血,尸体解剖和应用人垂体激素等,故应注意医源性感染。

(2)禁止用任何动物脏器(尤其脑、脊髓、视网膜等)加工成牛或其他动物的饲料,加强进口牛、羊制品和饲料的检疫。

(3)由于朊粒对理化因子的抵抗力强,高压灭菌时需 134℃,处理 1 小时,手术器械如需化学消毒时选用有效制剂(如 5% 次氯酸钠等)浸泡 1 小时以上。

从发生过 BSE 的国家进口活牛(包括胎胚胎)及其制品,必须严格进行特殊检疫并全面追踪调查以加强监测,杜绝输入性感染。

目标检测
(扫描二维码下载答题)

教学单元二十一　出血热病毒

【案例】　中新网 2015 年 7 月 31 日电　据联合国网站消息,乌干达卫生部 7 月 29 日向世界卫生组织通报该国西部基巴莱区(Kibaale)爆发埃博拉出血热疫情,自 7 月初以来,已发现 20 起病例,导致 15 人死亡。此次埃博拉出血热的原发病例为基巴莱区的一个家庭,目前该家庭中已有 9 人死亡,其中包括照顾过一名病患的一位医务人员及其 4 个月大的婴儿。

目前,两名患者在被送往医院时都有发烧、呕吐、腹泻和腹痛症状,但一直没有出血,出血症状往往在病毒性出血热患者身上出现。

病毒性出血热主要是某些由节肢动物或啮齿类动物等传播的具有出血和发热等症状的病毒感染性疾病,属于自然疫源性疾病。这些疾病综合征以发热、皮肤和黏膜出现瘀点或瘀斑、不同脏器的损害和出血以及低血压和休克等为主要特征。

目前,在我国已发现的出血热病毒主要有汉坦病毒、新疆出血热病毒和登革病毒等。另外,近年在非洲流行的出血热,主要由埃博拉病毒或马堡病毒引起,由于发病迅速、病情严重和死亡率极高而受到世界各国的关注。

一、汉坦病毒

汉坦病毒 1976 年被韩国学者李镐汪等首次发现。由于该毒株是在韩国汉坦河附近的肾综合征出血热疫区分离到的,被命名为汉滩病毒,并成为汉坦病毒的代表毒株。

汉坦病毒在临床上主要引起两种急性传染病,一种是以发热、出血、急性肾功能损伤和免疫功能紊乱为主要特征的肾综合出血热(HFRS);另一种是以肺浸润及肺间质水肿,迅速发展为呼吸窘迫、衰竭为特征的汉坦病毒肺综合征(HPS)。本病主要流行于欧亚大陆,在我国流行地域较广,除新疆、西藏、台湾和海南省外,均有病例报告,但主要集中在东北三省、长江中下游和黄河下游各省。

在我国,汉坦病毒主要通过黑线姬鼠和褐家鼠进行传播并引起人类发生 HFRS,严重威胁人们的健康。

(一)生物学性状

1. 形态与结构　成熟的汉坦病毒呈球形或椭圆形(图 21-1),直径 75～210 nm(平均为 122 nm),病毒外层是双层脂质包膜,表面有由病毒糖蛋白 G1 和 G2 组成的刺突。病毒的包膜中存在有 3 种大小的病毒核衣壳,呈螺旋对称,均由病毒核蛋白 N、RNA 聚合酶 L 分别包绕病毒核酸的不同片段(L、M、S)组成,表现为疏松的带粗颗粒的丝状结构。

汉坦病毒可在金黄地鼠肾细胞、长爪沙鼠肾细胞等多种细胞中增殖,增殖缓慢。

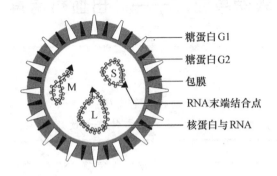

糖蛋白G1
糖蛋白G2
包膜
RNA末端结合点
核蛋白与RNA

图 21-1 汉坦病毒的形态结构模式图

汉坦病毒分为 6 个血清型,即黑线姬鼠型、褐家鼠型、欧洲棕背鼠型、草原田鼠型、巴尔干姬鼠型和小家鼠型。在我国流行的汉坦病毒主要是黑线姬鼠型和褐家鼠型。

汉坦病毒是分节段的 RNA 病毒,容易发生变异。可用于减毒活疫苗的筛选和病毒生物学特性的分析等。

2. 抵抗力 汉坦病毒对热(60℃60 分钟)、酸(pH<3)、UV 和 γ 射线等敏感,对各种脂溶剂亦敏感。在 4～20℃较稳定,可长时间维持其感染性。在鼠肺及肾内可存活 150～200 天。76～118 病毒株在含 10%血清、pH 值为 5.0～9.8 的缓冲液中,至少可以保持活性 30 分钟。因此,在含有蛋白质、pH 值为 5.5～8.0 的啮齿类动物尿液环境中存在的病毒可能会通过气溶胶的形式进行传播。

(二)致病性与免疫性

1. 传染源与传播途径 汉坦病毒的主要宿主动物和传染源均为啮齿类动物,在我国主要是黑线姬鼠、褐家鼠和林区的大林姬鼠。HFRS 呈季节性流行,与鼠类的繁殖活动和与人的接触时间等密切相关。如由黑线姬鼠传播的 HFRS 多在秋冬季(10 月至 1 月)发病;经褐家鼠传播的 HFRS 主要发生在春季和夏初(3 月至 6 月)。一般认为,病毒在鼠体内增殖后,可以随唾液、尿、呼吸道分泌物及粪便等长期、大量地排毒和污染周围环境,经呼吸道、消化道或直接接触等途径传播给人。

2. 临床表现 人被汉坦病毒感染后,经 1～3 周潜伏期,出现发热、出血及肾脏损害为主的临床症状。HFRS 的典型临床经过分为 5 期,即发热期、低血压(休克)期、少尿期、多尿期及恢复期。病死率为 3%～20%不等,一般为 5%左右。病死率的高低除了与病毒类型的不同、病情的轻重等有关外,还与治疗时间的早晚、治疗措施是否得当等也有很大关系。根据传染源的不同,HFRS 主要分为 3 个类型:①野鼠型:主要由野外黑线姬鼠、大林姬鼠传播,多发生在农业区和林区,青壮年易感,一般病情较重。②家鼠型:由褐家鼠传播,农村和城市均可发生,病情较轻,多无典型的 5 期经过。③实验动物型:发生在以大白鼠、小鼠等为实验对象的实验室中,实验室工作人员及饲养员等可能被感染。

3. 发病机制 HFRS 的病理改变以肾脏最为突出,主要表现为肾小球血管的充血和出血、上皮细胞变性和坏死、肾间质水肿出血和炎症细胞浸润等。①病毒的直接作用:汉坦病毒可以感染人体的各种细胞,通过病毒直接在细胞质内的增殖造成脏器和组织细胞的损伤,并作用于血管引起血管舒缩功能障碍、微循环障碍以及血管通透性增高等。②免疫病理反应的参与:病毒感染产生的多种抗体,可以通过激活补体途径和形成抗原－抗体复合物、引起Ⅲ型变态反应等参与免疫病理。另外,病毒感染中出现的针对病毒核蛋白的细胞毒T细胞(CTL)和大量的细胞因子,如干扰素(IFN)、白细胞介素2受体(IL-2R)和肿瘤坏死因子(TNF)等也参与免疫病理反应。

4. 免疫性 HFRS病后可获持久免疫力,再次感染发病者极少。此病毒隐性感染率较低,流行地区正常人群汉坦病毒抗体阳性率仅为1%～4%。病毒感染机体后,患者的细胞免疫功能低下,体液免疫亢进,补体水平下降。另外,细胞免疫也可能参与汉坦病毒的感染过程。

(三)微生物学检查

症状典型的HFRS患者,可根据临床症状进行临床诊断。但非典型患者的早期症状与流感相似,不易确诊,需要用微生物学检查方法进行辅助诊断。

1. 血清学诊断 取病人早期及恢复期双份血清,常用IFA、ELISA、HI等方法检测病毒特异性抗体,如恢复期血清较急性期血清抗体效价升高4倍以上即有诊断意义。

2. 特异性抗原检查 用免疫荧光法或酶标抗体法检测患者的白细胞或尿沉渣细胞内的特异抗原。前者阳性率达82.6%,后者达71%。也可用ELISA法检测患者尿中的病毒抗原。

3. 病毒核酸检查 用同位素、生物素等标记的病毒基因S或M节段为特异性探针,与待检标本进行核酸杂交试验,或者用RT－PCR法检测病毒RNA进行汉坦病毒感染的辅助诊断。

4. 病毒分离 取病人急性期血液、尸检材料或野鼠脏器等(接种前制成10%悬液)立即送检。用Vero E6单层细胞培养法,也可采用动物(如出生后2～4天龄乳鼠、黑线姬鼠等)接种法进行病毒分离,再以免疫荧光法测定单层细胞内或鼠肺组织片内的病毒特异性抗原,作为病毒增殖的指标。最后可以通过病毒的形态学、血清学鉴定或PCR等方法确定病毒及其型别。

(四)预防原则

1. 控制传播 积极采取有效措施防鼠、灭鼠,并注意处理鼠的排泄物,加强实验动物的管理,改善家庭和个人的居住生活环境。注意个人防护,特别是野外工作人员和动物实验工作者的防护,避免与啮齿类动物密切接触,并防止经呼吸道或消化道摄入啮齿类动物的排泄物、污染物等而被感染。

2. 预防接种 目前我国主要使用经金黄地鼠肾细胞、长爪沙鼠肾细胞等细胞培养制备的灭活病毒疫苗等。通过分别于第1天、14天和30天各接种1次,12个月后加强免疫1次进行灭活病毒疫苗的免疫接种,可以获得95%以上的免疫保护效果。目前,正在研制可以同时预防家鼠型和姬鼠型病毒感染的双价疫苗。纯化乳鼠脑灭活疫苗在韩国等地使用也获得了满意的预防作用。有望获得有发展前途的基因工程疫苗。

3. 早期抗病毒治疗 可阻断病理损伤、减轻病情、降低病死率,应坚持"三早一就"原则

（早发现、早休息、早治疗、就近治疗）。应用干扰素、利巴韦林和患者恢复期血清,有肯定疗效。7病日以内均可应用,疗程5～7日。

预防性治疗,不同病期有不同的液体疗法原则。以平衡盐液为主,根据化验检查结果,适当调整其成分及用量。应积极纠正低蛋白血症。

二、新疆出血热病毒

新疆出血热病毒(XHFV)于1966年首次从我国新疆塔里木盆地出血热病人血液、尸体脏器及硬蜱中分离成功而得名。该病毒所致疾病称为新疆出血热(XHF),主要经蜱传播,临床表现主要为发热、出血,但无肾脏损害。该病毒在流行病学及病毒抗原性等方面与克里米亚－刚果出血热病毒(CCHFV)相似,故认为XHFV与CCHFV可能是同一种病毒。

1. 生物学性状　病毒颗粒呈球形或椭圆形,直径90～120 nm,有包膜,表面有空管样突起。病毒核心外周致密,中央含少量致密斑点或细管样结构。病毒基因组为分节段的单股、负链RNA(−ssRNA)。病毒的核衣壳呈二十面体对称。以芽生方式释放,感染细胞的胞质内可形成嗜碱性包涵体。

2. 致病性与免疫性　新疆出血热是一种自然疫源疾病,主要分布于有硬蜱活动的荒漠和牧场,有明显的地区性和季节性。牛、羊、马、骆驼等家畜及午沙鼠、塔里木兔等野生动物是其自然宿主和传染源,亚洲璃眼蜱是其传播媒介和储存宿主。传播媒介为亚洲璃眼蜱,实验观察到蜱卵经可传递此病毒,因此蜱又是此病毒的储存宿主。

新疆出血热的发生有明显的季节性,每年4～5月为流行高峰,与蜱在自然界的消长情况及牧区活动的繁忙季节相符合。人被带病毒的蜱叮咬或通过皮肤伤口感染,潜伏期7天左右,起病急骤,有发热、头痛、困倦乏力、呕吐等症状。病人早期面部、胸部皮肤潮红,继而在口腔黏膜及其他部位皮肤有出血点,严重病人有鼻衄、呕血、血尿、蛋白尿甚至休克等。本病病死率高,一般在25%左右。重型病人有严重出血或休克现象者预后差。

病后第6天血清中可出现中和抗体,第14天达高峰,并可维持5年以上;补体结合抗体至第2周才出现,且上升缓慢,滴度也低。病后可获得持久免疫力。

3. 微生物学检查　新疆出血热的确诊主要依赖于病毒的分离鉴定和患者双份血清中特异性抗体的检查。

4. 防治原则　预防主要是切断传播途径,主要包括防蜱咬和灭蜱,进入疫区的人员要加强防护等,严格隔离病人,并对病人血液、分泌物、排出物等要进行消毒处理,加强医务人员的防护,避免直接接触病人的血液等而被感染。我国研制的灭活乳鼠脑疫苗有预防效果。

根据病人的病理生理变化采用综合疗法,早期诊断,早期治疗可减轻病情发展。发热早期病人给予静脉输液,补充足量液体和电解质,并应用肾上腺皮质激素有一定疗效。近年来应用被感染的羊血清制备成冻干治疗血清,早期治疗获得良好的效果。用法:皮肤过敏试验阴性者,应用治疗血清10～15 mL,一次肌肉注射。利巴韦林,因对本病毒有明显的抑制作用,早期治疗可能有一定的效果。重型病人出现休克,腔道出血,肺水肿等,可参照流行性出血热治疗。

三、埃博拉病毒

非洲出血热主要包括埃博拉热(EBOV)和马堡热,分别由埃博拉病毒和马堡病毒感染所致。属丝状病毒科丝状病毒属。主要临床特点是高热、皮肤瘀血、紫癜、鼻衄、消化道和泌尿生殖道出血、血小板减少以及明显的全身中毒症状,常导致休克和死亡。

埃博拉病毒感染引起人类和灵长类动物埃博拉热(EBHF),是当今世界上最致命的病毒性出血热,已造成 10 次具有规模的爆发流行。因首先在扎伊尔境内的埃博拉河流域发生大流行而命名。1976 年的爆发流行中被感染的 500 例患者,有 400 例死亡,死亡率高达 80％。近年,在扎伊尔、刚果、加蓬等非洲国家又发生了埃博拉出血热的爆发流行。2004 年 5 月下旬苏丹南部疫情再发,已有 4 人死亡,同时俄罗斯一实验室女科学家因针刺感染而丧命,这一病毒杀手已引起 WHO 的高度重视。

1. 生物学性状　病毒颗粒具有多形性(图 21-2),呈管状、丝状或索状,也可能出现"U"字、"6"字形、缠绕、环状或分枝形等,直径 80 nm,长度 800～1 400 nm;外被脂蛋白包膜,病毒包膜表面有 7 nm 长的刺突。病毒核酸为单股、负链 RNA(－ssRNA)。

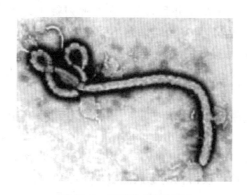

图 21-2　埃博拉病毒形态

病毒在常温下较稳定,对热有中等度抵抗力,60℃30 分钟方能破坏其感染性;紫外线照射 2 分钟可使之完全灭活。对化学药品敏感,乙醚、去氧胆酸钠、福尔马林、次氯酸钠等消毒剂可以完全灭活病毒感染性;钴 60 照射、γ 射线也可使之灭活。在血液样本或病尸中可存活数周;4℃条件下存放 5 周其感染性保持不变,8 周滴度降至一半。－70℃条件下可长期保存。

2. 致病性与免疫性　埃博拉病毒主要在猴群中传播,通过猴传给人,并在人群间传播和流行。在爆发流行期间,医护人员等可以通过与患者(体液:汗液、唾液或血液)接触感染而发病。病毒可以通过感染全身的组织细胞,特别是肝脏细胞进行增殖并释放入血。患者死亡的主要原因是严重的皮肤和内脏出血以及失血性休克等,与病毒感染后血小板功能异常和血管损伤有关。埃博拉热的临床特点:2 天左右的潜伏期后突然发病;早期出现流感样非特异症状(如高烧、头痛、咽喉疼、虚弱和肌肉疼痛等),伴剧烈腹泻、呕吐、腹痛。2 周内,病毒外溢,导致人体皮肤瘀斑、内外出血、血液凝固,坏死的血液很快传及全身的各个器官,病人最终出现口腔、鼻腔和肛门出血等症状,患者迅速衰竭,在 24 小时内死亡,死亡率高达 50％～80％。

埃博拉被列为生物安全第四级(4)病毒,也同时被视为是生物恐怖主义的工具之一。

埃博拉病毒感染后机体免疫反应的差异可以影响病毒的复制过程以及患者的临床表现和预后。在病毒感染后的生存者体内,首先出现高滴度的病毒蛋白质抗体,并伴有游离病毒抗原的清除和细胞毒 T 细胞的激活等。但在病毒致死性感染者体内,主要表现为严重的体液免疫反应受损,CD3、CD8 等相关 T 细胞的消失。说明人体感染埃博拉病毒后,部分病例可出现严重的免疫抑制。

3. 微生物学检查　埃博拉病毒是高度危险的病原体,必须在专门的实验设施内进行病毒的分离与鉴定。目前在非洲疫区主要通过检测埃博拉病毒的特异性 IgM 和 IgG 抗体以及检查病毒抗原或核酸等进行诊断。

1)病毒特异性抗体的检查:病人血液中的病毒特异性 IgM 抗体在发病后 2～9 天出现,持续存在到发病后 1～6 个月;IgG 抗体在发病后 6～18 天出现,持续存在到发病后 2 年以上。对于部分急性期血清中特异性抗体滴度很低的患者,应同时进行病毒抗原或核酸的检测。

2)病毒特异性抗原和核酸的检查:已经证实检测埃博拉病毒抗原与检测病毒核酸的一致性几乎达到 100%,敏感度很高。并且,用 X 射线照射标本并灭活病毒后,再检测病毒抗原或 RNA 时,实验安全性增高,且实验结果也不受显著影响。

4. 防治原则　目前尚无有效的预防埃博拉病毒感染的疫苗。重要的防治措施是加强对感染者的隔离以及对实验室和医护人员的防护,避免接触感染者的血液、分泌物等以减少被感染的机会。

目前对埃博拉病毒病尚无特效治疗方法,一些抗病毒药如干扰素和利巴韦林无效;主要是支持和对症治疗,采取维持肾功能和水电解质平衡、积极控制出血和休克等支持疗法进行治疗,包括注意水、电解质平衡,控制出血;肾衰竭时进行透析治疗等。

用恢复期患者的血浆治疗埃博拉病毒病患者尚存在争议。

目标检测
(扫描二维码下载答题)

教学单元二十二　虫媒病毒

✱学习目的

掌握虫媒病毒共同特征、流行性乙脑病毒的传播媒媒介、储存宿主和致病特点；

熟悉登革热病毒和森林脑炎病毒的生物学性状、致病性和免疫性。

【案例】　2016 年 8 月 4 日,南都记者昨日从广州市疾控中心获悉,截至 7 日,广州已发现 18 例登革热病,其中 7 人系本地感染病例。据悉,本次发现的两名家庭聚集性病例:"当时夫妻俩均出现高热、骨痛、皮疹,且有蚊子叮咬经历"。

虫媒病毒大多数可以通过吸血节肢动物叮咬易感的脊椎动物而传播疾病的病毒,包括登革病毒、流行性乙型脑炎病毒和森林脑炎病毒等。这类病毒结构相似,大多数是 20 面体立体对称有包膜的 RNA 病毒。它们能在节肢动物(如蚊、蜱、白蛉等)体内增殖,对节肢动物不致病,但可以通过叮咬传染给脊椎动物或人,引起自然疫源性疾病。呈多种多样的临床表现,主要包括脑炎或脑脊髓炎以及全身性感染等。虫媒病毒所致疾病具有明显的季节性和地域性。在我国流行的主要有流行性乙型脑炎、森林脑炎、登革热以及新近在我国发现的基孔肯雅热和新布尼亚病毒引起的发热伴血小板减少综合征。

一、登革病毒

登革病毒属于黄病毒科,共有 4 个血清型,主要通过埃及伊蚊和白纹伊蚊等媒介昆虫传播,引起登革热、登革出血热(DHF、发病率和死亡率很高)和登革休克综合征(DSS)。广泛流行于热带和亚热带地区,是一种分布广、发病多、危害较大的人类传染病。在亚洲、太平洋群岛及中、南美洲等许多国家均已造成严重的威胁。近年,在亚洲、非洲和南美洲的热带以及亚热带地区登革病毒感染的发病率呈明显上升趋势。第二次世界大战后,在日本也曾有过流行。我国于 1978 年在广东佛山首次发现本病以后,在海南岛及广西、广东、台湾等地均有流行的报道。目前登革热已成为世界上分布最广、发表最多的虫媒病毒病。

(一)生物学性状

1. 形态与结构　病毒颗粒呈球形(图 22-1),直径约 55 nm。病毒颗粒外被脂蛋白包膜,并具有包膜刺突。包膜的外层含有包膜蛋白 E,内层含有膜蛋白 M。病毒核心是由病毒的单股、正链 RNA(＋ssRNA)和病毒衣壳蛋白 C 共同组成的 20 面体核衣壳结构。病毒 RNA 具感染性。

登革病毒可以在多种昆虫和哺乳动物细胞培养中增殖,并引起细胞变圆或细胞融合等

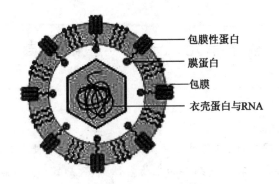

包膜性蛋白

膜蛋白

包膜

衣壳蛋白与RNA

图 22-1　登革热病毒结构模式图

不同程度的细胞病变。病毒包膜蛋白 E 的抗原决定簇既可以诱导宿主产生保护性的中和抗体和血凝抑制抗体,还可能参与登革出血热(DHF)和登革休克综合征(DSS)的发生。登革病毒易发生变异,变异后所形成的新的登革病毒毒株常常可引起地区性登革热的爆发流行。

2. **抵抗力**　病毒对热敏感,56℃30 分钟可以灭活。氯仿、丙酮等脂溶剂、脂酶或去氧胆酸钠可以通过破坏病毒包膜而灭活登革病毒。去垢剂处理后释放出的病毒核酸可以被核酸酶迅速降解。对胃酸、胆汁和蛋白酶均敏感。对紫外线、γ 射线敏感。酒精、1％碘酒、2％戊二醛、2％～3％过氧化氢、3％～8％甲醛等消毒剂可以灭活登革病毒。

(二)致病性与免疫性

1. **传染源与传播媒介**　登革病毒感染的自然宿主包括人、低等灵长类和蚊子。登革病毒的媒介昆虫是伊蚊属成员,在登革热疫区的主要传播媒介是埃及伊蚊和白纹伊蚊。这些伊蚊在全世界大多数地区散布存在,当叮咬感染了登革病毒的人或动物时,可以通过改换叮咬对象而直接传播病毒。登革病毒可以在蚊子唾液腺细胞中繁殖 8～10 天后随着再次吸血而传播。感染病毒的蚊子可以终生保持传播登革病毒的能力,并可经卵遗传给后代。伊蚊的卵对干燥有很强的抵抗力,可以在体外长期存活。当人被携带登革病毒的蚊子叮咬时,可以通过形成蚊－人－蚊循环进行传播和引起疾病。登革病毒 RNA 的突变或新的外来毒株的侵入,可以引起登革热的爆发流行。

2. **临床表现**　登革病毒多引起无症状的隐性感染。发病患者的主要临床表现有登革热、登革出血热以及登革热-休克综合征。登革热以全身毛细血管内皮细胞的广泛性肿胀、渗透性增强、皮肤轻微出血的病理变化为主,与病毒感染的直接作用和免疫病理损伤作用密切相关;主要表现为发热,肌肉痛和骨、关节酸痛,伴有皮疹或轻微的皮肤出血点,血小板轻度减少。登革出血热、登革热-休克综合征多发生于再次感染异型登革病毒的患者或母亲抗登革病毒抗体阳性的婴儿,病死率高。登革出血热的病情较重,伴有明显的皮肤和黏膜的出血症状,血小板减少和血液浓缩显;登革热-休克综合征除上述症状外,主要表现为循环衰竭、血压降低和休克等。

3. **致病机制**　病毒感染机体后,首先在毛细血管内皮细胞增殖,并释放入血形成病毒血症,然后进一步感染血液和组织中的单核－巨噬细胞而引起登革热。

4. 免疫性 登革病毒感染形成的机体免疫主要以体液免疫为主。登革病毒感染后产生的同型病毒特异性抗体可以保持终身,但同时获得的对其他血清型的免疫能力(异型免疫)仅持续 6～9 个月。如再次感染其他 3 型病毒,有可能引起 DHF/DSS。病毒再次感染后激活的 T 淋巴细胞,可以对同型或其他型病毒发生反应,所释放的细胞因子可能参与 DHF/DSS 的发生。

(三)微生物学检查

大多数登革热病例可以根据发热、出血、肝大、休克或血小板减少等症状进行临床诊断。病毒分离、血清学诊断及病毒核酸检查是确切的诊断方法。

病毒分离 可用蚊细胞培养上进行病毒分离。一般采集患者发病初期血清接种白纹伊蚊 C6/36 株细胞分离病毒,亦可经胸内接种巨蚊的成蚊,或脑内接种巨蚊的幼虫进行分离。病毒分离后,可以使用登革病毒血清特异性单克隆抗体,在 2 周内通过间接凝集实验进行病毒的鉴定。

血清学诊断 一般采用血凝抑制试验进行血清学检查。在初次感染中,血凝抑制抗体滴度于感染症状出现后 4 天内一般低于 1∶20,但在症状出现后 1 周至数周内恢复期血清中呈 4 倍以上的增高,可高达 1∶1 280。在登革病毒的再次感染中,交叉反应抗体的快速出现为主要特征;血凝抑制抗体滴度在急性期为 1∶20,在恢复期可升至≥1∶2 560。如急性期血凝抗体滴度≥1∶1 280,可判定为近期感染。另外,用 ELISA 法检测患者血清中登革病毒特异性的 IgM 抗体,有助于登革病毒感染的早期诊断。

病毒核酸检测 用逆转录－聚合酶链反应(RT-PCR)法,可以检测病毒的双重或多重感染。另外,用原位杂交技术可以自 DHF 患者的白细胞涂片或 DSS 死者胸腺切片中检出不同血清型登革病毒的 RNA。

(四)预防原则

控制传播媒介、防止蚊虫叮咬是防治登革病毒感染的重要措施。目前主要通过清除蚊虫滋生场所、开展宣传教育增强居民自行清理蚊虫滋生场所的意识,改善环境卫生条件等方式控制蚊虫的数量。

预防接种 目前尚无安全、有效的登革病毒疫苗。用 DNA 重组技术制备非结构蛋白 NS1 亚单位疫苗或基因工程疫苗等可能获得满意的免疫效果。

目前尚无特效药物治疗,主要是对症治疗。

二、流行性乙型脑炎病毒

流行性乙型脑炎病毒 1935 年由日本学者首先从脑炎患者的脑组织中分离获得,也命名为日本乙型脑炎病毒,以与甲型(昏睡型)脑炎相区别。

该病毒通过库蚊叮咬传播。该病毒感染有明显的季节性,感染人类主要引起流行性乙型脑炎(简称乙脑),病毒主要侵犯中枢神经系统,临床表现多样,致死率达 10%～40%。乙脑主要在亚洲的热带和亚热带国家和地区流行。我国是乙脑的主要流行区,目前在我国除西藏、青海、新疆3省(区)外,所有地区(包括台湾省)均有流行性乙型脑炎的发生。

(一)生物学性状

形态与结构　病毒颗粒呈球形(图22-2),直径40 nm,外被脂蛋白包膜。病毒包膜的表面有包膜糖蛋白E组成的刺突,包膜内层为膜蛋白M;病毒核心为20面体对称的病毒核衣壳,由单股、正链RNA(+ssRNA)和病毒核蛋白C组成。病毒RNA具有感染性。病毒在多种动物的组织细胞和鸡胚内均能增殖。

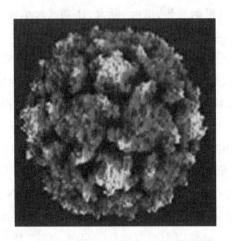

图22-2　流行性乙型脑炎病毒电镜图

病毒抗原性稳定,较少发生变异,只有1个血清型,抗原性单一,疫苗预防效果较好。

抵抗力　流行性乙型脑炎病毒抵抗力弱。对热敏感,56℃ 30分钟或100℃ 2分钟可灭活;但在低温中能较长时间存活,-20℃可以存活数月,在-70℃可以存活数年。对乙醚、丙酮等脂溶剂也较敏感。病毒可以在短时间内被消毒剂(如3%～5%的苯酚液等)灭活。

(二)致病性与免疫性

1. 传染源与传播媒介　流行性乙型脑炎病毒在自然界中主要存在于蚊子及家畜体内。乙脑病毒的主要传染源是携带病毒的猪、牛、羊、马、鸡、鸭、鹅等家畜和各种鸟类。猪是最主要的传染源和中间宿主,蚊子是该病毒的传播媒介,我国主要是三节吻库蚊。广东、福建等地,蠓螺也是传播媒介。蚊子可携带病毒越冬,病毒可以经卵遗传至子代蚊子,它是流行性乙型脑炎病毒的长期储存宿主。家畜是流行性乙型脑炎病毒的扩增宿主,也是三节吻库蚊的吸血对象。当病毒在蚊子肠道和唾液腺内增殖至一定数量后,可以随着蚊子(带毒期14天)叮咬猪(幼猪多见)、牛、羊、马等家畜时感染这些家畜。家畜被病毒感染后一般仅出现短暂的(4天左右)的病毒血症,而多无明显的临床症状。

一般情况下,病毒可以在猪和三节吻库蚊之间形成自然感染循环,在猪体内增殖的病毒可以随着三节吻库蚊的叮咬和改变叮咬对象而传染给人。

流行性乙型脑炎在热带和温带地区有明显的季节性,流行季节与蚊子密度的高峰期一致。在我国南方的流行高峰是6-7月,华北为7-8月,东北为8-9月。流行性乙型脑炎呈高度散发性,一个家庭中多人同时发病者的情况少见。

2. 致病性 流行性乙型脑炎病毒感染人体的典型病例是引起流行性乙型脑炎。但是,绝大多数病例表现为隐性感染或仅出现轻微症状。只有少数病例发生脑炎,出现中枢神经系统症状。病毒随蚊子叮咬侵入人体后,首先在皮下毛细血管内皮细胞和局部淋巴结等处增殖,并释放入血,形成第1次病毒血症;进而,病毒随血流播散到肝脏、脾脏等处的单核—巨噬细胞中继续增殖,经10天左右的潜伏期,在体内增殖的大量病毒,再次侵入血流造成第2次病毒血症,引起发热、寒战及全身不适等症状。此时病毒可以形成顿挫感染,经数日后自愈。但有少数(约0.1%)患者体内的病毒可以突破血脑屏障、进入脑组织细胞中进行增殖,造成脑实质及脑膜病变。临床表现为突然高烧、头痛、呕吐或惊厥、昏迷等脑膜刺激症状及脑炎症状。死亡率一般为10%～30%。部分患者痊愈恢复后可残留精神障碍、运动障碍等严重的后遗症。

3. 免疫性 流行性乙型脑炎发病后或病毒隐性感染均可刺激机体产生持久的免疫力。近年,由于儿童和青少年广泛接种流行性乙型脑炎疫苗而获得满意的免疫力。所以儿童和青少年流行性乙型脑炎患者相对减少,而成人和老年人的发病率相对增高。

(三)微生物学检查

一般情况下,根据临床表现和流行病学资料可以进行临床诊断。确诊需要进行血清学诊断、病毒抗原或核酸的检测以及病毒分离等。

1. 血清学诊断 由于血凝抑制(HI)抗体、中和(NT)抗体和补体结合(CF)抗体的出现和消失时间不同,各种抗体的检测结果意义不同。流行性乙型脑炎的临床症状与病毒相应抗体的关系:

(1)ELISA试验:用于检测特异性IgM和IgG。敏感性和特异性较高,可用于临床早期诊断和大规模的流行病学调查。

(2)血凝抑制(HI)试验:HI抗体、特别是IgM型HI抗体可以于发病后5天出现,2～3周达高峰。大多数患者病后4～8天可查出特异性IgM,急性期患者约75%为阳性。

(3)补体结合(CF)试验:CF抗体常于病后第2周出现,第3～5周达高峰。当CF试验在恢复期血清中抗体滴度比早期升高4倍以上时,即可以进行辅助诊断。CF抗体一般只持续2～4个月,因此可以辅助诊断病毒的新近感染。

(4)中和(NT)试验:本试验具有较高的特异性和敏感性,常用于流行病学调查。由于NT抗体产生后在体内持续时间较长,故不宜做临床诊断用。

2. 病毒抗原或核酸检测 用免疫荧光、ELISA和反向间接血凝实验等可以对发病初期的患者血清、血液或脑脊液中的病毒抗原进行特异性检测,获得阳性结果具有诊断意义。

3. 病毒分离 由于病毒感染人体后形成病毒血症的持续时间短暂,病毒滴度低,故从血液或CSF分离病毒极为困难。从尸体分离病毒较为容易,即取死者脑组织制成悬液进行小鼠脑内接种分离病毒。经鼻孔穿通颅底骨取下丘脑黑质部进行病毒分离,用荧光抗体法检查病毒特异抗原。对于分离到的病毒,可以用已知的特异性抗血清进行血清学鉴定。

(四)防治原则

1. 防蚊、灭蚊和动物接种 通过清除蚊虫滋生场所,开展宣传教育,改善环境卫生条件等方式控制蚊虫等传播媒介的数量。由于流行性乙型脑炎病毒的传播主要是在蚊-猪循环中进行,人是偶发感染宿主。所以在流行季节前,通过提前对猪等家畜进行疫苗接种,中止病毒的自然传播循环,可有效降低人群的发病率。

2. 预防接种 我国主要使用由地鼠肾细胞培养制备的流行性乙型脑炎病毒 P3 株灭活疫苗。通常在病毒感染开始流行前 1 个月进行疫苗接种,重点接种对象是 10 岁以下儿童和来自非流行区的易感人群;主要采用皮下注射 2 次(间隔 7～10 天),次年加强注射 1 次的方式进行;预防接种后人群保护率可以达到 76％～90％。

目前尚无有效的药物可以治疗流行性乙型脑炎,仍采用对症处理及支持疗法,有报道用利巴韦林、干扰素、恢复期血清等治疗,可能减轻病势,但已出现脑炎症状者,则无治疗效果。我国采用淋巴细胞杂交瘤技术,制备出高中和活性乙脑单克隆抗体,经系统动物实验治疗证明安全有效,是一种特异免疫治疗制剂。

三、森林脑炎病毒

森林脑炎病毒即俄罗斯春夏脑炎病毒或蜱传脑炎病毒。森林中的蝙蝠及啮齿类动物为储存宿主,蜱为传播媒介,此病毒引起的森林脑炎是一种中枢神经系统的急性传染病,属于自然疫源性疾病。主要发生在春夏季(5-7 月),感染者以林区人群、野外工作者等为主,在我国东北和西北的一些林区有森林脑炎的流行。

1. 生物学性状 森林脑炎病毒属于黄病毒科、黄病毒属,其形态结构与乙型脑炎病毒相似。森林脑炎病毒的动物感染范围较广。小鼠对该病毒的易感性最高,通过多种途径均可以感染,脑内接种 4～5 天后即可发生脑炎。森林脑炎病毒的抗原性比较单一,但与羊跳跃病毒有交叉反应。不同来源毒株的毒力差异较大。病毒对外界的抵抗力不强,加热 60℃ 10 分钟即可以被灭活,对乙醚、来苏儿等敏感。用 50％甘油可长期保存。

2. 致病性与免疫性 森林脑炎病毒的主要传播媒介是蜱(如全沟硬蜱、嗜群血蜱和森林革蜱)。病毒在蜱中不仅能越期传播(从蜱的一个发育阶段传至另一个发育阶段),也能经卵传播(从一个世代传至另一个世代)。病毒可以在蛰伏的蜱或脊椎动物(如刺猬和蝙蝠等)体内越冬。自然情况下,病毒由蜱叮咬并传染给森林中一些动物(如缟纹鼠、松鼠、刺猬和鼹鼠等)和野鸟(如红雀、金雀和金翅雀等),构成自然的感染循环。蜱在春夏季大量繁殖,当易感人群进入林区,可被蜱叮咬而感染。此外,山羊被带病毒蜱叮咬之后,在 2～10 天内可以排病毒于羊奶中,人如饮用此新鲜羊奶,也可能会受到感染。人被病毒感染后,潜伏期为 10～14 天,起病急,突然出现高热、头痛、恶心和呕吐,继之出现昏睡、外周型弛缓性麻痹等症状。病死率一般为 20％～30％,痊愈恢复的患者中 30％～60％残留有后遗症。病后可获得牢固、持久的免疫力。

3. 微生物学检查 可以从死亡患者脑组织分离出病毒,实验室工作人员分离病毒时应特别注意防护。

4. 防治原则　森林脑炎的预防应以灭蜱及防蜱叮咬为重点,尤其是林区工作者应当采取防护措施。目前在我国林区进行接种的森林脑炎病毒疫苗是用组织培养制备的灭活疫苗,每年加强免疫接种 1 次,已证明有较好的预防效果。另外,对患者早期注射高效价的免疫血清可减轻病情。

四、寨卡病毒

寨卡病毒是一种蚊媒病毒,引起自限性急性传染病寨卡病毒病,主要通过埃及伊蚊叮咬传播。

1. 生物学性状　寨卡病毒属黄病毒科,黄病毒属,单股正链 RNA 病毒,直径 20 nm,是一种通过蚊虫进行传播的虫媒病毒,宿主不明确,主要在野生灵长类动物和栖息在树上的蚊子,如埃及伊蚊中循环。寨卡病毒的抵抗力不详,但黄病毒属的病毒一般不耐酸、不耐热。该病毒可被 60℃以上温度、70％乙醇、1％次氯酸钠、脂溶剂、过氧乙酸等消毒剂及紫外线照射灭活。

2. 致病性与免疫性　寨卡病毒主要传播媒介为埃及伊蚊,白纹伊蚊、非洲伊蚊、黄头伊蚊等多种伊蚊属蚊虫也可能传播该病毒。寨卡病毒可以通过母婴传播:包括宫内感染和分娩时感染。包括孕妇在内的各类人群对寨卡病毒普遍易感。曾感染过寨卡病毒的人可能对再次感染具有免疫力。寨卡病毒病的潜伏期目前尚不清楚,现有资料提示可能为 3～12 天。临床症状包括发热、皮疹(多为斑丘疹)、关节痛、肌肉痛、结膜炎等。感染寨卡病毒后,约80％的人为隐性感染,仅有 20％的人出现上述临床症状,一般持续 2～7 天后自愈,重症和死亡病例少见。胎儿感染后,出现小头症,影响存活和智力发育。

3. 微生物学检查　可通过血清免疫学检查。寨卡病毒 IgM 检测:采用酶联免疫吸附法(ELISA)、免疫荧光法等进行检测。寨卡病毒中和抗体检测:采用空斑减少中和试验(PRNT)检测血液中和抗体。应尽量采集急性期和恢复期双份血清开展检测。

4. 防治原则　存在流行风险的地区应采取多种有效形式,以通俗易懂的方式开展健康教育活动。宣传要点包括:寨卡病毒病由伊蚊(俗称花斑蚊或花蚊子)叮咬传播;伊蚊在水缸、水盆、轮胎、花盆、花瓶等积水容器中繁殖;清除积水、翻盆倒罐,清除蚊虫滋生地可以预防寨卡病毒病流行;在发生疫情的地区要穿长袖衣裤,在身体裸露部位涂抹防蚊水、使用驱蚊剂或使用蚊帐、防蚊网等防止蚊虫叮咬。除一般旅行健康提示外,应提醒孕妇及计划怀孕的女性谨慎前往寨卡病毒病流行的国家或地区,如确需赴这些国家或地区时,应严格做好个人防护措施,防止蚊虫叮咬。若怀疑可能感染寨卡病毒时,应及时就医,主动报告旅行史,并接受医学随访。

目标检测
(扫描二维码下载答题)

任务五　病原性病毒小结

呼吸道病毒
- 流感病毒、麻疹病毒：特性、致病性、免疫性和防治原则
- 腮腺炎病毒、风疹病毒、禽流感病毒：致病性和免疫性
- 变异冠状病毒：致病性、免疫性与防治原则
- 流感与禽流感、流感与感冒、麻疹与风疹的异同点比较
- 冠状病毒与变异冠状病毒的致病性比较

消化道病毒
- 脊髓灰质炎病毒：生物学特性、致病性、免疫性与特异性预防
- 柯萨奇病毒和埃可病毒：抗原型别、致病性与免疫性
- 轮状病毒：致病性

肝炎病毒
- 甲型肝炎病毒：致病性、免疫性与防治原则
- 乙型肝炎病毒：抗原组成、抵抗力、致病性与免疫性、微生物学检查、防治原则
- 丙型肝炎病毒、丁型肝炎病毒、戊型肝炎病毒：特性和传播途径

病原性病毒

HIV
- 传播途径
- 致病性
- 防治措施

疱疹病毒
- 单纯疱疹病毒：型别、致病特点
- 水痘-带状疱疹病毒：致病特点
- 巨细胞病毒：致病性和免疫性

狂犬病毒、人乳头瘤病毒和朊粒
- 狂犬病毒：传播途径、疾病症状、防护原则
- 人乳头瘤病毒：传播途径、医护措施
- 朊粒：特性，传播途径、医护防护措施

出血热病毒
- 汉坦病毒：传播途径、致病性、防治措施
- 新疆出血热病毒：传播途径、致病性
- 埃博拉病毒：传播途径、致病性、免疫性及防治原则

虫媒病毒
- 登革热病毒：传播途径、致病性和预防措施
- 乙型脑炎病毒：传播途径、致病性和预防措施
- 森林脑炎：传播途径与预防措施

任务六 放线菌、真菌与四体

教学单元二十三 放 线 菌

✻学习目的

理解医药工业中常见的放线菌种类及其产生的抗生素种类；

了解放线菌的生物学性状。

【案例】 链霉菌在制药工业中的应用

微生物在药物生产中,有近70%是用放线菌作为菌种进行生产的。在放线菌中,链霉菌属中的种产生微生物药物占主导地位,占70%左右。自从发现小单孢菌属生产庆大霉素以来,人们开始注意对除链霉菌属以外的稀有放线菌的研究,由稀有放线菌产生的微生物药物正在不断增加,目前已占微生物药物的30%左右。能产生微生物药物的稀有放线菌种类很多,如原小单孢菌属、高温放线菌属、小单孢菌属、小多孢菌属、高温单孢菌属、螺孢菌属和诺卡氏菌属等。

放线菌是一类丝状、呈分枝状生长、主要以无性孢子繁殖的单细胞原核细胞型微生物,因菌丝呈放射状而得名。放线菌在自然界分布极广,主要以孢子或菌丝状态存在于土壤、空气和水中,尤以中性或偏碱性、含水量低、有机物丰富的土壤中数量最多,大多为需氧性腐生菌,营养类型为化能异养型。仅少数是寄生菌,对人致病的主要是放线菌属和诺卡菌属,前者是人体正常菌群,多引起内源性感染;后者不属于人体正常菌群,引起外源性感染。

放线菌和人类关系极为密切,具有广阔应用前景的一类微生物。作为发酵菌种,放线菌已经广泛应用于制药工业。目前广泛应用的各类抗生素中,有80%是由放线菌产生的。一些种类的放线菌还能产生各种酶制剂、有机酸及维生素等。此外,在甾体转化、石油脱蜡、烃类发酵及污水处理等方面,放线菌也发挥着十分重要的作用。

一、放线菌的生物学特性

(一)放线菌的形态与结构

放线菌主要由菌丝和孢子组成。

1. **菌丝** 依据其着生部位、形态和功能不同,菌丝可分为基内菌丝、气生菌丝和孢子丝3种(图23-1)。

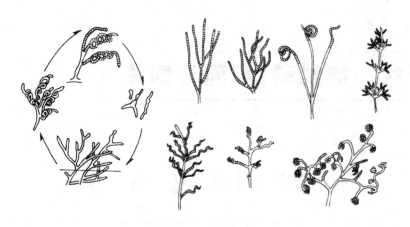

图 23-1　放线菌形态结构

(1)基内菌丝:又叫营养菌丝或初级菌丝,简称基丝,是匍匐生长于培养基内的那部分菌丝。其主要生理功能是吸收营养。其颜色浅且直径较细,一般为 0.2～1.0 μm,也有 2～3 μm。但长短差异较大。基内菌丝在生长过程中形成分枝,大多数基内菌丝不能形成横隔也不断裂。多数基丝在发育到一定阶段后可产生色素,其色素类型有水溶性和脂溶性之分。水溶性色素可扩散至培养基内,使培养基呈现相应色素的颜色;而脂溶性色素,则不能向培养基内扩散,但能使其菌落或菌苔呈相应的颜色。因此,色素在放线菌的分类和鉴定上有重要的参考价值。

(2)气生菌丝:当基丝生长到一定阶段后,就会向培养基外的空间生长形成气生菌丝,又称二级菌丝,简称气丝。气丝的直径为 1.0～1.4 μm,较基丝粗且颜色深。气生菌丝的分枝较少,多数呈直形或弯曲状。发育良好的气丝可形成明显的菌落;而发育不良的气丝生长不明显或根本不生长。气丝多产生脂溶性色素,使菌落或菌苔的表面呈现相应的颜色。

(3)孢子丝:大多数放线菌的气丝发育成熟后,在其顶端能形成孢子丝。孢子丝的主要功能是产生孢子进行繁殖,又称产孢菌丝或繁殖菌丝。菌种不同,孢子丝的形态和在气生菌丝上的排列方式也有所不同。孢子丝的形状、着生位置是放线菌鉴定的重要依据。

2. 孢子　放线菌的主要繁殖方式是在孢子丝成熟后分化形成孢子。

(1)孢子的形态特征:放线菌的孢子有圆形、卵圆形、圆柱形和杆形。放线菌孢子的形状、排列方式、表面结构及成熟孢子堆的颜色等性状一般比较稳定,是菌种分类、鉴定的重要依据。

(2)孢子的发育过程:放线菌的孢子通常是孢子丝经横隔式分裂后形成的。该种分裂方式的主要特征是在孢子丝中出现横隔膜,每 2 个横隔膜之间形成孢子,孢子成熟后便脱离孢子丝,以游离形式释放到周围环境中。

(3)孢子的萌发:孢子成熟后散落在周围的环境中,当遇到合适条件时便开始萌发。孢子首先长出 1～3 个芽管,由芽管进一步延长,长出分枝,越来越多的分枝密集成营养菌丝体,最后发育为成熟的菌丝体。

3. 放线菌细胞的基本结构　放线菌细胞的结构与细菌相似,都具备细胞壁、细胞膜、细胞质、拟核等基本结构。但一般不形成荚膜、鞭毛、菌毛等特殊结构。放线菌的孢子在某些方面与细菌的芽孢有相似之处,都属于内源性孢子,但细菌的芽孢仅是休眠体,不具有繁殖作用;而放线菌产生孢子则是一种繁殖方式。

(二)放线菌的生长和繁殖

1. 放线菌的繁殖方式　放线菌的繁殖方式为无性繁殖,即由菌丝细胞自身通过无性孢子(分生孢子和孢囊孢子)和菌丝断裂 2 种方式来完成。

(1)无性孢子:放线菌形成的无性孢子主要有 3 种形式:一是由气生菌丝分化的孢子丝发育形成孢子,多数放线菌采用这种方式。另一种是由高度分化的孢囊发育形成,当孢囊成熟后,囊破裂并释放出大量孢子。还有一种是在基内菌丝分化的孢子梗上发育而成,该孢子的特点是单个着生。

(2)菌丝断裂:是另一种常见的繁殖方式,一般发生在液体培养基中。通常因震荡、机械搅拌等原因所致的菌丝断裂后,每一个断裂的菌丝片段都能重新生长为新的菌丝体。但个别种类在固体培养基上培养时就可直接出现菌丝断裂现象而形成新的菌丝体,如诺卡菌属的放线菌。

2. 放线菌的生活史　放线菌主要通过无性孢子的方式进行繁殖。这里以链霉菌的生活史为例,说明放线菌的发育周期。孢子在适宜条件下萌发、生长形成基内菌丝,基内菌丝向培养基外部生长为气生菌丝,气生菌丝成熟、分化成孢子丝,孢子丝分化、发育产生孢子。简单地说就是孢子—菌丝—孢子的循环过程。工业发酵生产抗生素通常使用液体培养基,通过菌丝断裂形成新的菌丝体方式而大量繁殖。

3. 放线菌的菌落特征　放线菌的菌落较小(图 23-2),类似细菌或略大于细菌,比真菌菌落小。一般为圆形,表面光滑或有皱折,毛状、绒状或粉状,显微镜下可见菌落边缘有辐射状的菌丝。放线菌的菌落概括分为 2 型:

(1)气生型菌丝型:其突出特点是大量气生菌丝相互缠绕而形成质地致密的菌落。此种菌落以链霉菌属的放线菌为代表。一些链霉菌的气生菌丝很长,其菌落呈茸毛或絮状。但大多气生菌丝长度中等,表面呈紧密的绒状,坚实、干燥、多皱、菌落较小而不蔓延。菌丝及孢子都能产生一些色素而使菌落呈现各种颜色(图 23-3)。

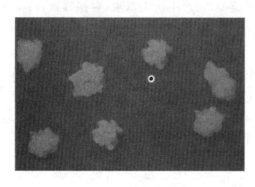

图 23-2　放线菌的菌落特征

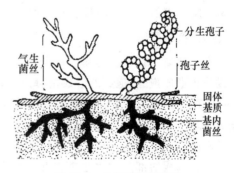

图 23-3　放线菌菌落颜色

(2)基内菌丝型:主要是指气生菌丝不发达或根本不长气生菌丝的菌落类型。此种菌落以诺卡菌属的放线菌为代表。

该种放线菌菌落较小,与培养基的结合不紧密,结构呈粉质状,用针挑取易粉碎。

二、制药工业生产中重要的放线菌

作为一类重要的微生物资源,放线菌在制药工业中有着广泛的应用。放线菌次级代谢产物的种类丰富,其中很多产物都有药用价值。从传统的各类抗生素到非抗生素的生理活性物质(如氨基酸、维生素、核苷酸等)及一些酶制剂,多数为放线菌的发酵产物。以下介绍几种制药工业中重要的放线菌。

(一)链霉菌属

链霉菌属是放线菌的代表属,也是放线菌中最大的一个属。链霉菌具有发达的分枝状基内菌丝和气生菌丝,菌丝无横隔。气生菌丝分化形成的孢子丝及孢子所具有的特征在放线菌中最为显著。菌落为气生菌丝型。

在放线菌产生的抗生素中,有90％是由链霉菌属产生的,现发现由链霉菌产生的抗生素有1 000多种,已经应用于临床的近百种,如:链霉素、四环素、卡那霉素、丝裂霉素、土霉素等。有的链霉菌能产生多种抗生素,还有一些种类能产生维生素、酶及酶抑制剂等。

(二)诺卡菌属

诺卡菌属为好气性革兰阳性菌,抗酸或部分抗酸。该菌属的典型特征一般不形成气丝发育。多数种类的基丝经一段时间培养后(15～96小时)形成横隔,并断裂成杆状或球状孢子,菌落较小,边缘多呈树根毛状。

诺卡菌能产生30多种抗生素,如利福霉素、瑞斯托菌素等,也可用于污水净化中脱氰等。

(三)小单孢菌属

小单孢菌属也是一类气生菌丝发育不好的微生物。该菌属的基内菌丝生长到一定阶段,在其上分化出很多分枝小梗,在每一个小梗的顶端形成一个孢子,孢子为圆形、椭圆形,表面为刺状或疣状突。菌落与培养基结合紧密,表面突起,多皱或光滑,成熟的孢子常使菌落呈橙、红、褐、黑等颜色。

小单孢菌属也是放线菌产生抗生素的主要类型,能产生庆大霉素、利福霉素、卤霉素等抗生素。腐生型的小单孢菌具有较强的分解纤维素、几丁质的能力,具有一定的开发价值。

(四)链孢囊菌属

链孢囊菌属(图23-4)的突出特征是在气生菌丝上可以分化形成孢囊,孢囊内形成孢囊孢子,又称为孢囊放线菌。孢囊一般着生在气生菌丝的顶端或其侧枝的顶端,形状呈球形,直径为7～9 μm。菌落特征与链霉菌相似。

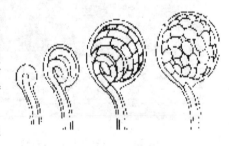

图23-4 链孢囊菌属

链孢囊菌属的部分种类也能产生20多种抗生素,特别是一些广谱抗生素,如可抑制细菌、病毒和肿瘤的多霉素、两性霉素B等。

(五)游动放线菌属

游动放线菌也是孢囊放线菌的一种类型,该菌属能形成孢囊,孢囊内产生孢囊孢子。孢囊一般是在基内菌丝上发育形成的,孢囊孢子带有丛生鞭毛,能游动。产生带有鞭毛的游动孢子是该属放线菌的突出特征。

游动放线菌适于在腐烂的植物和湿度较大的土壤中生长,气生菌丝一般极少或没有,基内菌丝分枝程度不同,菌丝隔膜或有或无。直径为 $0.2 \sim 2.0 \, \mu\mathrm{m}$,当菌丝发育成熟后,在菌丝顶端及侧枝上可分化成孢囊梗,孢囊梗直形并可形成分枝,顶部发育成一至数个孢囊。孢囊壁是由菌丝鞘分化形成的,囊内形成盘卷排列的孢囊孢子。菌落湿润发亮,生长缓慢,大多需 $2 \sim 3$ 周培养后才能形成。

该菌属能产生多种对肿瘤、细菌、真菌有效的抗生素。如创新霉素、萘酮类的降红霉素等。

(六)高温放线菌属

高温放线菌属的基内菌丝和气生菌丝(图 23-5)都比较发达,突出特点是基内菌丝和气生菌丝上均能产生单个孢子,孢子是内源性的,形成过程及性质与细菌的芽孢相似。孢子具有类似芽孢的多层壁、膜结构,内含吡啶二羧酸,对炎热、干燥及各种不良环境均有较强的抵抗性。

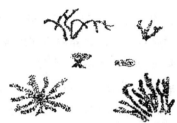

图 23-5 高温放线菌气生菌丝

该菌属可产生高温红霉素,对革兰阳性、阴性菌均有作用。

虽然发现的抗生素种类很多,但要应用于临床还必须具备一些特征。有些抗生素的抗菌、抗肿瘤效果很好,但毒性大。因此,筛选新抗生素或用化学及生物手段对原有抗生素进行修饰、改造甚至全部合成已经成为当前急需解决的问题。

三、主要病原性放线菌

主要病原性放线菌特性及致病性见表 23-1。

表 23-1 主要病原性放线菌特性及致病性

名称	生物学性状	培养	生化反应	致病性	
				致病途径	所致疾病
放线菌属:致病有衣氏放线菌、牛放线菌	G+,丝状,无荚膜、无芽孢、无鞭毛,菌丝末端膨大,菌丝断裂形成链球状或链杆状	厌氧或微需氧,培养较困难,葡萄糖肉汤中 37℃ 培养 3～7 天可形成灰白色球形小颗粒沉淀物,血琼脂平板上经 37℃ 培养 3～6 天长出微菌落。在患者病灶和脓汁中可形成菌落,肉眼可见黄色小颗粒为"硫黄样颗粒"	2 种放线菌能分解葡萄糖,产酸不产气,过氧化氢试验阴性;衣氏放线菌还原硝酸盐,分解木糖,不水解淀粉,可与牛放线菌相区别	是存在于人体口腔、上呼吸道、胃肠道和泌尿生殖道的正常菌群:内源性感染(因拔牙、口腔黏膜受损时感染)	软组织的化脓性感染:伴瘘管形成,流出的脓汁中可查到"硫黄样"颗粒。常见感染:面颈部放线菌病:如唾液腺、泪腺、眼眶等,还可引起脑膜炎、脑脓肿

名称	生物学性状	培养	生化反应	致病性	
				致病途径	所致疾病
诺卡菌属：致病菌有：星形诺卡菌、巴西诺卡菌	G⁻，丝状，无荚膜、无芽孢、无鞭毛，菌丝末端不膨大，弱抗酸性	专性需氧，营养要求不高，普通培养基上室温或37℃培养均可生长，但较慢，5～7天才能形成菌落；液体培养基中在液面形成菌膜，液体澄清		外源性化脓性感染：经皮肤创伤、血源等侵入体内及免疫低下时	星形诺卡菌引起化脓性感染：①肺化脓性感染（炎症与坏死）；②皮下慢性化脓性肉芽肿和形成瘘管；③全身感染：脑膜炎、脑脓肿；巴西诺卡菌引起：足分枝菌：肿胀、脓肿和多发性瘘管

四、放线菌的微生物学检查及防治原则

1. 分离培养　放线菌属最主要和简单的方法是在腔脓液、痰液和病灶组织切片中寻找硫黄样颗粒。分离培养方法使用葡萄糖肉汤培养基或血琼脂平板，经3～6天长出灰白色球形颗粒沉淀物或微菌落，直径＜1 mm，不溶血，显微镜观察可见菌落由长度不等的蛛网状菌丝构成，无气生菌丝。诺卡菌属采集痰液、支气管冲洗液、脓液、病灶渗出液和脑脊液及其他病理材料，在标本中仔细寻找黄色或黑色颗粒状的诺卡菌菌落。标本涂片或压片，经革兰和抗酸染色后镜检，必要时接种于沙氏琼脂、脑心浸液琼脂等培养基培养。同时，应注意该菌易出现L型变异，在常规培养阴性时应做L型培养。

2. 防治原则　预防放线菌病的主要方法是注意口腔卫生，及时治疗牙周炎和牙周病。对脓肿和瘘管应进行外科清创，同时使用大剂量抗生素作长时间持续治疗。首选青霉素，也可用磺胺类药物以及红霉素、林可霉素等。

诺卡菌的感染尚无特异性预防方法。对脓肿瘘管可施行手术清创，切除坏死组织。对各种感染可选环丝氨酸和磺胺类药物，一般治疗时间不少于6周。

目标检测
（扫描二维码下载答题）

教学单元二十四　真　　菌

✴ 学习目的

　　理解真菌主要的致病性及所致疾病；

　　识记真菌的生物学性、特性。

【案例】　霉菌性阴道炎

　　某成年女性，白带多，外阴及阴道灼热瘙痒，外因性排尿困难，外阴地图样红斑。经检查白带呈凝乳状或为片块状，阴道黏膜高度红肿。

　　真菌是一种真核细胞型微生物，有典型的细胞核和完善的细胞器，但不含叶绿素，无根、茎、叶的分化。真菌广泛分布于自然界。种类繁多，有 10 万多种。大多对人无害，有的还有益，如酿酒用的酵母、食用菌类、中药灵芝等，有的真菌用于生产抗生素等。引起人类疾病的约 300 多种，包括致病真菌、条件致病真菌、产毒以及致癌的真菌等。近年来真菌感染明显上升，这与滥用抗生素引起菌群失调和应用激素、抗癌药物导致免疫力下降密切相关，应引起广泛关注。

一、真菌总论

(一)形态与结构

　　真菌比细菌大 50 倍左右，结构比细菌复杂，细胞壁不含肽聚糖，主要由多糖（75％）与蛋白质（25％）组成。多糖主要为几丁质的微原纤维，因缺乏肽聚糖，故不受青霉素或头孢霉素的作用。真菌可分单细胞和多细胞 2 类。

> **课堂互动**
>
> 青霉素、头孢霉素等药物为何对真菌感染无效？

　　1. 单细胞真菌　呈圆形或卵圆形，如酵母菌、白色念珠菌、新型隐球菌等为单细胞真菌。这类真菌以出芽方式繁殖，芽生孢子成熟后脱落成独立个体。单细胞真菌细胞比细菌大，如白色念珠菌细胞直径相当于人体红细胞 $7 \sim 8~\mu m$，而形成的假菌丝单细胞可有十几个红细胞直径的长度。

　　2. 多细胞真菌　多细胞真菌大多长出菌丝和孢子(图 24-1)，交织成团，称丝状菌又称霉菌。如孢子丝菌、小孢子菌、表皮癣菌、毛癣菌等。孢子能长出菌丝，菌丝延伸分枝，有的菌丝上长出孢子。

　　各种丝状菌长出的菌丝和孢子形态不同，是鉴别真菌的重要标志。

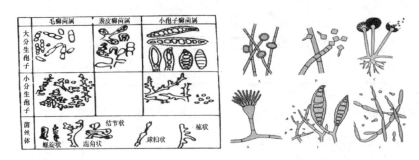

图 24-1　真菌菌丝和无性孢子

(二)培养特性

真菌的营养要求不高,在一般细菌培养基上能生长。医学真菌检查时常用沙保培养基(4％葡萄糖、1％蛋白胨、2％琼脂)。最适宜 pH 值为 4.0~6.0,皮肤癣菌在此培养基上生长较慢,常需 1~4 周才见典型菌落;但腐生性真菌在此培养基上生长迅速,若受污染会影响被检标本的培养。浅部感染真菌的最适温度为 22~28℃。但某些深部感染真菌一般在 37℃中生长最好。培养真菌需较高的湿度与氧。真菌的菌落有 2 类:

(1)酵母型菌落:是细胞真菌的菌落形式,表面光滑湿润,柔软而致密,形态与一般细菌菌落相似,如隐球菌菌落。有部分单细胞真菌在出芽繁殖后,芽管延长不与母细胞脱离,形成假菌丝。假菌丝由菌落向下生长,伸入培养基中,这种菌落称为类酵母型菌落,如假丝酵母菌。

(2)丝状菌落:是多细胞真菌的菌落形式,由许多疏松的菌丝体构成。多细胞真菌的丝状交织成团,使菌落呈絮状、茸毛状或粉末状,菌落正背两面呈现不同的颜色。丝状菌落的形态、结构和颜色常作为鉴别真菌的标志。真菌有从中心向四周等距离生长形成圆形菌落的倾向,所以临床体癣、股癣、叠瓦癣等皮损表现为环形或多环形(图 24-2)。

有些真菌可因环境条件的改变,发生形态互变,称为二相性,如球孢子菌、组织胞质菌、芽生菌和孢子丝菌等。这些真菌在体内或在含有动物蛋白的培养基上

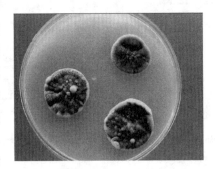

图 24-2　丝状菌落

37℃培养时呈酵母型菌落,在普通培养基上 25℃培养时则呈丝状菌落。

(三)抵抗力

真菌对干燥、阳光、紫外线及一般消毒剂有较强的抵抗力。但对温度敏感,60℃1 小时可杀灭菌丝和孢子,对 2％苯酚、2.5％碘酊、0.1％升汞或 10％甲醛溶液较敏感。抗菌抗生素对真菌无作用,灰黄霉素、制霉菌素 B、二性霉素、克霉唑、酮康唑、益康唑、伊曲康唑等对多种真菌有抑制作用。

(四)真菌的致病性

真菌引起机体感染需要具备一定的毒力,如白假丝酵母菌、烟曲霉、黄曲霉的细胞壁糖蛋白有内毒素样活性,能引起组织化脓性反应和休克,烟曲霉和黄曲霉还能致多种器官的出血和坏死。白假丝酵母菌具有黏附人体细胞的能力,随着其芽管的形成,黏附力加强。二相真菌如荚膜组织胞质菌、皮炎芽生菌等进入机体后必须先转换成酵母型在巨噬细胞中不被杀灭反而扩散。新型隐球菌的荚膜有抗吞噬作用。近来研究表明,白假丝酵母菌和烟曲霉的热休克蛋白能与宿主细胞和血清蛋白结合使之功能改变,是其致病的一种原因。至今对真菌致病性研究仅限于少数几种。

1. 病原性真菌感染　主要为外源性感染,可引起皮肤、皮下组织和全身性真菌感染,其机制可能是由于真菌顽固性的增殖、机械刺激、代谢产物及机体发生免疫变态反应共同作用,引起局部炎症和病变、慢性肉芽肿或组织溃疡坏死。

2. 条件致病性真菌感染　主要为内源性感染,与机体抵抗力降低及菌群失调有关,常伴随于抗生素的使用、皮质激素、放射治疗和化学治疗后、各种营养不良、先天或获得性免疫缺陷患者。应用导管、手术等过程可为真菌提供入侵门户。

3. 变态反应性疾病　主要通过食入、吸入或接触真菌孢子、菌丝或其代谢产物所致,如蘑菇菌孢子吸入后的过敏性间质性肺泡炎;曲霉、根霉、青霉、镰刀霉引起的荨麻疹、过敏性鼻炎、支气管哮喘。

4. 真菌性中毒症　包括真菌中毒和真菌毒素中毒,如食用毒菇可引起急性中毒,食用真菌毒素亦可引起中毒。目前有 150 多种真菌可产生毒素,如镰刀菌、黄曲霉菌,因毒素不同病变多样化。有的引起肝、肾损害,有的引起血液系统变化,有的作用于神经系统引起抽搐、昏迷等症状。

另外,近年来不断发现有些真菌的产生与肿瘤有关,其中研究最多的是黄曲霉毒素。在肝癌高发区的花生、玉米、油粮作物中,黄曲霉污染率很高,黄曲霉毒素含量可高达 1×10^{-6} mg/L。大鼠试验饲料中含 0.015×10^{-6} mg/L 即可诱发肝癌。肝癌的病因可能是多因素的,黄曲霉毒素只是重要因素之一。除黄曲霉外,寄生曲霉、黑曲霉、赤曲霉、温特曲霉等也可产生黄曲霉毒素。

二、常见病原性真菌

(一)深部感染真菌

深部或系统性感染真菌是能侵袭深部组织和内脏以及全身的真菌。深部感染真菌主要有白色念珠菌、新型隐球菌、曲霉、毛霉。白色念珠菌、曲霉是条件致病真菌,感染多为内源性。这类真菌致病性不强,大多在久病体弱、免疫力低下或菌群失调时发生,如肿瘤、糖尿病、器官移植及 HIV 患者,长期使用广谱抗生素、放疗、化疗等过程中易伴这类真菌感染。其致病性虽弱,但不及时诊治亦可危及生命。

1. 假丝酵母菌　假丝酵母菌俗称白色念珠菌,主要引起皮肤、黏膜和内脏的急性和慢性炎症。可以是原发性，但大多为继发性感染，发生于免疫力低下患者。口腔假丝酵母菌病常为艾滋病患者最先发生的继发性感染。

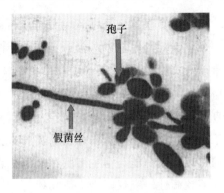

图 24-3　假丝酵母菌

假丝酵母菌菌体圆形或卵圆形（$2\ \mu m \times 4\ \mu m$），革兰染色阳性，着色不均匀（图 24-3）。在普通琼脂、血琼脂与沙保培养基上均可生长良好，需氧，室温或 37℃ 孵育 1～3 天长出菌落，呈酵母型菌落，灰白色或奶油色，表面光滑，带有浓厚的酵母气味。在玉米粉培养基上可长出厚膜孢子、临床标本中芽生孢子、假菌丝，均有助于鉴别诊断。

假丝酵母菌可侵犯人体多个部位，如口腔与阴道黏膜、皮肤、肺、肠、肾和脑。机体抵抗力减弱是假丝酵母菌入侵的主要原因。近年来由于抗菌药物、激素和免疫抑制剂在临床上的大量使用，假丝酵母菌感染日益增多，血培养阳性仅次于大肠杆菌和金黄色葡萄球菌。

主要引起：①皮肤黏膜感染：皮肤假丝酵母菌感染好发于皮肤皱褶处，如腋窝、腹股沟、乳沟下、肛门周围、会阴部以及指（趾）间等皮肤潮湿部位，易于湿疹混淆。黏膜感染则有鹅口疮、口角糜烂、外阴与阴道炎等，其中以鹅口疮最多。鹅口疮的病灶与白喉相似，除去表面白斑即露出下面

课堂互动

近年来临床上真菌的深部感染增多的主要原因是什么？作为医护工作者应该采取哪些措施阻止感染发生？

坏死组织，易误诊为白喉。鹅口疮多见于体质虚弱的初生婴儿，尤以人工喂养者多见。鹅口疮一般仅限于局部，且症状较轻，一旦扩散至内脏可导致死亡。②内脏感染：有肺炎、支气管炎、食管炎、肠炎、膀胱炎和肾盂肾炎等。偶尔也可引起败血症、脑膜炎、脑脓肿等。

对白假丝酵母菌过敏的人，在皮肤上可以发生变应性假丝酵母菌疹，症状很像皮肤癣菌疹或湿疹。患者可以表面有哮喘等症状。

2. 新型隐球菌　新型隐球菌也称新生隐球菌。广泛分布于自然界，主要传染源是鸽子，本菌在鸽粪中大量存在，鸽本身有抗此菌的能力。新型隐球菌感染大多系外源性，特别是免疫功能低下者。新型隐球菌致病性较强，人主要引起肺和脑的急性、亚急性或慢性感染。肺部感染后可扩散到皮肤、黏膜、骨和内脏等，故也是一种条件致病性真菌。

新型隐球菌为圆形的酵母型菌，外周有荚膜，折光性强。一般染色法不被着色难以发现，故称隐球菌。用印度墨汁作负染后镜检，可见在黑色的背景中有圆形或卵圆形的透亮菌体，内有 1 个较大与数个小的反光颗粒。为双壁细胞，外包有一层透明的荚膜，荚膜可比菌体大 1～3 倍（图 24-4）。菌体常见有出芽。

新型隐球菌在沙保和血琼脂培养基上，于 25℃ 和 37℃ 中都能生长，培养数天后即生成酵母型菌

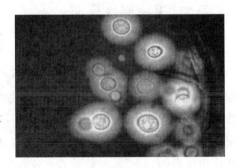

图 24-4　新型隐球菌荚膜

落,表面黏稠,由乳白色转变为橘黄色,最后成棕褐色。

新型隐球菌一般是外源性感染。肺部感染多见,但症状不明显,且能自愈。有的患者可引起支气管肺炎。严重者可见肺大片浸润,呈爆发型感染迅速致死。部分患者发生血行播散而累及中枢神经系统及其他组织。主要引起脑膜的亚急性和慢性感染,荚膜多糖是重要的致病物质,有抑制吞噬作用。

3. 曲霉　曲霉广泛分布于自然界。在沙保培养基上生长迅速,形成丝状菌落。随着分生孢子的产生,菌落由白色至多种颜色。引起人类致病最多见的为烟曲霉,主要由呼吸道入侵,引起支气管哮喘或肺部感染。严重病例可播散至脑、心肌和肾等。有些曲霉能产生毒素而致病,如黄曲霉的毒素与肝癌的发生密切相关。

4. 毛霉　毛霉广泛分布于自然界。此菌一般为面包、水果或土壤中的腐生菌,是食物霉变的主要真菌。在沙保培养基上生长迅速,形成丝状菌落,由白色逐渐转变为灰黑色。在机体免疫力低下时可经医源性输液或污染的绷带等导致感染,常可侵袭耳、鼻、上颌及眼眶形成肉芽肿,也可累及脑、肺和胃肠道等多个器官,可引起脑膜炎或造成血管栓塞,死亡率较高。

(二)浅部感染真菌

1. 表面感染真菌　这类真菌主要寄居于人体皮肤的最表层。因不接触组织细胞,很少引起宿主细胞反应。这类真菌在我国主要有秕糠马拉癣菌,可使皮肤表面出现黄褐色的花斑癣,如汗渍斑点(俗称汗斑)。此菌有嗜脂性。有报道从92%正常人头皮、躯干、面部、四肢等部位分离出。诱发因素为高温多汗。由于此菌能产生对黑色素细胞有抑制作用的二羧酸,使花斑癣局部色素减退。

2. 皮肤癣真菌　引起皮肤浅部感染的真菌是一些皮肤癣菌。皮肤癣菌有嗜角质蛋白的特性,使其侵犯部位只限于角化的表皮、毛发和指(趾)甲,而病理变化是由真菌的增殖及代谢产物刺激宿主引起。皮肤癣,特别是手足癣是人类最多见的真菌病。皮肤癣菌分毛癣菌、表皮癣菌和小孢子癣菌3个属。皮肤癣可在沙保培养基生长,形成丝状菌落。根据菌落形态、颜色和所产生的大分生孢子,可对皮肤癣菌做出初步鉴定。

一种皮肤癣菌可在不同部位引起病变,相同部位的病变也可由不同的皮肤癣菌引起。3种癣菌均可侵犯皮肤,引起手足癣、体癣、股癣、叠瓦癣等。毛癣菌和表皮癣菌可侵犯指(趾)甲,引起甲癣(又叫灰指甲),使指甲失去光泽,增厚变形。此外,毛癣菌与小孢子癣菌还可侵犯毛发,引起头癣、黄癣和须癣。头癣曾在我国很多地区流行,给患者造成痛苦与终生遗憾。头癣感染按菌种和临床表现分为黄癣、白癣和黑点癣3种。头癣多见于儿童少年,男多见于女,成年后少见。主要通过接触或理发工具造成传播。随着生活改善、文化知识提高及灰黄霉素广泛使用,头癣已经少见。但近年来因小宠物狗、猫的豢养,儿童的善头癣又有所增加。

3. 皮下组织感染真菌　引起皮下组织感染的真菌主要有着色真菌和孢子丝菌。感染常发生于真菌侵入的创伤部位。感染最初发生于真皮深层、皮下组织或骨,逐渐扩展至表皮下。感染一般只限于局部,但也可缓慢扩散至周围组织。

（1）着色真菌：着色真菌是一些在分类上接近、临床症状相似的真菌的总称。人体感染好发肢体皮肤暴露部位，致病损皮肤变黑，故称着色真菌病。潜伏期1月~1年，病程可长达几十年。早期皮肤患处发生丘疹，丘疹增大形成结节，结节融合成疣状或菜花状。随病情发展，原病灶结疤愈合，新灶又在四周产生。日久瘢痕广泛，影响淋巴回流，形成肢体象皮肿。免疫功能低下时亦可侵犯中枢神经，或经血行扩散。

（2）孢子丝菌：孢子丝菌属于腐生性真菌，广泛存在于土壤、植物、木材等，常因外伤接触带菌的花草、荆棘等引起感染。感染的主要病原为申克孢子丝菌，申克孢子丝菌是一种二相性真菌。在组织内可见有卵圆形小体[$(3\sim7)\mu m \times (1\sim2)\mu m$]，常位于中性粒细胞或单核细胞内，偶见有菌丝。有时在组织中见有星状体，外有嗜酸性物质向四周放射。在含有胱氨酸的血平板上37℃培养，则长出酵母型菌落，以出芽方式繁殖。在沙保培养基上置室温或37℃3~5天即见生长，开始为灰白色黏稠小点，逐渐扩大变成黑褐皱褶薄膜菌落。玻片培养可见细长的分生孢子柄从菌丝二侧成直角伸出，柄端长有成群的梨状小分生孢子。

此菌可经微小损伤侵入皮肤，然后沿淋巴管分布，引起亚急性或慢生肉芽肿，使淋巴管形成链状硬结，称为孢子丝菌下疳。此菌也可经口进入肠道或经呼吸道进入肺，随后经血行播散至其他器官引起深部感染。此病在我国传播较广，全国大部分地区均有。病例以东北较多，约占全国已发病例的70%。

三、真菌的微生物学检查及防治原则

（一）微生物学检查

各种真菌的形态结构有其一定的特殊性。一般可以通过直接镜检和培养进行鉴定，但具体方法应根据标本种类和检查目的而异。

1. 标本采取　浅部感染真菌的检查可用70%酒精棉球擦拭局部后取皮屑、毛发、指（趾）甲屑等标本。深部感染真菌的检查可根据病情取痰、血液、脑脊液等标本。

2. 直接镜检疑为皮肤癣者可将皮屑、毛发、指（趾）甲屑等标本置玻片上，滴加10%KOH少许，以盖玻片覆盖后在火焰上微微加温，使被检组织中的角质软化。轻压盖玻片，使标本变薄透明，然后在低倍镜或高倍镜下检查。若见菌丝或孢子，即可初步诊断患有真菌癣；如疑为假丝酵母菌感染则取材涂片，进行革兰染色；如疑为隐球菌感染取脑脊液离心，沉淀物用墨汁作负染色后镜检。

3. 分离培养　直接镜检不能确诊时应做真菌培养。皮肤、毛发标本先经70%酒精或3%苯酚浸泡2~3分钟杀死杂菌，接种于含抗生素的沙氏培养基37℃2天后转25℃继续培养2~3周，观察菌落特征，再做小培养于镜下观察菌丝、孢子的特征进行鉴定。若为血液标本，需先行增菌；脑脊液则取沉淀物培养。必要时做动物试验。

（二）防治原则

由于真菌抗原性弱，目前尚无有效的预防疫苗。浅部真菌感染的预防主要是注意皮肤卫生，避免与真菌污染的物品直接接触。保持鞋袜干燥，防止真菌滋生，或以含福尔马林棉球置鞋内杀菌后再穿。避免直接或间接与患者接触。深部真菌感染的预防,首先要除去诱发因素,提高机体正常防御能力、增强细胞免疫力。

局部治疗可涂搽外用药(霜剂或软膏剂):5％硫黄软膏、制霉菌素、咪康唑霜、甲紫、氟康唑、克霉唑软膏或 0.5％碘伏;抗深部真菌感染口服药物有:二性霉素 B、5-氟胞嘧啶、克霉唑等(副作用大)。抗真菌深部感染新药有:伊曲康唑、酮康唑、伏立康唑等(抗菌谱广、毒副作用小,疗效好)。

头癣的治疗可选用灰黄霉素、咪康唑、酮康唑、伊曲康唑等治疗数周;体癣和股癣宜选用外用抗真菌药物局部涂抹,对顽固性体癣、叠瓦癣、鳞屑角化过度型足癣可服用伊曲康唑、特比萘芬、氟康唑等。甲真菌感染的治疗可用特比萘芬、伊曲康唑和氟康唑等,治愈率可达70％以上,目前临床广泛使用。

对应用免疫抑制剂者、肿瘤及糖尿病患者、老年体弱者更应注意并发真菌深部感染。常用的抗真菌药物有二性霉素 B、制霉菌素、5-氟胞嘧啶、咪康唑、酮康唑、氟康唑和伊曲康唑等。

目标检测
(扫描二维码下载答题)

教学单元二十五 支原体、立克次体、衣原体和螺旋体

✳ **学习目的**

熟记梅毒螺旋体的特性、致病性；

识记支原体、衣原体的种类与致病，立克次体的传播媒介、方式、致病性。

【案例】 娱乐场所常见感染性疾病

男,55 岁,突发高热 39℃,伴寒战。自述头痛、乏力、全身酸痛。查体可见眼结膜充血,双侧腓肠肌压痛,腹股沟、腋窝淋巴结肿大。

一、螺旋体

螺旋体是一类细长、柔软、弯曲、运动活泼的原核细胞型微生物,生物学性状与细菌相似,有细胞壁、原始核质、二分裂方繁殖和对抗生素敏感等。螺旋体在自然界和动物体内广泛存在,种类繁多。对人致病的主要有钩端螺旋体属、密螺旋体属和疏螺旋体属等(图 25-1)。

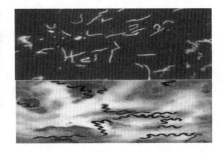

图 25-1 螺旋体

(一)主要病原性螺旋体

主要病原性螺旋体特性与致病性见表 25-1。

表 25-1 主要病原性螺旋体特性与致病性

名称	生物学性状	培养	抵抗力	致病性	
				致病物质	所致疾病
钩端螺旋体	螺旋状圆柱形,螺旋规则和细密,一端或二端弯曲呈问号或 C、S 形;镀银染色呈棕褐色	需氧或微需氧,营养要求较高,常用 Korthof 培养基,在人工培养基上生长缓慢。固体培养基 2 周形成透明、不规则、直径约 2 mm 的扁平菌落	弱,60℃ 1 分钟死亡,0.2% 甲酚皂 10～30 分钟杀灭;在潮湿土壤或水中可存活数月。对青霉素、庆大霉素和多西环素敏感	内毒素样物质;溶血素;细胞毒性因子;致细胞病变作用物质	钩体病:出血型、流感伤寒型、黄疸出血型、肾功衰竭型和脑膜脑炎型等

续表

名称	生物学性状	培养	抵抗力	致病性	
				致病物质	所致疾病
梅毒螺旋体	长6~8 μm，两端尖直，有8~14个致密规则的螺旋，运动活泼，一般染色不着色	不能人工培养	极弱，对干燥、热、冷特别敏感，体外不易生存，煮沸、干燥、肥皂水和一般消毒剂很容易杀死，阳光照射很快死亡。对青霉素、红霉素、四环素或砷剂敏感	荚膜样物质；外膜蛋白；透明质酸酶	梅毒（性病）：Ⅰ、Ⅱ、Ⅲ期；先天性梅毒；输血后梅毒
伯氏疏螺旋体	疏松盘绕的左螺旋，两端稍尖，有2~100根内鞭毛；运动活泼，革兰染色不易着色	营养要求高，微需氧，生长缓慢，在1%软琼脂固体培养基中呈细小、边缘整齐、直径0.4~0.45 μm、常生长在近表面的菌落	弱，怕热怕光，室温下可存活1个月，低温下可存活较长时间。对青霉素、头孢菌素、四环素等敏感	侵袭力、内毒素样物质、外膜蛋白、交叉抗原	莱姆病
回归热螺旋体	G^-，菌体呈波浪形，有3~10个不规则的疏螺旋，形似烫卷的头发丝，运动活泼	培养困难，易失去毒力	对青霉素、四环素、氯霉素及红霉素等敏感	内毒素样物质	虱传流行性回归热
奋森疏螺旋体	3~8个不规则的疏螺旋，革兰染色阴性	厌氧性，喜欢寄生在口腔，齿龈及咽部	对青霉素、四环素、氯霉素及红霉素等敏感	人类口腔牙龈部正常菌群	樊尚咽峡炎、牙龈炎、口腔坏疽

（二）螺旋体的微生物学检查及防治原则

1. 微生物学检查　螺旋体能引起多种感染和传染病，除了根据临床症状和体征做出诊断外，采取合适的临床标本进行病原学和血清学检查，在确诊病因上很重要。螺旋体感染的实验室诊断主要有直接镜检和血清学试验。

（1）直接镜检：螺旋体感染可取相应的标本作暗视野显微镜、镀银染色法镜检或直接荧光显微镜镜检观察螺旋体的形态和运动。钩体病在发病后1周内取血，第2周取尿液或脑脊液，直接镜检或分离培养后检查；梅毒螺旋体可取渗出液或局部淋巴结抽出液；回归热发热期间由耳垂或指端取血1~2滴；奋森螺旋体感染可用棉拭从局部取材；莱姆病因整个病程伯氏螺旋体的数量较少，故一般不用直接镜检，诊断主要靠血清学方法和分子生物学方法。

（2）血清学检查

1）直接凝集试验：用标准菌株或当地常见菌株的活钩体培养作为抗原，分别与病人不同稀释倍数的血清混合，若血清效价在1：400或第2次比第1次血清效价增长4倍以上具有诊断意义。

2)间接凝集试验:将钩体的属特异性抗原吸附于载体颗粒上,与病人血清做玻片凝集试验,可用于钩体的快速诊断。

3)非特异性抗原梅毒血清试验:将正常牛心肌类脂质作为抗原,测定病人血清中的反应素,常见的方法有性病研究实验室试验(VDRL 试验)、不加热血清反应素试验(USR 试验)、快速血浆反应素试验(RPR 试验)。这些实验方法简便,一般用作筛选试验。有些疾病如系统性红斑狼疮、类风湿性关节炎等可出现假阳性反应,分析结果时应予以注意。

4)螺旋体抗原试验:用梅毒螺旋体作为抗原测定患者血清中抗梅毒螺旋体抗体,特异性高,常用作梅毒的诊断实验。此类试验常见的有荧光抗体吸附试验、血凝试验、酶联免疫吸附试验等。

5)其他方法:ELISA 法或间接荧光抗体法阳性有助于伯氏疏螺旋体感染的诊断。PCR检测:可检测到标本中特异性伯氏疏螺旋体的 DNA 片段。

2. 防治原则　钩体病的预防主要是消灭传染病、切断传播途径和增强机体抗钩体免疫力。要搞好防鼠、灭鼠工作,对带菌家畜加强管理。保护水源,避免或减少与污染的水和土壤接触。防止猪粪尿污染土壤及水源。对易感人群可进行多价死疫苗的接种。近年国内试用的钩体外膜亚单位疫苗,有一定效果,今后可望生产基因工程高效全价疫苗,提高预防效果;梅毒的主要预防措施是加强性卫生教育,普及性病防治知识,并严格社会管理,发现病人后,应及时控制传染病;预防回归热主要靠提高卫生水平,消灭虱子、注意避免蜱叮咬;伯氏疏螺旋体感染的预防应加强个人防护及灭蜱、灭鼠。发现蜱叮咬时,要在 24 小时内将其除去即可防止感染。注意口腔清洁,避免受寒,保持营养等。

钩体病治疗应早期应用青霉素,对过敏者改用庆大霉素、多西环素等。

梅毒确诊后,应及时彻底隔离治疗,以防流行,治疗期间避免性生活。一般梅毒的治疗主要用普鲁卡因青霉素 G 80 万 U,每日 1 次肌注,连续 10~15 天,总量 800~1 000 万 U;也可用苄星青霉素 G(长效西林)240 万 U,分两侧臂肌注,每周 1 次,共 2~3 次。对青霉素过敏者改用红霉素 500 mg/天,连续 30 天。治疗结束后要定期复查,在治疗后 3 个月至 1 年血清学转阴者为治愈,否则要继续治疗;回归热的治疗可作金霉素、多西环素等;莱姆病的治疗早期可采用大剂量青霉素联合用头孢噻肟三嗪治疗,也可用多西环素等;奋森咽炎用青霉素治疗有效,局部可用 1% 过氧化氢或 1:5 000 高锰酸钾液漱口,或拭去溃疡面上的假膜后,用 10% 硝酸银烧灼溃疡面,易于愈合。

二、支原体

支原体是一类无细胞壁结构,形态上呈高度多形性(图 25-2),可通过除菌滤器,能在无生命的培养基中生长繁殖的最小的原核细胞型微生物。由于它们能形成有分支的长丝,故称为支原体。对人致病的有肺炎支原体、人型支原体、生殖器支原体、穿通支原体和溶脲脲原体等(表 25-2)。

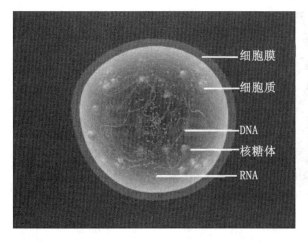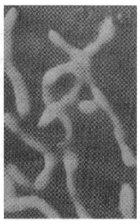

细胞膜
细胞质
DNA
核糖体
RNA

图 25-2　支原体形态图

表 25-2　主要病原性支原体特性与致病性

名称	生物学性状	培养	抵抗力	致病性	
				致病物质	所致疾病
肺炎支原体	呈球形、颗粒状、分支状或丝状等多形态,典型形状如酒瓶,Giemsa 染色呈淡紫色或蓝色,G⁻,但不易着色	在含血清、胆固醇及酵母浸膏的培养基培养 2～9 天形成油煎蛋样微小菌落	对常用消毒剂敏感,低温可长期保存。对作用于细胞壁的抗生素有耐药性,对干扰蛋白质合成及作用于胆固醇的抗菌药物敏感	黏附因子 P1 蛋白;荚膜;毒性代谢产物;糖脂抗原	原发性非典型肺炎:主要感染儿童和青少年
溶脲脲原体	球形或球杆状,单个或成双排列,G⁻,但不易着色,Giemsa 染色呈淡紫蓝色	微需氧,能在人工培养基上生长,营养要求高,需提供胆固醇和酵母浸液,常用心消化液培养,固体培养基上形成微小菌落	对热抵抗力差,低温或冷冻干燥可长期保存,易被清洁剂、酒精和补体溶解,对醋酸铊、四环素、红霉素等敏感	磷脂酶;尿素酶;IgA 蛋白;神经氨酸酶样物质	非淋菌性尿道炎。男性:尿道炎、前列腺炎、附睾炎。女性:阴道炎、宫颈炎等。胎儿先天畸形或流产、不孕症等
穿通支原体	杆状或烧杯状,一端为尖形结构,可协助穿入细胞	生长缓慢,培养基中需加血清,菌落呈荷包蛋样	较弱		穿通支原体感染,是 AIDS 感染的辅助致病因素

三、立克次体

立克次体是一类体积微小的杆状或球杆状,革兰染色阴性、除极少数外均专性寄生在宿主细胞内的原核细胞型微生物(图 25-3),是引起斑疹伤寒、Q 热等传染病的病原体。大多是人畜共患病病原体,对多数抗菌药敏感。对人致病的有立克次体属、柯克斯属、东方体属、埃立克体属和巴通体属等(表 25-3)。

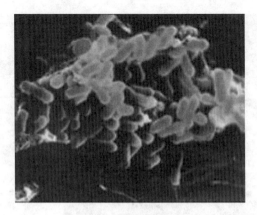

图 25-3　立克次体

表 25-3　主要病原性立克次体生物学特性

名称	生物学性状	培养	抵抗力	致病性	
				致病物质	所致疾病
普氏立克次体	多形性,以短杆形为主,在胞质内呈单个或短链状存在,G⁻,但着色不明显,Gimenez 和 Macchiavello 染色呈红色,Giemsa 染色呈紫色或蓝色	在活细胞内培养,如动物接种、鸡胚卵黄囊、鸡胚成纤维细胞等进行分离和培养	对热敏感,56℃ 30 分钟即可灭活,在水溶液中 4℃ 24 小时失去活性,耐低温和干燥,在媒介昆虫的粪便中可保持传染性半年多,0.5%石炭酸和甲酚皂 5 分钟可灭活	内毒素、磷脂酶A、微荚膜样黏液层	流行性斑疹伤寒,成年人感染多(50 岁以上),死亡率高
莫氏立克次体	与普氏立克次体相似,但主要分散于感染细胞内外且链状排列少见	在活细胞内培养,如动物接种、鸡胚卵黄囊、鸡胚成纤维细胞等进行分离和培养	对氯霉素、四环素和红霉素等敏感,(磺胺类药物能刺激其生长)	内毒素、磷脂酶A、微荚膜样黏液层	地方性斑疹伤寒
恙虫病立克次体	多形性,以球杆状或短杆状为主,多成对分布,Gimenez 染色呈暗红色	小鼠或鸡胚卵黄囊接种,或 Vero 细胞、L929 细胞等进行培养	抵抗力较低,耐寒不耐热,低温可长期保存,对一般消毒剂极为敏感	毒素样物质	恙虫病
贝纳柯克斯体	多形性,多为短杆状或球杆状,常成对排列,是最小的立克次体。G⁻ 或 G⁺,有荚膜,休外培养有芽孢形成	在鸡胚卵黄囊中生长旺盛,能在多种原代及传代细胞内繁殖	抵抗力较其他立克次体和一般无芽孢细菌强,耐热,100℃ 10 分钟才能杀死;0.5%石炭酸在室温下需 10 天、1%甲醛需 24 小时才能灭活,在干燥蜱粪中可生存 1 年半,对环丙沙星、红霉素、利福平等敏感	内毒素、磷脂酶A、微荚膜样黏液层	Q 热

续表

名称	生物学性状	培养	抵抗力	致病性	
				致病物质	所致疾病
汉赛巴通体	弯曲的短杆状,多形性,G⁻,Giemsa 染色呈紫蓝色,Gimenez 染色呈红色,镀银染色呈棕黄色	可在非细胞培养基中生长	对环丙沙星、红霉素、利福平等敏感	毒素样物质	猫抓病;杆菌性血管瘤—杆菌性紫癜;主要感染者为学龄前儿童

四、衣原体

衣原体是一类严格在真核细胞内寄生、有独特发育周期、能通过细菌滤器的原核细胞型微生物(图 25-4)。广泛寄生于人类、鸟类及哺乳动物体内。对多种抗生素敏感。分原体和始体二种,原体圆形或椭圆形或梨形,有细胞壁,较小,直径 $0.2\sim0.4\ \mu m$;始体圆形或椭圆形,体大,无细胞壁,直径 $0.5\sim1.2\ \mu m$。对人致病的有沙眼衣原体、肺炎衣原体有鹦鹉热衣原体(表 25-4)。

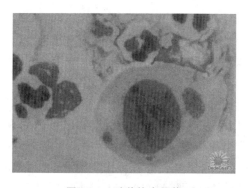

图 25-4　鹦鹉热衣原体

表 25-4　主要病原性衣原体特性与致病性

名称	生物学性状	培养	抵抗力	致病性	
				致病物质	所致疾病
沙眼衣原体	原体球形或椭圆形,Giemsa 染色呈紫色,Macchiavello 染色呈红色。始体圆形或椭圆形,Giemsa 和 Macchiavello 染色均呈蓝色。可在宿主细胞质内形成包涵体,Giemsa 染色呈深紫色,因含有糖原可被碘液染成棕褐色	专性细胞内寄生,能在鸡胚卵黄囊或传代细胞株中生长,48～72小时后可在细胞内查到包涵体、原体和始体颗粒;也可在小鼠脑内接种培养	耐冷不耐热,对常用消毒剂敏感,对红霉素等大环内酯类和多西环素等四环素类敏感	内毒素样物质、外膜蛋白	沙眼;包涵体结膜炎;泌尿生殖道感染;性病性淋巴肉芽肿

续表

名称	生物学性状	培养	抵抗力	致病性	
				致病物质	所致疾病
肺炎衣原体	原体梨形,在感染细胞内形成包涵体,包涵体内无糖原	在鸡胚、传代细胞如Hep-2和HeLa细胞株进行培养和分离	抵抗力较弱,对红霉素、诺氟沙星、多西环素等敏感,对磺胺类耐药	内毒素样物质	肺炎、支气管炎、咽炎、鼻窦炎等
鹦鹉热衣原体	原体球形或椭圆形,始体圆形或椭圆形,体大,始体不互相融合而形成多房性包涵体,包涵体不含糖原	在鸡胚、传代细胞、小鼠腹腔注射等培养	对四环素敏感,对大环内酯类和喹诺酮类抗生素也敏感(对磺胺类药物不敏感)	内毒素样物质	发热、非典型性肺炎(也叫非细菌性肺炎)

五、支原体、立克次体和衣原体的微生物学检查及防治原则

1. 标本采集

(1)痰液标本:疑为肺炎支原体感染,可用咽拭子采集患者咽部分泌物或痰液标本,并立即浸入液体培养基或接种固体培养基,培养基中可添加醋酸铊或青霉素以抑制杂菌生长;疑为肺炎衣原体感染,通常取咽拭标本或支气管肺泡灌洗液,标本最好用膜式滤菌器除去杂菌,不加抗生素。

(2)血液标本:疑为立克次体感染者应采集血液进行诊断。一般在发病初期或急性期末应用抗生素治疗前采血。因立克次体特别容易引起实验室内的人体感染,故必须严格遵守实验室操作规程,防止感染事故的发生。

(3)分泌物标本:疑为溶脲脲原体感染者可采集精液、前列腺液、阴道分泌物、尿液等标本,采集后应立即接种。若不能立即接种,应将标本放4℃冰箱中保存,但保存时间不宜过长,一般不超过12小时。沙眼衣原体感染者应采集眼穹隆或眼结膜分泌物涂片,也可进行眼结膜刮片;对泌尿生殖道患者可采用泌尿生殖道拭子法采集标本,也可采集精液或尿液。标本常用含有抗生素的蔗糖磷酸盐保存,并快速送检。

2. 分离培养与鉴定　肺炎支原体初次分离的阳性率较差,多次传代后生长加快,菌落成典型油煎蛋样。分离的支原体可经形态、血细胞吸附、生化反应以及特异性抗血清作生长抑制试验进行鉴定。

溶脲脲原体标本:接种在含有青霉素、尿素和酚红的液体培养基中,若液体培养基由黄变红,液体澄清的为阳性。用固体培养基分离培养时可用低倍镜观察是否有微小煎蛋或颗粒状菌落生长。

可将立克次体感染者标本接种至雄性豚鼠腹腔。若接种后豚鼠体温超过40℃,同时有阴囊红肿,表示有立克次体感染,应进一步将分离出的毒株进行鸡胚或细胞培养,用免疫荧光试验加以鉴定。

沙眼衣原体标本:接种于6～9天鸡胚的卵黄囊和尿囊中,可获得较为满意的分离结果;

用 Hep-2 和 HeLa 细胞株培养肺炎衣原体较易生长。

3. 其他检查法　冷凝集试验可辅助诊断肺炎支原体感染。在临床上用病人血清与自身红细胞混合,4℃过夜,观察红细胞有无凝集现象。如有凝集存在,放 37℃时其凝集又分散开,即冷凝集试验阳性。但仅有 50％左右患者出现阳性反应。

外斐反应可辅助诊断流行性和地方性斑疹伤寒。如抗体滴度≥1∶160 或随病程延长而滴度增长≥4 倍,为阳性反应。但必须同时结合流行病学和临床症状才能做出正确诊断。

此外,应用 ELISA 法检测患者血清中抗体滴度,或用直接免疫荧光法检测标本中的抗原以及应用核酸检测技术也可快速做出准确的诊断。

4. 防治原则　预防支原体、立克次体和衣原体感染的主要方法是积极治疗患者。及时发现、早期隔离、正确治疗患者;医学观察密切接触者 21 天。灭鼠除草,防螨、蜱等叮咬。注意公共卫生和个人卫生,不要使用公共毛巾、浴巾和脸盆,避免直接接触感染人群,控制或消灭储存宿主及传播媒介可切断其传播途径。新生儿可在出生时使用 0.5％红霉素眼膏或1％硝酸银,以防新生眼结膜炎。对所有患者的性伴侣应给予预防治疗。此外,接种灭活疫苗可特异性地预防某些立克次体感染。

红霉素、四环素、多西环素、螺旋霉素、氯霉素或诺氟沙星等对上述病原体感染具有较好疗效,但磺胺对衣原体感染无效,而且还可促进立克次体繁殖。

目标检测
(扫描二维码下载答题)

任务六　放线菌、真菌与四体小结

放线菌、真菌与四体
- 放线菌
  - 放线菌:生物学特性、生长和繁殖
  - 制药工业中重要的放线菌种类
  - 主要病原性放线菌
- 真菌
  - 皮肤癣真菌:形态、所致疾病及治疗
  - 白色念珠菌:形态、所致疾病及治疗
  - 新型隐球菌:形态、所致疾病及治疗
  - 深部感染的真菌:致病性
  - 浅部感染的真菌:致病性
- 四体
  - 螺旋体:梅毒螺旋体的特性、致病性与防治原则
  - 支原体:主要种类和共同特性
  - 衣原体:主要种类、致病性和免疫性
  - 立克次体:恙虫病立克次体的传播媒介、方式、致病性

学习情境二

寄生虫

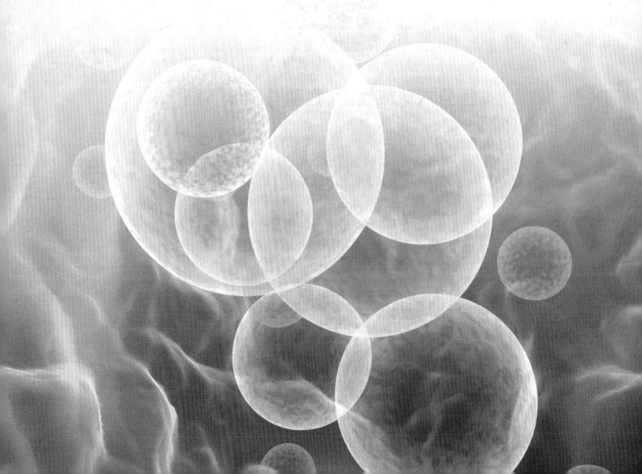

任务七　人体寄生虫

教学单元二十六　人体寄生虫总论

✱学习目的

掌握寄生虫生活史及其类型,寄生虫对宿主的致病性,寄生虫病的流行因素与防治原则;

了解人体对寄生虫的免疫性;

具有在职业工作的卫生宣教和健康教育的能力。

【案例】 张某,男,其爱好食用钉螺等淡水食物,近期皮肤局部出现瘙痒、丘疹等不适,并出现毛细血管充血、点状出血,并有腹痛、腹泻等症状。该患者为何种疾病、应如何进行治疗及预防。

人体寄生虫学或称医学寄生虫学,是研究与人体健康有关的寄生虫的形态结构、生态规律及其与人体和外界环境的相互关系,以及诊断、防治寄生虫病和医学节肢动物的一门科学。主要内容包括常见寄生虫的形态特征、生活史、寄生虫感染对人体的危害,人体对寄生虫的免疫应答,寄生虫感染的诊断、致病机制、流行规律和防治原则;同时,亦涉及侵害人体和传播疾病的医学节肢动物的有关知识。

一、寄生虫对人体的危害

寄生虫对人类的危害包括对人类健康的危害和对社会经济发展的影响。发展中国家由于经济和生活条件相对滞后,寄生虫病的流行情况远较发达国家严重。但在经济发达国家,寄生虫病也是一个重要的公共卫生问题,如感染阴道毛滴虫的人数在美国为 250 万,英国 100 万。在世界范围内,特别是在热带和亚热带地区,寄生虫所引起的疾病一直是普遍存在的公共卫生问题。联合国开发计划署、世界银行、世界卫生组织热带病特别规划(TDR)联合倡议要求重点防治的主要热带病有:疟疾、血吸虫病、丝虫病(包括淋巴丝虫病和盘尾丝虫病)、利什曼病、锥虫病(包括非洲锥虫病和美洲锥虫病)和麻风。除麻风外,其余的都是寄生虫病。2000 年在此基础上又增加了结核和登革热,统称十大热带病。WHO 报告,全球疟疾每年的发病人数达 3 亿～5 亿,感染血吸虫的人数为 2 亿,感染淋巴丝虫的人数为 1.2 亿,感染利什曼原虫的人数为 1 200 万人等。非洲平均每 30 秒钟就有一名儿童因疟疾而死亡,因利什曼病而死亡的人数为5.9万,因血吸虫病而死亡的人数为1.5万,因非洲锥虫病而死亡的人数为5万,因登革热而死亡的人数为2.1万,因淋巴丝虫病而致残的达4 000万。此外,肠道寄生虫感染也十分严重,特别在亚洲、非洲和拉丁美洲的农业地区,据估计全球有13亿人感染蛔虫,13亿人感染钩虫,9亿人感染鞭虫,阿米巴感染者约占全球人口总数的1%,蓝氏贾第鞭毛虫的感染人数达2亿。

寄生虫病不仅影响患者的健康和生活质量,而且会给社会经济发展带来巨大的损失,如劳动力的丧失,工作效率的降低,额外的治疗费用及预防费用等。此外,某些人兽共患寄生虫病,如包虫病、囊虫病、旋毛虫病等也常使畜牧业遭受巨大的经济损失,阻碍畜牧业国家和地区的经济发展。

随着人类活动范围的扩大,不可避免地将许多本来与人类没有关系的寄生虫从自然界带到人居住地,进入人群并造成新的公共卫生问题。加上人群彼此交往活动越来越频繁,在某国危害性很大的寄生虫病或媒介节肢动物可输入另一国,并在一定条件下传播流行。现代工农业建设造成大规模的人口流动和生态环境平衡的破坏,也可能引起某些寄生虫病的流行。一些医疗措施,如长期使用免疫抑制剂,可造成人体免疫功能受损,使机会性致病寄生虫感染增加。

由于寄生虫感染,我国西部地区的经济发展受到较严重的影响。较为突出的是棘球蚴和利什曼原虫的感染。被喻为第二"癌症"的泡型棘球蚴病主要分布于四川、青海、西藏、甘肃和新疆等省、自治区的牧区和半农半牧区,死亡率达5.1%,每例平均治疗费用高达2 700元,误工等其他所需费用尚不包括在内,是造成不少农牧民因病致贫,因病返贫,愈病愈贫的重要原因之一。寄生虫的感染还影响优生优育及人口素质,据估计,我国妇女每年可能生育约8万～10万名弓形虫病儿,美国每年也有近3 300例新生儿感染弓形虫病,耗费医疗费2 200多万美元。

二、寄生现象

在自然界,两种生物在一起生活的现象称为共生。从营养、居住和利害关系上看,生物物种间的共同生活方式一般可分为互利共生、片利共生和寄生共生3种不同的类型。

(一)互利共生

两种生物生活在一起,双方互相依赖、受益,称之为互利共生。互利共生通常是专性的,因为共生的任何一方都不能独立生存。如白蚁和它肠道中的鞭毛虫两者互相依赖,双方互益。

(二)片利共生

两种生物生活在一起,其中一方受益,另一方既不受益亦不受害,双方的关系仅是空间或生态上的关系,这种关系称片利共生或称共栖。如人结肠内的结肠内阿米巴,以肠内细菌为食,但不侵入肠黏膜,对宿主既无利也无害。

(三)寄生共生

两种生物在一起生活,其中一方受益,另一方受害,受害的一方为受益的一方提供营养物质和居住场所,这种关系称为寄生共生,简称寄生。受益的一方称为寄生物,如病毒、立克次体、细菌、真菌等。动物源性的寄生物称为寄生虫,包括多细胞无脊椎动物或单细胞原生动物,如原虫、吸虫、线虫与节肢动物。寄生虫通过机械性损害、代谢产物毒害宿主或夺取营养等作用损害宿主。被寄生虫寄生、受害的一方称为宿主。

三、寄生虫和宿主的类型

(一)寄生虫的类型

1. **按寄生部位**　分为体内寄生虫和体外寄生虫。体内寄生虫寄生于宿主的体内,如宿主肠道内的蛔虫,肌肉组织内的猪囊尾蚴、红细胞内的疟原虫等;体外寄生虫寄生于宿主的体表,如虱、蚤等,吸血时与宿主体表接触,多数在饱食后即行离开。

2. **按寄生时间长短**　分为永久性寄生虫和暂时性寄生虫。

3. **按寄生虫与宿主的相互关系**

(1)专性寄生虫:生活史中的各个阶段或某一阶段必须营寄生生活的寄生虫,否则不能完成生活史而加以繁衍。如疟原虫生活史各个阶段都必须营寄生生活;如钩虫幼虫在土壤中营自由生活,但发育至丝状蚴后,须侵入宿主生活,才能继续发育为成虫。

(2)兼性寄生虫:既能营自由生活,又能营寄生生活以完成发育繁衍,且自由生活和寄生生活可相互转换的寄生虫。如粪类圆线虫既可寄生于宿主的肠道内营寄生生活,亦可以在土壤中营自由生活,这两种形式均可使其完成生活史以发育繁衍。

(3)偶然寄生虫:某些寄生虫有其适宜宿主,但可因偶然机会进入非适宜宿主体内进行寄生,如某些蝇类幼虫可偶然寄生于人体引起蝇蛆病。

(4)机会性致病寄生虫:在宿主体内通常处于隐性感染状态,宿主不出现临床症状;当宿主免疫功能低下时,可出现增殖且致病,出现相应临床表现,这类寄生虫称为机会性致病寄生虫。

(二)宿主的类型

1. **按寄生虫寄生于宿主的不同阶段分类**　在寄生虫的生长发育、繁殖和传播的整个过程中,按其寄生于宿主的阶段不同,可分为终宿主和中间宿主。

(1)终宿主:寄生虫的成虫期或有性生殖期所寄生的宿主。如人是日本血吸虫的终宿主。

(2)中间宿主:寄生虫的幼虫期或无性生殖期所寄生的宿主,如钉螺是日本血吸虫的中间宿主。如有两个或两个以上中间宿主,则以发育的先后顺序依次命名为第一、第二、第三中间宿主等。如某些淡水螺和淡水鱼分别为华支睾吸虫的第一、第二中间宿主。

2. **按宿主在寄生虫病传播流行中的作用分类**

(1)保虫宿主(贮存宿主):有些寄生虫除寄生于人体外,尚能寄生于其他脊椎动物,这些脊椎动物在寄生虫病的传播流行中起着保存病原寄生虫的作用,在一定条件下,病原寄生虫又可感染人体,这类脊椎动物称为保虫宿主。

(2)转续宿主:某些寄生虫的感染阶段幼虫进入非适宜宿主体内后,长期处于滞育状态而不能进一步发育至成虫,但一旦进入适宜宿主体内,便可继续发育为成虫。这种体内带有滞育状态幼虫的非适宜宿主称为转续宿主,如卫氏肺吸虫的囊蚴被野猪食入后,童虫侵入肌肉,不进一步发育而处于滞育状态,人可因进食未经煮熟的野猪肉而感染卫氏肺吸虫,野猪即为卫氏肺吸虫的转续宿主。

(3)带虫者:体内有寄生虫寄生,但无临床症状者称为带虫者。由于不易被发现,往往成为寄生虫病的重要传染源。

(4)生物媒介:某些生物能将病原体由一个宿主传给另一宿主造成感染的传播,这些生物称为生物媒介。寄生虫在生物媒介体内可能仅发育而不繁殖,如微丝蚴在蚊体内,亦可既发育又繁殖,如疟原虫在按蚊体内;有时,生物媒介可能仅是病原体暂时寄生或附着于其体表或体内,如蝇可通过机械性携带传播痢疾,霍乱等。

四、寄生虫生活史

寄生虫完成一代生长、发育和繁殖的全过程称为生活史。生活史是由寄生虫个体生长发育整个过程中许多相连的阶段组成,每一阶段均系其生存所必需。在寄生虫生活史过程中,能够进入到宿主体内的生活史阶段,称为感染阶段。如从完成整个生活史过程所需的宿主转换的角度看,可将其分为直接发育型和间接发育型等两种。

(一)直接发育型

这种发育型生活史不需要更换宿主,如蛔虫、钩虫等。蠕虫的虫卵、原虫的包囊经宿主粪便排出体外,其后的发育除了寄生虫本身的因素外,自然条件对其生存和感染性的影响颇大。这些寄生虫在外界直接发育到感染阶段,主动或被动进入宿主体内而形成感染。一般而言,生活史为直接发育型的寄生虫,以肠道寄生虫多见,其分布地区亦广泛。

(二)间接发育型

这种发育型生活史需要更换宿主,如丝虫、疟原虫等。此类寄生虫在完成生活史过程中,除了要求终宿主之外,中间宿主的种类、分布的地区等因素,将决定该寄生虫存在的地区和感染的情况。如日本血吸虫的感染与其唯一的中间宿主钉螺的分布密切相关。从流行病学的角度看,寄生虫生活史需时越短,单位时间内增殖的数量就越大,则该寄生虫种群数量增长的内在潜力越大,在一定程度上流行的可能性亦越大。

五、寄生虫与宿主的相互关系

寄生虫与宿主的相互关系是在长期的共进化过程中逐渐形成的动态关系,包括寄生虫对宿主的损害和宿主对寄生虫的作用两个方面。

(一)寄生虫对宿主的作用

寄生虫对宿主的危害主要取决于虫种、株的毒力、在人体内的移行过程、寄生部位及生理活动等方面。

1. 夺取营养　寄生虫在宿主体内生长、发育及大量繁殖所需的营养物质都从宿主获得。寄生虫所需营养与其个体的大小和数量的多少等因素有关。如慢性钩虫病时,可导致宿主低色素小细胞型贫血。有些肠道寄生虫(如蛔虫、布氏姜片虫、鞭虫、猪带绦虫等)除夺取大量营养外,还可造成肠黏膜损伤,影响肠道的吸收功能,导致营养不良。

2. 机械性损伤　寄生虫在宿主腔道、组织或细胞内寄生,可引起堵塞腔道、压迫组织和破坏细胞等机械性损害。如蛔虫的大量寄生可造成肠梗阻,尚可钻入胆道,引起胆道蛔虫症等;蠕虫幼虫在体内移行可造成移行途径部位的损害,如蛔虫和钩虫在肺内移行时穿破肺泡壁毛细血管,引起出血。

3. 毒素作用 寄生虫在宿主体内生长、发育、繁殖过程中,其代谢产物以及死亡虫体的崩解产物等对宿主均有毒性,可造成宿主的损伤。如溶组织内阿米巴分泌蛋白水解酶侵蚀肠壁,寄生于胆管系统的华支睾吸虫,其分泌物、代谢产物可引起胆管上皮增生,管壁增厚,胆管局限性扩张,尚可能引起上皮瘤样增生甚至恶变。

4. 免疫病理 寄生虫侵入机体后,寄生虫体内和体表的许多成分、代谢产物、死亡虫体的分解产物等都具有抗原性,可使机体诱生免疫病理反应,造成局部或全身的组织损害。寄生虫病的严重病理损害与在体液免疫和细胞免疫分别或共同参与下的超敏反应或变态反应有关。如蠕虫感染所致的荨麻疹、蛔虫和钩虫的幼虫移行引起的哮喘、血吸虫尾蚴性皮炎、钩虫丝状蚴作为过敏源所致皮炎、棘球蚴囊破裂引起的过敏性休克等。

(二)宿主对寄生虫的影响

寄生虫及其产物对宿主而言均为蛋白质类异物,具有抗原性,能引起宿主的一系列防御反应,即免疫应答,包括先天性免疫和获得性免疫。

先天性免疫包括皮肤、黏膜的屏障作用,吞噬细胞的吞噬、消化作用,以及体液因素对寄生虫的杀伤作用等。获得性免疫主要包括体液免疫和细胞免疫,前者主要是抗体的作用,后者主要是细胞因子的作用。

六、寄生虫感染的免疫

寄生虫作为蛋白质类异物进入人体后,人体即产生免疫应答,主要包括机体免疫系统对寄生虫的识别,杀伤和清除等。

人体对寄生虫感染的免疫包括非特异免疫和特异性免疫。前者是先天性的,不是针对某一抗原性异物,故又称先天性免疫;特异性免疫具有针对性,包括体液免疫和细胞免疫。这些免疫应答必须由具有抗原性的异物进入机体,刺激免疫系统后方可形成,故由此又称获得性免疫。

1. 非特异性免疫 这种免疫是人类在长期进化过程中逐步形成的,受遗传因素控制,具有相对稳定性;对各种寄生虫感染都具有一定抵抗力,无特异性,主要通过生理屏障结构如皮肤、黏膜、胎盘屏障和血液、组织中的巨噬细胞、自然杀伤细胞的吞噬杀伤等而起作用。

2. 特异性免疫 寄生虫侵入宿主后,其抗原物质刺激宿主的免疫系统,诱生获得性免疫或特异性免疫,对寄生虫可发挥杀伤作用,对同种寄生虫的再感染也具有一定的抵抗力。

(1)消除性免疫:这在寄生虫感染中较少见。宿主不但能清除体内寄生虫,而且对再感染产生完成抵抗力。如利什曼原虫引起的"东方疖",宿主获得免疫力后,体内原虫完全被清除,临床症状消失,并对再感染具有长久特异的抵抗力。

(2)非消除性免疫:这在寄生虫感染中多见。大多数寄生虫感染都可使宿主诱生一定程度的抗再感染的免疫力,这种免疫力不能完全清除宿主体内原有的寄生虫,体内虫量维持在较低水平,临床表现为不完全免疫,一旦用药物清除体内的残余寄生虫后,宿主已获得的免疫力便逐渐消失。如疟疾的带虫免疫和血吸虫病的伴随免疫。

七、寄生虫病的流行与防治

在自然界中,存在着寄生虫的适宜宿主和适于寄生虫生长发育的条件,造成寄生虫病的传播。寄生虫病的流行必须具备适于寄生虫病传播的条件才可能发生。

(一)寄生虫病流行的基本环节

寄生虫病的流行是指寄生虫病在人群中发生,传播和转归的全过程。完成这个过程须具备三个基本环节,即传染源、传播途径和易感人群。

1. 传染源　寄生虫病的传染源是指体内有寄生虫生长、繁殖,并能排出寄生虫生活史某一阶段虫体的人和动物,包括患者、带虫者和保虫宿主。作为传染源,其体内寄生虫的某一生活史阶段可以直接或间接地进入另一个易感宿主体内继续发育繁殖,而形成寄生虫感染。如外周血液中含有疟原虫雌、雄配子体的疟疾患者或带虫者是疟疾的传染源。

2. 传播途径　传播途径是指寄生虫从传染源到易感宿主的传播过程。常见的传播途径有:经水传播、经土壤传播、经空气传播、经节肢动物传播和经人体直接接触传播等。如蛔虫可经水、土壤等从感染者传播给易感者;疟原虫通过蚊的叮咬吸血传播;阴道毛滴虫通过性生活造成人与人之间传播。寄生虫的感染阶段侵入新的易感者的途径,称为寄生虫的感染途径。藉此,寄生虫进行了宿主更换、延续世代,维持了物种的生存繁衍。寄生虫侵入人体的常见方式和途径有:

(1)经口感染:土源性蠕虫卵需在土壤中发育为感染性虫卵或感染期幼虫,人因接触被感染性虫卵或幼虫污染的土壤,通过其污染的食物经口而感染,如蛔虫病;水源如被寄生虫感染阶段虫体污染,人可因饮水或生食或半生食含感染阶段幼虫或虫卵的食物而感染寄生虫,如华支睾吸虫病和旋毛虫病等;罹患钩虫病的乳母,在哺乳时可将丝状蚴通过乳汁传给乳儿。

(2)经皮肤感染:土壤中的钩虫、粪类圆线虫丝状蚴及存在于水中的血吸虫尾蚴,当与人皮肤接触后可直接侵入人体。

(3)经呼吸道传播:蛲虫等寄生虫的虫卵可在空气中如尘埃样漂浮,随人的呼吸进入人体而感染;耶氏肺孢子虫包囊也可能经飞沫传播。

(4)经胎盘、输血传播:经胎盘、输血也可感染某些寄生虫,如疟原虫、利什曼原虫、弓形虫等。

3. 易感人群　除了某些具有特殊遗传背景的人群外,人对寄生虫普遍易感。寄生虫的隐性感染或低度感染的带虫免疫可产生一定的免疫力,但不完全。寄生虫病的易感性一定程度上与年龄有关,如在血吸虫病流行区,儿童较成年人更易得血吸虫病。

(二)寄生虫病影响流行的因素

寄生虫病的流行过程与自然因素和社会因素关系密切,通过对寄生虫病流行基本环节的影响而发挥作用。

1. 自然因素　自然因素包括气候、地理、生物物种等。地理和气候等自然因素对动物传染源(保虫宿主)有明显的影响,不少自然疫源性寄生虫病的地方性和季节性均与此有关。如卫氏肺吸虫保虫宿主虎、豹等,其生存需适宜的生态环境。自然因素也可以通过影响生物种群的分布及其活动影响寄生虫病的流行。如温度对疟疾的传播起着主要的作用,我国南方如海南岛为全年传播疟疾地区,而北方黑龙江省则很少有疟疾发生;自然因素如气温等对生产方式和生活习惯有一定的影响,会增加感染某种寄生虫的机会,如在血吸虫病流行区,适宜的温度增加了人群接触疫水的机会,因而有利于血吸虫病的流行。

全球气候正在逐渐变暖。根据联合国的一项报告报道近年来地球表面温度的上升幅度是近一万年来所未有的。在过去的 140 年间,造成地球气候变暖各种因素中,由于人类活动而造成的温室效应占了 40%。人类在近十年内的活动所造成的气候变化较过去 1000 余年间的气候变化还大。由于气候变暖,雨量增大,虫媒滋生地增多,且由于繁殖季节延长,造成虫媒种群数量增加,都可能使原来在热带、亚热带流行的虫媒病由于温度上升而北上至纬度较高的地区。在对巴贝西虫的一项研究中,在暖季如温度上升 1.6℃,则蜱的数量可增加 4 倍,每头家畜每天可能被叮咬的次数增加 200～1 400 次,从而增加了感染的概率。

2. 社会因素　社会因素包括社会制度、经济状况、生产活动、生活条件、居住环境、医疗卫生和防疫保健、文化教育程度、卫生习惯、宗教信仰以及风俗习惯等所有与人类活动有关的因素。社会的进步、经济的发展、医疗卫生条件的改善以及群众科学文化水平的提高,一定程度上对控制寄生虫病的流行起着不可忽视的作用。

广泛开展的爱国卫生运动减少了虫卵对环境的污染,对于降低土源性寄生虫病如蛔虫和钩虫病的流行起到了重要的作用;通过环境改造,改变钉螺的滋生环境,消灭钉螺,是我国水网型流行区控制血吸虫病的主要措施。

通过健康教育和健康促进,改变不良的卫生习惯,是控制食源性寄生虫病如肝吸虫病等的有效措施之一。有报道称,在健康教育上投资 1 元,可节约 8.5 元治疗费和 100 元抢救费。尽管目前寄生虫疫苗仍处于研究阶段,离实际应用尚有一定的距离,但寄生虫疫苗将是人类通过免疫预防来提高人群免疫力控制和消灭寄生虫病最经济有效的手段之一。

(三)流行特点

地方性、季节性和自然疫源性是寄生虫病的主要流行特点。

1. 地方性　在排除可能输入的情况下,某种寄生虫病可在某一地区持续或经常发生称为某种寄生虫病的地方性。常见的寄生虫病如疟疾、血吸虫病、黑热病、棘球蚴病等常有明显的地方性特点,这类寄生虫病也被称为地方性疾病。寄生虫病的地方性特点与当地的气候条件、中间宿主或媒介的地理分布、居民的生活习惯和生产方式等因素有关。

2. 季节性　某种寄生虫病发病率在每年中的某些季节出现高峰,这种现象称寄生虫病流行的季节性。温度和湿度等条件对寄生虫的体外生活阶段或自由生活阶段的生长发育具有显而易见的影响。例如温暖、潮湿的环境有利于钩虫卵在土壤中的发育,因此,钩虫感染多见于春、夏季节。温度和湿度等气候条件可直接影响寄生虫在中间宿主或媒介昆虫体内的发育,对中间宿主和媒介种群数量的消长或活动规律也有不同程度的影响。

人群活动规律和生产方式对寄生虫病季节性流行的发生影响颇大。如在我国血吸虫病流行区,夏季居民常因生产或游泳而频繁接触疫水,因此,急性血吸病多发生在夏季。

3. 自然疫源性　在原始森林或荒漠等地区,某些寄生虫病在脊椎动物之间相互传播,一般情况下,人通常不参与这一流行过程,只是由于各种原因而偶尔被卷入到这一过程中去时,这些疾病才可由染病的脊椎动物传给人,这种现象称为自然疫源性,这类地区称为自然疫源地,这种具有自然疫源性的人兽共患寄生虫病亦称为自然疫源性疾病,如卫氏肺吸虫病、黑热病等。

(四)寄生虫病的防治

1. 流行趋势

(1)食源性寄生虫病流行呈上升趋势。随着近年来涮猪肉、烤猪肉串等风味小吃盛行，旋毛虫发病率有上升趋势。在一些少数民族居住地区，由于生食猪肉的习惯没有根本改变，旋毛虫病爆发流行也时有发生。

(2)食源性寄生虫感染增多的原因。一些地区的居民延续长期以来形成的饮食习惯，嗜生食或半生食淡水鱼和肉类；淡水鱼养殖业发展迅速，与其相关的卫生检验、检疫工作相对滞后；生活水平提高，外出就餐机会增多，感染机会加大等。

(3)机会性致病寄生虫病的发病人数增多。艾滋病的蔓延，使一些机会性致病寄生虫如隐孢子虫、耶氏肺孢子虫、弓形虫、粪类圆线虫等感染的发病率增加，这些寄生虫已成为艾滋病患者死亡的主要病因之一。饲养宠物的种类和数量的增加，使人增加了感染犬弓形虫、猫弓形虫等寄生虫的机会。

(4)主要寄生虫病疫情仍不稳定。近年来，一些已被控制的寄生虫病疫情出现回升。我国南方 12 个省市尚有 110 个县市未控制血吸虫病的流行，估计发病人数约 80 万，受威胁人口达 9 000 万。2004 年全国疟疾估计发病人数为 74 万。近年来，安徽省的疟疾发病人数明显上升。棘球蚴病是我国西部和西北部地区最严重的寄生虫病，较为突出的是棘球蚴和利什曼原虫的感染。

(5)一些新发现或病例数重新回升的寄生虫病不容忽视。耶氏肺孢子虫、微小隐孢子虫、比氏肠胞虫、卡晏环孢子球虫、福建棘隙吸虫、喉兽比翼线虫等病原寄生虫，对人体健康的危害不容忽视。

(6)寄生虫对药物具有抗药性。在寄生虫对药物产生抗药性中，疟原虫对氯喹的抗性尤为突出。蚊媒对传统的杀虫剂普遍产生抗药性，使媒介控制工作严重受阻，这也是造成疟疾等虫媒病发病率上升的一个重要原因。

2. 防制对策

(1)控制传染源：治疗患者或带虫者。对流行区居民进行检查（普查或重点人群调查），对检出的患者或带虫者进行药物治疗。对流行区的家畜和野生哺乳动物进行检查，并评价其作为传染源的意义或作用后，分别根据需要采取治疗、捕杀等措施。

(2)切断传播途径：①控制和消灭中间宿主或媒介节肢动物。采用化学、物理或生物等防制方法控制和消灭中间宿主或媒介节肢动物，如灭螺、灭蚊、灭蛉和灭蝇等。②粪便管理。对粪便（包括具有重要传染源意义的保虫宿主的粪便）进行无害化处理，防止寄生虫卵和包囊污染土壤、水源、食物或用品。③食品卫生监督。对肉类、淡水鱼、虾等进行严格的卫生检疫，防止含有寄生虫的食品上市。

(3)保护易感人群：一般而言，人对寄生虫普遍易感，缺乏先天性的抵抗力，对人群采取积极的保护性措施对于控制寄生虫病流行具有重要的意义。

健康教育和健康促进：积极开展预防寄生虫病的宣传教育工作，不断提高群众自我保护意识，培养良好的个人卫生习惯和改变不良饮食习惯，防止经口感染的寄生虫病。

药物预防：某些寄生虫病可服用药物进行预防，如氯喹或乙胺嘧啶加磺胺多辛可用于疟疾预防，青蒿琥酯或蒿甲醚可用于血吸虫病的预防；用驱避剂涂抹皮肤可防止吸血节肢动物的叮咬或血吸虫尾蚴的入侵。

接种疫苗:积极研制寄生虫疫苗,是保护易感人群提供最有力的技术手段之一。

在全球经济空前活跃,包括气候变暖在内的全球环境变化等因素的影响下,针对寄生虫病流行的新的态势,综合防治是控制和消灭寄生虫病的有效对策。由于各种寄生虫病的流行范围、流行程度及防治工作进程各不相同,不同的寄生虫在不同时期有着各自的控制目标和有所侧重的防治措施。如 20 世纪 80 年代以前,我国的血吸虫病防治采取消灭钉螺为主的防治对策。80 年代以后,血吸虫病防治目标已调整为"疾病控制""传播控制"和"传播阻断"3 个不同阶段性的目标,采取"以人群化疗为主"的防治对策。目前,疟疾、血吸虫病、丝虫病、黑热病、阿米巴病和棘球蚴病等已被列入我国法定传染病管理,被列入了全国防治规划的寄生虫病有血吸虫病、疟疾和丝虫病。寄生虫病的防治亦已逐渐引起有关部门的重视。随着我国经济的发展、人民生活水平的提高、卫生科技的进步,我国的寄生虫病防治工作将会取得更大的成就。

目标检测
(扫描二维码下载答题)

任务七　人体寄生虫小结

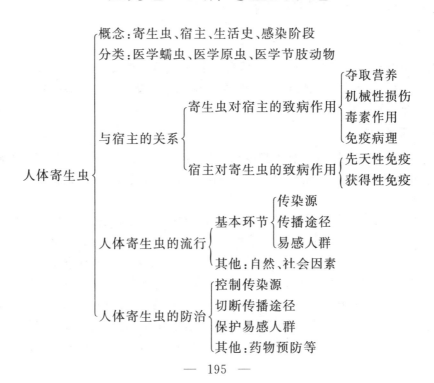

任务八　病原性寄生虫

教学单元二十七　医学蠕虫

✳ 学习目的

熟悉不同医学蠕虫的形态、致病性及临床症状；

了解不同医学蠕虫的生活习性，医学蠕虫感染的治疗方法及防治原则；

能在职业工作中进行健康宣教。

【案例】　小东,5岁,近期经常出现腹痛、腹胀、食欲不振、恶心、呕吐等消化道症状。还偶尔出现皮肤瘙痒、结膜炎等,导致小明日益消瘦,面色蜡黄。其母亲送其到医院检查,确诊为肠道蛔虫感染。给其服用驱虫药。

蠕虫是软体的多细胞无脊椎动物,借身体肌肉的伸缩而蠕动。寄生于人体的蠕动称为医学蠕虫,主要包括线虫、吸虫和绦虫等。

一、线虫

线虫属于线形动物门线虫纲。多数营自生生活,少部分营寄生生活,寄生于人体的常见线虫有10余种。虫体呈圆形或线形;雌雄异体,雌虫大于雄虫,雌虫属端多尖直,雄虫尾端多向腹面卷曲或膨大形成交合伞。

(一)似蚓蛔线虫

似蚓蛔线虫简称蛔虫,是一种大型线虫,寄生于人体小肠中,引起蛔虫病。本病呈世界性分布,遍及全国,农村感染率高于城市,儿童高于成人,为我国最常见的寄生虫病之一。

1. 形态

(1)成虫:虫体呈圆柱形,似蚯蚓,头端较钝,尾端较细。活时为粉红色或微黄色,死后呈灰白色。体表有细横纹和两条白色的侧线。口孔位于虫体顶端,有3个呈品字形排列的唇瓣围绕。雌虫长 20～35 cm,尾端尖直;雄虫长 15～31 cm,尾端向腹面卷曲(图27-1)。

(2)虫卵:蛔虫卵分受精卵和未受精卵。受精卵呈宽卵圆形,大小为(45～75)μm×(35～50)μm。卵壳表面有一层由子宫分泌的、凸凹不平的蛋白质膜,在宿主肠道内被胆汁染成棕黄色。卵壳内含一个大而圆的卵细胞。在卵细胞与两端卵壳之间有新月形的间隙。未受精卵多呈长椭圆形,大小(88～94)μm×(39～44)μm。蛋白质膜和卵壳均较薄,卵壳内含

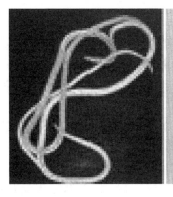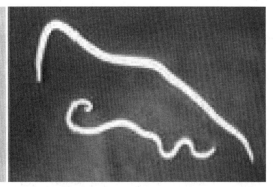

图 27-1 似蚓蛔线虫

许多大小不等的折光性颗粒。受精卵或未受精卵的蛋白质膜有时可脱落,形成脱蛋白质膜卵。脱去蛋白质膜后,卵壳呈无色透明。

2. 生活史 成虫寄生于人体小肠中,以肠内半消化食物为营养。雌、雄虫交配产卵,每条雌虫每天产卵可多达 24 万个,卵随粪便排出。散布于土壤中的受精卵,在潮湿、阴暗、氧气充足和适宜温度(21～30℃)条件下,约经 2 周,卵内细胞发育为幼虫。再经 1 周,幼虫第 1 次蜕皮后变为第 2 期幼虫,这时的虫卵称为感染期卵,是蛔虫的感染阶段。

入食后感染期卵后,在胃液、胰液及幼虫释放的孵化液作用下,卵内幼虫在小肠内孵出。孵出的幼虫侵入肠壁,进入小静脉或淋巴管,经肝、右心到达肺,幼虫穿出肺泡毛细血管进入肺泡,在肺泡内约经 2 周的发育,进行第 2 次及第 3 次蜕皮。然后,幼虫沿支气管、气管到达咽部,被宿主吞咽入食管,经胃到小肠。在小肠内进行第 4 次蜕上后,经数周发育为成虫。自误食感染期虫卵到雌虫产卵需 60～75 天。成虫的寿命通常为 1 年左右。具体可见图27-2。

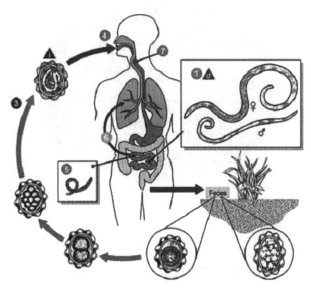

图 27-2 似蚓蛔线虫生活史

3. 致病性

(1)幼虫的致病:少量幼虫钻入肠壁移行时患者可无明显症状。但大量幼虫在移行时可造成机械性损伤;同时幼虫发育中蜕皮、分泌释放变应原物质,可引起人体超敏反应。人体最常受损的器官是肺,可出现支气管上皮细胞脱落,肺部点状出血、炎性渗出出和细胞浸润等。临床表现为发热、咳嗽、哮喘、黏液痰或血痰及血中嗜酸性粒细胞增高等,即蛔虫性肺炎。

(2)成虫的致病:成虫寄居于人体小肠中,引起蛔虫病。成虫对人体的损害不仅是夺取营养、机械性操作及影响吸收,其代谢产物还可造成局部及全身的毒性作用。常引起及早周间性腹痛、腹胀、食欲不振、恶心、呕吐等消化道症状。患者还可出现荨麻疹、皮肤瘙痒、结膜炎等全身症状。儿童重度感染强导致发育障碍。成虫有钻孔的习性,当宿主体温升高、食入刺激性食物或不适当的驱虫治疗时,常使虫体乱窜钻孔。如钻入胆道、胰管、阑尾等处引起胆道蛔虫症、胰腺炎和阑尾炎等。此外,成虫大量扭结成团堵塞肠管或使其寄生肠段的正常蠕动出现障碍均强引起肠梗阻。严重者可穿通肠壁引起肠穿孔,导致腹膜炎。

(二)蠕形住肠线虫

又称蛲虫,成虫寄生于人体的小肠末端、盲肠和结肠,引起蛲虫病。蛲虫病呈世界性分布,国内流行广泛,城市感染率高于农村,儿童高于成人,尤以集居的儿童感染率为高。

1. 形态

(1)成虫:虫体细小,乳白色,线头状。前端两侧具有头翼,咽管末端膨大呈球形,称为咽管球。雄虫长 2～5 mm,后端向腹面卷曲;雌虫长 8～13 mm,虫体中部膨大呈纺锤形,尾端长直而尖细(图 27-3)。

(2)虫卵:卵壳厚,无色透明,一侧扁平,另一侧略凸出,形似柿核。大小为(50～60)μm×(20～30)μm。虫卵自虫体排出时,卵内细胞已发育至蝌蚪期胚。

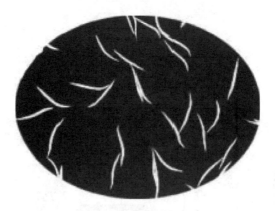

图 27-3　蠕形住肠线虫

2. 生活史　成虫寄生于人体的盲肠、结肠、回肠下段等处,用其头部吸附于肠黏膜上或游离于肠腔,以肠内容物、肠组织或血液为食。雌、雄虫交配后,雄虫很快死亡而被排出体外。雌虫子宫内充满虫卵,并向肠下段移行至直肠。常在夜间当宿主熟睡后,肛门括约肌松弛时,虫体可自肛门爬出体外,受体外温度及湿度变化和氧刺激,在肛门周围和会阴皮肤皱褶处大量产卵。雌虫产卵后,多数死亡,少数可由肛门返回肠腔或进入阴道、尿道等处,引起异位损害。

黏附在肛门周围和会阴皮肤上的虫卵,因温度和湿度适宜,氧充足,卵内蝌蚪期胚约经6小时可发育为幼虫,并蜕皮1次发育为感染期虫卵。感染期虫卵是蛲虫的感染阶段。

雌虫在肛周的蠕动刺激,使肛门周围发痒,当患儿用手挠时,感染期虫卵污染手指,以肛门一手一口方式形成自身感染,感染期虫卵也散落在用具、食物上使其他人经口感染。感染期虫卵被人吞食后,在胃和小肠内受消化液的作用,幼虫在十二指肠孵出。幼虫沿小肠下行到结肠内发育为成虫。自吞食感染期虫卵到雌虫产卵约需1个月左右,雌虫的寿命多为4周左右,一般不超过2个月。

3. **致病性** 雌虫的产卵活动可引起肛门及会阴皮肤瘙痒及炎症,并影响患者睡眠。如瘙痒时抓破皮肤,可引起继发性细菌感染。如雌虫钻入阴道、尿道等处异位寄生,可引起阴道炎、子宫内膜炎、输卵管炎和尿道炎等。

常见其他医学蠕虫生物特性和致病性可见表27-1。

表 27-1 常见其他医学蠕虫生物特性和致病性

名称	形态		生活史	致病性	
	成虫	虫卵		幼虫	成虫
十二指肠钩口线虫	虫体长1 cm,略弯曲。虫体活时呈肉红色,死后呈灰白色。口囊腹侧前缘有2对钩齿,虫体前端和尾端均向背面弯曲,呈C形	为椭圆形,壳薄,无色透明大小为(56～76)μm×(36～40)μm	成虫寄生于人体小肠上段,以血液、淋巴液、肠黏膜及脱落的上皮细胞为食。卵随粪便排出体外,当与人体皮肤接触时,靠其机械力穿刺活动钻入毛囊、汗腺进行人体	1小时内引起皮肤奇痒、灼痛,局部出现小丘疹及出血点,并发细菌感染形成脓疱	咬附在肠黏膜上,造成散在性出血点及小溃疡引起消化道症状
班氏吴策线虫、马来布鲁线虫	虫体细长如丝线体表光滑,乳白色。雌虫尾部钝圆,雄虫尾端向腹面卷曲	虫卵在雌虫子宫内直接发育为幼虫(微丝蚴)。细长头端钝圆、尾端尖细,外被鞘膜,体内有许多圆形或椭圆形的体核	成虫寄生于人体的淋巴管、淋巴结内,在淋巴液为食	代谢产物、幼早蜕皮液和蜕下的外皮可刺激机体引起超敏反应。引起周期性发作的淋巴管炎淋巴结炎、丹毒样皮炎	寄生于阴囊内出现精索炎、附睾炎及睾妨炎。进一步引起象皮肿睾妨鞘膜积液及乳糜尿
旋毛形线虫	细小、白色,虫体前稍细。雄虫尾端具一对叶状交配器,无交合刺	幼虫囊包呈梭形,一个囊包内通常含1～2条幼虫	成虫寄生于小肠内其至到腹腔和肠系膜淋巴结处寄生	引起十二指肠炎和空肠炎	幼虫随淋巴、血液循环侵入全身各器官及肌肉导致血管炎及肌炎

(三)线虫的寄生虫学检查及防治原则

蛔虫及钩虫感染常用生理盐水直接涂片法粪检虫卵或用水洗沉淀法、饱和盐水浮聚法提高检出效率。钩蚴培养法可鉴别两种钩虫。蛲虫感染粪检虫卵的阳性率极低,常用透明胶纸法或棉签拭子法,在清晨便前检卵或可查看肛门周围有无成虫;丝虫感染应在晚上9时至次晨2时取血涂片检查微丝蚴,也可取体液经离心沉淀后检查微丝蚴;旋毛虫病的诊断可取患者肌肉或可疑肉食,经压片或切片镜检幼虫及囊包。

防治线虫感染应加强粪便管理及卫生宣传教育,注意饮食卫生及个人卫生,饭前洗手,清洗蔬菜、瓜果,防止食入感染期卵。防治蛲虫还应避免手抓肛门造成自身反复感染;预防感染应减少皮肤接触泥土,防止丝状蚴侵入人体;防蚊灭蚊可有效地切断丝虫病的传播途径。线虫感染常用的驱虫药有阿苯达唑、甲苯达唑等;丝虫常用枸橼酸乙胺嗪等。

二、吸虫

吸虫属扁形动物门吸虫纲。虫体呈叶状或舌状,背腹扁平,两侧对称,具口吸盘和腹吸盘。前端沿口、咽、食管向后延伸为两肠支,末端为盲管,无肛门。除血吸虫外,均为雌雄同体。吸虫的生活史复杂,有世休交替的宿主转换现象。寄生于人体的吸虫有30多种。我国主要有华支睾吸虫、布氏姜片吸虫、卫氏并殖吸虫、日本血吸虫等。

(一)华支睾吸虫

简称肝吸虫,成虫寄生于人体肝胆管引起肝吸虫病。肝吸虫病主要分布于中国、日本、朝鲜、越南和中南亚国家,我国除青海、宁夏、新疆、内蒙古及西藏等地尚无报道外,其余24个省、市、自治区均有不同程度流行。

1. 形态

成虫,体形狭小,背腹扁平,前端较尖,后端钝圆,葵花籽仁状。活时为肉红色,死后为灰白色。口吸盘位于虫体前端,腹吸盘位于虫体前1/5处,略小于口吸盘。雌雄同体。一对睾丸前后排列于虫体后1/3,呈分支状,故名华支睾吸虫(图27-4)。

虫卵,黄褐色,略似芝麻形。大小$(27\sim35)\mu m\times(12\sim20)\mu m$,为最小的蠕虫卵。一端较窄且有卵盖,卵盖两侧有肩峰突起。另一端稍宽且钝圆,有一小突起。卵从子宫排出时已发育成熟,内含一毛蚴(图27-5)。

2. 生活史　成虫寄生于人或猫、猪等哺乳动物的肝胆管内,以肝胆管黏膜、分泌物和血细胞等为食。成虫产出虫卵,虫卵经胆汁进入消化道随粪便排出体外,在水中被第一中间宿主豆螺、沼螺、涵螺等吞食,在螺体消化道内孵毛蚴。毛蚴穿过肠壁经胞蚴、雷蚴等无性生殖阶段形成许多尾蚴。成熟的尾蚴自螺体逸出,在水中游动,如遇第二中间宿主淡水鱼或虾时,即侵入鱼或虾体内,经20~30天发育为囊蚴。囊蚴是肝吸虫的感染阶段。

当人或猫等哺乳动物食入含活囊蚴的鱼或虾时,囊蚴进入消化道,在消化液的作用下,幼虫在十二指肠中破囊而出。幼虫沿胆汁流动的逆方向移行,经胆总管至肝胆管。动物实验表明,幼虫也可经血管或穿过肠壁进入肝胆管内。

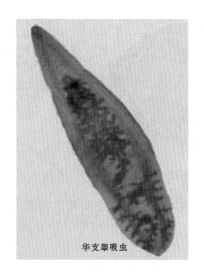 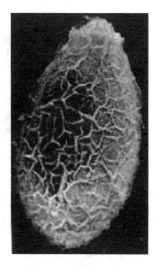

图 27-4 华支睾吸虫成虫　　　　　　图 27-5 华支睾吸虫虫卵

3. 致病性　成虫寄生于人体的肝胆管中,虫体的分泌物,代谢产物及虫体的机械性刺激,可引起胆管内膜和胆管周围的炎症,导致胆管上皮脱落、增生、管壁增厚,管腔变窄,周围纤维组织增生,导致肝吸虫病等。

由于胆管阻塞、胆法淤积,常导致阻塞性黄疸或继发细菌感染,引起胆管炎和胆管肝炎,虫卵、死亡的虫体及其碎片等可聚集成结石核心引起胆石症。长期慢性感染病人可出现肝硬化。

在临床上,轻度感染者除肝大外,可无其他明显症状;中度感染者可表现为食欲不振、厌油、头晕、乏力、上腹部不适和肝区隐痛;重度感染者可出现营养不良、肝脾肿大、腹痛腹泻或黄疸等症状。晚期出现肝硬化、腹水,甚至消化道大出血、肝错昏迷而死亡。儿童感染可导致发育障碍或侏儒症。

(二)卫氏并殖吸虫

卫氏并殖吸虫简称肺吸虫,可寄生于多种器官,但主要寄生于肺脏,可引起肺吸虫病,我国东北、山东、云南等 26 个省、市、自治区有流行。

1. 形态

(1)成虫:虫体肥厚,长椭圆形,腹面扁平,背部隆起,形如半粒黄豆。大小为 $(7.5\sim12)mm\times(4\sim6)mm\times(3.5\sim5.0)mm$。活时为红褐色,死后呈灰白色。口、腹吸盘大小略同,口吸盘位于虫体前端,腹吸盘位于虫体中横线之前。雌雄同体,卵巢与子宫并列于腹吸盘之后,分支状的睾丸左右并列在虫体后端 1/3 处,故名并殖吸虫(图 27-6)。

(2)虫卵:金黄色,椭圆形,大小为 $(80\sim118)\mu m\times(48\sim60)\mu m$,最宽处多近卵盖一端。卵盖大,常略倾斜;卵壳厚薄不均,无卵盖端较厚。卵内含 1 个卵细胞和 10 多个卵黄细胞。

2. 生活史　成虫主要寄生于人或猫、犬等肉食哺乳动物的肺内,以血液和坏死组织为食,虫卵随痰咳出或被咽下后随粪便排出体外。虫卵入水后,约经 2～3 周的发育出毛蚴。毛蚴入侵第一中间宿主川卷螺体内,经胞蚴、母雷蚴、子雷蚴等无性繁殖阶段,形成大量尾

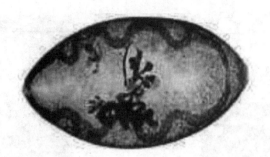

图 27-6　肺吸虫形态

蚴。2 个月后成熟的尾蚴自螺体逸出,在水中游动,主动侵入第二中间鹤溪蟹等体内。尾蚴也可随螺体一起被溪蟹吞入。如图 27-7 所示。

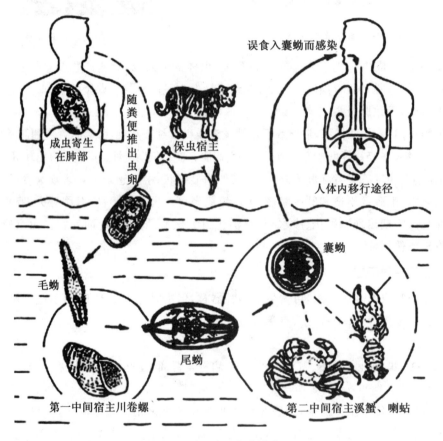

图 27-7　肺吸虫生活史

　　当人或猫等动物误食入含有活囊蚴的溪蟹或生水时,囊蚴进入消化道,经消化液的作用,幼虫在小肠脱囊而出成为童虫。童虫靠前端腺体分泌液和强有力的活动,穿过肠壁进入腹腔,徘徊于各器官之间或邻近组织及腹壁。1～3 周后童虫从腹腔穿过膈肌进入胸腔而入肺,最后在肺中发育成熟并产卵。有些童虫可侵入其他器官,如皮下、脑、眼眶等处,引起异位寄生。自囊蚴进入宿主到成虫产卵约需 2 个月。成虫的寿命一般为 5～6 年,也有长达 20 年者。

3. **致病性**　当肺吸虫童虫和成虫在组织内游走或定居时,对肺等组织器官造成机械性损伤;虫体的代谢产物等也具有毒性作用并可引起免疫病理反应。其基本病变过程可分三期。

(1)脓肿期:主要因虫体移行可造成组织破坏和出血。肉眼可见病变处呈窟穴状或隧道状,内有血液并出现炎性渗出,继之病灶四周产生肉芽组织而形成薄膜状囊壁。

(2)囊肿期:随着脓腔内大量炎细胞坏死、崩解及液化,脓肿内容物变成赤褐色黏稠性液体。囊壁因肉芽组织增生而变厚。镜下检查可见坏死组织、大量虫卵等。

(3)纤维疤痕期:虫体死亡或转移至他处,囊腔内容物通过支气管排出或被吸收,囊内由肉芽组织充填,最后病灶纤维化形成瘢痕。

临床表现为胸痛、咳嗽、痰中带血或铁锈色痰。此外,并殖吸虫病常累及全身多个器官,症状较复杂,若虫体移行到脑,强引起癫痫、偏瘫等。若虫体移行至皮下组织,引起皮下移行性包块及结节。

(三)日本裂体吸虫

日本裂体吸虫又称日本血吸虫,简称血吸虫。成虫寄生于门脉－肠系膜静脉系统,引起血吸虫病。日本血吸虫病流行于中国、日本、菲律宾、印度尼西亚等国,我国长江流域及长江以南的省、市、自治区均有流行。

1. **形态**

(1)成虫:雌雄异体。雄虫活时为乳白色,长为 12～20 mm,前端有发达的口、腹吸盘,自腹吸盘以下虫体向两侧延展呈扁平状,并向腹面卷曲,形成抱雌沟,睾丸为 7 个,呈串珠状排列,位于腹吸盘后背侧。雌虫圆柱形,前细后粗,长为 20～28 mm,活时为深褐色(图 27-8)。

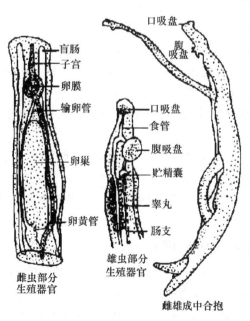

图 27-8　日本裂体吸虫成虫

(2)卵巢:呈椭圆形,位于虫体中部。消化道有口、食管、肠管。肠管在腹吸盘前背侧分为两支,向后延伸至虫体后端 1/3 处汇合成单一盲管。

(3)虫卵:成熟虫卵淡黄色,椭圆形,大小为 $(74\sim106)\,\mu m\times(55\sim80)\,\mu m$。卵壳薄,无盖,卵壳一侧有一逗点状,因位置不定及虫卵表面常附有坏死组织等污物;有时不易见到小刺。卵内含有一毛蚴,毛蚴与卵壳之间有一些大小不等的油滴状毛蚴分泌物。

(4)毛蚴:呈梨形或长椭圆形,前端稍尖,大小 $99\,\mu m\times35\,\mu m$。灰白色,半透明,周身被有纤毛。体内前端有顶腺和一对侧腺,两种腺体开口于虫体前端,能分泌溶组织物质,后半部体内含许多胚细胞。

(5)尾蚴:尾蚴分体部和尾部,尾部又分尾干和尾叉。尾蚴大小 $280\sim360\,\mu m$。尾叉长度小于尾干长度的 1/2 为日本血吸虫尾蚴的特征。体前端有口吸盘,腹吸盘位于体后部。在体内中后部有 5 对穿刺腺,开口于虫体前端,能分泌多种酶类。

2. 生活史　成虫寄生于人或牛、猎等多种哺乳动物的门静脉－肠系膜静脉内,以血液为食。雌虫在宿主肠黏膜下层的静脉末梢内产卵。虫卵随血液流进入肝或沉积在肠壁中。成熟虫卵内毛蚴分泌的溶组织物质能透过卵壳,破坏血管壁及周围肠黏膜组织。

尾蚴遇到人和哺乳动物时,以吸盘吸附在皮肤上,凭借其尾叉的摆动、体部的伸缩推进以及穿刺腺分泌的溶蛋白酶类对皮肤组织的溶解作用,迅速穿入宿主皮肤,并脱去尾部成为童虫。童虫经末梢血管或淋巴管入血,随血流至右心,经肺、左心进入体循环,到达肠系膜动脉,穿过毛细血管进入门静脉,待发育到一定程度,雌、雄虫合抱,性器官发育成熟。合抱的虫体再回到肠系膜下静脉中寄居、交配、产卵。自尾蚴侵入人体到成虫产卵约需 24 天。

3. 致病性　血吸虫发育的不同阶段,尾蚴、童虫、成虫和虫卵均可对宿主造成不同的损害,其中以虫卵的致病作用最为显著。

(1)虫卵:虫卵是血吸虫病的主要致病阶段。虫卵沉积于肝和肠壁血管中,当虫卵内毛蚴成熟后,分泌释放可溶性抗原透过卵壳微孔缓慢释放,吸引巨噬细胞、嗜酸性粒细胞、浆细胞、中性粒细胞等聚集到虫卵周围造成 IV 型超敏反应,形成肉芽肿。随着病程发展,卵内毛蚴死亡,脓肿逐渐被吸收,肉芽组织逐渐发生纤维化,形成瘢痕组织。

(2)成虫:成虫所致的病理损害一般较轻微,由于虫体对血管的刺激,可引起静脉内膜炎及静脉周围炎。成虫代谢产物、分泌物、排泄物及脱落的表皮,在宿主体内可形成 IC,引起Ⅲ型超敏反应。

(3)尾蚴及童虫:尾蚴钻入人体皮肤后,可引起尾蚴性皮炎。局部出现丘疹、瘙痒等。童虫在体内移行过程中可致血管炎,表现为毛细血管充血、点状充血、栓塞、炎细胞浸润等等。最常受累的器官是肺,表现为局部炎症,可能与童虫代谢产物或虫体死亡后崩解产物引起的超敏反应有关。

(四)吸虫的寄生虫学检查及防治原则

吸虫感染主要以粪便直接涂片或沉淀法检查虫卵。十二指肠引流胆汁离心沉淀可提高肝吸虫卵检出率,但病人常难以接受;肺吸虫感染可采集痰液或皮下结节检出虫卵、童虫及成虫均有诊断意义;肠黏膜活组织检查适用于慢性、晚期及粪便检出率低的血吸虫病患者。免疫学检测常用于辅助诊断。

开展卫生宣教,加强粪便管理,不吃生的或半生的淡水鱼、虾、蟹、未经刷洗及沸水烫过的水生植物、不饮生水是预防吸虫病最有效的方法。血吸虫病的防治要综合治理,查治病人病畜,控制传染源;消灭钉螺滋生地,切断传播途径;做好个人防护,避免反复感染。治疗吸虫病常用的药物有吡喹酮等。

三、绦虫

绦虫属扁形动物门的绦虫纲,该纲虫体均营寄生生活。寄生于人体的绦虫有 30 多种。成虫色或乳白色,背腹扁平,带状。多数虫体分节,雌雄同体,无消化道。营养物质均通过体壁吸收,缺体腔。虫体由头节、颈部和链体三部分组成。绦虫的成虫均寄生于脊椎动物的肠道内,幼虫寄生于脊椎动物或无脊椎动物组织内。主要虫种有链状带绦虫、肥胖带绦虫、细粒棘球绦虫等。

以下以链状带绦虫为例:

链状带绦虫也称猪带绦虫或猪肉绦虫。成虫寄生于人体小肠,引起猪带绦虫病;幼虫除寄生于猪体外,尚可寄生于人体组织内,引起猪囊虫病。猪带绦虫在全世界广泛分布。

1. 形态(图 27-9)

(1)成虫:乳白色、带状,节片较薄,略透明,长 2～4 m。前端较细,向后渐扁阔。整个虫体可分为头节、颈部和链体三部分。头节近似球形,除有 4 个吸盘外,顶端带具有能伸缩的顶突,其上排列两圈小钩。颈部纤细,位于头节之后,与头节无明显的界限,颈部具有生发功能。链体依次分为幼节、成节和孕节。

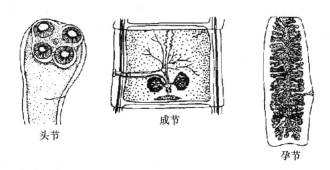

头节　　　成节　　　孕节

图 27-9　链状带绦虫

(2)虫卵:呈圆球形,胚膜较厚,棕黄色,周围有放射状条纹,内含六钩蚴,胚膜外面的卵壳甚薄,极易破裂而脱落。

(3)猪囊尾蚴:为乳白色、半透明的囊状物,外被囊壁,囊内充满透明囊液。头节凹入囊内呈白点状,其构造与成虫头节相似。

2. 生活史　人是猪带绦虫的唯一宿主。成虫寄生于人体小肠,靠吸收肠腔中的营养物质。孕节常单独或数节相连不断地从虫体末端脱落后随粪便排出。猪、野猪等为猪带绦虫的中间宿主。有囊尾蚴寄生的猪肉俗称"米猪肉"。

当人误食生的或半生的含活囊蚴的猪肉后,囊尾蚴在小肠受胆汁的作用,头节翻出,附着于肠壁,并从颈部不断长出长链,经 2～3 个月发育为成虫并排出孕节(图 27-10)。

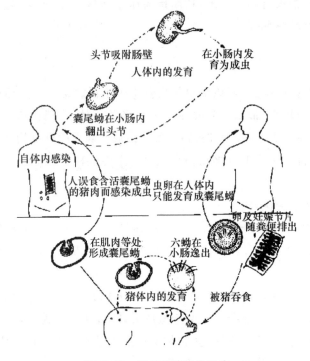

图 27-10　链状带绦虫生活史

人也可作为猪带绦虫的中间宿主。从孕节散出的虫卵若被人误食,到达人体各部位发育为囊尾蚴引起囊虫病。囊尾蚴一般寄生在人体的皮下组织、肌肉、脑、眼、心等处。人感染虫卵的方式有 3 种:①异体感染:误食他人排出虫卵污染的食物、水等感染。②体外自身重复感染:患者误食自己排出的虫卵而感染。③体内自身重复感染:如绦虫病患者因恶心、呕吐时,肠道的蠕动将孕节反入胃中引起感染。

3. 致病性

(1)成虫:寄生人体小肠,一般多为 1 条,在某地方性流行区患平均感染的成虫多至2.3～3.8 条,中国报道一例最多感染 19 条。肠绦虫病的临床症状一般轻微。粪便中发现节片是最常见的患者求医原因。少数患者有上腹或全腹隐腹、消化不良、腹泻、体重减轻等症状。偶有因头节固着肠壁而致局部损伤者,少数穿破肠壁或引起肠梗阻。

(2)囊尾蚴病:是严重危害人体的寄生虫病之一,俗称囊虫病,其危害程度大于绦虫病。危害程度因囊尾蚴寄生的部位和数量而不同。人体寄生的囊尾蚴可由 1 个至成千个;寄生部位很广,好发于人体的皮下组织、肌肉、脑和眼,其次为心、舌、口、肝、肺、腹膜、上唇、乳房、子宫、神经鞘、骨等。

1)皮下及肌肉囊尾蚴病:囊尾蚴位于皮下或黏膜下,肌肉中,形成结节。数目可由 1 个至数千个。以躯干和头部较多,四肢较少。结节在皮下呈圆形或椭圆形,0.5～1.5 cm,硬度近似软骨,手可触及,与皮下组织无粘连,无压痛。常分批出现,并可自行逐渐消失。感染轻时可无症状。寄生数量多时,可自觉肌肉酸痛无力,发胀、麻木或呈假性肌胎大症等。

2)脑囊尾蚴病:脑囊尾蚴病的临床症状极为复杂,可全无症状,但有的可引起猝死。通常病程缓慢,囊尾蚴病发病时间以1个月至1年为最多,最长可达30年。癫痫发作,颅内压增高,精神症状是脑囊尾蚴病的三大主要症状,以癫痫发作最多见。神经疾患和脑血流障碍症状如记忆力减退,视力下降及精神症状,其他可有头痛头晕、呕吐、神志不清、失语、肢麻、局部抽搐、听力障碍、精神障碍、痴呆、偏瘫和失明等。

脑囊尾蚴病患者在脑炎的发病上起诱导作用,并可使脑炎病变加重而致死亡。

3)眼囊尾蚴病:囊尾蚴可寄生在眼的任何部位,但绝大多数在眼球深部,玻璃体及视网膜下寄生,通常累及单眼。症状轻者表现为视力障碍,常可见虫体蠕动,重者可失明。眼内囊尾蚴存活时,一般患者尚能忍受。但囊尾蚴一旦死亡,虫体的分解物可产生强烈刺激,造成眼内组织变化,玻璃体混浊、视网膜脱离、视神经萎缩,并发白内障,继发青光眼等终致眼球萎缩而失明。

4. 防治原则

(1)治疗病人:在普查的基础上及时为患者驱虫治疗。由于本虫寄生在肠道常可导致囊尾蚴病,故必须尽早并彻底驱虫治疗。米帕林、吡喹酮、甲苯达唑、阿苯达唑、阿苯达唑等都取得较好驱虫效果。槟榔、南瓜子合剂疗法效果良好。中药和针灸治疗囊尾蚴病也取得疗效。

治疗囊尾蚴病习用的方法是以手术摘除囊尾蚴。眼囊尾蚴病唯一合理的治疗法是手术摘取虫体,如待虫体死亡,引起剧烈的炎症反应,最近不得不摘除整个眼球。但在特殊部位或较深处的囊尾蚴往往不易施行手术,而仅能给予对症治疗。如脑囊尾蚴病时给抗癫痫药物等。

(2)管理厕所猪圈:发动群众管好厕所、建圈养猪,控制人畜互相感染。

(3)注意个人卫生:必须大力宣传本病的危害性,革除不良习惯,不吃生肉,饭前便后洗手,以防误食虫卵。烹调务必将肉煮熟。肉中的囊尾蚴在54℃经5分钟即可被杀死,切生熟肉刀和砧板要分开。

(4)加强肉类检查:搞好城乡肉品的卫生检查,尤其要加强农贸市场上个体商贩出售的肉类检验,在供应市场前,肉类必须经过严格的检查和处理。猪肉在-12～13℃环境中,经12小时,其中囊尾蚴可全部被杀死。

在防治中要加强领导,农、牧、卫生、商业部门密切配合,狠抓综合性措施的落实,切实做到防治见效。

目标检测
(扫描二维码下载答题)

教学单元二十八　医学原虫

✱学习目的

　　掌握临床上常见原虫的感染途径及致病性;

　　了解溶组织内阿米巴原虫和阴道毛滴虫各虫期的形态特征、生活史、致病作用及病原学诊断;人体疟原虫生活史,形态,红内期形态特征,疟原虫的致病作用;

　　能够在职业工作中对患者或人群进行卫生健康知识宣讲与教育。

【案例】　张某,女,近期经常出现外阴瘙痒、白带增多呈黄色泡沫状等症状。随其到医院就诊,经过阴道分泌物检查确诊为阴道毛滴虫感染。医生嘱其注意近期不要到公共浴室等公共场所,并对其进行消炎治疗。

　　原虫为单细胞真核动物,广泛分布于自然界,绝大多数营自生生活,少数营寄生生活。与医学有关的原虫有数十种,在我国寄生于人体的重要原虫有十多种。原虫虫体微小,基本结构由细胞膜、细胞质、细胞核三部分构成。具有完整的生理机能,如运动、消化、排泄、呼吸、生殖及对外界刺激产生反应等。依据运动细胞器的有无和类型不同可将原虫分为阿米巴、鞭毛虫、孢子虫和纤毛虫四大类,其生物学地位分别隶属于叶足纲、动鞭纲、孢子纲和纤毛纲等。

一、叶足虫纲

(一)溶组织内阿米巴

　　溶组织阿米巴又称痢疾阿米巴,主要寄生于人体结肠,在一定条件下可侵入肠壁组织,引起阿米巴痢疾,并可侵入血管,随血流到达肝、肺、脑等,引发炎症或脓肿。本虫呈世界性分布,我国各地均有感染,农村高于城市。

　　1. 形态

　　(1)滋养体

　　1)大滋养体:寄生在组织中,是溶组织内阿米巴的致病型。活动的大滋养体体积变化较大,直径 $12\sim60\,\mu m$,$15\sim30\,\mu m$ 为常见。其虫体分内质和外质,外质透明,约占全体 1/3,内质较浓密,呈颗粒状。运动时外质伸出,常形成单一的伪足,做定向移动即阿米巴运动。先是外质伸出舌状或指状伪足,随即内质流入伪足,使整个虫体向着伪足伸出的方向移动,在内质中常见被其吞噬的红细胞。以铁苏木素染色后,可见一个圆形细胞核,呈泡状,大小为 $4\sim9\,\mu m$,平均 $5.3\,\mu m$,核膜内缘一层大小均匀、排列整齐的染色质粒,核的正中具有一个圆形细小的核仁,也可略偏位,核仁与核膜间有时可见到网状的核纤维。如图 28-1 所示。

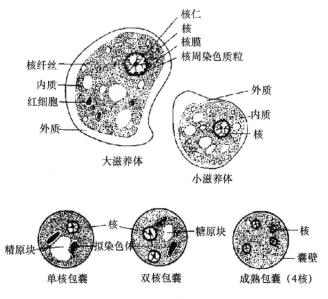

图 28-1　溶组织内阿米巴形态

2)小滋养体:小滋养体生活在肠腔中,以肠道细菌和肠内容物为营养,不吞噬红细胞,在生理盐水涂片中体积较小,直径 12～30 μm。

(2)包囊:圆球形,直径 5～20 μm,囊壁厚约 0.5 cm,透明,折光性强,不被伊红着色。在低倍镜下,只是圆形的透明体,看不清内部结构。在高倍镜下,隐约可见拟染色体与反光的圆形核。当用碘染色时,整个包囊呈淡棕色,比较清晰,核数 1～4 个,偶见 8 个。在单核或双核包囊中,可见染色棕色的糖原泡以及透明的棍棒状拟染色体(可能是多聚核蛋白体)。当形成具有感染性的成熟 4 核包囊时,拟染色体和糖原泡逐渐消失。铁苏木素染色后,糖原泡在染色过程中被溶解成空泡,拟染色体更清晰,呈棍棒状,两端钝圆。

2. **生活史**　溶组织阿米巴滋养体一般在宿主结肠内共栖。只在一定条件下可侵入肠壁并可由血流输送到其他脏器。溶组织阿米巴生活史的基本过程为包囊-滋养体-包囊。4 核包囊是感染阶段,人误食被 4 核包囊污染的食物或水而感染。在小肠下段经碱性消化液的作用,囊壁变薄,加之虫体的活动使虫体胶囊而出。4 核的虫体经 3 次胞质分裂和 1 次核分裂形成 8 个单核滋养体,并定居于结肠黏膜皱褶或肠腺窝内,以肠黏膜、细菌及消化的食物为营养增殖。当结肠功能正常时,部分滋养体可随肠内容物向下移动,因肠内环境变化,如营养、水分被吸收减少等,滋养体停止活动,排出未消化的食物,并分泌胶状物质形成具囊壁的包囊。未成熟包囊只有 1～2 个细胞核,成熟包囊分裂为 4 个核。包囊随粪便排出体外。包囊对外界抵抗力强,通过污染食物或饮水而感染新的宿主。如图 28-2 所示。

当机体免疫力下降、肠壁受损、肠功能紊乱等情况下,肠腔内的滋养体可侵入肠壁组织,吞噬红细胞,破坏组织,引起肠壁溃疡。肠壁组织中的滋养体可随血流播散至肝、肺等器官内寄生繁殖,引起相应器官的病变,也可随坏死的肠壁组织落入肠腔,通过肠蠕动随粪便排出体外并很快死亡。

3. **致病性**　溶组织内阿米巴的致病与虫株的致病力、虫体的寄生环境和宿主的免疫状

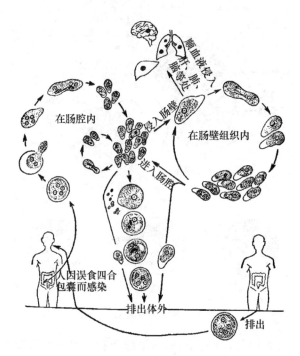

在肠腔内

侵入肠壁

在肠壁组织内

进入肠腔

人因误食四合包囊而感染

排出体外

排出

图 28-2　溶组织内阿米巴生活史

态等多种因素有关。肠阿米巴病多发于盲肠或阑尾,也易累及乙状结肠和升结肠,偶累及回肠。溶组织内阿米巴借其溶组织酶及伪足侵入肠壁黏膜层、黏膜下层生长繁殖,引起组织溶解与坏死,形成口小底大的烧瓶样溃疡,严重者还可连绵成片。当溃疡内的坏死黏膜组织、血液和滋养体一齐落入肠腔,则形成阿米巴疾病,典型的阿米巴疾病粪便呈红色黏液血便,有腥臭味。

(二)寄生虫学的检查及防治原则

1. 活滋养体检查法　常用生理盐水直接涂片法检查活动的滋养体。急性痢疾患者的脓血便或阿米巴炎病人的稀便,要求容器干净,粪样新鲜、送检越快越好,寒冷季节还要注意运送和检查时的保温。检查时取一洁净的载玻片,滴加生理盐水 1 滴,再以竹签蘸取少量粪便,涂在生理盐水中,加盖玻片,然后置于显微镜下检查。典型的阿米巴痢疾粪便为酱红色黏液样,有特殊的腥臭味。镜检可见黏液中含较多黏集成团的红细胞和较少的白细胞,有时可见夏科-雷登氏结晶和活动的滋养体。这些特点可与细菌性痢疾的粪便相区别。

2. 包囊检查法　临床上常用碘液涂片法,该法简便易行。取一洁净的载玻片,滴加碘液 1 滴,再以竹签蘸取少量粪样,在碘液中涂成薄片加盖玻片,然后置于显微镜下检查,鉴别细胞核的特征和数目。

治疗患者及携带包囊者,饮水须煮沸,不吃生菜,防止饮食被污染。防止苍蝇滋生和灭蝇。检查和治疗从事饮食业的排包囊及慢性患者,平时注意饭前便后洗手等个人卫生。常用药物有甲硝唑、替硝唑等。

二、鞭毛虫纲

(一)阴道毛滴虫

阴道毛滴虫是寄生在人体阴道和泌尿道的鞭毛虫,主要引起滴虫性阴道炎和尿道炎,是以性传播为主的一种传染病。

1. 形态　阴道毛滴虫的生活史仅有滋养体阶段而无包囊阶段。活体呈无色透明,有折光性,体态多变,活动力强。固定染色后呈梨形,体长 $7\sim23\ \mu m$,前端有一个泡状核,核上缘有 5 颗排列成环状的基体,由此发出 5 根鞭毛:4 根前鞭毛,1 根后鞭毛。1 根轴柱,纤细透明,纵贯虫体,自后端伸出体外。体外侧前 1/2 处,有一波动膜,其外缘与向后延伸的后鞭毛相连。虫体借助鞭毛摆动前进,以波动膜的波动作旋转式运动。胞质内有深染的颗粒,为该虫特有的氢化酶体。如图 28-3 所示。

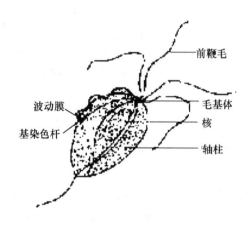

图 28-3　阴道毛滴虫

2. 生活史　阴道毛滴虫生活史简单。滋养体主要寄生于女性阴道,尤以后穹窿多见,偶可侵入尿道。男性感染者一般寄生于尿道、前列腺,也可侵及睾丸、附睾及包皮下组织。虫体以纵二分裂法繁殖。滋养体既是繁殖阶段,也是感染和致病阶段。该虫通过直接或间接接触方式在人群中传播。

3. 致病性　阴道毛滴虫的致病力随着虫株及宿主生理状况、免疫功能、内分泌以及阴道内细菌或真菌感染等而改变,尤其是妇女在妊娠及泌尿生殖系统生理失调时更易出现炎症。感染数天后,阴道黏膜出现充血、水肿、上皮细胞变性脱落,白细胞炎症反应。健康妇女阴道因乳酸杆菌作用,pH 值维持在 $3.8\sim4.4$,可抑制其他细菌生长,不利于滴虫生长,称为阴道的自净作用。然而滴虫在阴道中消耗糖原,妨碍乳酸杆菌的酵解作用,影响乳酸浓度,从而使阴道 pH 转为中性或碱性。妊娠及月经后的阴道生理周期使 pH 接近中性,这些都有利于滴虫繁殖,因而感染和复发率较高。

大多数虫株的致病力较弱,许多妇女虽有阴道毛滴虫感染而无临床症状成为带虫者。毒力强的虫株可引起明显的阴道炎。常见症状为外阴瘙痒、白带增多呈黄色泡沫状。滴虫也可寄生在尿道、男性前列腺,引起尿道炎和前列腺炎。

其他鞭毛虫主要生物学特征与致病性见表 28-1。

表 28-1　其他鞭毛虫主要生物学特性与致病性

名称	形态	生活史	致病性
蓝氏贾第鞭毛虫（贾第虫）	滋养体似半个纵切的梨状，虫体两侧对称，前端钝圆，后端尖细，侧面观背面隆起，腹面扁平，腹面前半部向内陷形成吸盘，借此吸附在宿主肠黏膜上包囊呈椭圆形，囊壁与虫体之间有明显的间隙，囊内虫体可见鞭毛、轴柱、中央小体及细胞核	成熟的 4 核包囊是感染阶段。4 核包囊随着被污染的食物或水进入人体，在十二指肠内脱囊形成滋养体。滋养体主要寄生于十二指肠，腹泻时滋养体也可排出体外	寄生于人体小肠、胆囊内，引起周腹泻、胆囊炎等。典型患者有爆发性水泻，粪便恶臭，伴腹胀、腹痛、嗳气、呕吐、发热、乏力、厌食等
杜氏利什曼原虫（黑热病原虫）	无鞭毛体呈卵圆形，常见于巨噬细胞内。瑞氏染色后，细胞质呈蓝色，核圆形，红色或淡紫色。前体有一根鞭毛	当雌性白蛉叮吸病人或病畜等时，血液或皮肤内含无鞭毛体的巨噬细胞被吸入胃内，发育成具感染性的前鞭毛体大量聚集在口腔。叮刺健康人时，随唾液进入人体被巨噬细胞吞噬，在巨噬细胞内发育为无鞭毛体	内脏利什曼病（黑热病）：患者肝脾、淋巴结肿大；晚期病人面颊有时可出现色素沉着，免疫功能受损，极易并发各种感染疾病，是死亡的主要原因

（二）鞭毛虫的寄生虫学检查及防治原则

鞭毛虫感染可根据不同虫种采用不同方法检查。阴道毛滴虫感染可取阴道后穹隆分泌物、尿液沉淀物或前列腺分泌物，直接涂片法或涂片染色法镜检，必要时可作培养检查；蓝氏贾第鞭毛虫从粪便、十二指肠液或胆汁中检出滋养体及包囊可确诊；黑热病常取患者的脊髓及淋巴结穿刺液，涂片染色镜检或培养，发现无鞭毛体即可诊断。

阴道毛滴虫滋养体在外界抵抗力较强，通过性生活直接传播或通过公共浴池、浴具等间接接触传播。改善公共设施，注意个人公共卫生与经期卫生为预防本病的主要措施；预防蓝氏贾第鞭毛虫感染应加强粪便管理，注意饮食卫生；防治黑热病应采取查治病人，捕杀病犬和灭蛉、防蛉等综合防治措施。治疗鞭毛虫病人常用的药物有甲硝咪唑、葡萄糖锑钠等。

三、孢子虫纲

（一）疟原虫

疟原虫是引起疟疾的病原体。寄生于人体的疟原虫有 4 种，即间日疟原虫、恶性疟原虫、三日疟原虫和卵形疟原虫。本虫在世界上分布广泛，尤其是热带、亚热带和温带地区。我国分布最广的是间日疟原虫，其次是恶性疟原虫，三日疟原虫少见，卵形疟原虫罕见。间早疟原虫主要分布于长江以南、黄淮、江淮及黄河下游地区；恶性疟原虫多见于云南、海南等地。

1. 形态　疟原虫的基本结构包括核、胞质和胞膜，环状体以后各期尚有消化分解血红蛋白后的最终产物—疟色素。血片经姬氏或瑞氏染液染色后，核呈紫红色，胞质为天蓝至深蓝色，疟色素呈棕黄色、棕褐色或黑褐色。四种人体疟原虫的基本结构相同，但发育各期的形态又各有不同,可资鉴别。除了疟原虫本身的形态特征不同之外,被寄生的红细胞在形态上也可发生变化(图28-4)。被寄生红细胞的形态有无变化以及变化的特点,对鉴别疟原虫种类很有帮助。

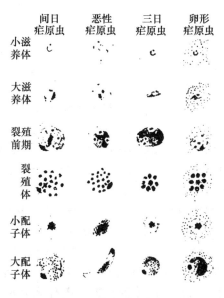

图28-4　4种疟原虫各期形态

(1)滋养体:为疟原虫在红细胞内摄食和生长、发育的阶段。按发育先后,滋养体有早、晚期之分。早期滋养体胞核小,胞质少,中间有空泡,虫体多呈环状,故又称之为环状体。以后虫体长大,胞核亦增大,胞质增多,有时伸出伪足,胞质中开始出现疟色素。间日疟原虫和卵形疟原虫寄生的红细胞可以变大、变形,颜色变浅,常有明显的红色薛氏点;被恶性疟原虫寄生的红细胞有粗大的紫褐色薛氏点;被三日疟原虫寄生的红细胞可有齐氏点。此时称为晚期滋养体,亦称大滋养体。

(2)裂殖体:晚期滋养体发育成熟,核开始分裂后即称为裂殖体。核经反复分裂,最后胞质随之分裂,每一个核都被部分胞质包裹,成为裂殖子,早期的裂殖体称为未成熟裂殖体,晚期含有一定数量的裂殖子且疟色素已经集中成团的裂殖体称为成熟裂殖体。

(3)配子体:疟原虫经过数次裂体增殖后,部分裂殖子侵入红细胞中发育长大,核增大而不再分裂,胞质增多而无伪足,最后发育成为圆形、卵圆形或新月形的个体,称为配子体;配子体有雌雄(或大小)之分:雌(大)配子体虫体较大,胞质致密,疟色素多而粗大,核致密而偏于虫体一侧或居中;雄(小)配子体虫体较小,胞质稀薄,疟色素少而细小,核质疏松、较大,位于虫体中央。

2.生活史　寄生于人体的4种疟原虫生活史基本相同,需要人和按蚊二个宿主。在人体内先后寄生于肝细胞和红细胞内,进行裂体增殖。在红细胞内,除进行裂体增殖外,部分裂殖子形成配子体,开始有性生殖的初期发育。在蚊体内,完成配子生殖,继而进行孢子增殖。

(1)在人体内的发育:分肝细胞内的发育和红细胞内的发育二个阶段:

1)红细胞外期(红外期):当唾腺中带有成熟子孢子的雌性按蚊刺吸人血时,子孢子随唾液进入人体,约经30分钟后随血流侵入肝细胞,摄取肝细胞内营养进行发育并裂体增殖,形成红细胞外期裂殖体。成熟的红细胞外期裂殖体内含数以万计的裂殖子。裂殖子胀破肝细胞后释出,一部分裂殖子被巨噬细胞吞噬,其余部分侵入红细胞,开始红细胞内期的发育。间日疟原虫完成红细胞外期的时间约8天,恶性疟原虫约6天,三日疟原虫为11～12天,卵形疟原虫为9天。

间日疟原虫和卵形疟原虫的子孢子具有速发型子孢子(TS)和迟发型子孢子(BS)。当子孢子进入肝细胞后,速发型子孢子继续发育完成红细胞外期的裂体增殖,而迟发型子孢子视虫株的不同,需经过一段或长或短(数月至年余)的休眠期后,才完成红细胞外期的裂体增殖。经休眠期的子孢子被称之为休眠子。恶性疟原虫和三日疟原虫无休眠子。

2)红细胞内期(红内期):红细胞外期的裂殖子从肝细胞释放出来,进入血流后很快侵入红细胞。裂殖子侵入红细胞的过程包括以下步骤:

裂殖子通过特异部位识别和附着于红细胞膜表面受体;红细胞广泛性变形,红细胞膜在环绕裂殖子处凹入形成纳虫空泡;裂殖子入侵完成后纳虫空泡密封。在入侵过程中裂殖子的细胞表被脱落于红细胞中。

侵入的裂殖子先形成环状体,摄取营养,生长发育,经大滋养体、未成熟裂殖体,最后形成含有一定数量裂殖子的成熟裂殖体。红细胞破裂后,裂殖子释出,其中一部分被巨噬细胞吞噬,其余再侵入其他正常红细胞,重复其红细胞内期的裂体增殖过程。完成一代红细胞内期裂体增殖,间日疟原虫约需48小时,恶性疟原虫约需36～48小时,三日疟原虫约需72小时,卵形疟原虫约需48小时。恶性疟原虫的早期滋养体在外周血液中经十几小时的发育后,逐渐隐匿于微血管、血窦或其他血流缓慢处,继续发育成晚期滋养体及裂殖体,这2个时期在外周血液中一般不易见到。

(2)在按蚊体内的发育:疟原虫经几代红细胞内期裂体增殖后,部分裂殖子侵入红细胞后不再进行裂体增殖而是发育成雌、雄配子体。恶性疟原虫的配子体主要在肝、脾、骨髓等器官的血窦或微血管里发育,成熟后始出现于外周血液中,约在无性体出现后7～10天才见于外周血液中。配子体的进一步发育需在蚊胃中进行,否则在人体内经30～60天即衰老变性而被清除。

4种疟原虫寄生于红细胞的不同发育期,间日疟原虫和卵形疟原虫主要寄生于网织红细胞,三日疟原虫多寄生于较衰老的红细胞,而恶性疟原虫可寄生于各发育期的红细胞。

3. 致病性　疟原虫的主要致病阶段是红细胞内期的裂体增殖期。致病力强弱与侵入的虫种、数量和人体免疫状态有关。

(1)潜伏期:指疟原虫侵入人体到出现临床症状的间隔时间,包括红细胞外期原虫发育的时间和红细胞内期原虫经几代裂体增殖达到一定数量所需的时间。

潜伏期的长短与进入人体的原虫种株、子孢子数量和机体的免疫力有密切关系。恶性疟的潜伏期为7～27天;三日疟的潜伏期为18～35天;卵形疟的潜伏期为11～16天;间日疟的短潜伏期株为11～25天;长潜伏期株为6～12个月或更长。我国各地均兼有间日疟长、短潜伏期2种类型,有由北向南短潜伏期比例增高的趋势。由输血感染诱发的疟疾,潜伏期一般较短。

(2)疟疾发作:疟疾的一次典型发作表现为寒战、高热和出汗退热三个连续阶段。

发作是由红细胞内期的裂体增殖所致,当经过几代红细胞内期裂体增殖后,血中原虫的密度达到发热阈值,如间日疟原虫为10～500个/L血,恶性疟原虫为500～1 300个/L血。

红细胞内期成熟裂殖体胀破红细胞后,大量的裂殖子、原虫代谢产物及红细胞碎片进入血流,其中一部分被巨噬细胞、中性粒细胞吞噬,刺激这些细胞产生内源性热原质,它和疟原虫的代谢产物共同作用于宿主下丘脑的体温调节中枢,引起发热。随着血内刺激物被吞噬和降解,机体通过大量出汗,体温逐渐恢复正常,机体进入发作间歇阶段。由于红细胞内期裂体增殖是发作的基础,因此发作具有周期性,此周期与红细胞内期裂体增殖周期一致。典型的间日疟和卵形疟隔日发作 1 次;三日疟为隔 2 天发作 1 次;恶性疟隔 36～48 小时发作 1 次。若寄生的疟原虫增殖不同步时,发作间隔则无规律,如初发患者。不同种疟原虫混合感染时或有不同批次的同种疟原虫重复感染时,发作也多不典型。疟疾发作次数主要取决于患者治疗适当与否及机体免疫力增强的速度。随着机体对疟原虫产生的免疫力逐渐增强,大量原虫被消灭,发作可自行停止。

(3)疟疾的再燃和复发:疟疾初发停止后,患者若无再感染,仅由于体内残存的少量红细胞内期疟原虫在一定条件下重新大量繁殖又引起的疟疾发作,称为疟疾的再燃。

再燃与宿主抵抗力和特异性免疫力的下降及疟原虫的抗原变异有关。疟疾复发是指疟疾初发患者红细胞内期疟原虫已被消灭,未经蚊媒传播感染,经过数周至年余,又出现疟疾发作,称复发。关于复发机理目前仍未阐明清楚,其中子孢子休眠学说认为由于肝细胞内的休眠子复苏,发育释放的裂殖子进入红细胞繁殖引起的疟疾发作。恶性疟原虫和三日疟原虫无迟发型子孢子,因而只有再燃而无复发。间日疟原虫和卵形疟原虫既有再燃,又有复发。

(4)贫血:疟疾发作数次后,可出现贫血,尤以恶性疟为甚。怀孕妇女和儿童最常见,流行区的高死亡率与严重贫血有关。贫血的原因除了疟原虫直接破坏红细胞外,还与下列因素有关:①脾功能亢进,吞噬大量正常的红细胞。②免疫病理的损害。疟原虫寄生于红细胞时,使红细胞隐蔽的抗原暴露,刺激机体产生自身抗体,导致红细胞的破坏。此外宿主产生特异抗体后,容易形成抗原抗体复合物,附着在红细胞上的免疫复合物可与补体结合,使红细胞膜发生显著变化而具有自身免疫原性,并引起红细胞溶解或被巨噬细胞吞噬。疟疾患者的贫血程度常超过疟原虫直接破坏红细胞的程度。③骨髓造血功能受到抑制。

(5)脾肿大:初发患者多在发作 3～4 天后,脾开始肿大,长期不愈或反复感染者,脾肿大十分明显,可达脐下。主要原因是脾充血和单核—巨噬细胞增生。早期经积极抗疟治疗,脾可恢复正常大小。慢性患者由于脾包膜增厚,组织高度纤维化,质地变硬,虽经抗疟根治,也不能恢复到正常。

其他孢子虫纲主要生物学特征和致病性见表 28-2。

表 28-2　其他孢子虫纲主要生物学特性和致病性

名称	形态	生活史	致病性
刚地弓形虫	滋养体呈香蕉形,一端较尖、一端钝圆,核呈红色,位于虫体中央。包囊呈圆形椭圆形,外有囊壁,内含数个至数百个虫体。卵囊呈圆形,内含两个孢子囊	在猫及猫科动物体内发育、在人及其他动物体内发育:侵入肠壁随血或淋巴液进入有核细胞内寄生,最终导致细胞破裂。散出的速殖子重新侵入新的组织细胞,反复繁殖	先天性感染:孕妇在孕期感染并通过胎盘感染胎儿。受感染胎儿可在数月出现症状。主要表现为脑积水,大脑钙化灶和视网膜脉络膜炎等。获得性感染多为隐性感染,或表现为淋巴结炎、伴发热和乏力,一般无须治疗可自愈

名称	形态	生活史	致病性
卡氏肺孢子虫	滋养体形态多变,染色胞质浅蓝色,核紫红色。包囊圆形或卵圆形,成熟包囊含有8个香蕉形囊内小体	感染期包囊经呼吸道感染进入肺内,囊体从包囊逸出,发育为滋养体。滋养体以二分裂、内出芽或接合生殖方式繁殖,继而滋养体表膜增厚形成囊壁,进入囊前期。随后囊内核进行分裂,接着胞质分裂围绕在每个核周,最后发育成熟包囊	当宿主免疫力下降时,虫体大量繁殖,引起肺泡上皮受损、肺泡间质细胞浸润,导致间质性肺炎,即肺孢子虫肺炎

(二)孢子虫的寄生虫学检查及防治原则

采末梢血作薄血膜和厚血膜涂片,经姬氏或瑞氏染色后镜检疟原虫即可确诊疟疾。恶性疟疾应在发作开始时采血,间日疟和三日疟应在发作后数小时至10余小时采血;诊断弓形虫感染可取羊水、血液、其他体液或活检组织直接染色镜检,但检出率低。动物接种或细胞培养法较为常用;确认肺泡孢子虫肺炎时应从呼吸道分泌物或肺组织内涂片染色镜检找到滋养体或包囊或支气管肺泡灌洗液经离心沉淀后作涂片染色检查提高检出率,支气管或肺组织活检的检出率也较高;隐孢子虫感染可取粪便标本作金胺-酚染色和改良抗酸染色。

防治疟疾应治疗病人和带虫者,包括疟疾病人的治疗和休止期抗复发治疗。疟疾发作时可用氯喹、青蒿素等,以杀灭红细胞内期的疟原虫。杀灭红细胞外疟原虫和配子体的药物有伯氨喹。乙胺嘧啶有杀灭红外期疟原虫和抑制红内期未成熟裂殖体的作用,可作为预防用药。氯喹和伯氨喹合用,可根治间日疟或抗复发。坚持疟疾监测、加强流动人口的疟疾管理。防蚊、灭蚊可有效地切断疟原虫的传播途径。

防止弓形虫感染应大力开展宣传教育,防止猫粪污染手指、食物及水源;注意饮食卫生,不食用未煮熟的肉类、乳类等。治疗首选乙胺嘧啶和复方新诺明合用,对孕妇也可选螺旋霉素等;治疗肺孢子虫肺炎药物主要有复方新诺明和乙胺嘧啶等,应用气雾剂喷他脒或砜类药物有一定的预防作用;隐孢子虫经"粪-口"途径传播,注意环境和饮食卫生是主要的预防措施。治疗上至今尚无特效药,螺旋霉素有一定作用,国内也用大蒜素治疗。

目标检测
(扫描二维码下载答题)

教学单元二十九　医学节肢动物

✳**学习目的**

了解各种节肢动物的致病性及节肢动物感染的处理及护理措施,各种节肢动物引起疾病的治疗方法。

熟悉各种节肢动物的生活习性;

能够在生活、工作中采用相应的预防措施。

【案例】　小王,女,25岁,近期面部皮肤皮脂腺发达处出现毛囊炎症,并出现酒渣鼻,面部严重痤疮,使用了很多护肤品及药物效果均不明显,到医院进行检查确诊为螨虫感染,医生嘱其单独使用毛巾,枕巾要勤换洗、勤晒,并进行药物治疗。

医学节肢动物是指与医学有关即危害人畜健康的节肢动物。凡是通过寄生、吸血、螫刺、毒害等直接方式或传播疾病方式危害人类健康的节肢动物都是医学节肢动物。

一、节肢动物的主要特征

节肢动物是无脊椎动物,是动物界中种类最多的一门(占已知的 100 万多种动物中的 87％左右)。除自生生活外,也有少数寄生种类。它们都具有下列主要特征:

(1)虫体左右对称:躯体和附肢(如足、触角、触须等)即是分节,又是对称结构。

(2)体表骨骼化,由几丁质及醌单宁蛋白质组成的表皮,亦称外骨骼。外骨骼与肌肉相连,可作敏捷的动作。

(3)循环系统开放式,体腔称为血腔,含有无色或不同颜色的血淋巴。

(4)发育过程中大都有蜕皮和变态现象。

二、与医学有关的节肢动物

危害人体健康的节肢动物分属以下 5 个纲。

1. **蛛形纲**　虫体分头胸和腹两部或头胸腹愈合成躯体,有足 4 对,无触角。能传播疾病或引起疾病的有硬蜱、软蜱、恙螨、疥螨、蠕形螨、尘螨、粉螨,能毒害人体的有蜘蛛和蝎子等。

2. **昆虫纲**　虫体分头、胸、腹 3 部分。头部有触角 1 对,胸部有足 3 对。能传播疾病或引起疾病的有蚊、蝇、白蛉、蠓、蚋、虻、蚤、虱、臭虫、蟑螂、锥蝽、桑毛虫、松毛虫、毒隐翅虫等。

3. **甲壳纲**　虫体分头胸部和腹部,有触角 2 对,步足 5 对,大多数种类水生,有些是蠕虫的中间宿主。例如淡水蟹或蝲蛄是并殖吸虫的第二中间宿主;淡水桡足类中的剑水蚤、镖水蚤是阔节裂头绦虫、曼氏迭宫绦虫、棘颚口线虫及麦地那龙线虫等的中间宿主。

4. 唇足纲　虫体窄长,腹背扁,多节,由头及若干形状相似的体节组成。头部有触角1对,每一体节各有足1对。第一体节有1对毒爪,螯人时,毒腺排出有毒物质伤害人体,如蜈蚣。

5. 倍足纲　体呈长管形,多节,由头及若干形状相似的体节组成。头部有触角1对,除第一体节外,每节有足2对,所分泌的物质常引起皮肤过敏,如马陆。已证明是缩小膜虫的中间宿主。

三、医学节肢动物的危害

1. 直接危害

(1)骚扰和吸血:蚊、白蛉、蠓、蚋、虻、蚤、臭虫、虱、蜱、螨等都能叮刺吸血,造成骚扰,影响工作和睡眠。蚊虫在夏天一般2天吸血一次。有人实验表明:臭虫一生可吸人血163次。非洲某些地区婴儿贫血与臭虫吸血有关。

(2)螯刺和毒害:由于某些节肢动物具有毒腺、毒毛或者体液有毒,螯刺时分泌毒液注入人体而使人受害。如蜈蚣、蝎子、毒蜘蛛等刺咬人后,不仅局部产生红、肿、痛,而且可引起全身症状;桑毛虫、松毛虫的毒毛及毒液可引起皮炎、结膜炎;松毛虫还可致骨关节疼痛,严重者可致骨关节畸形、功能障碍等;蠓、蚋、虻等叮刺人体后可出现红肿,甚至溃烂;硬蜱叮刺后唾液可使宿主出现蜱瘫痪;毒隐翅虫的体液接触皮肤可致皮炎。

(3)过敏反应:节肢动物的唾液、分泌物、排泄物和皮壳等都是异性蛋白,可引起人体过敏反应。如尘螨引起的哮喘、鼻炎等;粉螨、尘螨、革螨引起的螨性皮炎。蚊、蠓、蚤、臭虫等螯刺后也出现过敏。

(4)寄生:蝇类幼虫寄生引起蝇蛆病,潜蚤寄生引起潜蚤病,疥螨寄生引起疥疮,蠕形螨寄生引起蠕形螨病,粉螨、跗线螨等侵入肺、肠、尿路引起肺螨病、肠螨病和尿螨病。

2. 间接危害　节肢动物携带病原体传播疾病。传播疾病的节肢动物称传播媒介或病媒节肢动物或病媒昆虫。由节肢动物传播的疾病称虫媒病。虫媒病的种类很多,其病原体有病毒、立克次体、细菌、螺旋体、原虫、蠕虫等。

常见节肢动物的虫和及特征见表29-1。

表 29-1　常见节肢动物的虫种及特征

虫种	生活史	滋生地	栖息场所	直接危害、传播疾病	防治
蝇	卵、蛆、蛹、成蝇	粪便、垃圾、植物、动物腐烂物	天花板、电线悬空中的绳索	骚扰、蝇蛆病;传播结膜吸吮线虫病、痢疾、伤寒、霍乱、肠道蠕虫病、肺结核等	控制消除滋生地消灭蝇蛆、冬季灭蛹、杀灭成蝇
按蚊库蚊伊蚊	卵、蛹、成蚊	河水、稻田芦苇塘等污水坑等	阴暗、潮湿及不通风的地方树洞、花丛、家具后面等处	吸血、骚扰;传播丝虫病、疟疾、乙型脑炎、黄热病	控制消除滋生地,杀灭幼虫,防制成蚊
人头虱、人体虱、耻阴虱	卵、若虫、成虫	与栖息场和相同	毛发丛内、内衣缝、皱褶、阴部、会阴毛丛内	吸血、骚扰;传播流行性斑疹伤寒、战壕热	注意个人卫生,煮沸内衣,药物灭虱

续表

虫种	生活史	滋生地	栖息场所	直接危害、传播疾病	防治
臭虫	卵、若虫、成虫	与栖息场所相同	家屋内墙壁、地板缝隙中、草垫内等	吸血、骚扰；可能传播 Q 热、乙型肝炎等	注意居室卫生，水煮、日光曝晒灭虫
白蛉	卵、幼虫、蛹、成虫	洞穴、人房厕所、畜舍墙缝	阴暗无风处；墙边、洞穴、畜舍、土洞、人房等	吸血、骚扰；传播黑热病、白蛉热、皮肤利什曼病、皮肤黏膜利什曼病	控制消除滋生地，药物杀灭成虫、幼虫
蚤	卵、幼虫、蛹、成虫	动物的穴、屋角、墙、土坑等尘土中	宿主的毛丛中穴和居室内	吸血、骚扰、跳蚤病传播鼠疫，绦虫病	消灭滋生地，保持环境卫生，灭鼠，药物灭蚤
蜱	卵、幼虫、蛹、成虫	与栖息场所相同	草丛和灌木丛、牧场、动物窝、洞穴、住房、畜舍等	叮咬、吸血；局部炎症、蜱瘫痪；传播森林脑炎、新疆出血热	消除滋生地，牧场隔离或轮牧，清理牧畜圈舍，药物杀虫，个人防护
恙螨	卵、前幼、幼虫、蛹、若虫、成蛹、成虫	与栖息场所相同	潮湿、多草、阴暗处；小溪旁、水塘、树林草地	幼虫叮咬、皮炎、传播恙虫病	消除滋生地，搞好环境卫生，药物杀虫，个人防护
疥螨	卵、幼虫、第一虫、第二若虫、成虫	与栖息场所相同	寄生于人和哺乳动物皮内	各期虫体寄生于人体的薄嫩皮肤处引起疥疮	药物治疗，沸水烫洗衣物、卧具，不直接接触病人，不使用其衣服、卧具
蠕形螨	卵、幼虫、前若虫、若虫、成虫	与栖息场所相同	寄生于人、哺乳动物的毛囊和皮脂腺内	各期虫体寄生于皮脂腺发达的皮肤处引起毛囊炎症，与酒渣鼻痤疮、脂溢性皮炎、睑缘炎等皮肤病有关	药物治疗，避免直接接触，不使用其毛巾、枕巾等。

目标检测
(扫描二维码下载答题)

任务八 病原性寄生虫小结

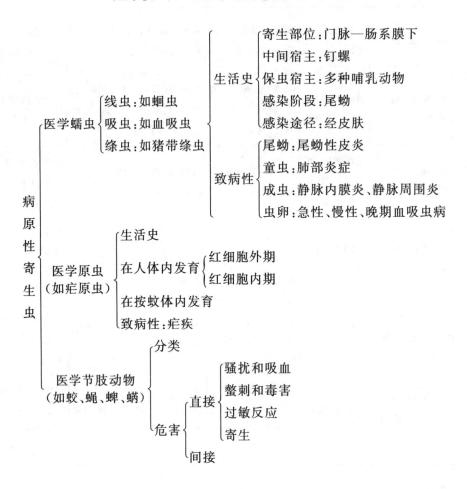

学习情境三

免疫基础

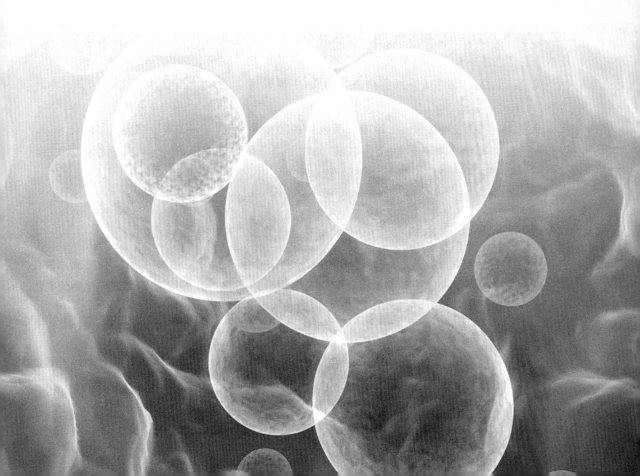

任务九　抗原与免疫系统

教学单元三十　抗　　原

❋学习目的

能够形成对抗原的全面认识,熟悉抗原的形成条件,具有辨别抗原与非抗原的能力;

了解临床上常见的抗原,能够对病人进行关于抗原知识的健康教育,为临床健康教育和后续课程的学习奠定基础。

【案例】　哪些物质进入机体能被机体识别并排除?为什么静脉注射生理盐水、食物进入机体没有异物感?而将蛋白质(如蛋清)注射入体内则会引起机体反应?机体为何能识别有细微差别的异物?这细微差别是什么?

抗原(Ag)是一类能够刺激人体,使人体免疫系统产生相应产物,并且能与免疫系统相应产物在体内或体外发生特异性反应的物质。

抗原是具备一定特征的真实存在的物质,主要表现在两个方面:

> **课堂互动**
>
> 抗原类似敌人,能刺激我们免疫系统产生武器,也能与武器发生接触反应。

(1)基本性质:①免疫原性,即能刺激人体的免疫系统产生相应产物(主要为抗体或致敏淋巴细胞)的能力。②免疫反应性,即能与相应抗体或致敏淋巴细胞发生特异性反应的能力,也称为反应原性。

(2)特殊性质:特异性,即只能与相应抗体或致敏淋巴细胞发生特异性反应。

一、抗原的形成条件

自然界里的物质种类很多,只有其中一部分物质能形成抗原。通常可把具有免疫原性的物质就称为抗原。决定一种物质能否具有免疫原性的条件一方面取决于抗原的异物性及其本身的理化性质,另一方面取决于人体对抗原刺激的反应性。

(一)异物性

异物性是决定抗原分子免疫原性的首要条件。所谓异物是指与人体自身成分不同或者是人体免疫细胞从未接触过的物质。抗原物质的来源与人体之间种系关系越远,其组织结构差异越大,免疫原性越强。异物性的形成可有异种物质、同种异型物质、自身隐蔽物质等方式。

(二)理化性质

凡具有免疫性的物质,分子质量都比较大。在一定范围内,相对分子质量越大,其免疫原性越强。抗原物质必须是大分子的原因:①相对分子质量越大,表面抗原决定簇越多,化学结构也较稳定;②大分子物质,尤其是大分子结构复杂的胶体状物质,不易被人体破坏和排除。

(三)人体因素

抗原物质的免疫原性,除了取决于以上抗原物质的特性外,也与该物质能否进入并刺激人体、人体遗传因素、年龄、生理状态、个体差异等许多因素有关。抗原进入人体的方式与途径也可起一定的影响作用。

根据上述条件,多数蛋白质都是良好的抗原,因蛋白质的基本结构是氨基酸,而且氨基酸之间可通过氨基与羧基结合形成肽链,再形成结构复杂的蛋白质分子。从分子结构上看,分子量越大,结构越复杂的分子,其免疫原性越强。因此,蛋白质分子尤其是含有酪氨酸的蛋白质,其分子量大、结构复杂,免疫原性较强。

此外,由于蛋白质分子是生命基本组成成分,包括人类在内的各种生命活动都不可缺少,因此同样是蛋白质,有时会对人体有利,有时也可能会对人体造成损害,主要取决于其是否符合形成抗原的条件。

二、抗原的特异性

抗原的特异性,即一种特定的抗原能刺激人体产生相对应的抗体或致敏淋巴细胞,且只能与这种相应的抗体或致敏淋巴细胞发生反应的特性。

抗原的特异性主要是由抗原分子表面特殊的化学基团所决定的。这种特殊的化学基团称为抗原决定簇,又称表位或抗原决定基,它是 T 淋巴细胞表面受体或 B 淋巴细胞表面受体及抗体特异性结合的基本单位。

抗原除了可以与其相应抗体发生特异性反应外,有时也可以与其他相关抗体发生反应,此现象称为交叉反应。其分子水平本质是两种不同的抗原分子具有相同的抗原决定簇。含有相同或类似抗原决定簇的抗原称之为共同抗原或交叉反应性抗原。亲缘关系相近的生物间存在的共同抗原,称为类属抗原。与种属无关,存在于不同种属间的共同抗原,则称为异嗜性抗原。

在特异性免疫应答反应发生过程中,T 细胞表面的 T 淋巴细胞表面受体和 B 细胞表面的 B 淋巴细胞表面受体所识别的抗原表位不同。蛋白质分子中的被 MHC 分子提呈并被 T 淋巴细胞表面受体识别的肽段,称为 T 细胞表位。抗原分子中被 B 细胞和抗体识别的部位,称为 B 细胞表位。

三、抗原的分类

(一)根据抗原的基本性能分类

1. 完全抗原　同时具有免疫原性和免疫反应性的物质就是完全抗原,或直接称抗原。多为结构复杂的有机物分子或者包含复杂结构有机物分子的物质,如细菌、病毒、异种血清和大多数蛋白质。

2. 不完全抗原　有些简单的有机物小分子,本身不具有免疫原性,而只具有免疫反应性,称其为不完全抗原或半抗原。而赋予半抗原分子以免疫原性的大分子蛋白质,称为载体。

(二)根据抗原与人体的亲缘关系分类

1. 异种抗原　异种抗原是指与人体亲缘关系不同,来自于另外一个物种的抗原物质。此外还有一种比较特殊的异嗜性抗原,是指来自于不同种属生物之间的抗原成分可以具有相同的抗原决定簇,因此它们互为共同抗原,可以在引发免疫反应时形成交叉反应,此时称之为异嗜性抗原。人体的异嗜性抗原可与人体发生交叉反应引起人体病理损伤和用于诊断疾病。

2. 同种异型抗原　同种异型抗原是指来自同种生物但基因型不同的个体的抗原物质。

3. 自身抗原　自身抗原是指能引起自身免疫应答的自身相对隐蔽的组织成分。

(三)根据激活 B 细胞时是否需要 T 细胞辅助分类

1. 胸腺依赖性抗原　此类抗原需要在 T 细胞辅助下才能激活 B 细胞产生抗体。自然界中各种蛋白质类抗原都属于此类。胸腺依赖性抗原诱导人体产生的抗体以 IgG 为主,且能引起免疫记忆和体液免疫及细胞免疫应答。

2. 胸腺非依赖性抗原　此类抗原激活 B 细胞产生抗体时不需要 T 细胞的辅助。多数多糖类抗原属于此类。胸腺非依赖性抗原诱导人体产生的抗体仅为 IgM,且不能引起免疫记忆,一般只引起体液免疫应答而不引起细胞免疫应答。

四、临床上的重要抗原

(一)异种抗原

1. 病原微生物　细菌、病毒等病原微生物都有较强的免疫原性,对人体也是良好的抗原物质。微生物化学组成复杂,含有多种不同性质的成分。

以细菌为例,其抗原成分主要有以下几类:

(1)菌体抗原:脂多糖为革兰阴性细菌细胞壁的成分,是革兰阴性细菌的菌体抗原,又称为 O 抗原,不同细菌其多糖的组成不同,因此免疫原性也不相同,以此可作为鉴定细菌的依据之一。

(2)表面抗原:表面抗原是指包围在细菌外层的表面成分组成的抗原。

(3)鞭毛抗原:又称为 H 抗原。细菌鞭毛的化学成分是蛋白质,因此具有良好的免疫原性。

2. 细菌外毒素和类毒素　外毒素是某些细菌在生长繁殖过程中产生并分泌到菌体外的蛋白质类毒性物质,具有很强的毒性作用,同时也具有很强的免疫原性。外毒素经过

0.3%～0.4%的甲醛处理后,即可失去毒性,但仍保持其免疫原性,称其为类毒素。

3. **动物免疫血清**　将类毒素注射给马或者其他特定大型动物,使其产生抗毒素抗体存在于血清中,这种含有抗毒素抗体的血清即为动物免疫血清。这种来源于动物的免疫血清,对人体具有两种作用:一方面,该血清具备特异性抗体功能,可中和体内外毒素的毒性,起到防治疾病的作用;另一方面,该血清来自于异种动物且成分主要是大分子蛋白质,符合形成抗原的条件。因此,对人体而言,动物血清是具有免疫原性的异种蛋白,也有可能刺激人体产生抗马血清蛋白的抗体,当人体多次接受免疫血清注射时,有可能会诱发超敏反应,严重时可导致患者死亡,因此在使用前必须做皮肤过敏试验。

4. **异嗜性抗原**　存在于不同种属间的共同抗原,称为异嗜性抗原。有些病原体微生物与人体某些组织具有共同抗原成分,这也是引起免疫性疾病的原因之一。如溶血性链球菌的某种抗原与人类肾小球基底膜及心肌组织有共同的抗原成分,与人体急性肾小球肾炎和风湿病的发生有关。

有些异嗜性抗原也可用来协助诊断疾病,如引起原发性非典型性肺炎的肺炎支原体与链球菌 MG 株有共同抗原,可用患者血清同此链球菌进行凝集反应协助诊断。

5. **变应原**　变应原即引起变态反应(即超敏反应)的抗原。变应原的种类很多,可以是完全抗原,也可以是半抗原。但是应该注意的是,某种物质对某一个人体是变应原,能引起不同类型的变态反应,但对另一个人体则不一定也能引起变态反应。

(二)同种异型抗原

临床上最常见的同种异型抗原是血清抗原和器官移植抗原。通常的 ABO 血型分型就是根据人类红细胞表面 A、B 血型抗原及血清中抗 A、抗 B 抗体的分布,将人类血型分为 A、B、AB、O 四型。

由于不同人体之间血型或者器官型可能不同,如果在不同血型的患者之间进行输血,或者在不同的个体之间进行器官移植时,将有可能会使抗原与相应抗体在同一个人体内直接接触,从而引发免疫应答反应,加重患者的病情。

(三)自身抗原

1. **修饰或隐蔽的自身抗原**　人体对正常自身成分处于免疫耐受状态,不能激发免疫应答。但当人体受到感染、电离辐射或化学药物等因素影响时,自身组织成分结构发生改变,形成新的抗原决定簇,称为所谓修饰的自身抗原,打破自身耐受即能刺激人体发生免疫应答,引起某些自身免疫病。

另外,人体某些自身物质,如眼晶状体蛋白、甲状腺球蛋白、脑组织等在正常情况下,由于组织屏障而不能进入血流,因此不能与免疫系统接触,形成隐蔽的自身抗原,也不能激发免疫应答。但当外伤、手术等原因使这些物质进入血流与免疫系统接触时,也可引起自身免疫应答。

2. **肿瘤抗原**　肿瘤抗原是在细胞癌变过程中出现的具有免疫原性的大分子物质。对于肿瘤抗原的分类,目前尚无统一标准。一般可根据肿瘤抗原的特异性,分为肿瘤特异性抗原和肿瘤相关抗原两大类。

肿瘤特异性抗原是肿瘤细胞表面特有的抗原,不存在于相应的正常细胞和其他肿瘤细胞。

肿瘤相关抗原不是肿瘤细胞特有的成分,在正常组织和细胞中也有少量存在,没有严格的肿瘤特异性,只是在细胞癌变时其含量明显增多。

五、佐剂

同抗原一起注射或预先注射于人体,能增强人体对抗原的免疫应答或改变免疫应答类型的物质,称为佐剂。

(一)常用佐剂的种类

佐剂的种类很多,通常可分为以下几类:①微生物及其产物;②人工合成的双链多聚核苷酸;③无机化合物;④油剂。

(二)佐剂的生物学作用

佐剂主要有以下几个方面:①使无效或微弱免疫原性物质变为有效的免疫原;②提高人体产生抗体的滴度;③改变人体产生的类型;④诱导产生或增强迟发型超敏反应。

六、超抗原

超抗原是指在极低浓度下即可非特异性激活大量 T 细胞增殖,使机体产生极强的免疫应答,但又不同于丝裂原作用的抗原物质。与普通抗原不同的是,普通抗原只能与少数对应的 T 细胞结合并使之活化,而超抗原能与多数 T 细胞非特异性结合,并为其活化提供信号。

常见的超抗原有两种:

1. 内源性超抗原　又称为病毒性超抗原,为逆转录病毒基因编码的蛋白质类抗原。逆转录病毒一般以前病毒形式整合于宿主细胞的 DNA 中,可是宿主终生产生这种病毒蛋白质超抗原,因此可以看作是一种自身内源性超抗原。人类是否有此类超抗原尚不能肯定,但有人提出 HIV 可能是人类的病毒性超抗原。

2. 外源性超抗原　为某些致病菌的毒性产物。此类超抗原大多是细菌外毒素,为水溶性蛋白。

超抗原的主要生物学意义为:

1. 诱导 T 细胞耐受　在胸腺内发育的 T 细胞如果与超抗原结合,可诱发程序性死亡。
2. 与某些疾病发生有关。

目标检测
(扫描二维码下载答题)

教学单元三十一　免疫系统组成

✳ 学习目的

　　熟悉人体免疫系统的组成层次；

　　掌握与免疫有关的免疫活性细胞的特点。为后续课程的学习奠定基础，并能够对病人进行关于人体免疫系统组成知识的健康教育。

　　【案例】　某患儿易反复感染，查知患儿胸腺、甲状旁腺、主动脉弓、唇和耳发育不良，诊断为先天性胸腺发育不全。该患儿 T 细胞数目降低，缺乏 T 细胞应答。B 细胞数目正常，但用特异性 TD 抗原刺激后不产生抗体。

　　免疫系统主宰和执行人体的免疫功能，是人体发生免疫应答的物质基础。它由免疫器官、免疫细胞和细胞因子（免疫分子）组成。

一、免疫器官

　　免疫器官是与免疫有关的以淋巴组织为主的器官。按其在免疫中的作用、发生的早晚和功能差异，可分为中枢免疫器官和外周免疫器官两部分。

（一）中枢免疫器官

　　人体中枢免疫器官包括骨髓、胸腺。它们是免疫细胞发生、分化和成熟的场所。

　　1. 骨髓　骨髓是造血器官，可生成多能造血干细胞，是各种血细胞的发源地，也是人和哺乳动物的中枢免疫器官，B 淋巴细胞、巨噬细胞、粒细胞、血小板和红细胞等血细胞可在其内分化成熟。

　　2. 胸腺　胸腺为一实质性器官，位于胸腔纵隔内，出生后迅速增大，青春期重量达到高峰，以后逐渐退化，但仍残存一定免疫功能。胸腺是 T 淋巴细胞分化成熟的场所。来自骨髓的始祖 T 细胞在胸腺上皮细胞及其产生的胸腺素和细胞因子作用下，能够分化成熟为具有免疫活性的 T 细胞并移居外周免疫器官，接受抗原刺激，增生分化，产生免疫效能。

（二）外周免疫器官

　　外周免疫器官在个体发育过程中出现相对较晚，主要包括淋巴结、脾脏和黏膜相关的淋巴组织。它是成熟 T 细胞和 B 细胞定居的场所，也是这些细胞在抗原物质刺激下发生免疫应答的部位。

　　1. 淋巴结　淋巴结沿淋巴管分布，主要含有 T 细胞、B 细胞、巨噬细胞和树突状细胞。淋巴结是淋巴液的滤器。

　　淋巴结的基本结构分为被膜和实质，在被膜与实质之间为下淋巴窦，实质又可分为皮质和髓质两部分。皮质分为浅皮质和深皮质 2 个区域。浅皮质区靠近被膜下淋巴窦，内含淋巴小结(又称淋巴滤泡)。小结有初级和次级之分,初级淋巴小结是未曾接受抗原刺激的无生发中心的小结,主要含 B 细胞和树突状细胞。次级淋巴小结是在抗原刺激后形成的具有生发中心的淋巴小结,内含增生分化的 B 细胞、树突状细胞和少量 CD4$^+$ T 细胞,该区为胸腺非依赖区。深皮质区又称为副皮质区,靠近髓质为弥散的淋巴组织,内含 T 细胞、巨噬细胞和并指状细胞。由于胸腺缺陷,该区缺乏 T 细胞,因而又将该区称为胸腺依赖区。髓质由髓索和髓窦构成。髓索中含大量 B 细胞、浆细胞和巨噬细胞。髓窦由大量吞噬细胞铺衬,具有较强过滤作用,内含 T 细胞、B 细胞,是淋巴液汇集的通道。被膜下淋巴窦是在被膜和皮质间形成的一种特殊的淋巴窦,内含大量吞噬细胞,可清除进入淋巴液中的细菌等异物。

淋巴结主要有以下功能:

(1)淋巴结可以过滤淋巴液,是淋巴液的有效滤器。通过淋巴窦内吞噬细胞的吞噬作用,以及抗体和其他免疫分子的作用,可以杀伤、清除进入淋巴液中的病原微生物和毒素等异物,净化淋巴液,防止病原体扩散。

(2)淋巴结是具有免疫活性的 T 细胞、B 细胞定居和接受抗原刺激后增生分化、产生体液和进行细胞免疫应答的场所。淋巴结中的 B 细胞产生的抗体主要是 IgD 和 IgM 类抗体。

(3)淋巴结是血液中淋巴细胞进入淋巴系统,完成淋巴细胞再循环的主要场所。淋巴细胞再循环是指外周淋巴器官或淋巴组织中的淋巴细胞经淋巴管进入血液循环后,又通过外周淋巴器官或组织中的高内皮小静脉(HEV)返回到外周淋巴器官或组织的循环过程。通常参与再循环的淋巴细胞大多数是长寿命的 T 细胞。

2. 脾脏 脾脏是人体最大的淋巴器官,具有造血、贮血和过滤的作用,也是具有免疫活性的 T 细胞、B 细胞移居和接受抗原刺激后产生免疫应答的重要场所。脾脏的免疫作用与淋巴结相似,受抗原刺激后 B 细胞可分化为浆细胞,合成分泌抗体,但不同的是脾脏主要对血缘的抗原发生应答反应,而淋巴结则是对淋巴来源的抗原发生应答。

脾脏的主要功能如下:

(1)在胚胎期,脾脏可以是造血干细胞增生分化的场所,具有造血功能。出生后,在严重贫血的情况下,脾脏也可以恢复部分造血功能。脾窦充满血液,又是人体的贮血器官。

(2)脾脏是血液的过滤器,可清除血液中的病原体和自身衰老、损伤的血细胞。

(3)脾脏也是淋巴细胞移居和接受抗原刺激后发生免疫应答、产生免疫效应分子的重要场所。脾脏中 B 细胞比例较大,产生的抗体主要是 IgG 和 IgM。

3. 黏膜相关的淋巴组织 主要包括扁桃体、肠系膜淋巴结、肠集合淋巴结和阑尾,此外,还包括呼吸道、消化道和泌尿生殖道黏膜下分散的淋巴小结和弥散的淋巴组织。淋巴小结是致密的淋巴组织,接受抗原刺激后可出现生发中心,主要含 B 细胞和少量 T 细胞,弥散的淋巴组织则由 T 细胞、B 细胞、巨噬细胞和树突状细胞组成,由黏膜相关的淋巴组织中的 B 细胞合成分泌的抗体主要是 IgA 或 IgE 类抗体。

> **课堂互动**
>
> 人体清除抗原的场所在哪?

二、免疫细胞

所有参与免疫应答或与免疫应答有关的细胞及其前体细胞统称为免疫细胞,包括造血干细胞、淋巴细胞、单核/巨噬细胞及其他抗原提呈细胞、粒细胞、肥大细胞和红细胞等。

(一)造血干细胞

造血干细胞是存在于造血组织中的一群原始造血细胞。它具有自我增生和分化 2 种功能,是各种血细胞的共同祖先,可增生分化而产生多种功能不同的血细胞,所以又称多能造血干细胞。多能造血干细胞表面的重要标志为 CD34$^+$、CD38$^-$,这种细胞具有不对称分化之特点,即有丝分裂后其中一组保持原始多能造血干细胞的全部性能和特征,不进一步分化;而另一组则可进一步增生分化为定向造血干细胞。定向造血干细胞又称造血始祖细胞,包括多能定向造血干细胞和单能定向造血干细胞。

其他免疫细胞根据功能差异大体可分为 3 类:第一类是免疫应答过程中起核心作用的淋巴细胞;第二类是在免疫应答过程中捕获、加工处理、提呈抗原,启动淋巴细胞活化的免疫细胞即抗原提呈细胞,主要包括巨噬细胞、树突状细胞和并指状细胞等;第三类是以其他方式参与免疫应答或与免疫应答有关的细胞,如粒细胞、肥大细胞和红细胞。

(二)淋巴细胞

淋巴细胞来源于淋巴系干细胞,是一个复杂不均一的细胞群体,它包括许多相似而功能不同的亚群。从大的细胞群体来源可分为 T 细胞、B 细胞核第三群淋巴细胞,后者包括 NK 细胞核淋巴因子激活的杀伤细胞(LAK 细胞)等,其中能够接受抗原刺激并发生特异性免疫应答的淋巴细胞称为抗原特异性淋巴细胞,或称为免疫活性细胞。

1.T 淋巴细胞　T 淋巴细胞是来自于胚肝或骨髓的始祖 T 淋巴细胞,是在胸腺内微环境作用下发育成熟的淋巴细胞,故称胸腺依赖性淋巴细胞,简称 T 细胞。

(1)T 细胞在胸腺内的分化发育:

1)早期 T 细胞发育阶段:始祖 T 细胞为 CD4$^-$、CD8$^-$ 双阴性细胞。在胸腺皮质微环境作用下,细胞表达 TCR 和 CD2、CD3 分子,在皮质区进一步增生分化后,发育为双阳性细胞,称为前 T 细胞。

2)阳性选择阶段:CD4$^+$、CD8$^+$ 双阳性前 T 细胞主要存在于胸腺深皮质区,其表面的 CD4、CD8 分子分别是 MHC-Ⅱ类分子和 MHC-Ⅰ类分子的受体,当这种双阳性细胞与胸腺皮质上皮细胞表面的 MHC-Ⅱ类分子或 MHC-Ⅰ类分子发生有效结合时,就可被选择而继续发育分化为具有 TCR 的 CD4$^+$ 或 CD8$^+$ 的单阳性细胞,而未能与胸腺皮质上皮细胞表面 MHC-Ⅱ类分子和 MHC-Ⅰ类分子有效结合的双阳性细胞,则会发生细胞凋亡,此即阳性选择过程。

3)阴性选择过程:阴性选择过程主要发生在皮质与髓质交界处,位于该处的巨噬细胞和树突状细胞(DC)高水平表达 MHC 分子。在胚胎发育过程中,人体自身抗原成分能与上述巨噬细胞和 DC 表面 MHC 分子结合,形成复合物。经过阳性选择后的单阳性细胞若能通过表面 TCR、CD4 或 TCR、CD8 分子与巨噬细胞或 DC 表面自身抗原肽-MHC 分子复合物结合,则发生自身耐受而停止发育。表现为该种自身反应性 T 细胞克隆清除或克隆无能状态。通常只有那些未与复合物结合的单阳性细胞才能继续分化发育为具有识别非己抗原能力的成熟的单阳性细胞,此即阴性选择过程。

经过阳性和阴性选择后,单阳性细胞离开胸腺进入外周免疫器官,称为具有免疫活性的外周 T 细胞,获得 MHC 限制性及自身耐受性。

（2）T细胞的表面标志：T细胞、B细胞在光学显微镜下，大小、形态酷似，彼此无法区别，但其膜表面具有表面标志可供鉴别。

1）T细胞表面抗原（图31-1）

HLA抗原：通常在静息状态的外周T细胞只表达HLA-Ⅰ类抗原，某些活化T细胞可同时表达HLA-Ⅰ类抗原和HLA-Ⅱ类抗原。

白细胞分化抗原：即CD抗原。

CD3分子：存在于外周T细胞和部分胸腺细胞表面。

CD4和CD8分子：它们可以加强和稳定T细胞表面TCR与抗原提呈细胞或其他靶细胞表面非己抗原肽－MHC分子复合物的结合，并有助于激活信号的传递。

CD2（LFA-2）分子：存在于外周T细胞核胸腺细胞表面。

CD11分子：是一种黏附分子。

CD28分子：是T细胞表面的一种重要的协同刺激分子受体。

CTLA-4（CD152）分子：结构上和CD28分子高度同源，是由2条肽链以二硫键相连而成的同源二聚体。

CD40L分子：属Ⅱ型跨膜蛋白，主要表达于活化的T细胞。主要介导几方面的功能：①作为协同刺激信号参与对B细胞的应答；②诱导记忆B细胞形成；③参与B细胞的阴性和阳性选择。

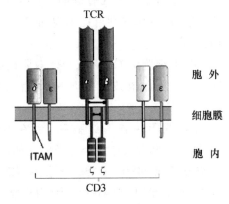

图31-1　T细胞表面抗原

2）T细胞受体

1）T细胞受体：是T细胞表面能够特异性识别和结合抗原的结构，简称T细胞受体（TCR）。外周T细胞功能性TCR大多由α和β两条肽链组成，称为TCRαβ异二聚体（图31-2）。

2）有丝分裂原受体。

3）白细胞介素受体：白细胞介素（IL）是由免疫细胞和非免疫细胞产生的一组能够接到白细胞间和其他细胞间相互作用的细胞因子。

（3）T细胞亚群

1）CD4$^+$T细胞：主要包括幼稚辅助T细胞（Th）、Th1细胞核Th2细胞。Th细胞被抗原激活后可分泌IL-2、IL-4、IL-5和IFN等细胞因子，可看作是Th1和Th2细胞的前体细胞。Th若与以IL-12为主的细胞因子结合后，可增生分化为CD4$^+$Th1细胞；若与以IL-4

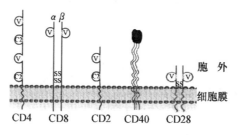

图 31-2　TCR-CD3 复合体(CD3 抗原)

为主的细胞因子结合后,则增生分化为 CD4$^+$ Th2 细胞。CD4$^+$ Th1 细胞与相应抗原作用后,可通过释放 IL-2、IFN-γ 和 TNF-β 等细胞因子,引起炎症反应或迟发型超敏反应,故又称炎性 T 细胞;CD4$^+$ Th2 细胞可通过释放 IL-4、IL-5、IL-6、IL-10 等细胞因子,诱导 B 细胞增生分化,合成分泌抗体,引起体液免疫应答或速发型超敏反应。

2)CD8$^+$ T 细胞:主要包括细胞毒性 T 细胞(Tc 或 CTL)和抑制性 T 细胞(Ts)。抑制性 T 细胞具有抑制体液免疫和细胞免疫的功能,可通过分泌抑制性细胞因子阻止 B 细胞活化。

2.B 淋巴细胞　B 淋巴细胞是始祖 B 淋巴细胞在人和哺乳动物骨髓或禽类腔上囊中发育分化成熟的淋巴细胞,故称骨髓依赖性淋巴细胞,简称 B 细胞。

(1)B 细胞在骨髓内的分化发育:经历始祖 B 细胞、前 B 细胞、未成熟 B 细胞和成熟 B 细胞几个阶段,B 细胞在骨髓中的发育是抗原非依赖性的。

1)始祖 B 细胞:由骨髓淋巴系肝细胞演化而来,形态较大。

2)前 B 细胞:由始祖 B 细胞分化而来。胞质内出现 IgM 的重链分子。不表现免疫功能。

3)未成熟 B 细胞:由前 B 细胞分化来。其主要特征是 IgM 单体分子表达于胞膜表面。

4)成熟 B 细胞:是由那些未与自身抗原成分结合的未成熟 B 细胞分化发育而来。

5)浆细胞:在外周免疫器官中,未成熟 B 细胞对 TI 抗原应答,经抗原刺激后可分化为浆细胞,只能合成、分泌 IgM 类抗体,无免疫记忆。

(2)B 细胞的表面标志:

(1)B 细胞表面抗原

1)HLA 抗原:B 细胞表面富含 HLA-Ⅰ类分子和 HLA-Ⅱ类分子,其中 HLA-Ⅱ类分子对 B 细胞活化、产生免疫应答具有重要作用。

(2)白细胞分化抗原(CD 抗原)

CD19 和 CD20 分子:是人 B 细胞特有的抗原分子,存在于前 B 细胞、未成熟 B 细胞核成熟 B 细胞表面。其主要功能是调节 B 细胞发育、活化和分化。

CD21 分子:主要表达于成熟 B 细胞,在未成熟 B 细胞表面也有少量表达。能与补体裂解片段 C3d 和 EB 病毒结合。

CD79a 和 CD79b 分子:即 Igα 和 Igβ,两者由双硫键连接组成异二聚体,为跨膜蛋白,属 Ig 超家族成员。在信号转导中起作用。

CD40 分子:是 B 细胞表面的协同刺激分子受体,其配体是 T 细胞表面的 gp39 即 CD40L。两者结合并相互作用,可产生协同刺激信号,使 B 细胞活化。

CD80 分子:是存在于 B 细胞核巨噬细胞表面的协同刺激分子,其相应受体是 T 细胞表面的 CD28 分子。两者结合并相互作用,可产生协同刺激信号,使 T 细胞活化。

(2)B 细胞表面受体

1)B 细胞受体:B 细胞受体(BCR)(图 31-3)是镶嵌于细胞膜脂质分子中的免疫球蛋白,称为膜表面免疫球蛋白,与分泌型免疫球蛋白相比,其羧基末端多了一段疏水跨膜氨基酸残基。BCR 为膜表面单体 IgM 和 IgD,其主要功能是识别、结合相应特异性抗原。而 IgαIgβ 异二聚体的作用则是将 BCR 与抗原结合产生的刺激信号传递到细胞内,诱导细胞活化。

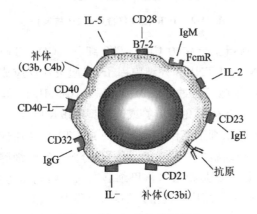

图 31-3 B 细胞的表面标志

2)IgG Fc 受体:是 B 细胞表面能与 IgG Fc 段结合的结构。可以与抗原抗体复合物结合,对 B 细胞的活化、增殖和分化起调节作用。

3)补体受体:补体受体(CR)主要是指能与补体裂解片段 C3b 和 C3d 结合的受体。

4)有丝分裂原受体。

5)白细胞介素受体(IL-R):B 细胞接受抗原或有丝分裂原刺激后,在其活化、增生和分化的不同阶段,可表达一系列白细胞介素受体。

3. T 细胞、B 细胞主要表面标志比较(表 31-1)

表 31-1 T 与 B 细胞比较

项目		T 细胞	B 细胞
分布	骨髓	<5	>95
	胸腺	99	<1
	胸导管	90±	10±
	外周血	60～70	30～40
	淋巴结	65～85	15～35
	脾脏	35～50	50～65
生存寿命		数月至数年,也有短龄者	数日至数周,少数可达数年

续表

项目		T 细胞	B 细胞
再循环		大多数,循环较快	极少,循环较慢
表面抗原	同种异体抗原(thy1 抗原)	+	－
	辅助性 T 淋巴细胞抗原(Ly1 抗原)	+	－
	抑制性 T 淋巴细胞抗原(Ly2、Ly3 抗原)	+	－
	胸腺白血病抗原(TL 抗原)	+	－
	小鼠脑组织特异性抗原	+	－
表面受体	绵羊红细胞受体		
	FC 受体	+	++
	C3 受体	±	+
	病毒受体	麻疹病毒	EB 病毒
	膜表面免疫球蛋白受体	+	++
对某些分裂原或刺激的反应	植物血凝素(PHA)	+++	±
	刀豆素 A(Con A)	+++	－
	美洲商陆(PWM)	+++	++
	细菌脂多糖(LPS)	－	+
	聚合鞭毛素	－	+
	抗免疫球蛋白	－	+
	混合淋巴细胞培养		
对药物等的敏感性	丙卡巴肼	+	－
	硫唑嘌呤	+	－
	环磷酰胺	+	++
	抗淋巴细胞血清(ALS)	++	+
	射线	－ 、+	+
功能		细胞免疫	体液免疫

4. **第三群淋巴细胞**　第三群淋巴细胞是一类无典型 T 细胞、B 细胞表面标志和特征的淋巴细胞。目前认为,它们来源于骨髓淋巴干细胞,可能在骨髓内发育成熟,主要包括 NK 细胞和 LAK 细胞。

(1)NK 细胞:来源于骨髓,主要存在于血液和淋巴组织,由于其胞质中含有嗜天青颗粒,故又称大颗粒淋巴细胞。CD56 分子是 NK 细胞表面特有的标志。此杀伤细胞与 Tc 细胞不同,它们没有特异性抗原受体,能非特异性杀伤肿瘤细胞和病毒感染的靶细胞,其杀伤作用不受 MHC 分子的限制。

NK 细胞可表达低亲和性 IgG Fc 受体,也能定向杀伤与 IgG 抗体结合的靶细胞,这种杀伤作用称为抗体依赖性细胞介导的细胞毒作用(ADCC)。通常 NK 细胞表面的 FcγR 不能与游离的 IgG 结合,只有当特异性 IgG 通过其抗原结合部位与靶细胞表面相应抗原决定簇结合,使其 Fc 段变构活化时,才能与 NK 细胞表面相应 FcγR 结合,从而触发 NK 细胞对靶细胞的杀伤和破坏作用(图 31-4)。除了 NK 细胞外,巨噬细胞和中性粒细胞表面也可高效表达 IgG Fc 受体,它们对固定的组织靶细胞也能发挥 ADCC 效应。

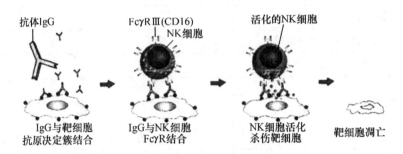

图 31-4　抗体依赖性细胞介导的细胞毒作用(ADCC)

NK 细胞杀伤靶细胞不受 MHC 限制,也无须抗体参加和抗原预先致敏,因此在人体早期抗病毒感染的免疫防御过程中和早期非特异性杀伤突变肿瘤细胞的免疫见识过程中,NK 细胞起到了重要作用。IL-2 和 IFN-γ 等细胞因子可以增强 NK 细胞活性。

(2)LAK 细胞:即淋巴因子激活的杀伤细胞。其杀伤肿瘤细胞的机制与 NK 细胞相似。

(三)抗原提呈细胞

抗原提呈细胞(APC)是指参与免疫应答,能够捕获、加工处理抗原,并将抗原提呈给特异性淋巴细胞的一类免疫细胞。主要包括巨噬细胞、树突状细胞、并指状细胞和朗格汉斯细胞等。

1. 巨噬细胞系统　巨噬细胞系统包括骨髓中的前单核细胞、外周血中的单核细胞和组织内的巨噬细胞。具有抗感染、抗肿瘤、参与免疫应答和免疫调节等功能。因具有黏附玻璃和塑料表面的特性,又称黏附细胞。

(1)巨噬细胞的来源和主要特征:巨噬细胞由髓系干细胞衍生而来,它们是不同分化发育阶段的大吞噬细胞。

巨噬细胞形体较大,内含溶酶体,具有黏附功能和强大的吞噬功能。该细胞表面富含 MHC 分子,具有 IgG Fc 受体、补体 C3b 受体和多种细胞因子受体,但无特异性抗原识别受体。

(2)巨噬细胞的主要生物学功能:

1)吞噬杀伤功能:在特异性 IgG 或补体参与下,可通过调理吞噬作用增强吞噬杀菌功能。巨噬细胞也能非特异性识别和清除体内衰老损伤的自身细胞。

巨噬细胞本身杀瘤作用微弱,但经过某些免疫分子如 IFN-γ 和细菌脂多糖等的作用激活后,能有效杀伤肿瘤等靶细胞,同时吞噬杀菌能力显著增强。巨噬细胞活化后,胞内溶酶体数目和各种蛋白水解酶浓度显著增高,分泌功能增强,可通过以下机制非特异性杀伤肿瘤细胞:与肿瘤细胞密切接触,发生膜融合,使细胞内溶酶体酶和蛋白水解酶直接转移到肿瘤细胞内发挥杀瘤作用;释放蛋白酶和 TNF 等,杀伤、溶解肿瘤细胞;在肿瘤和病毒特异性抗体参与下,也可通过 ADCC 效应非特异性杀伤肿瘤或病毒感染的靶细胞。

2)提呈抗原及激发免疫应答:在特异性免疫应答过程中,绝大多数抗原(TD 抗原)都须经巨噬细胞摄取、加工、处理后,才能以膜表面抗原肽-MHC 分子复合物的形式由巨噬细胞提呈给具有相应抗原受体的 T 细胞。

3)合成分泌细胞因子。

2. 其他抗原提呈细胞　除了巨噬细胞之外,抗原提呈细胞还包括树突状细胞、并指状细胞、朗格汉斯细胞和血管内皮细胞。

(四)其他免疫细胞

1. 中性粒细胞　中性粒细胞是体内主要的小吞噬细胞,其表面具有 IgG Fc 受体和 C3b 受体,具有高度移动性和非特异性吞噬作用。

2. 嗜酸性粒细胞　胞质内有粗大的嗜酸性颗粒,内含多种水解酶,但不含溶菌酶、吞噬素和白细胞素等杀菌物质。其吞噬杀菌作用远不如中性粒细胞。在 IgE 介导下可进行抗体依赖性细胞介导的细胞毒作用(ADCC)。

嗜酸性粒细胞对Ⅰ型超敏反应具有重要的负反馈调节作用,它们可通过释放组胺酶、芳香基硫酸酯酶和磷脂酶 D 等物质,分别灭活过敏介质—组胺、白细胞三烯和血小板活化因子,从而对Ⅰ型超敏反应产生负反馈调节作用。

3. 嗜碱性粒细胞和肥大细胞　嗜碱性粒细胞是胞质内含有许多嗜碱性颗粒的白细胞。它与黏膜和皮下疏松结缔组织中的肥大细胞非常相似,两者均为参与Ⅰ型超敏反应的重要效应细胞。嗜碱性粒细胞和肥大细胞表面具有高亲和性 IgE Fc 受体,它们能与特异性 IgE 结合而处于致敏状态。当人体再次接受相同变应原刺激时,被特异性 IgE 致敏的嗜碱性粒细胞和肥大细胞即可通过脱颗粒释放一系列生物活性介质,引起Ⅰ型超敏反应。

三、细胞因子

(一)细胞因子的概念

细胞因子(CK)是指由免疫细胞及某些非免疫细胞合成和分泌的小分子多肽类物质,具有调节多种细胞生理功能的作用。

(二)细胞因子的种类及功能

1. 介导天然免疫反应的细胞因子

(1)Ⅰ型干扰素(IFN):包括 IFN-α(白细胞干扰素)和 IFN-β(成纤维细胞干扰素)。主要的生物活性是:①干扰病毒复制。②增强 NK 细胞的活性。③促进 MHC-Ⅰ型分子表达,抑制 MHC-Ⅱ型分子表达。

(2)肿瘤坏死因子(TNF):包括 TNF-α(由 LPS 活化的单核/巨噬细胞以及活化的 T 细胞、NK 细胞等分泌)和 TNF-β(由活化的 T 细胞分泌)2 种,是能引起肿瘤组织出血性坏死的一类细胞因子。除了上述作用以外,低浓度的 TNF 还可以:①促进血管内皮细胞和白细胞的黏附;②是 T 细胞激活的协同刺激分子;③刺激靶细胞产生 IL-1、6、8 等;④刺激 B 细胞产生抗体;⑤诱导血管内皮细胞和成纤维细胞合成集落刺激因子 CSF。高浓度的 TNF 可引起发热反应、血压下降和代谢紊乱,重者可致恶病质,故又称其为恶病质素。

(3)白细胞介素-1:主要由激活的单核/巨噬细胞所产生。局部低水平的 IL-1 可刺激 B 细胞的生长和分化以及单核细胞和血管内皮细胞合成 IL-1、IL-6、IL-8。大量 IL-1 进入血流可诱导急性期蛋白、因起发热反应及恶病质。

(4)白细胞介素-6:主要由单核/巨噬细胞、血管内皮细胞、成纤维细胞及某些激活的 T 细胞分泌。主要生物学活性包括:①诱导 B 细胞增殖;②为多种浆细胞瘤细胞的自分泌生长因子;③是 T 细胞、胸腺细胞和骨髓造血干细胞的协同刺激因子。

2. 调节淋巴细胞功能的细胞因子

(1)白细胞介素-2:是由活化的 T 细胞分泌的糖蛋白。其生物学活性主要是:①T 细胞的自分泌生长因子;②B 细胞的旁分泌生长因子;③诱导 T 细胞合成 IFN-γ 和 LT;④增强 NK 细胞的杀伤活性。

(2)白细胞介素-4:是 CD4+ T 细胞产生的多肽类物质。其主要作用是:①诱导 B 细胞活化和增殖;②诱导 B 细胞发生 Ig 转化;③是 T 细胞的自分泌生长因子。

(3)白细胞介素-10:主要由 T 细胞、B 细胞、单核/巨噬细胞、肥大细胞等分泌。其功能主要是抑制 Th 细胞的分化及其合成 IL-2、IFN-γ 等细胞因子。

(4)白细胞介素-12:主要由 B 细胞和巨噬细胞产生。其作用主要是:①诱导 Th 细胞分泌 IL-2、IFN-γ;②协同 IL-2 促进 NK 细胞的杀伤活性;③刺激 CTL 的杀伤作用;④抑制 Th 细胞分泌 IL-4 和 IL-10。

3. 激活炎性细胞的细胞因子

(1)γ-干扰素:又称为免疫干扰素或Ⅱ型干扰素,是由抗原诱导活化的 T 细胞产生的。除了具有Ⅰ型干扰素的生物学活性外,还具有:①激活单核细胞/巨噬细胞的吞噬功能;②诱导 MHC-Ⅰ类分子和 MHC-Ⅱ类分子的表达;③促进 CTL 成熟;④刺激 B 细胞分泌抗体;⑤激活中性粒细胞和 NK 细胞的吞噬、杀伤作用。

(2)肿瘤坏死因子-β:又称为淋巴毒素(LT),是由激活 T 细胞产生的。

(3)白细胞介素-5:是由激活的 CD4+ T 细胞核肥大细胞所产生。能刺激嗜酸性粒细胞的增生和分化,并且促进 B 细胞分泌产生 IgM 和 IgA 类抗体的功能。

4. 促进造血的细胞因子

(1)白细胞介素-3:又称为多集落刺激因子,是由 CD4+ T 细胞产生的,具有刺激骨髓多种未成熟前体细胞生长和分化的作用。

(2)粒细胞-巨噬细胞集落刺激因子(GM-CSF):是由激活的 T 细胞、单核/巨噬细胞、B

细胞、血管内皮细胞、成纤维细胞产生的糖蛋白。其主要生物学功能是刺激未成熟的白细胞、巨噬细胞分化成熟,同时也可作用于血小板及红细胞的前体细胞。

(3)红细胞生成素(Epo):主要由肾细胞产生,具有促使骨髓红细胞前体使之分化为成熟红细胞的功能。

目标检测
(扫描二维码下载答题)

教学单元三十二　免疫球蛋白

❋学习目的

熟悉免疫球蛋白的结构特征和抗体的功能特征；

了解人体内几种主要的免疫球蛋白。

【案例】　六个月以内的新生儿，可以通过在胚胎时期直接从母体获取通过胎盘屏障的 IgG 和通过母乳获取分泌型 IgA 获得抵抗力而不易感染疾病。

课堂互动

抗体类似武器，免疫球蛋白即为金属。武器是受到敌人刺激后由金属制造成的，但是金属不一定全都是武器。

抗体（Ab）是人体免疫细胞在被抗原刺激活化后，由分化成熟的终末 B 细胞合成并分泌的一类能与相应抗原特异性结合的、具有免疫功能的球蛋白。

免疫球蛋白（Ig）是指具有抗体活性或化学结构与抗体相似的球蛋白。

抗体都是免疫球蛋白，而免疫球蛋白并不一定都是抗体。

一、免疫球蛋白的结构

（一）免疫球蛋白的基本结构

免疫球蛋白从本质上是属于一种蛋白质，也是由肽链和氨基酸组成的。但是免疫球蛋白又是一种特殊的蛋白质，具有其自身的典型结构，可大致归纳为 4 条肽链（两条重链和两条轻链）、2 个端（氨基端和羧基端）、两个结构分区（可变区和恒定区）和 4 个功能分区（抗原结合区、铰链区、补体结合区和 Fc 受体结合区）。

所有 Ig 的基本结构均由 4 条多肽链，即 2 条相同的重链和两条轻链借二硫键连接组成。Ig 为糖蛋白，糖基存在于重链上。4 条多肽链的氨基端（N 端）均在 Ig 分子同一端同一平面上，而 2 条重链的 C 端在整个 Ig 分子另一端同一平面，另 2 条轻链的 C 端则在整个 Ig 分子接近中部的平面上。

重链（H 链）分子质量大，由 450～550 个氨基酸残基组成。其中 N 端 1/4 区域因氨基酸组成及排列顺序多变，称为重链可变区（VH 区）；该区内第 29～31、49～58 和 95～102 位置上的氨基酸具有更大的变异性，称为超变区（HV 区）。在 VH 中非 HV 区部位的氨基酸组成和排列顺序相对恒定保守，称为骨架区。重链剩余 3/4 区域称为重链恒定区（CH 区）。

课堂互动

　　可变区类似人脸，可用来区分不同人；超变区即从眉毛到嘴之间区域，不同人之间在这片区域变化最明显。因此，可变区和超变区具有典型的特异性。

　　轻链(L链)分子质量较小，由214个氨基酸残基组成。其中N端1/2区域称为轻链可变区(VL区)；该区内第28～35、49～56、91～98位置上的氨基酸具有更大变异性，称为超变区。轻链剩余1/2区域称为轻链恒定区(CL区)。

　　对人而言，根据重链恒定区氨基酸组成和排列顺序的不同，可将Ig重链分为5类，分别为IgG、IgA、IgD、IgM和IgE。其中IgG、IgD、IgE和大多数血清型IgA均为单体；分泌型IgA为双体，即2个单体IgA由J链相连，再加上一个分泌片；IgM为五聚体。

(二)免疫球蛋白的功能分区(图32-1)

　　2条相同的重链和2条相同的轻链通过链间二硫键构成1个Ig单体分子，其中每条肽链又可以被链内二硫键连接折叠成几个球形结构，这些球形结构具有不同的生物学功能，称为Ig功能区。IgG、IgA和IgD的重链有4个功能区，即VH、CH1、CH2、CH3；IgM和IgE的重链有5个功能区，多了一个CH4；轻链则有VL和CL 2个功能区。各区主要功能如下：①VH和VL是抗原特异性结合部位即抗原结合区；此外CH1和CL为Ig遗传标志所在处；②CH1和CH2之间有一个富含脯氨酸，易伸展弯曲，能改变两个结合抗原的Y形臂之间的距离，从而有利于两臂同时结合两个不同的抗原表位的铰链区；③IgG的CH2和IgM的CH3是补体结合区，参与补体激活；④IgG的CH3和IgE的CH4有亲细胞活性，能使Ig结合在具有相应受体的细胞表面，故称为Fc受体结合区。

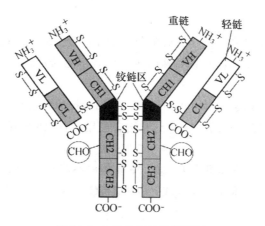

图32-1　IgG分子结构示意图

二、免疫球蛋白的分型

　　免疫球蛋白通常具有抗体活性，可与相应抗原决定簇特异性结合，但其本身对它种动物或同一种系不同个体来说也是一种抗原物质，免疫球蛋白产生的遗传背景不同，其免疫原性也有差异，它们在异种、同种异体和同一个体内可引起免疫应答，产生相应的抗体。一般可以利用免疫球蛋白的免疫原性的差异,将其分为同种型、同种异型和独特性 3 种血清型。

(一)同种型

同种型是指同一种属所有正常个体免疫球蛋白分子共同具有的抗原特异性标志。同种型抗原决定簇主要存在于 Ig 恒定区内。根据 Ig 重链或轻链恒定区肽链抗原特异性的不同,可以将 Ig 分为若干类、亚类和型、亚型。

1. 类和亚类:根据免疫球蛋白重链恒定区(CH 区)肽链抗原特异性的不同,可以将人免疫球蛋白分为 IgG、IgA、IgD、IgM 和 IgE 五类。同一类免疫球蛋白,因其重链恒定区内肽链抗原特异性仍有某些差异,所以又可将它们分为若干亚类。

2. 型和亚型:各类免疫球蛋白根据轻链恒定区肽链抗原特异性的不同,可以分为 γ 和 λ 两型。由于 λ 型轻链恒定区内氨基酸仍存在微小差异,因此又可将其分为 4 个亚型。

(二)同种异型

同种异型是指同一种属不同个体所产生的同一类型 Ig 由于重链或轻链恒定区内一个或数个氨基酸不同而表现的免疫原性差异。

(三)独特型

独特型(Id)是指不同 B 细胞克隆所产生的免疫球蛋白分子 V 区和 T 细胞、B 细胞表面抗原受体 V 区所具有的抗原特异性标志。

三、人体内的免疫球蛋白

人体内的 Ig 种类较多,主要为 IgG、IgM、IgA、IgD 和 IgE 等 5 种,其中 IgG、IgM 和 IgA 主要参与正常的生理免疫应答功能,而 IgD 和 IgE 则主要与异常的病理免疫应答功能有关。

(一)IgG

IgG 是血清中含量最多的 Ig,占血清中总量的 75%～80%,多以单体形式存在,IgG 也是血清半衰期最长的 Ig,主要由脾脏和淋巴结中的浆细胞合成,是人体最重要的抗菌、抗病毒和抗毒素抗体。

人类 IgG 包括 4 个亚类,其中 IgG_1～IgG_3 与相应抗原结合后可经经典途径激活补体,但各亚类与补体结合的能力不同。IgG_4 不能结合固定补体,但其凝聚物可经旁路途径激活补体。

IgG 可通过其 Fc 段与表面具有 IgG 的 Fc 受体的吞噬细胞、NK 细胞结合,从而对细菌等颗粒抗原发挥调理作用,促进吞噬,或产生 ADCC,有效杀伤破坏肿瘤和病毒感染的靶细胞。

(二)IgM

IgM 是相对分子质量最大的 Ig,又称巨球蛋白,是一个五聚体。每个单体的重链比 IgG 的重链多一个 CH_4 功能区。这种多聚体结构赋予 IgM 较高的抗原结合价,在补体和吞噬细胞参与下,其杀菌、溶菌、激活补体和存进吞噬等作用均显著强于 IgG,脾脏是 IgM 的主要合成部位。IgM 不能通过血管壁,几乎全部分布于血液中,占血清 Ig 总量的 5%～10%,对防止菌血症(败血症)的发生具有重要作用。此外,单体 IgM 也是 B 细胞膜表面的主要标志,作为抗原识别受体能与相应抗原作用,引发体液免疫应答。

IgM 是种系进化和个体发育过程中出现最早的 Ig。它可在胚胎后期合成,其余各类 Ig 均在出生几个月后才能生成。IgM 不能通过胎盘,如果脐带血或新生儿血清中 IgM 水平升高,表明曾有子宫内感染。人体感染后血液中最早产生的 Ig 也是 IgM。鉴于 IgM 在血清中的半衰期比 IgG 短,所以血清中特异性 IgM 含量增高提示有近期感染,临床上测定血清特异性 IgM 含量有助于早期诊断。

(三)IgA

IgA 有血清型和分泌型两种类型。血清型 IgA 主要为单体 IgA,有亚类 IgA_1 和 IgA_2,占血清 Ig 总量的 5%~15%,具有一定的抗感染免疫作用。

分泌型 IgA(sIgA)广泛分布于黏膜表面及相应部位的分泌液中,由 2 个单体 IgA、一条连接链和一个分泌片借二硫键连接组成。分泌片由黏膜上皮细胞合成,当双体 IgA 经过黏膜上皮细胞时,与分泌片通过二硫键相连组成完整的分泌型 IgA,然后分布于黏膜表面及相应部位的分泌液中。分泌片本身没有免疫活性,但可以保护分泌型 IgA,使之不被分泌液中各种蛋白酶裂解灭活。分泌型 IgA 能够阻止病原微生物对黏膜上皮细胞的黏附,具有抗菌、抗病毒和中和毒素等多种作用。因此是黏膜局部抗感染的重要免疫物质。

IgA 不能通过胎盘,但婴儿可以从母亲的乳汁中获得分泌型 IgA。这对婴儿抵抗呼吸道和消化道病原微生物的感染具有重要意义。

(四)IgD

血清中 IgD 以单体形式存在,主要由扁桃体和脾脏中的浆细胞产生,在个体发育中合成较晚,含量低,仅占血清 Ig 总量的 1%。

(五)IgE

IgE 主要由鼻咽部、扁桃体、支气管、胃肠道等黏膜固有层中浆细胞产生,在个体发育中合成较晚,在种系进化过程中出现最晚,含量最低,仅占血清 Ig 总量的 0.002%。但在过敏性疾病和某些寄生虫感染患者血清中特异性 IgE 含量显著增高。

IgE 的产生部位正是变应原入侵和变态反应的好发部位。

四、抗体的生物学功能

(一)与相应抗原特异性结合

免疫球蛋白最主要的功能是能与相应抗原特异性结合,因此可在体内介导各种生理和病理效应,在体外引起各种抗原抗体反应。Ig 能与抗原特异性结合是由于:①Ig 的 V 区特别是超变区内的氨基酸构型与相应抗原决定簇的立体构型互补吻合;②Ig(负电荷)与抗原(正电荷)所带电荷相反,相互吸引;③Ig 与抗原分子间形成相互作用的氢键。Ig 的一个 Fab 片段只能与一个抗原决定簇结合,所以 IgG、IgE、IgD 和单体 IgA 分子可结合 2 个抗原决定簇,为双价抗体;分泌型 IgA 由 2 个单体组成,其抗原结合价为 4;IgM 由 5 个单体组成,理论上应为 10 价,但由于受到立体构型和空间位阻的影响,通常只表现 5 价。

(二)激活补体

$IgG_{1\sim3}$ 和 IgM 与相应抗原结合后,可激活补体经典途径。通常 Ig 分子呈"T"型,与抗原结合后发生构型改变而呈"Y"型,此时 IgG 分子中原来被掩盖的 CH2 功能区即与补体结合点所在处得以暴露,从而使补体与该区补体结合点结合,并由此导致补体经典途径激活。IgG4、IgA 和 IgE 不能通过经典途径激活补体,但其凝聚物能激活补体旁路途径。

(三)亲细胞作用

免疫球蛋白能通过 Fc 段与多种表面具有相应 Fc 受体的细胞结合,产生不同的生物效应。

1. 调理作用 IgG 与细菌等颗粒性抗原结合后,可通过其 Fc 段与巨噬细胞或中性粒细胞表面相应 IgG 的 Fc 受体结合,促进吞噬细胞对细菌等颗粒性抗原的吞噬。

2. ADCC IgG 分子通过其抗原结合部位与肿瘤或病毒感染的靶细胞结合后,可通过其变构活化的 Fc 段与 NK 细胞、巨噬细胞和中性粒细胞表面相应 IgG 的 Fc 受体结合,增强 NK 细胞和触发吞噬细胞对组织靶细胞的杀伤破坏作用,即产生抗体依赖性细胞介导的细胞毒作用(ADCC)(图 32-2)。

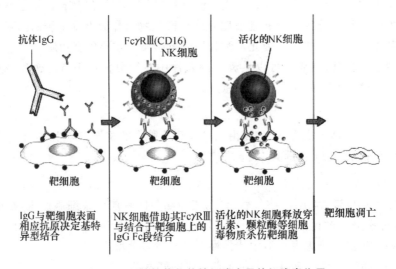

图 32-2 IgG 的抗体依赖性细胞介导的细胞毒作用

3. 介导 I 型变态反应 IgE 具有亲细胞活性,可通过 Fc 段与肥大细胞和嗜碱性粒细胞表面相应 IgE 的 Fc 受体结合,使上述免疫细胞致敏。致敏细胞通过表面 IgE 与相应抗原特异性结合后,即可脱颗粒,释放生物活性介质,引起 I 型变态反应。

(四)通过胎盘

IgG 是唯一能通过母体胎盘转移到胎儿体内的 Ig,胎儿和新生儿抗感染免疫作用主要依赖于来自母体的 IgG。IgG 通过胎盘有赖于分子的完整性,其水解后的 Fab 片段虽然相对分子质量小,但不能通过胎盘。

五、临床常见的免疫球蛋白异常

正常人各类免疫球蛋白的含量相对恒定。只有在某些疾病情况下,Ig 方可出现量、质的变化。当含量超出正常范围时,称为高免疫球蛋白血症,反之称为低(或无)免疫球蛋白血症。

六、多克隆抗体和单克隆抗体

(一)多克隆抗体

用抗原免疫动物后获得的免疫血清为多克隆抗体。通常抗原分子具有多种抗原决定簇。其实,正常动物血清中的抗体均为多克隆抗体(PcAb)。

(二)单克隆抗体

单克隆抗体(McAb)通常是指由一株 B 细胞杂交瘤增生而成的单一克隆细胞所产生的一种高度均一、高度专一性的抗体。

> **知识链接**
>
> 1. 多克隆高免疫球蛋白血症　多发于结核、疟疾、麻风等慢性传染病,慢性肝病和胶原病患者。预后良好。
>
> 2. 低(或无)免疫球蛋白血症　可分为原发和继发两种类型。Bruton 丙种球蛋白缺乏症为原发性丙种球蛋白缺乏症,亦称先天性丙种球蛋白缺乏症。本病发生于男孩,临床表现为反复发生细菌性感染。患儿外周淋巴组织发育不良,淋巴结中无生发中心和浆细胞,血清中各类免疫球蛋白含量极低,但患儿胸腺发育正常,有正常的细胞免疫功能。目前认为本病主要是由于 B 细胞分化障碍所致。继发性免疫球蛋白缺乏症主要是由于某些疾病使免疫球蛋白大量损失、消耗或合成不足而引起的。常见于免疫系统肿瘤、肾病综合征、慢性肾炎和慢性肠道系统疾病等。
>
> 3. 单克隆免疫球蛋白血症　最常见的疾病是多发性骨髓瘤和巨球蛋白血症。①多发性骨髓瘤:是一种浆细胞恶性增生性疾病。患者体内除某种恶性增生的浆细胞和血中某一类型 Ig 异常增多外,其他各种浆细胞和血中各类 Ig 几乎完全缺失。因此,患者容易反复发生细菌性感染。②巨球蛋白血症:是由产生 IgM 的浆细胞恶性增生所致。本病患者血中出现大量均一的 IgM 巨球蛋白,而其他正常 Ig 明显减少。因此,患者不但容易反复发生感染,还因血液黏度增加,使心脏负担加重而出现高黏滞综合征,患者可出现肝、脾、淋巴结肿大,出血,贫血,充血性心力衰竭和肾功能障碍等临床症状。

目标检测
(扫描二维码下载答题)

教学单元三十三　补 体 系 统

【案例】　患者女，8岁，主诉为血尿。3岁体检时发现血尿，未见其他异常。因血尿持续不断，于5岁时住入本院，此时发现尿钙增高，诊为特发性高钙尿症。其间注意到CH50持续低值，而C3、C4正常，检查了补体后半部成分，诊断为C9缺乏，既往史无特殊，家族史无肾疾患及尿路结石。门诊检查尿见5～10个红细胞/HP，无蛋白尿及尿路结石。

补体(C)是存在于正常人和脊椎动物血清或组织液中的一组与免疫有关的、经过活化后具有酶活性的蛋白质。它是由30多种可溶性和膜结合蛋白组成的蛋白酶解系统，故又称之为补体系统。补体系统包括了补体的固有成分、调控补体活化的调节蛋白和补体受体三大部分。在正常情况下，补体蛋白以非活化的蛋白前体形式存在于脊椎动物的血清中，通过经典途径、MBL途径或替代途径的级联反应而依次活化，产生一系列重要的生物学效应。补体系统不仅参与机体免疫防御功能和自身稳定作用，而且也能导致组织细胞的免疫病理损伤，在抗感染以及自身免疫病和超敏反应的发生中起重要作用。

一、补体系统的组成及固有成分的理化性质

根据补体各成分在补体系统活化过程中不同的生物学功能，可将其分为三个部分：

1. 第一部分为补体系统活化级联反应的固有成分　包括C1、C2、C3、C4、C5、C6、C7、C8、C9、B因子、D因子、甘露糖结合凝集素(MBL)和丝氨酸蛋白酶，其中C1、C2、C4仅参与补体活化的经典激活途径，MBL和丝氨酸蛋白酶参与MBL途径，B因子和D因子仅参与补体活化的替代途径，其他则是3条途径的共同参与成分。

2. 第二部分为补体系统活化的调节成分　包括C1抑制物(C1INH)、C4结合蛋白(C4bp)、H因子、I因子、S蛋白、膜辅助蛋白(MCP)和衰变加速因子(DAF)等。

3. 第三部分为补体受体　是存在于细胞膜表面，能与补体活性片段或调节蛋白结合，介导多种生物学效应的补体成分，包括CR1～CR5、C3aR、C4aR、C5aR等。

补体系统各成分均为糖蛋白。体内多种组织细胞如肝细胞、巨噬细胞、肠黏膜上皮细胞及内皮细胞等都能合成补体蛋白，其中肝细胞和巨噬细胞是产生补体的主要细胞，其产生的

补体约占血清总蛋白量的 10％,其中以 C3 含量最高。

补体含量相对稳定,在某些疾病情况下可有波动。补体系统各成分的性质很不稳定,许多理化因素均可使其失去活性。

二、补体系统的命名

1968 年 WHO 命名委员会对补体系统进行了统一命名。参与补体经典激活途径的固有成分,按其被发现的顺序分别称为 C1、C2、C3……C9。由 C1q、C1r、C1s 3 个亚单位组成;补体系统的其他成分以英文大写首字母表示,如 B 因子、D 因子等;补体调节蛋白多以其功能命名,如 C1 抑制物、C4 结合蛋白、促衰变因子等。补体活化后裂解的片段,通常小片段以 a 表示,大片段以 b 表示,如 C3 裂解后的小片段和大片段分别称为 C3a 和 C3b。具有活性的补体成分在其符号上画一横线表示,如 $\overline{C1}$、$\overline{C3}$、$C\overline{4b2b}$ 等;失去活性的补体片段在其符号前加 i 表示,如 iC3b 等。

三、补体系统的激活

补体系统各成分通常以非活性状态存在于血浆中,只有在一定条件下被激活后,才能表现出各种生物学活性,补体激活的基础是蛋白质分子发生的分解或合成化学反应。由于补体分子全都是蛋白质,而且组成蛋白质分子肽链的小分子氨基酸之间可以分开或者结合,因此形成蛋白质的分解或合成反应。非活性状态的补体经过蛋白质的化学反应转化为有活性状态的补体称为激活(或活化)。反之,有活性状态的补体也可以经过蛋白质的化学反应转化为无活性的补体,称为失活(或活化)。

补体系统的激活主要有 3 条途径,即经典激活途径(或称传统激活途径)、MBL 途径和替代激活途径(或称旁路激活途径)(图 33-1)。

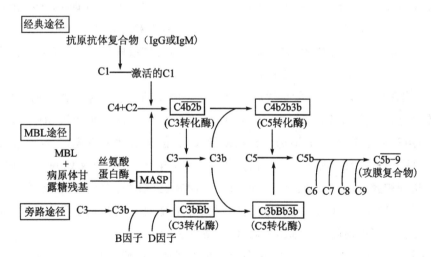

图 33-1　补体三条激活途径示意图

(一)经典激活途径

在尚未形成获得性免疫即未产生抗体之前，MBL 途径和替代途径即可活化，参与集体的非特异性免疫效应。因此，经典途径的活化往往发生在 MBL 途径和替代途径之后。

免疫复合物(IC)依次活化 C1q、C1r、C1s、C4、C2、C3，形成 C3 和 C5 转化酶，这一激活途径称为经典途径。它是抗体介导的体液免疫应答的主要效应方式。补体系统经典途径的活化过程可人为地分为 3 个阶段，即识别阶段、活化阶段和膜攻击阶段。激活补体经典途径的物质主要为抗原抗体复合物。

1. 识别阶段　经典途径的识别阶段是指 C1 分子识别抗原抗体复合物并且被活化，形成 C1 蛋白酶的阶段。C1 是一个较大的多聚体复合物，由 1 个 C1q 分子、2 个 C1r 分子和 2 个 C1s 分子在 Ca^{2+} 的作用下连接而成。其中 C1q 起到了识别作用，其他两部分具有催化作用。当 IgG 或 IgM 类抗体与相应抗原形成复合物后，Ig 构型发生变化，使 IgG 的 CH_2 或 IgM 的 CH_3 功能区上的补体结合点暴露，C1q 与之结合。游离的或可溶性的 IgG、IgM 是不能激活经典途径的。

研究发现，当 C1q 结合 2 个以上的 Fc 段时才能启动补体系统的活化。

当 C1q 与抗原抗体形成的复合物结合后，C1q 构象发生改变，促使与之紧密结合的 2 分子的 C1r 活化。活化的 C1r 具有丝氨酸蛋白酶的活性，能切断 C1s 分子内的一个肽链而形成有活性的 C1s，此即 C1 蛋白酶。C1 蛋白酶的天然底物是 C4 和 C2。

2. 活化阶段　经典途径的活化阶段是指形成 C3 转化酶和 C5 转化酶的阶段。C1 蛋白酶形成后，作用于其底物 C4，是指裂解为 C4a 和 C4b 两个片段，此时 C4b 与免疫复合物及靶细胞结合，如未能结合 C4b 很快失去活性，C4a 即游离于液相中。C2 与结合在细胞膜上的 C4b 有很强的亲和力，一旦结合形成 C4b2，即对 C1s 敏感，使 C2 裂解为 C2a 和 C2b 两个片段。C2a 很快与 C4b 结合形成 C4b2a，C2b 则游离于液相中。C4b2a 即 C3 转化酶，可以使 C3 裂解为 C3a 和 C3b 两个片段。C3a 游离于液相中，具有趋化作用和过敏毒素作用。大部分的 C3b 与水分子作用，变成无活性的 iC3b，不再参与补体级联反应，只有 10% 左右的 C3b 与 C4b2a 结合形成 C4b2a3b，即 C5 转化酶。

3. 膜攻击阶段　膜攻击阶段是指形成膜攻复合物(MAC)使靶细胞溶解的阶段。

C5 转化酶形成后，使 C5 裂解为 C5a 和 C5b 两个片段，C5a 游离于液相中，具有较强的过敏毒素作用和趋化作用，C5b 则仍结合在细胞膜上，但其活性极不稳定，易于衰变而失去活性。C5b 易于与 C6 结合形成 C5b6，而且较为稳定，再与 C7 结合成 C5b67(C567)时更加稳定，不易从细胞膜上解离下来。C567 既可以吸附在已致敏的细胞膜上，也可以吸附在邻近未经致敏的细胞膜上。C567 无酶的活性，但其分子排列方式有利于吸附 C8 形成 C5678 复合物，该复合物牢固地附着于细胞表面，但其溶细胞能力有限。

C5678 复合物可结合 12～15 个 C9 分子形成 C56789，即膜攻复合物(MAC)。当 C5b67 结合在细胞膜上时，细胞仍然完整无损，只有在 C8 吸附之后才会出现轻微损伤，当 C9 结合上以后，可形成一个贯通靶细胞膜的管状通道，加速了细胞膜的损伤过程。MAC 在细胞膜上形成的小孔使得小的可溶性分子、离子以及水分子可以自由透过细胞膜,但蛋白质之类的大分子却难以从胞质中逸出。结果是水和离子内流,并最终导致胞内渗透压降低,细胞溶解。

(二)补体活化的 MBL 途径(图 33-1)

补体活化的 MBL 途径与经典途径的过程基本类似,但其激活起始于炎症期产生的蛋白,而并非依赖于抗原抗体复合物的形成。

在病原微生物感染的早期,体内巨噬细胞和中性粒细胞可以产生 TNF-α、IL-1 和 IL-6,从而导致机体发生急性期反应,并诱导肝细胞合成与分泌急性期蛋白,其中参与补体激活的有甘露聚糖结合凝集素(MBL)和 C 反应蛋白。MBL 是一种改依赖性糖结合蛋白,可与甘露糖残基结合。正常血清中 MBL 水平极低,在急性期反应时,其水平明显升高。MBL 与 C1q 虽不具有氨基酸序列上的同源性,但二者的分子结构类似。MBL 首先与细菌的甘露糖残基结合,然后与丝氨酸蛋白酶结合,形成 MBL 相关的丝氨酸蛋白酶(MASP-1、MASP-2)。MASP 具有与活化的 C1q 同样的生物学活性,可水解 C4 和 C2 分子,继而形成 C3 转化酶,其后的反应过程与经典途径相同。这种补体激活途径被称为 MBL 途径。

此外,C 反应蛋白也可以与 C1q 结合并使之激活,然后依次激活补体其他成分。

(三)替代激活途径

替代激活途径又称旁路激活途径,与经典激活途径不同之处是在激活过程中越过了 C1、C4 和 C2,而在 B 因子和 D 因子的参与下直接激活 C3 再完成 C5～C9 各成分的连锁反应。另外,激活补体替代途径的物质不是抗原抗体复合物,而是细菌细胞壁中的脂多糖,以及肽聚糖、磷壁酸、多糖和凝聚的 IgA 及 IgG₄等。替代激活途径一般在细菌感染的早期、特异性抗体产生之前即可发挥作用,因此是机体早期抗感染免疫的机制之一。

1. 替代途径的启动　正常情况下,血浆中的 C3 可被蛋白水解酶持续不断地缓慢裂解为 C3b,且易被 I 因子灭活。当 Mg^{2+} 存在时,C3b 可与 B 因子结合形成 C3bB。B 因子是 D 因子的底物。此时 C3bB 中的 B 因子被 D 因子分解为 Ba 和 Bb 两个片段,Bb 与 C3b 结合形成 C3bBb,Ba 则游离于液相中。

2. 替代途径的激活　C3bBb 的形成即为 C3 转化酶,可以使 C3 裂解为 C3a 和 C3b。但在生理情况下 C3bBb 复合物中的 Bb 易被 H 因子置换从而使 C3b 与 Bb 解离。解离后的 C3b 或游离的 C3b 极易被 I 因子灭活。因此在无激活物质的情况下,C3bBb 保持在极低的水平,不能大量裂解 C3,也不能激活后续的补体成分。

替代途径的激活在于激活物质(如细菌脂多糖、肽聚糖等)的出现。目前认为,激活物质的存在为 C3b 或 C3bBb 提供不易被 I 因子灭活的微环境时,替代途径进入正式激活阶段。

C3bBb 复合物形成后,半衰期很短。当其与血浆中的 P 因子(备解素)结合形成 C3bBbP 时,半衰期延长,且更为稳定,成为活性更强的 C3 转化酶,再使 C3 大量裂解。大量形成的 C3b 与 C3bBb 结合形成 C3bBb3b(或称 C3bnBb),其功能与经典途径中的 C4b2b3b 一样具有 C567 转化酶的活性,使 C5 裂解为 C5a 和 C5b 两个片段。

3. 膜攻复合物的形成(表 33-1)　膜攻复合物是直接参与靶细胞损伤的成分,其形成过程和功能与经典途径相同。

表 33-1　补体 3 种激活途径的区别

区别点	经典途径	旁路途径	MBL 途径
激活物	$IgG_1 \sim IgG_3$ 或 IgM 与 Ag 形成的复合物	脂多糖、酵母多糖、凝聚的 IgA 和 IgG_4	MBL、C 反应蛋白
参与成分	$C1 \sim C9$	C3、$C5 \sim C9$、B、D 因子	同经典途径
所需离子	Ca^{2+}、Mg^{2+}	Mg^{2+}	同经典途径
C3 转化酶	C4b2a	C3bBb	同经典途径
C5 转化酶	C4b2a3b	C3bnBb	同经典途径
作用	参与特异性免疫,在感染后期发挥作用	参与非特异性免疫,在感染早期发挥作用	同旁路途径

四、补体系统活化的调控

补体系统是一个具有高度生物学活性的快速放大系统,过量无控制地激活补体,会产生大量的生物活性物质,导致机体的组织损伤。因此,维持补体系统活化的动态平衡,是机体自身稳定功能的重要表现之一。这种维持动态平衡的调节机制,包括补体系统中某些成分的自行衰变和多种补体调节因子的作用(表 33-2)。

表 33-2　补体相关因子的作用

补体调节因子	分布	靶分子	功能
C1 抑制物	血清	C1r、C1s	抑制 C1r、C1s 活性
C4 结合蛋白	血清	$C\overline{4b}$	加速 $C\overline{4b2b}$ 衰变,辅助 I 因子介导的 $C\overline{4b}$ 裂解
H 因子	血清	$C\overline{3b}$	加速 $C\overline{3bBb}$ 衰变,辅助 I 因子介导的 $C\overline{3b}$ 裂解
I 因子	血清	$C\overline{4b}$、$C\overline{3b}$	灭活 $C\overline{4b}$、$C\overline{3b}$
过敏毒素	血清	C4a、C3a	蛋白水解末端精氨酸残基
S 蛋白	血清	$C5b \sim 7$	与 $C\overline{5b67}$ 结合成 $SC\overline{5b67}$,使之失去膜结合活性
膜辅助蛋白(MCP)	血细胞(红细胞除外)、上皮细胞,成纤维细胞	C4b、C3b	辅助 I 因子介导的 C3b、C4b 裂解
促衰变因子(DAF)	大多数红细胞	$C\overline{4b2b}$、$C\overline{3bBb}$	加速 C3 转化酶降解
同源限制因子(HRF)	红细胞、淋巴细胞、血小板、中性粒细胞	C8、C9	防止 C9 与 C8 结合,防止 MAC 插入自身细胞脂质双层

(一)补体成分自我衰变的调节

某些被激活的补体成分极不稳定,易于衰变而失活,是补体激活过程中的一种重要的调控机制。

(二)体液中可溶性物质的调节

体液中含有多种补体成分的抑制物和调节因子,可分别灭活特定的补体成分。除表中所列之外,还有:

1. 过敏毒素灭活因子　过敏毒素灭活因子又称 C3a 灭活因子,能将 C3a、C5a 肽链羧基末端的精氨酸裂解,从而使其失去活性。

2. 备解素(P 因子)　可与 C3bBb 结合延长其半衰期,从而增强 C3 转化酶裂解 C3 的作用。

(三)膜结合物的调节

1. 膜辅助蛋白(MCP)　MCP 表达于白细胞、上皮细胞和成纤维细胞表面,可促进 I 因子介导的 C4b 裂解。

2. 促衰变因子(DAF)　可与 C2 竞争结合 C4,从而抑制 C3 转化酶的形成。

3. 同源限制因子(HRF)　也称 C8 结合蛋白,可干扰 C9 与 C8 的结合,继而抑制膜攻复合物(MAC)的形成。

五、补体系统的生物学功能

补体具有多种生物学作用,可以参与非特异性防御反应,也可以在特异性免疫应答的效应阶段发挥作用。补体活化后的生物学功能,主要包括攻膜复合体的溶细胞作用和补体活化片段的多种生物学效应。

(一)溶菌、溶细胞作用

当特异性抗体与细菌或细胞型抗原结合后,即可通过经典途径激活补体,在靶细胞表面形成膜攻复合物,使靶细胞溶解破坏。这种补体介导的细胞溶解是机体抵御微生物感染的重要防御机制。补体对革兰阴性细菌具有较强的溶解作用,而对革兰阳性细菌的溶解能力较弱。革兰阴性细菌的脂多糖还可以在特异性抗体产生之前激活补体的替代途径,在机体早期的抗感染免疫中起重要作用。此外,补体在特异性抗体的协助下也可溶解多种细胞,参与免疫病理作用。

(二)调理吞噬作用

补体的裂解产物 C3b 分子,一端能与靶细胞膜结合,另一端可与单核/巨噬细胞及中性粒细胞表面的 C3b 受体结合,在靶细胞与吞噬细胞之间形成桥梁,促进吞噬细胞的吞噬作用。

(三)免疫黏附作用

免疫复合物形成之后,通过激活补体形成 C3b 而黏附在具有 C3b 受体的细胞表面,形成较大的聚合物,易于被吞噬细胞吞噬而清除。

(四)中和溶解病毒作用

在病毒与相应抗体结合后,若有补体存在,可明显增强抗体对病毒的中和作用,能有效地阻止病毒对靶细胞的吸附和侵入。近年发现,补体也可直接介导某些病毒的溶解及灭活。

(五)炎症介质作用

1. 激肽样作用　C3a、C4a 能增加血管通透性,引起炎症渗出、水肿,具有激肽样作用;

2. 过敏毒素作用　C3a、C5a 具有过敏毒素作用,能使肥大细胞或嗜碱性粒细胞释放组胺,引起血管扩张、通透性增加和平滑肌收缩;

3. 趋化作用　C3a、C5a 还具有趋化作用,能吸引吞噬细胞向炎症部位聚集,并能增强其氧化代谢的能力。

六、血清补体水平与疾病

在某些肿瘤及部分感染性疾病的早期,补体总量可高于正常人的 2～3 倍。血清补体含量低于正常值者,称为低补血症,常见于以下几种情况:①补体消耗过多;②补体大量丢失,主要见于大面积烧伤、失血等患者;③补体合成不足,主要见于肝病患者。另外,补体调节蛋白的缺陷也能导致一些疾病的发生。

目标检测
(扫描二维码下载答题)

教学单元三十四 主要组织相容性抗原

✱学习目的

　　能够形成对主要组织相容性复合体、主要组织相容性抗原及人类白细胞抗原的初步认识；

　　了解主要组织相容性复合体及人类白细胞抗原之间的关系，能够对病人进行关于主要组织相容性复合体及人类白细胞抗原知识的健康教育，为临床健康教育和后续课程的学习奠定基础。

【案例】 2015年5月初，18岁的杨辰昕还和同学一起坐在教室里学习，但不久突然被查出患有急性淋巴细胞白血病。2015年5月18日开始入院接受治疗，经过一年多的化疗，现在急需移植骨髓，由于始终没有配对成功，只有移植母亲的骨髓，才能有生存的希望。

　　蛋白质分子在人体各种生命活动中都可起着非常重要的作用，而在不同的个体之间，蛋白质分子种类并不相同。每个人自身所特有的蛋白质都是由其体内细胞中的核糖体、内质网和高尔基复合体等在自身基因的支配下合成的，并参与形成不同的生命表现形式，因此通常把蛋白质作为包括人体在内的生物所表现出来的性状即表现型的物质基础，而把基因作为反映包括人体在内的生物体的遗传构成性状即基因型或遗传型的物质基础，即从双亲获得的全部基因的总和。表现型通常是基因型的外在表现形式，而基因型则是表现型的内在支配因素。

　　由于不同生物个体的表现型和基因型均存在区别，因此在不同生物个体尤其是动物和人体均形成有复杂的组织相容性抗原，统称为组织相容性系统。根据其免疫原性强弱和诱发排斥反应的程度，把组织相容性抗原分为主要和次要两大类，其中能引起快而强的排斥应答的抗原系统则成为代表个体特异性的、能引起移植物排斥反应的移植抗原，即主要组织相容性抗原（MHA），其化学成分是脂蛋白或糖蛋白。这类抗原不仅参与移植排斥反应，而且在机体的免疫应答过程中具有重要的调节作用。可支配编码 MHA 的基因群为主要组织相容性复合体（MHC）。MHC 是指某一染色体上的一群紧密连锁的基因群，它们编码的抗原决定着动物机体的组织相容性，且与免疫应答和免疫调节密切相关。

　　MHC 是一类基因群，由它们所支配表达出的 MHA 则是一大类蛋白质分子，具体执行生命的各种表现形式，它们所涵盖的范围较大，包含几乎所有的高等生命。人类也有自己所特有的人类主要组织相容性抗原和人类主要组织相容性复合体。

　　人类的主要组织相容性抗原称为人类白细胞抗原（HLA）。人类的 MHC 称为人类白细胞抗原复合体，即人类 HLA 复合体，位于第6号染色体短臂上。

课堂互动

　　抗原蛋白质分子类似产品，基因类似图纸。产品是根据图纸来加工出来的，不同图纸生产出不同的产品，但在加工过程中也可以受到其他因素的影响。

一、人体 HLA 复合体的结构及特征

　　人类 HLA 复合体根据各位点及其编码产物结构与功能的不同，可分为 3 个区域：

(一)HLA-Ⅰ类基因

　　HLA-Ⅰ类基因区靠近染色体顶端，其产物称 HLA-Ⅰ类分子，主要为移植抗原。

(二)HLA-Ⅱ类基因

　　HLA-Ⅱ类基因区靠近染色体着丝点，其产物称 HLA-Ⅱ类分子，多与免疫反应有关。

(三)HLA-Ⅲ类基因

　　HLA-Ⅲ类基因区位于前两类之间，其产物主要包括补体成分(C4、C2、B 因子)、抗原加工提呈相关分子及炎症相关分子(肿瘤坏死因子、热休克蛋白)等免疫分子(图 34-1)。

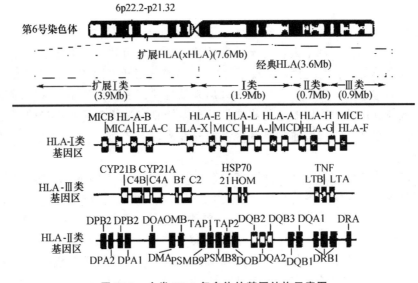

图 34-1　人类 HLA 复合体的基因结构示意图

(四)其他基因

　　近年来在 HLA-Ⅱ类基因的 DP 与 DP 座位之间发现了非 HLA 新基因座位，如抗原加工关联运转子(TAP)基因以及蛋白体相关基因。

二、HLA 抗原分子的分类、分布及结构

　　依据结构和功能的不同将 HLA 复合体编码的细胞膜糖蛋白分成 HLA-Ⅰ类和 HLA-Ⅱ类抗原；存在于体液中的补体系统成分 C2、C4、B 因子等被称为 HLA-Ⅲ类抗原。

　　HLA-Ⅰ类抗原分子是经典的移植抗原，分布于所有有核细胞表面，但其表达程度不同。

HLA-Ⅰ类抗原的表达受到个体发育与分化的调价。此外,HLA-Ⅰ类抗原也存在于血清、尿液、初乳等液体中。而 HLA-Ⅱ类抗原仅表达在特定的某些细胞上。经常表达 HLA-Ⅱ类抗原的有成熟 B 细胞核抗原提呈细胞(巨噬细胞、树突状细胞)。上皮细胞、血管内皮细胞、脑胶质细胞等在 IFN-γ 存在下表达。

在 B 细胞,HLA-Ⅱ类抗原表达因分化阶段不同而呈现差异。前 B 细胞经 IL-4 诱导而表达,成熟 B 细胞则经常表达,浆细胞不表达。T 细胞活化时,亦伴随有 HLA-Ⅱ类抗原的表达。

HLA-Ⅰ类抗原分子和 HLA-Ⅱ类抗原分子的结构基本相似,但又存在明显区别:

(一)HLA-Ⅰ类抗原

HLA-Ⅰ类抗原是由 2 条多肽链组成,重链(α 链)是由 MHC 编码的膜糖蛋白链。轻链即 β_2 微球蛋白(β_2m),由第 15 号染色体上的基因编码。两条链通过非共价键连接而成异二聚体。HLA-Ⅰ类抗原分子可以分为 4 个区。

1. 肽结合区　该区位于 α 链氨基端,由 α_1 和 α_2 两个功能区组成。该区可结合抗原提呈细胞处理过的抗原片段,也是决定 HLA-Ⅰ类抗原分子多态性即同种异型抗原决定簇存在的部位。

2. Ig 样区　由 α_3 和 β_2m 组成。α_3 功能区的氨基酸序列高度稳定,与 Ig 恒定区具有同源性。α_3 是 Tc 细胞表面 CD8 分子结合的部位,β_2m 与重链相互作用,对维持 HLA-Ⅰ类抗原分子天然构型的稳定及其表达具有重要意义。

3. 跨膜区　该区由氨基酸组成并形成螺旋状穿过细胞膜的脂双层,将Ⅰ类分子锚定在细胞膜上。

4. 胞质区　HLA-Ⅰ类抗原分子 α 链 C 端位于胞质,与细胞内外信息传递有关(图 34-2)。

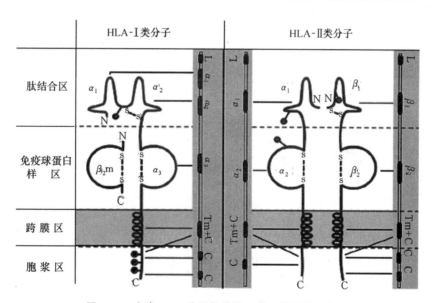

图 34-2　人类 HLA 分子及其编码基因的结构示意图

(二)HLA-Ⅱ类抗原

HLA-Ⅱ类抗原分子也是一种异二聚体,由 2 条肽链通过非共价键连接而成,分别为 α 链与 β 链,均由 MHC 编码。每条链均有 2 个细胞外结构域即一个越膜结构域和一个胞质结构域。HLA-Ⅱ类抗原分子也可分为 4 个区：①肽结合区，由 α_1 和 β_1 两个功能区组成。该区是与抗原肽结合的部位，也是决定 HLA-Ⅱ类抗原分子多态性即同种异型抗原决定簇存在的部位。②Ig 样区，由 α_2 和 β_2 功能区组成，是与 CD4 分子结合的部位。③跨膜区。④胞质区：与 HLA-Ⅰ类抗原分子结构与功能相似。

三、HLA 抗原分子的生物学功能

(一)参与 T 细胞应答

T 细胞借助 T 细胞受体(TCR)识别抗原，α、β 型 TCR 通常只识别与 HLA 分子结合的复合物。$CD4^+$ 细胞具有 HLA-Ⅱ类制约性。

(二)参与免疫应答的遗传控制

人体对某种抗原物质是否产生应答以及这种应答的强弱是受遗传控制的。T 细胞在控制免疫应答方面发挥着重要的作用。

(三)约束免疫细胞间的相互作用

细胞毒性 T 细胞只能杀伤具有同一 HLA 表型的病毒感染的靶细胞，即 T 细胞在识别细胞表面抗原决定簇的同时，还要识别细胞上的 HLA 分子。具有同一 MHC 表型的免疫细胞间才能有效地相互作用，这一现象为 MHC 限制性。

(四)参与抗原的处理

内源性抗原必须与蛋白酶体结合后才能进一步裂解为多肽片段，并被转运至内质网腔，与新合成的 HLA 抗原结合，形成稳定的 HLA-Ag 复合体，然后才能表达于细胞表面并提呈给 T 细胞。

(五)参与免疫调节

HLA 分子可参与抗原提呈并制约免疫细胞间的相互作用。

(六)参与免疫细胞分化

HLA 分子参与早期 T 细胞在胸腺中的分化过程。

四、HLA 复合体的医学意义

(一)与疾病相关性

90％以上的强直性脊柱炎患者带有 HLA-B27 抗原，而正常人群中 HLA-B27 阳性率仅为 9％。

(二)HLA 异常表达与疾病的关系

1. HLA-Ⅰ类抗原表达异常　肿瘤细胞的 HLA-Ⅰ类抗原表达下调或缺失，导致不能被 Tc 识别并攻击，从而导致肿瘤免疫逃逸。

2. HLA-Ⅱ类抗原表达异常　某些自身免疫病的靶细胞，可异常表达 HLA-Ⅱ类分子，将自身抗原提呈给免疫细胞，从而出现异常的自身免疫应答，导致自身免疫病。如Ⅰ型糖尿病患者的胰岛 β 细胞有 HLA-Ⅱ类分子异常表达。

(三)与移植排斥反应的关系

移植物存活率及存活时间的长短很大程度上取决于供受者之间 HLA 型别的相合程度。

任务九　抗原与免疫系统小结

抗原与免疫系统

免疫系统组成 {
免疫器官:中枢免疫器官(骨髓、胸腺)、外周免疫器官(淋巴结、脾脏和黏膜相关的淋巴组织)

免疫细胞:造血干细胞、淋巴细胞、单核/巨噬细胞及其他抗原提呈细胞、粒细胞、肥大细胞和红细胞等

免疫分子:介导天然免疫反应的细胞因子、调节淋巴细胞功能的细胞因子、激活炎性细胞的细胞因子以及促进造血的细胞因子等
}

免疫球蛋白 {
抗体的概念:人体免疫细胞被抗原激活后,由分化成熟的终末B细胞合成分泌的一类能与相应抗原特异性结合的、具有免疫功能的球蛋白称为抗体

免疫球蛋白结构:4条肽链(两条重链和两条轻链)、两个端(氨基端和羧基端)、两个结构分区(可变区和恒定区)和4个功能分区(抗原结合区、铰链区、补体结合区和Fc受体结合区)

人体重要的免疫球蛋白:IgG、IgM、IgA、IgD和IgE等

人体抗体的功能:①与相应抗原特异性结合;②激活补体;③亲细胞作用;④通过胎盘
}

补体系统 {
补体系统的概念:是存在于正常人和脊椎动物血清或组织液中的一组与免疫有关的、经过活化后具有酶活性的30多种由可溶性和膜结合蛋白组成的蛋白酶解系统

补体系统激活途径:经典激活途径(或称传统激活途径)、MBL途径和替代激活途径(或称旁路激活途径)

补体系统的生物作用:①溶菌、溶细胞作用;②调理吞噬作用;③免疫黏附作用;④中和溶解病毒作用;⑤炎症介质作用
}

主要组织相容性复合体 {
概念 {
主要组织相容性复合体(人类白细胞抗原复合体)
主要组织相容性抗原(人类白细胞抗原)
}

人类白细胞抗原分子的表达:HLA－Ⅰ类抗原分子分布于所有有核细胞表面,也存在于血清、尿液、初乳等液体中。HLA-Ⅱ类抗原仅表达在成熟B细胞核抗原提呈细胞(巨噬细胞、树突状细胞)、上皮细胞、血管内皮细胞、脑胶质细胞等特定的某些细胞

人类白细胞抗原分子的结构:肽结合区、Ig样区、跨膜区和胞质区

人类白细胞抗原分子的功能:①参与T细胞应答;②参与免疫应答的遗传控制;③约束免疫细胞间的相互作用;④参与抗原的处理;⑤参与免疫调节;⑥参与免疫细胞分化
}

任务十　免疫系统功能

教学单元三十五　生理性免疫应答

✳ 学习目的

熟悉非特异性免疫的特点、组成；

掌握免疫应答特点、体液免疫与细胞免疫的应答基本过程、抗体产生的一般规律；

了解免疫调节及免疫耐受的概念，影响免疫调节因素，免疫耐受发生机制；

能根据所学知识正确理解机体免疫系统在抗感染过程发挥的作用；具有将免疫调节、免疫耐受等内容在临床疾病治疗过程正确选择与应用的能力。

【案例】　患者某某，女，35岁，自述3周前开始乏力，厌油腻，恶心，呕吐，5天前出现眼黄、尿黄。体检：精神差，脸色黄，巩膜轻度黄染，肝肋下2 cm，有触及痛，其余无异常。实验室检查：尿常规，胆红素（BIL＋）（正常值为－），尿胆原（URO＋）（正常值为－），其余正常；肝功能，血丙氨酸转氨酶（ALT）150U/L（正常值＜40），谷草转氨酶（AST）106UL（正常值＜40）；HAVIgM（＋），HAVIgG（－），HBsAg（－），HBeAg（－），抗-HBe（－），抗-HBs（＋），抗-HBeAg（－）。临床诊断：甲型肝炎。住院治疗两个月后，出院前复查：HAVIgM（－），HAVIgG（＋）。请问：该患者临床诊断的免疫学依据是什么？发病初期HAVIgM（＋）说明什么？出院前复查HAVIgM（－），HAVIgG（＋）有说明什么？

广义的免疫应答是指机体非特异性地和特异性地识别并排除异己成分以维持自身稳定的全过程。分为固有免疫和适应性免疫两大类。固有免疫又称先天性免疫或非特异性免疫，适应性免疫应答又称获得性免疫应答或非特异性免疫。免疫应答最基本的生物学意义是识别"自己"与"非己"，并清除"非己"的抗原性异物，保持内环境稳定。免疫应答大多为生理性的，但是在某些情况下亦可造成机体损伤，发生病理现象，引起超敏反应性疾病、自身免疫性疾病等免疫相关疾病，在后面的章节中有介绍。

一、固有免疫应答

固有免疫应答，亦称固有免疫（innate immunity）、天然免疫（natural immunity）或非特异性免疫（nonspecific immunity），是指机体在种系发生和进化过程中逐渐形成的一种天然免疫防御功能,构成机体抵御病原生物入侵的第一道防线。

固有免疫的特点:①免疫作用广泛,无特异性可直接识别病原体、病毒感染细胞或肿瘤细胞而被激活产生免疫应答;②固有免疫细胞可迅速发挥免疫效应,无须通过克隆扩增、分化为效应细胞后产生免疫效应;③可调控或影响适应性免疫应答的类型和强度;④固有免疫细胞寿命短,不能产生记忆细胞,因此固有免疫应答维持时间短,不会发生再次应答。

固有免疫系统的组成有如下:

(一)组织屏障结构

1. 皮肤黏膜屏障 覆盖在体表的皮肤和与外界相通的腔道内衬着的黏膜共同构成皮肤黏膜屏障,将全身的组织器官封闭在内,成为机体抵抗病原微生物侵袭的第一道防线。

皮肤黏膜屏障的功能:物理屏障作用;化学屏障作用;生物屏障作用。

2. 体内屏障 当病原体突破层层防御体系进入血液循环时,血脑屏障或胎盘屏障可阻止其进入,使机体重要器官或胎儿得到保护。

(二)参与固有免疫的效应分子

1. 补体系统

2. 细胞因子 是参与固有和适应性免疫应答的重要免疫和调节分子。

3. 其他

(1)溶菌酶。

(2)抗菌肽:一类能够杀伤多种细菌、病毒、真菌、原虫或肿瘤细胞的小分子多肽。

(3)乙型溶素:可作用 G^+ 菌细胞膜,对 G^- 无效。

(三)参与固有免疫的效应细胞

1. 吞噬细胞 吞噬细胞包括中性粒细胞和单核巨噬细胞,在非特异性免疫中发挥重要作用,是清除致病微生物的重要效应细胞。中性粒细胞属终末细胞,数量多、寿命短、更新快,在感染或应急时可被迅速动员。单核巨噬细胞包括血液中的单核细胞和分布在各组织中的巨噬细胞,无论中性粒细胞,还是单核巨噬细胞对入侵的病原微生物都能做出迅速应答,其中单核巨噬细胞的作用更为持久,是参与非特异性免疫晚期应答的主要效应细胞。此外,巨噬细胞还具有提呈抗原、分泌细胞因子参与免疫调节等功能。

2. NK 细胞 无须抗原预先致敏,NK 细胞可直接杀伤某些肿瘤细胞和病毒感染细胞,在机体抗肿瘤和早期抗病毒或胞内寄生菌感染的免疫过程中发挥重要作用。

3. 树突细胞 成熟的 DC 细胞可有效提呈抗原、激活 T 细胞启动适应性免疫应答。浆细胞样 DC 在抗病毒固有免疫中发挥了重要作用。

4. 其他参与固有免疫的细胞 除吞噬细胞和 NK 细胞外,尚有多种参与非特异性免疫应答的细胞,如 NKT 细胞等。

固有免疫作为机体发挥免疫防御功能的第一道防线,在抗感染中的作用毋庸置疑。固有免疫除了其自身固有的功能外,还可影响特异性免疫应答的发生、发展和免疫效应的发挥,并参与免疫记忆的形成和维持。

二、适应性免疫应答

适应性免疫应答指 T、B 细胞对抗原识别、自身活化、增殖、分化,进而表现出一系列生物学效应的全过程。

免疫应答的场所:免疫应答发生的场所主要在外周免疫器官,尤其是淋巴结和脾脏。

感染后为何淋巴结肿大?

抗原进入机体后,在外周组织或在淋巴结被 APC 捕获,APC 将经过加工处理的抗原肽—MHC 分子复合物提呈给 T 淋巴细胞。淋巴细胞在淋巴结内被活化、增殖和分化为效应细胞。此外,活化细胞产生各种细胞因子,导致局部血管扩张,渗出增加,细胞聚集,淋巴器官迅速增大。所以,机体接受抗原刺激后,往往出现局部淋巴结肿大。随着免疫应答的消退,增大的淋巴结逐渐恢复到原来的大小。

免疫应答的基本过程:人为地分为三个阶段,抗原识别和提呈阶段、免疫细胞活化增殖和分化阶段以及免疫效应阶段。

1. 抗原识别和提呈阶段(感应阶段) 这是 APC 捕获、加工、处理抗原并提呈抗原给淋巴细胞,以及淋巴细胞识别抗原的阶段。这一阶段分别由 APC、T 细胞和 B 细胞完成。

2. 活化增殖和分化阶段(反应阶段) 这是指 T、B 细胞接受抗原刺激后活化、增殖,分别分化为效应 T 细胞和浆细胞的阶段。该过程通过免疫细胞间的相互作用及细胞因子的影响而完成,并有部分 T 细胞和 B 细胞分化成为记忆细胞。

3. 效应阶段 这是指浆细胞产生的抗体和效应 T 细胞与相应抗原发生特异性结合,并通过多种机制对结合的抗原发挥清除效应的阶段。

免疫应答的前两个阶段主要在外周免疫器官中进行,产生的抗体和效应 T 细胞经血流运至抗原所在部位发挥免疫效应。

免疫应答的特点:免疫应答具有特异性、MHC 限制性及记忆性三个最突出的特点。

1. 免疫应答的特异性 免疫应答具有高度的特异性,表现为:①免疫应答的启动来自特异性抗原的刺激;②免疫应答效应的靶目标为特异性抗原。

2. MHC 限制性 免疫应答过程中免疫细胞间相互作用时都涉及对自身 MHC 分子的识别,这一现象称为 MHC 限制性。现已明确,$CD8^+$ CTL 与靶细胞之间的相互作用受 MHC-Ⅰ类分子限制,$CD4^+$ Th 细胞与 APC 和 B 细胞之间的相互作用受 MHC-Ⅱ类分子限制。

3. 免疫应答的记忆性 记忆性是指个体通过感染或接种而再次接触相同抗原时,可产生较初次应答更快、更强的免疫应答。

(一)T 细胞介导的细胞免疫应答

细胞免疫应答是从初始 T 细胞接受抗原刺激到分化成效应 T 细胞并将抗原清除的过程。

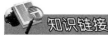知识链接

在移植排斥反应中发挥主要作用的组织抗原被称为主要组织相容性抗原(major histo-compatibility antigen)为一组紧密连锁的高度多态性基因组成的染色体区域。脊椎动物中,从鱼到人类都存在结构和功能相似的 MHC 区域。小鼠的 MHC 是 H-2 复合体。人的 MHC 是 HLA 复合体(human leukocyte antigen)。HLA 复合体的编码产物,最初从白细胞表面发现,又称为人类白细胞抗原现在知道其表达格局不仅限于白细胞表面。

1. 抗原的处理和提呈阶段(感应阶段)　存在于胞质中的内源性抗原(如病毒和细菌感染细胞后,在细胞合成蛋白类物质,肿瘤细胞抗原等)首先被宿主 APC 内蛋白酶类降解成小肽片段,再与 MHC-Ⅰ类分子形成复合物,提呈给 $CD8^+$ T 细胞。$CD8^+$ T 细胞通过 TCR 识别抗原肽,CD8 分子识别 MHC-Ⅰ类分子,产生 T 细胞活化信号,$CD8^+$ T 细胞识别抗原肽受 MHC-Ⅰ类分子的限制。

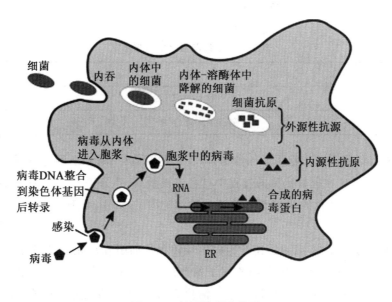

图 35-1　抗原处理和递呈

通过吞噬和吞饮作用摄取内化到细胞囊泡系统的外源性抗原(如细菌代谢产物及其他可溶性蛋白质抗原等),在细胞内被溶酶体酶降解成含 10~30 个氨基酸残基的小肽片段,与内质网上的 MHC-Ⅱ类分子结合形成复合物,提呈给 $CD4^+$ T 细胞。$CD4^+$ T 细胞通过 TCR 识别抗原肽,CD4 分子识别 MHC-Ⅱ类分子,产生 T 细胞活化信号,$CD4^+$ T 细胞识别抗原时受 MHCⅡ类分子限制(图 35-1)。

2. 活化、增殖和分化阶段(反应阶段)　T 细胞活化需要两个信号:

(1)T 细胞活化的第一信号:T 细胞活化的第一信号来自抗原,其提供形式是 APC 表面的抗原肽－MHC 分子复合物与 TCR 的相互作用和结合,该信号决定免疫应答的特异性。

(2)T细胞活化的第二信号：T细胞活化的第二信号是共刺激信号，其提供形式是APC表面的共刺激分子与T细胞表面黏附分子的相互作用和结合，该信号确保免疫应答在需要时才得以发生。

共刺激分子种类很多，最重要的共刺激分子是APC表面的 B_7-1（CD80）和 B_7-2（CD86）。它们通过与T细胞表面的CD28分子结合提供T细胞活化所必需的共刺激信号。其他的共刺激分子对包括：ICAM-1/LFA-1、LFA-3/LFA-2（CD2）、B7-H2/ICOS等（图35-2、表35-1）。

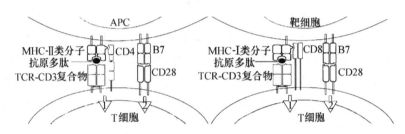

图 35-2　T细胞活化的需双信号刺激图

表 35-1　T细胞活化的双信号

信号	第一信号	第二信号
T细胞	TCR 和 CD4/CD8	CD28
APC 细胞	MHC-肽复合物	B_7（$B_{7.1}$、$B_{7.2}$）

T细胞充分活化需要细胞因子的参与：除了上述双信号外，T细胞充分活化还有赖于细胞因子的参与。APC在提呈抗原的过程中自身亦被激活，并分泌IL-1，IL-1可促进Th细胞的活化与增殖。初始活化的T细胞可分泌多种细胞因子（如IL-2、IL-4、IL-5等），为T细胞充分活化所必须。

通过跨膜信号转导，T细胞活化的胞内信号转导从而引发活化的T细胞发生细胞分裂和分化。活化后的 $CD4^+$ T细胞在细胞因子的作用下，分化成为Th1和Th2细胞。Th1细胞促进细胞免疫；Th2细胞促进体液免疫。活化后的 $CD8^+$ T细胞（即识别抗原肽－MHC I类分子复合物的T细胞）在Th1细胞因子的辅助下分化成CTL。

在T细胞分化的过程中，部分T细胞停止分化，保留对特异性抗原的长期记忆，分化成为长寿命的记忆性T细胞（Tm），这种Tm细胞再次接触相同抗原时，不需经上述诱导即可直接被活化，并产生快而强的免疫效应。

3. 效应阶段　在双信号和细胞因子的作用下，活化的T细胞发生增殖，并分化成效应T细胞，包括发挥辅助功能的Th和能随血液循环到达特异性抗原部位发挥效应的CTL。

$CD4^+$ Th细胞的分化过程：

(1) $CD4^+$ Th分化为Th1：Th1主要有两种效应，一是可以诱导CTL的分化，二是通过分泌的细胞因子募集活化巨噬细胞和淋巴细胞诱导细胞免疫反应又称为迟发型炎症反应，同时还可以活化中性粒细胞,促进其杀伤病原体。

(2)CD4+Th 分化为 Th2:辅助体液免疫应答;参与超敏反应性炎症;Th2 细胞分泌的细胞因子可激活肥大细胞、嗜碱性粒细胞和嗜酸性粒细胞,参与超敏反应和抗寄生虫感染。

(3)CD4+Th 分化为 Th17:可分泌多种细胞因子,募集活化中性粒细胞、单核细胞,在固有免疫中发挥作用;分泌的细胞因子可诱导局部炎症,参与炎症反应、感染性疾病以及自身免疫病的发生。

(4)CD4+Th 分化为 Th4:可分泌细胞因子辅助促进 B 细胞的分化,抗体成熟和抗体类别转换。

(5)部分活化的 Th 还可分化为记忆性细胞 Tm,在再次免疫应答中起重要作用。记忆性 Tm 细胞是对特异性抗原有记忆能力的长寿 T 细胞,对曾经接触的抗原能启动更为迅速和有效的免疫应答。

CD8+T 细胞的分化过程:可通过 Th 细胞依赖和 Th 非依赖两种方式激活并分化为 CTL。CTL 通过细胞裂解和细胞凋亡两种机制杀伤靶细胞。

(1)细胞裂解:穿孔素和颗粒酶导致细胞裂解。

(2)细胞凋亡:通过信号转导诱导靶细胞凋亡。

4. 细胞免疫应答的生物学意义

(1)抗胞内病原体感染:细胞免疫主要针对胞内寄生菌(如结核分枝杆菌、麻风分枝杆菌、伤寒沙门杆菌等)、病毒、真菌及某些寄生虫感染。

(2)抗肿瘤:CTL 可直接杀伤带有相应抗原的肿瘤细胞,该过程受 MHC-Ⅰ类分子的限制;多种细胞因子如 TNF、IL-2 等既是效应分子,又可活化增强巨噬细胞、NK 细胞的抗肿瘤作用。

(3)参与移植排斥反应:细胞免疫参与宿主抗移植物反应及移植物抗宿主反应。

(4)引起免疫病理损伤:细胞免疫效应可参与迟发型超敏反应、某些自身免疫性疾病的发生和发展。

(二)B 细胞介导的体液免疫

B 细胞介导的免疫应答是指 B 细胞接受抗原刺激后活化、增殖、分化为浆细胞,浆细胞产生抗体发挥特异性免疫效应。由于抗体存在于体液中,所以 B 细胞介导的免疫应答又称为体液免疫应答。

B 细胞介导的免疫应答依据抗原不同分为对 T 细胞依赖抗原(TD-Ag)的免疫应答和对 T 细胞非依赖抗原(Ti-Ag)的免疫应答(图 35-3)。前者需要 Th 细胞的辅助,后者不需要。

1. B 细胞对 TD-Ag 抗原的应答　B 细胞对抗原的识别(感应阶段),B 细胞抗原受体 BCR 即 mIg 与 TCR 不同,BCR 可直接识别蛋白质抗原的天然抗原表位,或识别蛋白质降解所暴露的隐蔽抗原表位,而无须 APC 对抗原的处理和提呈。另一方面,BCR 特异性结合抗原后,通过受体介导的内吞作用将抗原摄入胞内,经加工处理,将降解产生的抗原肽与 MHC-Ⅱ类分子结合,以抗原肽-MHC-Ⅱ类分子复合物的形式把抗原提呈给 CD4+Th 细胞。

B 细胞活化、增殖与分化阶段(反应阶段)。与 T 细胞相似,B 细胞的活化也需要两个信

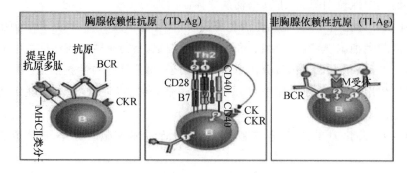

图 35-3 B 细胞活化的双信号示意图

号和多种细胞因子的参与。BCR 识别抗原产生 B 细胞活化的第一信号，BCR 与特异性抗原表位结合，启动第一信号。B 细胞活化的第二信号：B 细胞活化的第二信号，即共刺激信号，由 CD4$^+$ Th 细胞与 B 细胞表面多个黏附分子对的相互作用提供，其中 Th 表面 CD154（又称 CD40L）与 B 细胞表面 CD40 的相互作用，提供 B 细胞活化最强的第二信号（图 35-4）。

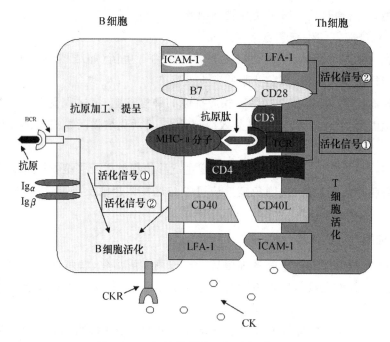

图 35-4 B 细胞抗原处理与活化过程

经双信号刺激而完全活化的 B 细胞具备了增殖和继续分化能力。在 Th 细胞产生的细胞因子辅助下，活化的 B 细胞增殖形成生发中心，并经历体细胞高频突变、Ig 亲和力成熟和类别转化，分化为浆细胞或记忆性 B 细胞，发挥体液免疫功能（表 35-2）。

表 35-2　Th 细胞与 B 细胞活化双信号

信号	第一信号	第二信号
Th 细胞活化	TCR－Ag－MHC	BCR－Ag
B 细胞活化信号	CD28/29 等	CD40/CD40L

　　效应阶段　是浆细胞分泌的抗体发挥免疫效应的阶段,即在该阶段发挥免疫保护作用或引起免疫病理损伤。

　　(1)中和作用:针对细菌外毒素或类毒素产生的抗体(抗毒素),能与外毒素结合并中和其毒性。针对病毒产生的中和抗体与相应病毒结合可以阻止病毒吸附穿人宿主易感细胞,使病毒的感染性降低或消失,在防止病毒在体内扩散和再感染中发挥重要作用。

　　(2)免疫调理作用:抗体促进吞噬细胞吞噬颗粒性抗原的作用。单核巨噬细胞和中性粒细胞都表达 FcγR,IgG(尤其是 IgG_1 和 IgG_3)类抗体与相应抗原结合后,以其 Fc 段与吞噬细胞的 Fc 受体结合,增强吞噬细胞的吞噬作用。

　　(3)激活补体:发挥溶菌、溶细胞作用。

　　(4)通过 ADCC 杀伤靶细胞:IgG 类抗体的 Fab 段与带有相应抗原的靶细胞结合后,其 Fc 段与 NK 细胞、巨噬细胞、中性粒细胞表面的 FcγRⅠ和嗜酸性粒细胞表面的 FcγRⅢ结合,促进这些细胞对靶细胞的杀伤作用,此为抗体依赖细胞介导的细胞毒作用(ADCC)。

　　(5)介导免疫损伤:体液免疫应答产生的抗体除了介导上述对机体有利的效应外,在一定条件下可介导某些病理性损伤。如 IgE 可以介导Ⅰ型超敏反应,IgG 和 IgM 可以介导Ⅱ型、Ⅲ型超敏反应以及某些自身免疫疾病。抗体也参与移植排斥反应。

　　2.B 细胞对 TI-Ag 的应答　细菌的荚膜多糖、多聚鞭毛素和脂多糖等 TI-Ag 能直接激活初始型 B1 细胞,诱导抗体产生,无须 Th 细胞辅助,也不引起细胞免疫应答。根据激活 B 细胞的方式和其结构特点的不同,可将 TI-Ag 分为 TI-1 和 TI-2 两种类型。

　　(1)B 细胞对 TI-1 抗原的应答:TI-1 抗原(如革兰阴性菌的脂多糖)具有有丝分裂原成分。高浓度时,TI-1 抗原中的有丝分裂原能够与 B 细胞表面的有丝分裂原受体结合,非特异性地激活多克隆 B 细胞。低浓度 TI-1 抗原仅激活特异性 B 细胞克隆。成熟和不成熟的 B 细胞均可被 TI-1 抗原激活,诱导产生低亲和力的 IgM(图 35-5)。

　　(2)B 细胞对 TI-2 抗原的应答:细菌荚膜多糖、聚合鞭毛素是 TI-2 抗原,在结构中有许多重复排列的抗原表位。TI-2 抗原通过其重复排列的抗原表位将 BCR 交联而激活 B1 细胞。TI-2 抗原表位的密度在 TI-2 抗原激活 B 细胞过程中起重要作用。密度太低,BCR 交联的程度不足以激活 B 细胞;密度太高,BCR 交联过度可使 B 细胞产生耐受。由于 TI-2 抗原只能激活成熟 B 细胞,而婴幼儿体内的 B 细胞多处在不成熟态,所以,婴幼儿不能有效产生针对多糖抗原的抗体。

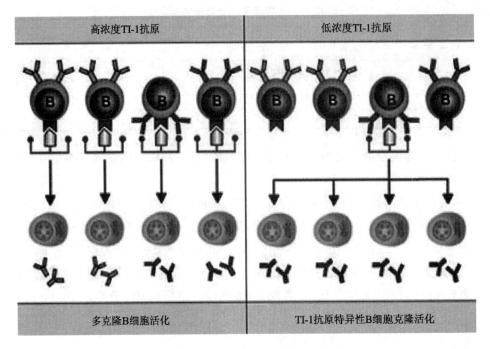

图 35-5　B 细胞对 TI-1 抗原的应答

　　B 细胞对 TI-2 抗原的应答具有重要的生理意义,是机体对某些病原微生物感染快速应答的机制之一;另一方面,该过程也有利于巨噬细胞向特异性 T 细胞提呈抗原,诱导针对该菌 TD-Ag 的免疫应答。

　　总之,TI-Ag 主要激活 CD5$^+$B1 细胞,产生 IgM 类抗体。对 TI-Ag 免疫应答的场所主要在脾白髓的边缘窦。无须 APC 抗原提呈和 Th 细胞辅助,无 MHC 限制性,无抗体类别转。

　　3. 效应阶段抗体产生的一般规律　①初次应答:是抗原进入机体后引起的第一次免疫应答(图 35-6),其特点是诱导期较长(1～2 周)、抗体效价低、亲和力低、在体内维持时间短、首先出现 IgM 类抗体,然后才出现 IgG 类抗体。②再次应答:是机体再次接触相同抗原时引起的免疫应答,又称回忆反应,其特点是诱导期短(1～2 天)、抗体效价高出几倍至十几倍、亲和力高、在体内维持时间长、增多的抗体主要是 IgG 而 IgM 含量与初次应答相似。再次应答由记忆细胞引起。

　　医学意义:由于抗体的产生需一定的诱导期,因此预防接种应在传染病流行季节前进行;由于再次应答免疫效果优于初次应答,因此预防接种应进行 2 次或以上;由于 IgM 在初次应答中最早出现,因此检测 IgM 可作为传染病早期诊断或胎儿宫内感染的指标;由于再次应答抗体水平高于初次应答几倍至十几倍,因此若传染病恢复期血清抗体效价高出早期 4 倍以上时具有诊断价值。特异性免疫和非特异性免疫比较见表 35-3。

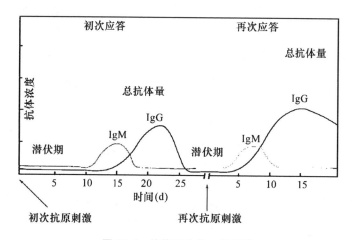

图 35-6　抗体产生的一般规律

表 35-3　特异性免疫和非特异性免疫比较表

	非特异性免疫	特异性免疫
细胞组成	黏膜、上皮细胞、吞噬细胞 NK 细胞、γδT 细胞、B-1 细胞	T 淋巴细胞、B 淋巴细胞 抗原提呈细胞
作用时效	即刻至 96 小时内	96 小时后
作用特点	非特异性 无须增殖分化，作用迅速 无免疫记忆	特异性 抗原特异性细胞克隆增殖分化 有免疫记忆
作用时间	作用时间短	作用时间长

三、免疫调节

免疫调节是指免疫应答过程中免疫细胞、免疫分子，以及免疫系统与机体其他系统间相互作用，构成一个相互协调与制约的网络，维持机体内环境的稳定。如果免疫调节功能异常，不能产生有效免疫应答，就会失去有效的免疫保护作用；同样如果对自身成分产生强烈的免疫攻击，也会发生自身免疫疾病。利用免疫调节手段，可用于疾病的预防与治疗。

(一)免疫分子的调节作用

1. 抗体或免疫复合物对免疫应答有调节作用。

2. 独特型-抗独特型免疫网络的调节作用　AId 网络中的每个成员都通过与其他成员的相互作用，进行免疫调节。包括：①负调节作用：AId 的主要作用在于免疫抑制。在免疫系统的胚胎发育期，AId 不仅能像抗原那样引起免疫耐受，而且对免疫细胞库的发育也产生深远的影响。②正调节作用：AId 具有内影像功能，能刺激免疫应答的发生。它们对 T、B 细胞都可起到抗原的作用，使免疫系统经常处于"戒备"的致敏状态。这种状态便于机体对入侵的微生物迅速做出反应,有利于种系进化的保存。③炎症因子分泌的反馈调节作用。④补体对免疫应答也有调节作用。⑤免疫细胞表面活化受体和抑制性受体的免疫调节。

(二)免疫细胞的免疫调节作用

1. 调节性 T 细胞的免疫调节作用具有免疫失能性和免疫抑制性。具有下调免疫应答、维持自身免疫耐受以及抑制自身免疫病发生等作用,在治疗治疗自身免疫病和肿瘤以及克服器官移植排斥反应等方面具有应用前景。

2. Th1、Th2、Th17 也有免疫调节作用。

(三)其他形式的免疫调节

1. 活化诱导的细胞死亡对效应功能的调节(AICD) 指免疫细胞活化发挥免疫效应后,诱导的一种自发的细胞凋亡。是一种高度特异性的生理性反馈调节,仅针对被抗原活化并发生克隆增殖的免疫细胞,目的是限制抗原特异性淋巴细胞的克隆容量。在这个意义上,淋巴细胞一旦被激活,也就为自身死亡创造了条件。

2. 神经-内分泌-免疫网络的调节 内分泌细胞、神经细胞等可分泌多种细胞因子;免疫细胞可分泌多种神经肽和激素;神经、内分泌、免疫三个系统的组织细胞均可表达神经递质、激素以及细胞因子的受体。因此,神经、内分泌、免疫三个系统可通过神经肽、神经递质、激素及细胞因子相互调节。因此,在免疫系统、神经系统和内分泌系统之间有一个完整的相互调节网络。神经系统直接通过免疫器官上的神经支配以及分泌神经递质和神经肽来调节免疫功能,内分泌系统通过分泌激素与免疫细胞上的相应受体结合来调节免疫功能;免疫系统通过分泌细胞因子、神经肽等作用于神经内分泌系统而发挥作用。

3. 免疫应答的遗传控制 研究表明,虽然一些非 MHC 基因可影响免疫应答,但是 MHC 基因多态性是控制免疫应答水平的主要遗传因素。

四、免疫耐受

在生理条件下,机体免疫系统对外来抗原刺激产生一系列应答以清除抗原物质,但对体内组织细胞表达的自身抗原却表现为"免疫无应答",从而避免自身免疫病。机体免疫系统对特定抗原的这种"免疫无应答"状态称为免疫耐受。免疫耐受可天然形成,也可是后天获得。免疫应答和免疫耐受相辅相成,二者的平衡对保持免疫系统的自身稳定至关重要。

(一)免疫耐受的形成及表现

在胚胎发育期,不成熟的 T 及 B 淋巴细胞接触抗原(自身抗原或外来抗原),形成对所接触抗原的免疫耐受,出生后再遇相同抗原,不予应答或不易应答。原则上,这种免疫耐受不会轻易被打破,往往持续终身。在后天过程中,原本对抗原应答的特异性 T 及 B 细胞克隆,受多种因素影响,发生耐受,这类耐受能持续一段时间,部分耐受可能随诱导因素的消失,亦逐渐解除,重新恢复对相应抗原的免疫应答能力。

1. 胚胎期及新生期接触抗原所致的免疫耐受 天然免疫耐受现象的发现。

知识链接

1945年,Owen观察到异卵双胎小牛的胎盘血管相互融合,血液自由交流,呈自然联体共生。出生后,两头小牛体内均存在两种不同血型抗原的红细胞,构成红细胞嵌合体,互不排斥(左图)。且将一头小牛的皮肤移植给其孪生小牛,亦不发生排斥。但是,将无关小牛的皮肤移植给此小牛,则被排斥,说明这种耐受具有抗原特异性,是在胚胎期接触同种异型抗原所致。新生期人工诱导的免疫耐受。

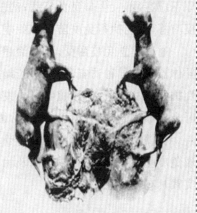

根据Owen的观察,Medawar等设想,可能是在胚胎期接触同种异型抗原诱导了免疫耐受的形成。1953年,Medawar等通过实验不仅证实了Owen的观察,而且提示,新生期因体内免疫细胞处于早期发育阶段,人工可诱导其对"非己"抗原产生免疫耐受。

2. 后天诱导免疫耐受的条件　T细胞及B细胞介导的特异性免疫应答,是在适宜的抗原刺激及多种免疫细胞协同作用下产生的,这种抗原特异性T细胞和B细胞在某些条件下亦可发生免疫耐受。其发生取决于抗原和机体两方面的因素。

抗原的理化性状、剂量、免疫途径、是否应用佐剂等均可影响免疫耐受的诱导:小分子、可溶性、非聚合单体物质(如非聚合的血清蛋白、多糖、脂多糖等)常为耐受原;大分子、颗粒性及蛋白质的聚合物(如血细胞、细菌、聚合的免疫球蛋白等)往往是良好的免疫原。低剂量(10^{-8}M)及高剂量(10^{-5}M)均不引起Ab产生,只有注射适宜剂量(10^{-7}M)才致高水平Ab产生。抗原经静脉注射最易诱导免疫耐受,腹腔注射次之,皮下及肌肉注射最难。

机体免疫功能状态、免疫系统发育成熟程度、遗传背景等均可影响免疫耐受的形成。耐受的诱导一般在胚胎期最易,新生期次之,成年期最难。新生儿出生后不久即可接种疫苗;成年机体单独应用抗原诱导耐受不易成功,但与免疫抑制措施联合则可诱导耐受。因此,免疫抑制药物与抗原联合应用诱导耐受是同种器官移植中用于延长移植物存活的有效措施。

(二)免疫耐受的发生机制

免疫耐受按其形成时期的不同,分为中枢耐受及外周耐受。中枢耐受是在胚胎期及出生后T及B细胞发育过程中,遇自身抗原所形成的耐受;外周耐受是成熟的T及B细胞,遇内源性或外源性抗原,不产生正免疫应答。两类耐受的诱因及形成机制有所不同。

1. 中枢耐受　中枢免疫耐受的形成是由于T、B细胞在分化发育过程中发生阴性选择所致。

2. 外周耐受　在健康成年个体的外周免疫器官中,可发现具有潜在的自身反应性淋巴细胞,机体通过多种机制诱导外周自身反应性T、B细胞发生免疫耐受。如克隆排除及免疫忽视、克隆无能及不活化、免疫抑制性调节机制、细胞因子的作用、机体内存在着针对自身反应性 T 细胞活化的负调节机制,维持外周免疫耐受、信号转导与免疫耐受等。

(三)研究免疫耐受的意义

免疫耐受与临床疾病的发生、发展及转归密切相关。生理性的免疫耐受对自身组织抗原不应答,不发生自身免疫病;病理性的免疫耐受对感染的病原体或肿瘤抗原不产生特异免疫应答,不能执行免疫防御和免疫监视功能,则疾病发展及迁延。

通过建立免疫耐受,可防治超敏反应性疾病、自身免疫病以及移植排斥反应。如在同种异体器官或异种器官移植时,若能建立免疫耐受,使受者的 T、B 细胞对供者器官组织特异性抗原不发生应答,移植物可长期存活,达到治疗疾病的目的。而在慢性感染(如慢性乙型肝炎病毒感染)及肿瘤患者中,常因缺乏诱导免疫应答的适宜条件,而形成免疫耐受。

提供相应条件,可望打破耐受,恢复免疫应答,有利于病原体的清除,或产生有效的抗肿瘤免疫应答,使疾病得以控制及治愈。因此,深入阐明免疫耐受的形成机制,对于指导临床实践具有重要意义。

目标检测
(扫描二维码下载答题)

教学单元三十六　病理性免疫

【案例】　患者，男，24 岁，主诉咽部不适 3 周，浮肿，少尿，疲倦伴睡眠不佳 1 周。体检：血压 160/96 mmHg，眼睑水肿，咽红，扁桃体大，双下肢可凹陷性浮肿，其他无异常。实验室检查：尿蛋白＋＋（正常无），尿红细胞 20～30 个/高倍镜（正常值 0）；血清补体 C3 为 0.5 g/L（正常值 0.85～1.93），血抗链球菌 O 实验（ASO）为 800IU/L（正常值＜200）；其余检查正常。临床诊断：急性肾小球肾炎（链球菌感染后），请分析链球菌感染后为什么会诱发急性肾小球肾炎？主要包括哪些免疫病理相关的发病机制？（提示：从该病涉及的超敏反应机制分析）

一、超敏反应

超敏反应（俗称变态反应或过敏反应）是指机体对某些抗原初次应答后，再次接受相同抗原刺激时发生机体生理功能紊乱或组织损伤的特异性免疫应答。由超敏反应引起的疾病称超敏感反应病。诱发超敏反应的抗原又称变应原或过敏原。根据超敏反应发生机制和临床特征，将其分为Ⅰ、Ⅱ、Ⅲ和Ⅳ四型：①Ⅰ型超敏反应，即速发型超敏反应；②Ⅱ型超敏反应，即细胞溶解型或细胞毒型超敏反应；③Ⅲ型超敏反应，即免疫复合物型超敏反应；④Ⅳ型超敏反应，即迟发型超敏反应。目前国内外由超敏反应引起的疾病发病率明显上升。

(一)Ⅰ型超敏反应

Ⅰ型超敏反应又称过敏反应或速发型超敏反应。是临床最常见的一种超敏反应。其主要特点是：①由牢固结合在肥大细胞和嗜碱粒细胞表面的 IgE 介导，以促使效应细胞释放生物活性介质的方式参与反应；②发生快，消退亦快；③常引起生理功能紊乱，一般无严重的组织细胞损伤；④具有明显的个体差异和遗传倾向性。根据Ⅰ型超敏反应发生的迅速程度，可将其分为"即刻相"反应和"延缓相"反应。前者在再次接触变应原后几秒钟、几分钟或十几分钟内发作，能迅速消退；后者的发生需要 2～4 小时，持续 24 小时后逐渐消退。

1. 参与Ⅰ型超敏反应的成分

(1)变应原：是指能够选择性诱导机体产生特异性 IgE 抗体并导致变态反应发生的抗原

性物质。导致Ⅰ型超敏反应变应原的种类(表 36-1)很多,经呼吸道(花粉、尘螨、霉菌等)接触;经消化道(鱼、虾、肉、蛋、牛奶等)进入机体;经皮肤接触或进入机体(昆虫叮咬的毒素、化学物质等);经肌肉、静脉注射进入机体的化学药物及异种动物血清等。

表 36-1 人类过敏性休克的常见变应原

异种动物免疫血清	破伤风及白喉抗毒素、狂犬病毒、肉毒杆菌、气性坏疽及蛇咬伤抗血清
疫苗及类毒素	流感、百日咳、伤寒、副伤寒等疫苗、破伤风及白喉类毒素
非蛋白药物	青霉素、头孢类抗生素、链霉素、四环素、氯霉素、卡那霉素、多黏菌素 B、万古霉素、两性霉素、维生素 B_1 及维生素 B_{12}、呋喃妥因、苯海拉明、氢化可的松、甲泼尼松、氨基比林、普鲁卡因、有机碘、汞剂、阿司匹林、右旋糖酐、可待因、吗啡、肝素、糜蛋白酶等
脏器制剂	胰岛素、垂体后叶提取物、ACTH
昆虫叮蛰	蜜蜂、黄蜂、蚂蚁类
食物	蛋、牛奶、鱼、虾、蟹、水生贝壳类、蚕豆
其他	腹内棘球蚴的外科性或意外性破裂,人类精液、穿心莲、板蓝根等中药及呼吸道变态反应性疾病免疫治疗用的尘螨、花粉、真菌等

(2)IgE 及其受体:引起Ⅰ型超敏反应的抗体主要是 IgE。IgE 由鼻咽、扁桃体、支气管、胃肠黏膜等处固有层的浆细胞产生,这些部位也是过敏原侵入引起过敏反应的好发部位。研究发现Ⅰ型超敏反应患者体内的血清 IgE 比正常人增高 1 000～10 000 倍。IgE 具有牢固的同种组织细胞亲嗜性。IgE 与 FcεR 结合即可触发Ⅰ型超敏反应。

(3)参与细胞

1)肥大细胞:广泛分布于皮肤、黏膜下层结缔组织中的微血管周围,以及内脏器官的包膜下。正常人每个肥大细胞表面有 3 万～20 万个 IgE 受体(FcεR)。活化的肥大细胞可释放颗粒,多种生物活性物质,包括组胺、肝素等及多种酶类,它们作用于靶器官和组织引起即刻相反应;活化的肥大细胞可分泌多种趋化性细胞因子,参与募集嗜酸性粒细胞和单核细胞等炎症细胞,启动延缓相反应(图 36-1)。

2)嗜碱性粒细胞:嗜碱性粒细胞是循环细胞,主要存在于外周血液中,Ⅰ型超敏反应时可迁移至组织。其亦组成性表达 FcεR,通过与 IgE Fc 段结合而呈致敏状态。致敏嗜碱性粒细胞可释放多种生物活性物质,包括组胺、白三烯以及各种酶类。这些物质除引起血管反应外,还可损伤组织。肥大细胞和嗜碱性粒细胞表面表达 IgE Fc 段受体(FcεR)是参与Ⅰ型超敏反应的主要细胞。

3)嗜酸性粒细胞:主要分布于呼吸道、消化道和泌尿生殖道黏膜组织中,循环血中仅有少量存在。Ⅰ型超敏反应中,嗜酸性粒细胞在肥大细胞释放的多种细胞因子作用下可被募集至炎症局部并激活,上调 FcεR₁ 表达,释放大量颗粒。嗜酸性粒细胞的生物学效应具有双重性:释放致炎因子,合成多种毒性物质,参与延缓相反应;还能直接吞噬肥大细胞所释放的颗粒,并释放一些化学物质分别灭活组胺、白三烯和血小板活化因子,从而发挥负反馈调节作用。

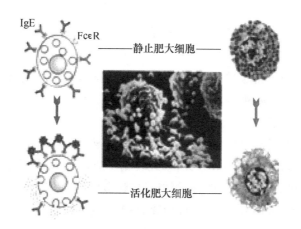

图 36-1 肥大细胞激活前后的形态比较

(4)生物活性介质:预先存在于颗粒内的介质,它们通常以复合物形式存在于颗粒内,当颗粒排至胞外后,即可通过离子交换而释放。新合成的介质多为细胞膜磷脂代谢产物。

胺类:小分子胺类,具有多种生物学活性:扩张小血管和增加毛细血管通透性;刺激平滑肌收缩;促进黏膜、腺体分泌增加。组胺与不同受体结合可引起不同作用,若与各器官的平滑肌 H_1 受体结合,则引起平滑肌收缩,临床出现哮喘、腹痛、小血管扩张,甚至休克。若与某些器官的 H_2 受体结合,则引起胃酸分泌过多,心率增加等症状。

激肽原酶:该酶从颗粒中释放出后可作用于血浆中的激肽原,使之转变成缓激肽和其他激肽类物质。在急性炎症中起重要作用,具有致平滑肌特别是支气管平滑肌的缓慢收缩作用和较强的血管扩张作用,还可增加局部毛细血管的通透性,刺激痛觉神经纤维而引起疼痛。嗜酸性粒细胞趋化因子 ECF-A:是一种低分子量多肽,具有吸引嗜酸性粒细胞向局部聚集的趋化作用。

白三烯(LT):是在细胞活化过程中由细胞膜磷脂代谢产生的花生四烯酸衍生的白三烯(LTC_4、LTD_4、LTE_4)的混合物,为引起延缓相反应的主要介质。LT 引起支气管平滑肌收缩的能力要比组胺强,效应维持时间长,也可引起毛细血管扩张、通透性增强,黏膜、腺体分泌增加,是哮喘时支气管持续痉挛的主因。

前列腺素(PG):也是细胞活化过程中花生四烯酸的代谢产物。与 I 型超敏反应有关的主要为 PGE_1、PGE_2 和 $PGF_{2\alpha}$。PGE_2 能使支气管平滑肌扩张,而 $PGF2\alpha$ 则使支气管平滑肌收缩。前列腺素还能调节某些介质释放,如高浓度 PGE 能抑制组胺释放,低浓度则促进组胺释放。

血小板活化因子(PAF):也是细胞膜磷脂降解产物。PAF 能凝聚和活化血小板,使之释放活性胺类,引起毛细血管扩张和通透性增高。此外,PAF 对中性粒细胞、巨噬细胞及嗜酸性粒细胞也具有明显的趋化和激活作用。

2. 发生机制

(1)致敏阶段:变应原刺激机体产生 IgE 的阶段,IgE 与肥大细胞、嗜碱性粒细胞表面的 IgEFc 受体结合,使其成为致敏靶细胞。

(2)发敏阶段:变应原再次进入机体与致敏靶细胞表面的 IgE 结合,发生桥联反应,细胞脱颗粒,释放生物活性介质(组胺、缓激肽、白三烯、前列腺素)的阶段。

(3)效应阶段(即刻相反应):生物活性介质作用于效应器官和组织引起过敏反应的阶段,表现为平滑肌收缩、毛细血管扩张、通透性增强及腺体分泌增加。该反应在接触变应原后数分钟内即可发生,持续 30～60 分钟。(延缓相反应)主要由机体受变应原刺激后,细胞合成、释放的颗粒基质导致红、肿、热、痛等炎症症状出现指在即刻相反应后的一个更长的反应过程,其在刺激后 2～8 小时内发生,可持续 1～2 天或更长时间。又称为 I 型变态反应性炎症(AI)(图 36-1)。

嗜酸性粒细胞可吞噬嗜碱性颗粒,释放组胺酶、脂酶、磷脂酶灭活生物活性介质,起负反馈调节作用。

3. I 型超敏反应常见疾病

(1)全身过敏反应:过敏性休克是最严重的全身性 I 型超敏反应性疾病。大多数患者发生于接触变应原后不久,如抢救不及时,可在短期内死亡。引起过敏性休克的变应原很多,包括注射治疗性或诊断性药物、摄入药物或食物等。

药物过敏性休克:以青霉素过敏性休克最为常见,此外链霉素、头孢菌素、普鲁卡因、有机碘、维生素 B_1 和 B_2、氨基比林、呋喃妥因等也可引起。

> 青霉素分子量较小,通常无免疫原性,但其降解产物青霉噻唑醛酸或青霉烯酸与组织蛋白结合后即获得免疫原性;另外,青霉素制剂的大分子杂质或由发酵生成的少量大分子物质,如为蛋白质,也可直接成为变应原,从而刺激机体产生特异性 IgE 抗体,使机体致敏。若再次接触青霉素,就可能发生过敏性休克。值得注意的是任何途径应用青霉素,如肌肉注射、静脉注射、口服、皮肤涂搽均能引起过敏,但以肌肉注射所致的过敏性休克最常见,且少数情况下初次注射青霉素也可发生过敏性休克,这可能与患者曾无意中接触过青霉素或青霉素样物质有关,例如:①吸入青霉菌脱落的孢子、青霉素的降解产物或某些真菌产生的青霉素样物质;②曾使用过被青霉素污染的注射器或其他器材。过敏性休克的抢救措施包括立即终止注射,注射部位的近心端扎止血带,并使患者平卧,吸氧,皮下注射 0.1% 肾上腺素 0.5mL 等。大多数患者经上述治疗后会很快好转。

血清过敏性休克:临床应用动物免疫血清如破伤风抗毒素、白喉抗毒素进行治疗或紧急预防时,因动物血清中的类毒素抗体对人体是异种蛋白并具有免疫原性,有些患者可因曾经注射过相同的动物血清制剂已被致敏,而发生过敏性休克。其发生速度很快,重者可在短时间内死亡。

(2)局部过敏反应

1)呼吸道过敏反应:常因吸入花粉、尘螨、真菌和毛屑等变应原或呼吸道病原微生物感染引起。支气管哮喘和过敏性鼻炎是临床常见的呼吸道过敏反应。支气管哮喘是由于支气管平滑肌痉挛而引起的哮喘和呼吸困难。组胺等生物活性介质对早期哮喘发作起作用,反应发生快、消失也快;而白三烯及细胞所释放酶类引起的炎症反应,则在哮喘晚期反应中起重要作用(图 36-2)。

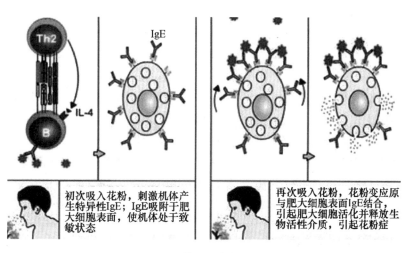

初次吸入花粉,刺激机体产生特异性IgE;IgE吸附于肥大细胞表面,使机体处于致敏状态

再次吸入花粉,花粉变应原与肥大细胞表面IgE结合,引起肥大细胞活化并释放生物活性介质,引起花粉症

图 36-2　药粉症的发生机制

2)消化道过敏反应:主要表现为胃肠道过敏症。某些个体摄入鱼、虾、蟹、蛋、奶等食物或服用某些药物后,可出现荨麻疹、呕吐、腹痛、腹泻等症状。此类患者胃肠道 sIgA 明显低下、蛋白质水解酶缺乏,局部黏膜防御功能下降,不能将食物中的异种蛋白完全分解,通过黏膜吸收而诱发过敏反应。

3)皮肤过敏反应:摄入或接触某些变应原如药物、食物、羽毛、花粉或肠道内寄生虫感染等可引起皮肤出现风团、红斑或全身性荨麻疹、湿疹、血管性水肿等症状。多数在半小时至数小时后消退,少数在 4~6 小时出现延缓相反应。

4.Ⅰ型超敏反应的防治原则　Ⅰ型超敏反应性疾病的防治原则应从变应原和机体的两个方面考虑。一方面要尽可能找出变应原,避免再接触;另一方面应针对Ⅰ型超敏反应发生发展的过程,切断或干扰某个环节,达到防治目的。

(1)找出变应原,避免接触:详细询问过敏史及家族中有无过敏史者;并可通过直接皮肤试验或放射变应原吸附试验检测患者血清特异性 IgE 来检测寻找变应原,从而尽量避免接触变应原。皮肤试验　使用青霉素等药物或免疫血清前,必须进行皮肤试验。对皮肤试验阳性者,切忌再用该变应原。某些抗原物质(除青霉素等药物外)若必须使用,则通过脱敏疗法来防治。

(2)脱敏治疗:异种免疫血清脱敏疗法,对异种免疫血清可通过短时间内小剂量多次注射进行脱敏治疗。少量多次反复注射,可使靶细胞内的活性介质大部分甚至全部被消耗,从而达到暂时脱敏的目的。

特异性变应原减敏疗法:对已检出而难以避免接触的变应原,可采用少量多次反复皮下注射的方式达到减敏的目的。

(3)免疫生物疗法:抗 IgE 抗体的应用。抗 IgE 抗体具有阻断 IgE 分子与 FcεR Ⅱ 的结合,从而抑制嗜酸性粒细胞浸润的作用;抗 IgE 抗体还可阻断 IgE 分子与 FcεR Ⅰ 的结合,抑制 IgE 的合成,增加 IgE 的清除,防止 Ⅰ 型超敏反应的发生。

(4)药物治疗

1)抑制生物活性介质释放的药物:色甘酸二钠、肾上腺糖皮质激素可稳定肥大细胞膜,阻止肥大细胞脱颗粒和释放生物活性介质。儿茶酚胺类药物和前列腺素、甲基黄嘌呤、氨茶碱等药物均能通过不同作用环节提高细胞内 cAMP 浓度,从而抑制组胺等生物活性介质释放。

2)竞争靶细胞受体的药物及生物活性介质拮抗药:抗组胺药可通过与组胺竞争效应器官细胞表面组胺受体而发挥抗组胺作用。另外,阿司匹林为缓激肽拮抗药;苯噻啶具有抗组胺和 5－羟色胺的作用;多根皮苷酊磷酸盐对白三烯有拮抗作用。

3)改变效应器官反应性的药物:肾上腺素、麻黄素等可解除支气管平滑肌痉挛,并能减少腺体分泌;葡萄糖酸钙、氯化钙、维生素 C 等可解痉,还能降低毛细血管通透性与减少渗出。

> **Ⅰ 型超敏反应要点口诀**
>
> *E 导双快个体异,组织无损功能滞。Ⅰ 型超敏原再次,肥碱细胞脱颗粒,活性介质效应起,哮喘皮疹休克体。*

(二)Ⅱ型超敏反应

由 IgG 或 IgM 类抗体与细胞表面的抗原结合,在补体、吞噬细胞及 NK 细胞等参与下,引起的以细胞裂解死亡为主的病理损伤。又称细胞溶解型或细胞毒型超敏反应。特点:①IgG 或 IgM 类抗体;②补体、吞噬细胞及 NK 细胞等参与;③细胞裂解或组织损伤,细胞毒型。

1. 参与成分　抗原诱发Ⅱ型超敏反应的抗原根据其来源不同,可分为两类。

(1)组织细胞表面固有的抗原成分:如 ABO 血型抗原、Rh 抗原和 HLA 抗原;外源性抗原与正常组织细胞间的共同抗原,如链球菌胞壁的成分与心脏瓣膜、关节组织间的共同抗原;因感染或理化因素所致改变的自身抗原,如长期应用甲基多巴后造成的红细胞变性抗原。

(2)吸附在组织细胞上的外来抗原或半抗原:某些化学制剂可作为载体或半抗原进入机体,与体内组织细胞或血清中某些成分(如血细胞碎片,变性 DNA 等)结合形成完全抗原,诱发Ⅱ型超敏反应。

抗体主要是 IgG(IgG$_1$、IgG$_2$ 或 IgG$_3$)和 IgM 类抗体,其能与细胞膜表面相应抗原特异性结合。

2. 细胞溶解与组织损伤机制(图 36-3)　抗体与细胞膜表面相应抗原结合后,可通过下列三条途径杀伤靶细胞:①激活补体经典途径,使细胞(多为血细胞)发生不可逆性破坏或溶解；②细胞膜表面的抗原抗体复合物通过抗体 Fc 段与吞噬细胞表面 Fc 受体结合，或通过补体裂解产物 C3b、C4b 等与吞噬细胞表面补体受体结合，发挥免疫调理作用而使细胞被吞噬；③NK 细胞、巨噬细胞及中性粒细胞表面 Fc 受体与细胞膜表面的抗原抗体复合物的 Fc 段结合，通过 ADCC 作用而杀伤靶细胞。上述作用途径在疾病的发生中并非独立进行，有时可同时或先后发生，甚至相互产生协同作用。

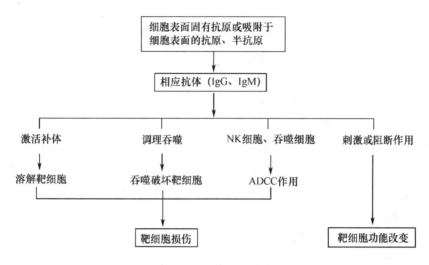

图 36-3　Ⅱ型超敏反应发生机理

3. 常见疾病　根据抗原特点和诱发超敏反应机制的不同，分为下列几类。

(1)输血反应：通常输血反应是指发生于 ABO 血型不合的输血，如供血者 A 型血输入 B 型受血者，在补体协同作用下引起血管内溶血。

　　白细胞所致的反应：经产妇及曾多次输血者体内有白细胞同种抗体。白细胞所致的输血反应常发生在输血后 30 分钟，可相继出现脸红、心动过速、胸闷、寒战、发热等，停止输血后症状逐渐消退。尚无特殊治疗方法。输血后紫癜：由输血者体内血小板同种抗体引起，输血后 5～7 天发生瘀点、出血。患者几乎都是 40 岁以上的经产妇，大多数在 3～4 周内自愈，出血严重时需用泼尼松或换血疗法。血浆蛋白引起的反应：因供者和受者血浆蛋白之间有遗传性差异，故多次输血、反复应用正常人免疫球蛋白或抗血友病球蛋白等制剂，可引起变态反应性输血反应，出现荨麻疹、神经血管性水肿、支气管痉挛等表现。输血前口服抗组胺药常可预防或减轻上述反应。

(2)新生儿溶血症：多发生于母亲为 Rh⁻ 而胎儿为 Rh⁺ 的情况下，第一胎分娩时，胎儿 Rh⁺ 红细胞进入母体，刺激母体产生抗 Rh 抗体；若母体第二次妊娠而胎儿仍为 Rh⁺，则母体内 IgG 类抗 Rh 抗体可通过胎盘进入胎儿体内，与胎儿 Rh⁺ 红细胞结合，激活补体，导致胎儿红细胞溶解。新生儿溶血症也可由母胎 ABO 血型不合引起。新生儿溶血症尚无有效的防治方法，但对因 Rh 血型抗原所致的新生儿溶血症，可于初产后 72 小时内给母体注射抗 Rh 免疫球蛋白，以避免胎儿 Rh 阳性红细胞使母体致敏，对再次妊娠有较好的预防作用。

(3)肾小球肾炎：A族12型乙型溶血性链球菌与人类肾小球基底膜具有共同抗原，故链球菌感染后产生的抗体可结合于肾小球基底膜，激活补体而导致肾小球病变。

(4)肺出血肾炎综合征(Goodpasture综合征)：病因尚未完全明确，可能是由于A_2型流感病毒等感染或吸入有机溶剂而引起肺损害。因为肺泡基底膜与肾小球基底膜有共同抗原，所以抗体可同时作用于肺组织和肾小球。本病的临床特点为反复咯血、痰内含铁血黄素、血尿、蛋白尿等。

(5)改变的自身抗原所致的Ⅱ型超敏反应性疾病：常见的有自身免疫性溶血性贫血。服用甲基多巴类药物，或某些病毒如流感病毒、EB病毒感染机体后，能使红细胞膜表面成分发生改变，从而刺激机体产生红细胞自身抗体。这种抗体与自身改变的红细胞特异性结合，可引起自身免疫性溶血性贫血。

(6)外来抗原或半抗原所致的Ⅱ型超敏反应性疾病：以药物过敏性血细胞减少症为例，青霉素、磺胺、安替比林、奎尼丁和非那西汀等药物抗原表位能与血细胞膜蛋白或血浆蛋白结合获得免疫原性，从而刺激机体产生药物抗原表位特异性的抗体。这种抗体与药物结合的红细胞、粒细胞或血小板作用，或与药物结合形成抗原－抗体复合物后，再与具有FcγR的血细胞结合，可引起药物性溶血性贫血、粒细胞减少症和血小板减少性紫癜。

(7)刺激型超敏反应性疾病：甲状腺功能亢进症(Graves病)，是一种特殊的Ⅱ型超敏反应性疾病，为抗体刺激型超敏反应。该病患者体内可产生针对甲状腺细胞表面甲状腺刺激素(TSH)受体的自身免疫性IgG抗体，称为长效甲状腺刺激素(LATS)。LATS与甲状腺细胞表面TSH受体结合，可刺激甲状腺素分泌，引起甲状腺功能亢进，而不是使甲状腺细胞破坏。

Ⅱ型超敏反应要点口诀

G或M(抗体)结抗原，补、巨、NK齐参战，表面抗原走经典，特异结合吞噬完。

(三)Ⅲ型超敏反应

血液循环中的可溶性抗原与相应的抗体(IgG、IgM类)结合形成可溶性的免疫复合物，在一定条件下沉积于毛细血管基底膜，通过激活补体并在血小板、中性粒细胞等其他细胞的参与下，引起以充血水肿，局部坏死和中性粒细胞浸润为主要特征的炎症反应和组织损伤。因而超敏反应又称免疫复合物型或血管炎型超敏反应。由此引起的疾病称为免疫复合物病(ICD)。

1. **特点** 中等大小的免疫复合物，免疫复合物型；IgM、IgG；补体、中性粒细胞、嗜碱性粒细胞、血小板参与。

2. **变应原** 种类很多，根据其来源可分为两类：①内源性抗原，如类风湿因子、系统性红斑狼疮的核抗原、肿瘤抗原等；②外源性抗原，如各种病原微生物、药物、异种血清等。参与Ⅲ型超敏反应的抗体主要是IgG和IgM类抗体，也可是IgA类抗体。抗体的性质与数量对于 IC 的形成具有重要作用。在正常情况下,机体受抗原刺激发生免疫应答,产生的特异性抗体能与抗原形成 IC。这种复合物可迅速被吞噬细胞吞噬、消化和清除,或由肾小球基底膜排除。只有在特定条件下,IC 才不能被清除,沉积到特定部位引起炎症反应和组织损伤。

3. 免疫复合物的形成 抗原持续存在不易清除;抗体亲和力、抗原抗体比例对 IC 的形成有影响,颗粒性抗原、高亲和力抗体、抗原抗体比例适宜时形成大分子不溶性 IC 容易吞噬清除;可溶性抗原、抗体少、亲和力低可形成小分子可溶性 IC 易被肾小球滤过清除;而可溶性抗原、中等亲和力抗体、抗原相对过剩形成的中等大小可溶性 IC 不易被清除容易沉积。当机体血管通透性增加,有利于 IC 沉积。

4. 发生机制 ①中等大小免疫复合物的形成;②中等大小免疫复合物沉积于血管内皮细胞间隙;③免疫复合物引起的组织损伤,包括激活补体引起组织细胞溶解、释放过敏毒素引起炎症反应:释放趋化因子吸引中性粒细胞到达 IC 沉积部位;中性粒细胞吞噬 IC,释放蛋白水解酶、胶原酶、弹性纤维酶、碱性蛋白酶等引起血管壁基底膜和周围组织的炎症损伤;血小板活化,产生 5-羟色胺等活性介质,引起毛细血管扩张,通透性增加,激活凝血机制形成微血栓,加重血管壁基底膜及组织损伤(图 36-4)。

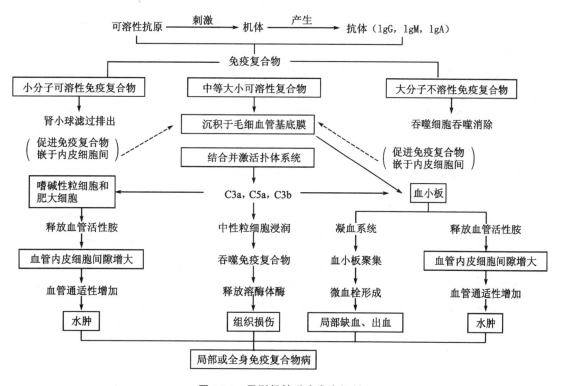

图 36-4 Ⅲ型超敏反应发生机制

5. 常见疾病

(1)局部免疫复合物病:在家兔皮下多次注射无毒性的马血清后,局部出现细胞浸润,若再次注射,可发生水肿、出血、坏死等剧烈炎症反应,称为 Arthus 现象。这是由于抗原在入侵局部与相应抗体结合形成免疫复合物,引起中性粒细胞和血小板聚集,释放各种酶及活性物质,破坏血管,造成水肿、坏死等炎症。

(2)人类局部免疫复合物病:反复注射胰岛素的患者,在体内产生抗胰岛素抗体,再次注射胰岛素,可在注射局部出现水肿、充血、出血、坏死等症状,数日后逐渐恢复。此外,对多次注射狂犬病疫苗或使用动物来源的抗毒素,亦可出现上述现象。多次吸入植物性或动物性蛋白质的粉尘、真菌孢子等,也可在肺泡或其间质形成免疫复合物,导致变应性肺泡炎的发生。

(3)全身免疫复合物病:

1)血清病:初次一次性注射大量抗毒素后,常出现异常反应。通常在注射后 7～14 小时发病,其临床表现为发热、皮疹、淋巴结肿大、关节痛、一过性蛋白尿等,病程一般较短。该反应的机制是一次大量注入含抗毒素的马血清后,机体产生抗马血清抗体,由于所注入的马血清尚未完全清除,两者在抗原量多于抗体量的条件下结合,形成可溶性 IC,随血流运行至全身,嵌入肾小球基底膜,或沉积于关节滑膜、心肺及皮下组织毛细血管壁中,激活补体,并引起相应部位的组织损伤。

2)链球菌感染后肾小球肾炎:常发生在链球菌感染后 2～3 周,多由某些型别的 A 族溶血性链球菌引起。疾病活动期可见血清总补体及 C3 显著下降;经免疫荧光检测,发现肾小球中 IgG 和 C3 呈不连续的颗粒状排列。

3)类风湿性关节炎:可能由于溶血性链球菌或其他细菌代谢产物、慢病毒或支原体的持续性感染,引起关节炎。

> 类风湿关节炎(RA)是一种慢性、全身性的自身免疫病,是主要在关节滑膜,其次在浆膜、心、肺、血管、神经及眼等结缔组织处广泛发生的免疫性炎症。RA 在世界各地均有发病。美国 RA 的发病率为 0.3%～1.5%,我国的初步调查结果为 0.32%～0.4%。RA 在女性多发,大约是男性的 3 倍。
>
> RA 的发病原因尚不清楚,可能由于溶血性链球菌或其他细菌代谢产物、慢病毒或支原体的持续性感染,改变了自身 IgG 分子结构;也可能是在感染过程中,中性粒细胞吞噬细菌后释放出溶酶体酶,使 IgG 分子结构发生改变,成为一种自身抗原,刺激机体产生各类抗 IgG 的自身抗体,其中以 IgM 为主,称为类风湿因子(RF)。另外,持续的感染也可能使机体中的 Ⅱ 型胶原成分发生改变,演变为自身抗原,刺激机体产生自身抗体。反复产生的自身抗体与变性的 IgG 或 Ⅱ 型胶原结合成免疫复合物,沉积于关节滑膜,引起关节炎。

4)过敏性休克样反应:当血流中迅速出现大量 IC 时,可发生过敏性休克。如,大量注射青霉素治疗钩体病或梅毒时,由于短时间内大量病原体被破坏,释出大量抗原,在血管内与相应抗体结合成 IC,激活了补体,产生大量过敏毒素,从而引起过敏性休克。

5)系统性红斑狼疮:由于产生抗核抗体,与核抗原形成免疫复合物,引起肾小球肾炎、关节炎和多部位的脉管炎。

Ⅲ型超敏反应要点口诀

抗原抗体复合物,沉积基膜未清除,补体激,中性聚,激活凝血血栓居。

(四)Ⅳ型超敏反应

Ⅳ型超敏反应(迟发型超敏反应、DTH)是由致敏 T 细胞所介导,表现为以单个核细胞浸润和细胞变性、坏死为特征的局部超敏反应性炎症。其发生机制是 T 细胞介导的免疫损伤。该反应进程较迟缓,一般于再次接触抗原后 48～72 小时发生。

1. **特点** 致敏 T 细胞介导;迟发型超敏反应;局部炎症反应特点为单核细胞、淋巴细胞浸润为主;补体、抗体不参与。

2. **参与成分** 抗原引起Ⅳ型超敏反应的抗原包括病毒、胞内寄生菌(如结核杆菌、麻风杆菌等)、寄生虫、真菌、细胞抗原(如肿瘤细胞、移植细胞)等。此外,异种蛋白质也可引起Ⅳ型超敏反应,但一般须与化学物质结合;而纯粹的多糖抗原则较难引起Ⅳ型超敏反应的发生。

效应细胞参与Ⅳ型超敏反应的 T 细胞主要有 $CD4^+$ Th1、$CD8^+$ CTL 和 $CD4^+$ CTL。这些 T 细胞在识别由 APC 表面 MHC 分子及其提呈的抗原肽复合物后,被激活并产生一系列反应。

Th1 细胞活化后能释放多种细胞因子,两类 CTL 均能直接杀伤靶细胞。此外,活化的巨噬细胞及中性粒细胞也参与介导Ⅳ型超敏反应中组织的免疫损伤。

3. **发生机制**(图 36-5)

(1)T 细胞致敏:外来抗原进入机体后,可刺激 T 细胞增殖分化,成为针对某特定抗原的效应 T 细胞。

(2)Th1 细胞介导的炎症反应和组织损伤:效应性 Th1 细胞可释放多种细胞因子,如 IFN-γ、TNF、IL-3、GM-CSF、MCP-1 等。它们分别导致血管通透性增高、渗出增多,或发挥趋化作用而使大量淋巴细胞、单核/巨噬细胞及中性粒细胞聚集于炎症区,在局部形成以单个核细胞为主的细胞浸润,导致局部小血管栓塞,血管变性坏死。

(3)CTL 介导的细胞毒作用:效应 CTL 细胞与特异性抗原结合被活化后,通过释放穿孔素和颗粒酶等介质,使靶细胞溶解或凋亡;也可通过其表面表达的 FasL 与靶细胞表面的 Fas 结合,导致靶细胞发生凋亡。

(4)巨噬细胞的活化:由致敏 T 细胞活化的巨噬细胞加速合成溶酶体酶,氧化代谢增强,它们在吞噬清除抗原的同时,释放溶酶体酶,导致邻近组织变性坏死,进一步介导组织损伤。

4. **常见疾病** 感染性迟发型超敏反应多发生于胞内寄生物感染,如结核杆菌等分枝杆菌和某些原虫感染等。胞内感染有结核杆菌的巨噬细胞在 Th1 细胞释放的细胞因子 IFN-γ 作用下被活化,可将结核杆菌杀死。如果结核杆菌抵抗活化巨噬细胞的杀伤效应,则可发展为慢性肉芽肿。肉芽肿中心是由巨噬细胞融合成的多核巨细胞构成,外周包绕以淋巴细胞、

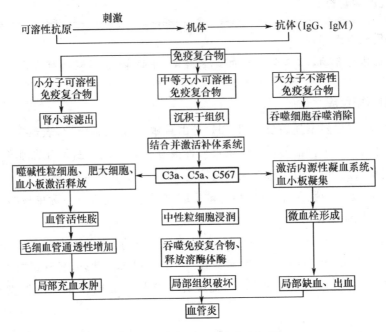

图 36-5　Ⅳ型超敏反应发生机制

巨噬细胞和胶原纤维,在缺氧和巨噬细胞的细胞毒作用下,可形成干酪样坏死。

接触性迟发型超敏反应接触性皮炎为典型的接触性迟发型超敏反应。致敏原是小分子化学物质,包括药物、染料、油漆、升汞、碘、青霉素、磺胺药、某些农药和塑料等。这些小分子半抗原物质与人皮肤接触时,可与角蛋白结合形成完全抗原,使机体致敏。当再次接触相同抗原时,可在 24 小时后发生湿疹样皮炎,表现为局部红肿、硬节、水疱,48～96 小时达高峰,严重者可发生剥脱性皮炎。

移植排斥反应　在临床实践中,有时需用自体或异体组织或器官进行移植,以修补患者组织器官的缺损。例如大面积烧伤时,需进行异体植皮,以保护创面,使患者度过危险期。但异体皮不能长期存活,2～3 周后将坏死脱落;移植异体肾脏,亦出现类似排斥反应。这是由于同种异体间组织及细胞的组织相容性抗原的不同。异体组织移植后,供体的个别特异HLA 就成为受体的变应原,能刺激受体产生相应的致敏 T 细胞,最终导致Ⅳ型变态反应,使移植物遭到排斥。

> **Ⅳ型超敏反应要点口诀**
>
> 　　细胞介导迟发慢,抗体补体均无关;菌毒虫化皆抗原,分化效应 T 细胞;Th1 介导
>
> 炎和损,CTL 细胞毒。

超敏反应性疾病的发生机制复杂,表现各异。理论上超敏反应可清晰地分为Ⅰ、Ⅱ、Ⅲ、Ⅳ型,但在临床所见常常为混合型。各型超敏反应比较见表 36-2。

表 36-2 各型超敏反应比较表

类型	I	II	III	IV
Ab	IgE	IgG,IgM	IgG,IgM	—
补体	—	+	+	—
细胞	肥大细胞 嗜碱性粒细胞 嗜酸性粒细胞	Mφ NK	中性粒细胞 肥大细胞 嗜碱性粒细胞 血小板	Th1、CTL Mφ

二、免疫缺陷病及自身免疫性疾病

(一)免疫缺陷病

免疫系统中任何一个成分的缺失或功能不全而导致免疫功能障碍所引起的疾病,称免疫缺陷病;原发性免疫缺陷病是由于机体的免疫系统存在遗传缺陷或发育异常,导致免疫细胞和(或)免疫分子的数量减少、功能异常而引起的永久性免疫功能缺陷;继发性免疫缺陷病是由于感染、衰老、肿瘤和药物等原因抑制了机体成熟的免疫系统的功能表达所致。

1. 免疫缺陷病的共同特点 对各种病原体的易感性增加;易发生恶性肿瘤;易并发自身免疫性疾病;遗传倾向性,原发性免疫缺陷病大多有遗传倾向。

2. 常见的原发性免疫缺陷病

(1)X-性连锁无丙种球蛋白血症:又称 Bruton 病,其发病机制是位于 X 染色体上的 Bruton 酪氨酸激酶基因发生突变,其特征是血循环中缺乏 B 细胞及 γ 球蛋白。

(2)选择性 IgA 缺陷:其发病是由于具有 IgA 受体的 B 细胞发育障碍,不能分化为可产生 IgA 的浆细胞所致,患者血清 IgA 水平异常低下。

(3)先天性胸腺发育不全(Di George 综合征):是由于胚胎早期第 III、IV 咽囊发育障碍而使来源于它的器官,如胸腺、甲状旁腺和大血管(如主动脉弓)等发育不全,其主要临床特征为抗感染能力低下、出生后即有反复感染、新生儿低钙血症和手足抽搐、伴有先天性心血管畸形、外周血 T 细胞数量明显减少或缺如。

(4)重症联合免疫缺陷病:其特征为 T、B 细胞发育障碍,淋巴细胞数量减少,体液免疫及细胞免疫几乎完全缺陷。

(5)慢性肉芽肿病:发生原因是机体编码还原型辅 II(NADPFI)氧化酶系统的基因缺陷,其特征为反复感染。

(6)补体系统缺陷:常表现为反复化脓性细菌感染和自身免疫性疾病。

3. 引起继发性免疫缺陷病的常见原因 感染、重度营养不良或蛋白质丢失过多、恶性肿瘤和造血系统疾病、免疫抑制剂及抗癌药物的使用、手术、放射线、自身免疫性疾病、内分泌代谢性疾病等。

4. 免疫缺陷病的治疗原则　免疫缺陷病治疗的根本原则,是设法重建或者恢复患者的免疫功能,包括:①替补治疗,但不能重建患者的免疫功能;②免疫调节治疗;③骨髓干细胞移植和胎儿胸腺移植;④基因治疗;⑤控制感染。

(二)自身免疫性疾病

自身免疫性疾病是指由于过度而持久的自身免疫应答,导致自身组织损伤和(或)功能障碍而引起的一类疾病。

1. 自身免疫性疾病的基本特征　患者血液中可测出高效价的自身抗体和(或)针对自身抗原的效应 T 细胞;自身抗体和(或)针对自身抗原的效应 T 细胞作用于表达相应抗原的组织细胞,造成组织损伤和功能障碍;用实验动物可复制出相似的动物模型;患者以女性多见,发病率随年龄增长而升高,有遗传倾向;有重叠现象,一种自身免疫病常与其他自身免疫病同时存在;病程慢性迁延,反复发作反复缓解,有的成为终生痼疾;免疫抑制剂治疗有一定效果。

2. 自身免疫性疾病发生的相关因素　①遗传因素:自身免疫性疾病常有在家族中群集发生的特征;②自身抗原因素:隐蔽抗原的释放,脑、晶状体、精子、甲状腺球蛋白等组织在正常情况下不与免疫细胞接触,称为隐蔽抗原;自身组织细胞的改变;共同抗原的作用;③免疫调节因素:淋巴细胞改变了识别抗原能力;多克隆激活剂的激活;Th 细胞旁路;免疫调节机制紊乱。

3. 自身免疫性疾病的分类　根据其诱发原因可分为原发性自身免疫性疾病和继发性自身免疫性疾病。原发性自身免疫性疾病又可分为器官特异性自身免疫性疾病和全身性(系统性)自身免疫性疾病两类,后者又称结缔组织病或胶原病。

4. 常见的自身免疫性疾病　桥本甲状腺炎(HT)、弥漫性甲状腺肿(Graves 病)、重症肌无力(MG)、胰岛素依赖性糖尿病(IDDM)、多发性硬化症(MS)、艾迪生病(Addisons 病)、交感性眼炎及系统性红斑狼疮(SLE)、类风湿关节炎(RA)、硬皮病等。

5. 自身免疫性疾病的治疗原则　消除自身抗原形成的外因;免疫抑制剂治疗;抗感染治疗;生物调节治疗;中医药治疗。

> 理论上超敏反应可清晰地分为Ⅰ、Ⅱ、Ⅲ、Ⅳ型,但在临床所见常常为混合型,即一种变应原可以引起几型超敏反应同时发生,但以某一型损伤为主。如Ⅰ型超敏反应时,所释放的血管活性胺可使血管壁通透性增高,同时血清中抗体和抗原也可形成 IC,若 IC 分子大小中等,就能沉积于血管壁,引起Ⅲ型超敏反应。Ⅱ型和Ⅳ型超敏反应亦可同时存在,即同一组织细胞抗原往往可同时引起体液免疫应答和细胞免疫应答。临床上许多自身免疫病患者血清中既可检出自身抗体,又可针对相应细胞抗原产生迟发型超敏反应。在这种情况下,若抗原抗体结合形成 IC,也可引起Ⅱ型和(或)Ⅲ型超敏反应。

　　由于变应原进入机体途径不同,特定药物在不同个体或同一个体可诱导不同型别的超敏反应。如青霉素所致超敏反应通常以过敏性休克、荨麻疹和哮喘等Ⅰ型超敏反应为主;亦可引起局部 Arthus 反应和关节炎等Ⅲ型超敏反应;若长期大剂量静脉内注射,还可发生由Ⅱ型超敏反应引起的溶血性贫血;若皮肤反复多次局部接触,则可造成由Ⅳ型超敏反应引起的接触性皮炎。如表 36-3 所示,由青霉素等药物引起的Ⅰ、Ⅱ、Ⅲ、Ⅳ混合型超敏反应在临床上也可发生。

表 36-3　药物引起的超敏反应

超敏反应型别	超敏反应性疾病	青霉素	磺胺类
Ⅰ型	过敏性休克	++	－
	荨麻疹	+++	+++
	哮喘	+	－
Ⅱ型	溶血性贫血	++	－
	粒细胞减少症	－	+++
	血小板减少症	－	+
Ⅲ型	局部 Arthus 反应	++	+
	关节炎	+	+
	发热	+	+
Ⅳ型	接触性皮炎	++	+
	剥脱性皮炎	+	+

目标检测
(扫描二维码下载答题)

任务十　免疫系统功能小结

免疫系统功能
- 正常
  - 生理性免疫
    - 固有免疫应答(特点、组成)
    - 适应性免疫应答(特点、机制)
      - 细胞免疫应答(T)
      - 体液免疫应答(B)、抗体产生规律
  - 免疫调节：基因水平、分子水平、免疫网络、神经内分泌
  - 免疫耐受：形成、表现、机制
- 异常
  - 病理性免疫
    - Ⅰ型：IgE介导(功能紊乱，无组织损伤)
    - Ⅱ型：IgG、IgM介导
    - Ⅲ型：主要IgG个导
    - Ⅳ型：主要由T细胞介导
    - (参与成分、机制、常见疾病、防治)
  - 免疫缺陷病：特点、病因、治疗原则
  - 自身免疫性疾病：特征、分类、病因、治疗原则

任务十一 免疫知识临床应用

教学单元三十七 免疫防治

✲学习目的

了解常见疫苗种类，能解释疫苗预防传染病的机制和使用疫苗的能力；

能根据所掌握的免疫防治知识，在临床实践过程中能针对不同人群选择合理恰当的免疫防治方法，并根据实际情况正确地选择、运用适宜的检测方法检测抗原、抗体、免疫细胞。

【案例】 某年浙江电视台报道：浙江某县一个14个月大的男性幼儿5月27日接种乙脑疫苗，7月2日发现出现乙脑症状，经临床积极治疗后，病情稳定，但出现失语、肢体运动障碍等后遗症。在治疗过程中，主治医生一句“从来没有碰到过接种疫苗的幼儿也会得乙脑的现象”。使其母质疑免疫的有效性，向有关部门提请调查此事。调查结果：疫苗为减毒活疫苗，来源正常。分析产生这种现象的可能原因。

一、免疫防治

人类用免疫的方法预防传染病有着悠久的历史。随着卫生状况的改善和计划免疫的实施，人们在传染病的预防中取得了巨大成就。目前，免疫预防已扩大到传染病以外的其他领域，疫苗的内涵及应用也将进一步拓展。特异性免疫的获得方式有自然免疫和人工免疫两种。自然免疫主要指机体感染病原体后建立的特异性免疫，也包括胎儿或新生儿经胎盘或乳汁从母体获得抗体。人工免疫则是人为地使机体获得特异性免疫，是免疫预防的重要手段，包括人工主动免疫和人工被动免疫。

免疫学防治是根据免疫学原理，通过人工的方法应用免疫制剂或免疫调节药物调整机体的免疫功能，达到预防、治疗疾病的目的。包括以下几种情况。

(一)人工主动免疫

给机体接种疫苗或类毒素等抗原物质，刺激机体产生特异免疫。它的特点是：免疫力出现慢,但维持持久,临床多用于预防。其主要措施是接种疫苗。疫苗是接种后能使机体对特定疾病产生免疫力的生物制剂类的统称。

第一代传统疫苗包括灭活疫苗、减毒活疫苗、和类毒素;第二代疫苗包括由微生物的天然成分及其产物制成的亚单位疫苗和将能激发免疫应答的成分基因重组而产生的重组蛋白疫苗;第三代疫苗的代表为基因疫苗。随着免疫学、生物化学、生物技术和分子微生物学的发展,疫苗研制进入新的阶段。

> **课堂互动**
>
> 疫苗接种的理论基础是什么?建立在适应性免疫应答上,只有适应性免疫应答才有免疫记忆作用。

1. 灭活疫苗　又称死疫苗,选用免疫原性强的病原体经人工培养,用物理或化学方法将其杀死后制成的疫苗。这种疫苗已失去毒力,但仍保持其免疫原性。死疫苗进入人体后不能生长繁殖,对人体刺激时间短,要获得强而持久的免疫力,需要多次重复注射。

2. 减毒活疫苗　用人工变异或从自然界筛选获得的减毒或无毒的活的病原体制成的制剂。将其接种到身体内,不会引起疾病的发生,但病原体可在机体内生长繁殖,引发机体免疫反应,起到获得长期或终生保护的作用。这类疫苗对机体免疫作用强,接种量小,一般只需接种一次。但安全是一个问题,具有潜在的致病危险(有可能因发生突变而在人体内恢复毒力)。同时活疫苗稳定性差,不易保存。灭活疫苗与减毒活疫苗的比较,见表 37-1。

表 37-1　灭活疫苗与减毒活疫苗的比较

	灭活疫苗	减毒活疫苗
制剂特点	灭活,强毒株	活,无毒或弱毒株
接种量及次数	量较大,2～3 次	量较小,1 次
保存及有效期	易保存,有效期约 1 年	不易保存,4℃冰箱内数周
免疫效果	较差,维持数月至 2 年	较好,维持 3～5 年或更长

3. 类毒素　细菌的外毒素经 0.3％～0.4％甲醛处理后,失去毒性而仍保留其免疫原性即成类毒素。接种机体后可诱导产生抗毒素,从而中和外毒素的毒性。近年来新发展的疫苗主要有以下几类。

(1)亚单位疫苗:亚单位疫苗(subunit vaccine)是去除病原体中与激发保护性免疫无关的甚至有害的成分,保留有效免疫原成分制作的疫苗。

(2)结合疫苗:能引起 T、B 细胞的联合识别,B 细胞可产生 IgG 类抗体,明显提高了免疫效果。

(3)合成肽疫苗:合成肽疫苗是根据有效免疫原的氨基酸序列,设计和合成的免疫原性多肽,以期用最小的免疫原性肽来激发有效的特异性免疫应答。

4. 基因工程疫苗　包括重组抗原疫苗、重组载体疫苗、DNA 疫苗、转基因植物疫苗等。

5. 新型疫苗　近年来随着免疫学、生化、分子生物技术的发展,研制出许多高效、安全且便宜的新型疫苗,如亚单位疫苗、合成肽疫苗、基因工程疫苗等。

疫苗的使用要求:

疫苗接种应注意事项

①先天性细胞免疫缺陷的患儿不能接种的活疫苗(为减毒的胞内寄生的微生物);先天性B细胞免疫缺陷的患儿不能接种死疫苗(死疫苗主要刺激体液免疫应答);联合免疫缺陷的患儿不能接种任何疫苗。②发烧者不能接种。③感染者不能接种。④严重皮肤病未愈者不能接种。⑤慢性疾病者不能接种,如糖尿病、高血压、肾病以及自身免疫病疾病等。当然,例外总是有的,如自身疫苗治疗局部感染;自身免疫性疾病包括速发性变态反应等也可以应用抗原(本质相同,剂量不同,接种疫苗剂量要偏大,诱导免疫耐受剂量要偏小)诱导免疫耐受,达到治疗的目的。

1. 安全　疫苗都是用于健康人群,特别是儿童的免疫接种,其质量的优劣直接关系到千百万人的健康和生命安全,因此在制作中应特别注意质量管理。灭活疫苗菌毒种为致病性强的微生物,应予彻底灭活,并避免无关蛋白和内毒素污染;活疫苗的菌毒种要求遗传性状稳定,无回复突变,无致癌性;各种疫苗应尽可能减少接种后的副作用,推崇口服接种或尽量减少注射次数。

2. 有效　疫苗应当具有很强的免疫原性,接种后能在大多数人中引起保护性免疫,使群体的抗感染能力增强。

3. 实用　疫苗的可接受性十分重要,否则难以达到接种人群的高覆盖率。在保证免疫效果的前提下尽量简化接种程序,如口服疫苗、多价疫苗。同时要求疫苗易于保存运输,价格低廉。

(二)人工被动免疫

给机体输入抗体或细胞因子等制剂,使之获得特异免疫力。由于输入抗体后立即获得免疫力,但维持的时间短,仅有2~3周,临床上用于治疗或紧急预防。

常用的人工被动免疫制剂有:

1. 抗毒素　是细菌外毒素的抗体,常用类毒素免疫马,取其免疫血清经分离后纯化制得,主要用于治疗或紧急预防外毒素所致疾病。如破伤风抗毒素。

2. 人丙种球蛋白　从正常人血浆(人丙种球蛋白)或健康产妇胎盘(胎盘丙种球蛋白)中提取。常用于疾病的治疗和紧急预防,可达到防止发病、减轻症状和缩短病程的目的。

3. 人特异性免疫球蛋白　来源于恢复期病人及含有高价特异性抗体供血者血浆,或接受类毒素、疫苗免疫者的血浆。在体内停留时间长,且不易放生超敏反应,常用于过敏体质及丙种球蛋白疗效不佳的疾病。人工主动和被动免疫比较见表37-2。

表 37-2　人工主动免疫与人工被动免疫比较

类型	人工主动免疫	人工被动免疫
输入物质	抗原	抗体、细胞因子
免疫力出现时间	慢（2～3周）	快（注入后就生效）
免疫力生效时间	2～3周	立即
免疫力维持时间	数月至数年	2～3周
主要用途	预防	治疗或紧急预防

知识链接

当代疫苗的应用不仅仅局限于传染病领域也扩展到非传染病领域。而且它不再是单纯的预防制剂,同时调整机体的免疫功能,成为有前途的治疗性制剂。

1. 抗感染　仍是疫苗未来的首要任务。不少传染病仍缺乏有效疫苗,如疟疾、呼吸道感染、腹泻等,发病和死亡人数居高不下。新发现的传染病又来断增多,如 AIDS、丙肝、埃博拉出血热以及非典(SARS)等。控制传染病仍任重而道远。某些病原体感染后,体内产生的免疫应答不能彻底清除病原体,导致持续性感染,如乙肝、丙肝、疱疹病毒等。使用治疗性疫苗或细胞因子有可能通过调整免疫系统的功能彻底清除感染。

2. 抗肿瘤　一些病毒的感染与肿瘤的发生密切相关,这些病毒的疫苗可被看作是肿瘤疫苗。如 EB 病毒疫苗可预防鼻咽癌,人乳头瘤病毒疫苗可预防宫颈癌。非病毒病因的肿瘤疫苗属治疗性疫苗,目前仍在临床试验中。

3. 计划生育　避孕疫苗也是近年来活跃的研究领域,目前正研制中的几种疫苗均有一定的抗生育效果。人促绒毛膜性腺激素(HCG)是维持早期妊娠的激素,用 HCG 免疫人体,产生的抗 HCG 可切断黄体营养而终止妊娠。如 HCGβ 亚单位与破伤风类毒素联接制成的结合疫苗;用精子表面的酶或膜抗原制成精子表面抗原疫苗等。

4. 防止免疫病理损伤　某些慢性感染导致的免疫病理操作与免疫应答的类型有关,通过调整免疫功能有可能防止或减轻病理损伤。使用人工合成的变应原肽段可特异性封闭 IgE,阻止肥大细胞脱颗粒,或通过诱导 T 细胞的无应答状态从而防止I型超敏反应的发生。

二、免疫治疗

免疫治疗(immunotherapy):是指利用免疫学原理,针对疾病的发生机制,人为地调整机体的免疫功能,达到治疗目的所采取的措施。传统的免疫治疗分类方法按免疫增强或抑制疗法,主动或被动免疫治疗,特异或非特异免疫治疗分类,各类之间又有交叉(表 37-3)。随着近年来生物技术的发展,已能制备多种重组细胞因子或免疫细胞,并用于临床治疗,这些进展更新了免疫治疗的概念。

1. 分子治疗　分子治疗指给机体输入分子制剂,以调节机体的特异性免疫应答,例如使用抗体、细胞因子以及微生物制剂等。

(1)分子疫苗:合成肽疫苗、重组载体疫苗和 DNA 疫苗可作为肿瘤和感染性疾病的治疗性疫苗。

表 37-3 免疫治疗的分类

名称	用途或特点
免疫增强疗法	感染、肿瘤、免疫缺陷病的治疗
免疫抑制疗法	移植排斥、自身免疫病、超敏反应病、炎症的治疗
主动免疫治疗	人为提供具免疫原性的制剂,使机体主动产生特异免疫力
被动免疫治疗	人为提供免疫应答的效应物质,直接发挥免疫效应
特异性免疫治疗	调整机体免疫功能所用制剂的作用具有抗原特异性
非特异性免疫治疗	调整机体免疫功能所用制剂的作用没有抗原特异性

(2)抗体:

1)单克隆抗体与基因工程抗体:单克隆抗体在临床的应用,已从体外实验诊断发展到体内影像诊断和治疗。基因工程抗体去除鼠源性抗体中 Fc 段和可变区中架骨区,保留抗体结合抗原的特异性,降低其进入人体的免疫原性。

2)多克隆抗体:用传统方法免疫动物制备的血清制剂。

(3)细胞因子:

1)外源性细胞因子治疗:重组细胞因子已用于肿瘤、感染、造血障碍等疾病的治疗。

2)细胞因子拮抗疗法:该法的原理是通过抑制细胞因子的产生、阻止细胞因子与相应受体结合或阻断结合后的信号转导,阻止细胞因子发挥生物学效应。

(4)微生物抗原疫苗:人类的许多肿瘤与微生物感染有关,使用这些微生物疫苗或抗病毒制剂可预防和治疗相应的肿瘤。

2. 细胞治疗 细胞治疗指给机体输入细胞制剂,以激活或增强机体的特异性免疫应答。

(1)细胞疫苗:

1)肿瘤细胞疫苗:包括灭活疫苗、异构疫苗等。

2)基因修饰的疫苗:将肿瘤细胞用基因修饰方法改变其遗传性状,降低致瘤性,增强免疫原性。

3)树突状细胞疫苗:树突状细胞是人体内最有效的抗原提呈细胞,使用肿瘤提取物抗原或肿瘤抗原多肽等体外刺激树突状细胞,或用携带肿瘤相关抗原基因的病毒载体转染树突状细胞,再回输给患者,可有效激活特异性抗肿瘤免疫应答。

(2)过继免疫治疗:取自体淋巴细胞经体外激活、增殖后回输患者,直接杀伤肿瘤或激发机体抗肿瘤免疫效应,此为过继免疫治疗。

(3)造血干细胞移植:干细胞是具有多种分化潜能,自我更新能力很强的细胞,在适当条件下可被诱导分化为多种细胞组织:骨髓;外周血;脐血。

3. 生物应答调节剂与免疫抑制剂

(1)生物应答调节剂生物应答调节剂(BRM)指具有促进或调节免疫功能的制剂,通常对免疫功能正常者无影响,而对免疫功能异常,特别是免疫功能低下者有促进或调节作用

(表37-4)。

1)微生物制剂:包括卡介苗、短小棒状杆菌、丙酸杆菌、链球菌低毒菌株、金葡菌肠毒素超抗原、伤寒杆菌脂多糖等,具有佐剂作用或免疫促进作用。

表37-4　主要生物应答调节剂

种类	举例	主要作用
细菌产物	卡介苗、短小棒状杆菌、胞壁酰二肽	活化巨噬、NK细胞
合成性分子	吡喃共聚物、马来酐二乙烯醚、嘧啶、聚肌胞苷酸	诱导产生IFN
细胞因子	IFN-α、IFN-β、IFN-γ、IL-2	活化巨噬、NK细胞
激素	胸腺素、胸腺生成素	调节胸腺功能

2)胸腺肽:是从小牛或猪胸腺提取的可溶性多肽混合物,包括胸腺素、胸腺生成素等,对胸腺内T细胞的发育有辅助作用。因其无种属特异性和明显的副作用而常用于治疗细胞免疫功能低下的病人,如病毒感染、肿瘤等。

(2)免疫抑制剂:免疫抑制剂能抑制机体的免疫功能,常用于防止移植排斥反应的发生和自身免疫病的治疗。

1)化学合成药物:糖皮质激素、环磷酰胺、硫唑嘌呤。

2)微生物制剂:

环孢素A(CsA):商品名新山地明,是真菌代谢产物的提取物,目前已能化学合成。主要通过阻断T细胞内IL-2基因的转录,抑制IL-2依赖的T细胞活化,是防治移植排斥反应的首选药物。

他克莫司(FK-506):FK-506属大环内酯抗生素,为真菌产物。其作用机制与CsA相近,但作用比CsA强10～100倍,而且对肾脏的毒性较小,用于抗移植排斥反应有良效。

麦考酚酸酯(MMF):一种强效、新型免疫抑制剂,商品名骁悉。它是麦考酚酸(MPA)的2-乙基酯类衍生物,体内脱脂后形的MPA能抑制鸟苷的合成,选择性阻断T和B淋巴细胞的增殖,用于移植排斥反应和自身免疫性疾病。

西罗莫司(sirolimus):属抗生素类免疫抑制剂,可能通过阻断IL-2诱导的T细胞增殖而选择性抑制T细胞,用于抗移植排斥反应。

目标检测
(扫描二维码下载答题)

教学单元三十八　免　疫　检　测

科学技术不断发展,免疫学检测技术也不断发展和完善,新的方法不断出现,为病原体检测和免疫功能判定提供了重要的方法和手段。

一、抗原与抗体的检测

1. 抗原抗体反应的特点

(1)特异性:抗原和抗体的结合具有高度特异性,这种特异性由抗原表位和抗体 CDR 互补结合所决定。利用这一特异性,可以对许多未知的生物学物质进行特异性鉴定。

(2)可逆性:抗原抗体的结合是分子表面非共价键的结合。抗原抗体分子之间构象互补形成较强的结合力,但在一定条件下,可发生解离,并且解离后抗原、抗体的性质不变。

(3)可见性:抗原和抗体结合是否出现可见反应,与两者的适当的浓度和比例。

(4)反应两个阶段:第一阶段是抗原抗体特异性结合阶段,迅速,一般不形成肉眼可见反应。第二阶段为可见反应阶段,相互之间吸引形成较大复合物过程。

2. 抗原抗体反应的影响因素

(1)电解质:在中性或碱性环境下,抗原或抗体均带负电荷,电解质的作用是中和抗原抗体复合物表面上的部分电荷,使之更易于相互凝聚,出现明显的凝集或沉淀现象。若无电解质存在,则不发生可见反应。通常采用 0.85% 的氯化钠作为稀释液,提供适当浓度的电解质。

(2)温度:适宜的温度可增加抗原与抗体分子的碰撞机会,加速抗原抗体复合物的形成,抗原抗体反应的最适温度一般是 37℃。

(3)酸碱度:最适 pH 值为 6～8,超出此范围可影响抗原、抗体的理化性状,从而出现非特异性凝聚,易导致假阴性或假阳性结果。

(4)抗原抗体浓度与比例:只有在抗原、抗体分子以适当比例结合时,才能出现可见反应。因此确定抗原、抗体的最适比例十分重要,在实验中常将抗原或抗体作适当的稀释,以避免假阴性的发生

二、抗原与抗体的常用检测方法

1. 凝集反应　细菌、红细胞等颗粒性抗原与相应的抗体在一定条件下结合后,出现肉眼可见的凝集团块,这一反应称为凝集反应。该类反应可检测到 1 μg/mL 水平的抗体。凝集反应又可分为直接凝集反应和间接凝集反应(图 38-1)。

(1)直接凝集反应:颗粒性抗原直接与相应的抗体反应后出现的凝集现象。如 ABO 血型的鉴定。

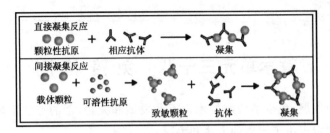

图 38-1　凝集反应

(2)间接凝集反应:是将可溶性抗原(光镜下看不见的物质,如毒素、组织浸液等物质)或抗体先吸附在与免疫无关的载体颗粒上,形成致敏颗粒,再与相应抗体或抗原混合而出现的凝集现象称为间接凝集反应.如早期妊娠反应的检测。

2. 沉淀反应　可溶性抗原(毒素、组织浸出液、血清蛋白等)与相应抗体在一定条件下结合后,形成肉眼可见的沉淀物,称为沉淀反应。沉淀反应可在半固体琼脂凝胶或液体中进行。目前以琼脂扩散法和免疫比浊法较为常用。

(1)单向琼脂扩散。

(2)双向琼脂扩散。

(3)对流免疫电泳。

(4)免疫比浊法。

3. 免疫标记技术　是将抗原-抗体反应与标记技术相结合的方法,用荧光素、酶、放射性同位素、胶体金等标记物标记抗体或抗原,通过检测标记物间接测定抗原或抗体,是目前应用最广泛的较敏感的免疫学检测方法。

(1)免疫荧光法:分为直接法和间接法。

(2)酶免疫测定。

(3)放射免疫测定法。

(4)发光免疫分析。

(5)免疫胶体金技术。

(6)免疫印迹技术。

4. 蛋白质芯片技术

三、免疫细胞及其功能检测

通过对各种免疫细胞的数量和功能的测定,以了解机体的免疫功能,并用于某些疾病的诊断、疗效监测和预后判断。

1. 免疫细胞分离

(1)外周血单核细胞的分离。

(2)淋巴细胞及其亚群的分离:有免疫吸附分离法和免疫磁珠法等。

2.免疫细胞功能的测定

(1)T细胞功能测定。

(2)B细胞功能测定。

(3)细胞毒试验:是检测 CTL、NK 细胞等细胞杀伤靶细胞活性的一种技术。

(4)吞噬功能测定。

(5)细胞因子的检测:有生物活性检测法和免疫学检测法。

目标检测
(扫描二维码下载答题)

任务十一　免疫知识临床应用小结

免疫知识临床应用

- 免疫防治
  - 免疫预防
    - 自然免疫
    - 人工免疫
      - 人工主动免疫
      - 人工被动免疫
  - 免疫治疗
    - 分子治疗
    - 细胞治疗
    - 试剂治疗
- 免疫检测
  - 抗原抗体结合反应的特点:特异性、可逆性、可见性、两个阶段
  - 抗原抗体结合反应的条件
    - 温度
    - 酸碱度
    - 电解质
  - 抗原或抗体的检测方法
    - 凝集反应:直接凝集试验、间接凝集反应
    - 沉淀反应:单向免疫扩散试验、双向免疫扩散试验免疫电泳、免疫比浊
    - 免疫标记技术
    - 蛋白质芯片
  - 免疫细胞分离
  - 免疫细胞功能检测

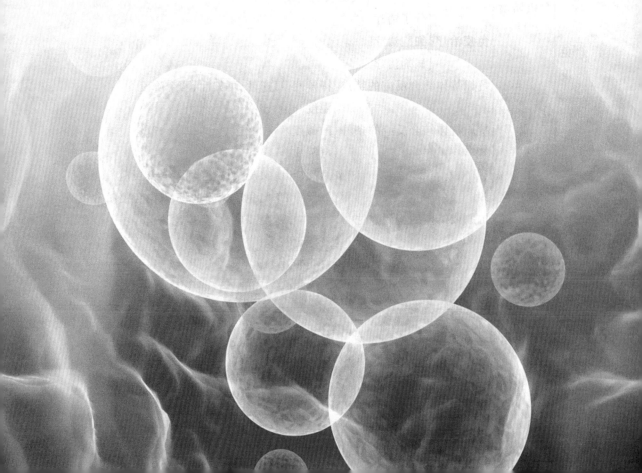

学习情境四

微生物与药物制剂的关系

任务十二　微生物发酵制药

教学单元三十九　微生物发酵制药

✳学习目的

熟悉微生物发酵制药常用的方法、基本步骤；
了解发酵制备抗生素等药物制剂的基本方法。

【案例】　1928年9月的一天早晨，英国伦敦圣玛丽医院的细菌学家弗莱明像往常一样，来到了实验室。在实验室里一排排的架子上，整整齐齐排列着很多玻璃培养器皿，上面分别贴着标签写着：链状球菌、葡萄状球菌、炭疽菌、大肠杆菌等。当他来到靠近窗户的一只培养器前的时候，他皱起了眉头，自言自语道："唉，怎么搞的，竟然变成了这个样子！"原来，这只贴有葡萄状球菌的标签的培养器里，所盛放的培养基发了霉，长出一团青色的霉花。他的助手赶紧过来说："这是被杂菌污染了，别再用它了，让我倒掉它吧。"弗莱明没有马上把这培养器交给助手，而是仔细观察了一会儿。使他感到惊奇的是：在青色霉菌的周围，有一小圈空白的区域，原来生长的葡萄状球菌消失了。难道是这种青霉菌的分泌物把葡萄状球菌杀灭了吗？想到这里，弗莱明兴奋地把它放到了显微镜下进行观察。结果发现，青霉菌附近的葡萄状球菌已经全部死去。

为了试验青霉菌对葡萄状球菌的杀灭能力有多大，弗莱明把青霉菌培养液加水稀释，先是一倍、两倍……最后以八百倍水稀释，结果它对葡萄状球菌和肺炎菌的杀灭能力仍然存在。这是当时人类发现的最强有力的一种杀菌物质了。可是，这种青霉菌液体对动物是否有害呢？弗莱明小心地把它注射进了兔子的血管，紧张地观察它们的反应，结果发现兔子安然无恙，没有任何异常反应。这证明这种青霉菌液体没有毒性。1929年6月，弗莱明把他的发现写成论文发表。他把这种青霉菌分泌的杀菌物质称为青霉素。

一、微生物发酵的分类

发酵（fermentation）原来是指在厌氧条件下酵母菌分解碳水化合物释放能量以及得到产物的过程。随着分子生物学的发展，赋予了发酵新的更广泛的内涵，即发酵是借助于生物细胞（含动、植物细胞和微生物）在有氧或无氧条件下进行生命活动来制备产物的所有过程。

微生物发酵就是利用微生物生命活动产生的酶对各种原料进行酶加工以获得所需产品（如各类药物制剂）的过程。其利用的细胞一般都经过人工改造，然后再通过控制培养条件使其最大限度地生产目的产物。

由于微生物代谢类型的多样化，不同的微生物对同一物质进行发酵或用同一种微生物在不同的条件下进行发酵，可以获得不同的产物。因此，发酵的类型也多种多样。常见的微生物发酵类型有以下几种（表39-1），工业生产中常将几种发酵类型结合使用，如液体深层发酵、需氧浅层发酵。

表 39-1　常见的微生物发酵类型

分类依据	发酵类型	方法特点	用　途
发酵过程中氧的参与	厌氧发酵	发酵过程不需要氧气	乳酸发酵、丁酸发酵等
	需氧发酵	发酵过程需要氧气（供给无菌空气）	有机酸、抗生素的发酵等
发酵所用培养基的性状	固体发酵	微生物在固体表面或内部生长，简便易行，但有费力、耗时、易污染的缺点	酒类、饮料、酱油、食醋等小型发酵不宜纯种发酵
	液体发酵	微生物在液体培养基内生长	多数发酵产物的生产
发酵工艺	浅层发酵	微生物在液体或固体培养基表面上生长，不需通气、搅拌，节省动力	柠檬酸、醋酸的发酵
	深层发酵	微生物在液体或固体培养基内部生长	需氧还是厌氧发酵均可，适用大规模的生产
发酵产品类型	微生物菌体发酵	以获得具有特殊用途的微生物菌体细胞为目的	食用酵母发酵：面包、啤酒的生产；菌体蛋白发酵，如金茸、藻类、虫草等食品、药物
	微生物酶的发酵	以获取各种用途的酶为目的的发酵	糖酶、蛋白酶、脂肪酶、凝血酶、过氧化物酶等
	微生物代谢产物的发酵	以获取微生物代谢产物（含初级和次级代谢产物）为目的	多种氨基酸、抗生素的发酵生产
	微生物转化发酵	利用微生物细胞的酶作用于某些化合物，使其发生生物转化而获得相应产物	多种甾体类化合物的制备

二、微生物发酵制药的基本流程

微生物的发酵技术一般分为上游技术、中游技术和下游技术三个阶段：上游技术是发酵生产用菌种的选育；中游技术是微生物在适宜条件下的培养过程（发酵阶段）；下游技术是从发酵培养液中分离、提取、精制加工有关产品的过程（提取阶段）。

(一)中游技术－发酵阶段

1. 微生物发酵的基本流程(图 39-1)。

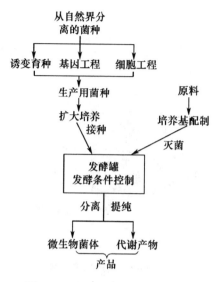

图 39-1　微生物发酵的基本流程

2. 微生物发酵培养的方法　现代发酵工业上常用的培养方法有分批发酵法、连续发酵法、补料分批发酵法和固定化细胞发酵法(表 39-2)。

表 39-2　常见的发酵培养方法

发酵方法	基本方法	方法评价
分批发酵法	将所有底物一次装入发酵罐内,在适宜条件下接种微生物菌种进行反应,经过一定时间后将全部反应系统再一次取出的方法	①环境条件不稳定,随着微生物的生长繁殖时刻变化。适合少量多品种的发酵生产 ②一旦发生杂菌污染,易控制,损失少 ③使用的种子处于对数生长期,培养基新鲜,几乎没有迟缓期,微生物生长旺盛,缩短了发酵周期
连续发酵法	在反应开始后,一方面把底物连续供给到发酵罐中,另一方面又把反应液连续不断地取出,使反应条件处于相对稳定的状态,不随时间而变化	①发酵设备体积可以缩小,使设备趋于更加合理化 ②作业时间易控制,生产过程容易管理 ③产物生成稳定 ④由于系统化生产,可以节约人力、物力,降低生产成本
补料分批发酵法	间歇或连续地补加少量新鲜培养基,使发酵系统中维持较低的底物浓度	①可以解除快速利用碳源的阻遏作用,并维持适当的菌体浓度,不增加供氧矛盾 ②可以避免培养基内积累有毒的代谢产物
固定化细胞发酵法	采用物理或化学的方法将微生物细胞与固体的载体物结合在一起,使其既不溶于水,又能保持微生物细胞活性的特点	由于微生物细胞被固定在固相载体上,使得它们可以被反复使用,又可长期储存

3. 发酵工艺控制 微生物发酵生产的水平最基本的是取决于生产菌种的性能,而优良菌种还需要有最佳的环境条件即发酵工艺(图 39-2、图 39-3)加以配合,使其处于最佳的产物合成状态,才能取得优质高产的效果。

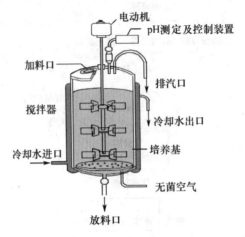

图 39-2 发酵工艺控制

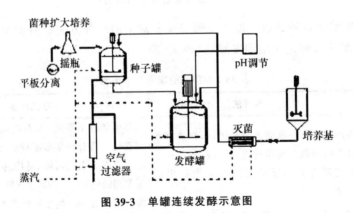

图 39-3 单罐连续发酵示意图

(1)无菌操作:发酵过程中发生杂菌污染影响产品生成量,因此,在移种、取样等过程中应进行严格的无菌操作。

(2)营养物质:发酵中微生物所需要的营养必须充足。因此,应定时抽取发酵液对其营养物质进行监测,及时添加或调整各种营养物质,确保微生物细胞的快速生长及代谢活动。

(3)溶解氧:氧气的供给往往是需氧深层发酵能否成功的重要限制因素。氧在培养基中的溶解度极低,培养基中溶解氧很少。生产中大多是往发酵罐内通入无菌空气并加以搅拌,来维持溶解氧水平。

(4)通气和搅拌:通气的目的是为微生物细胞提供所需要的氧。搅拌除有利于增加培养基中溶解氧的浓度、提高通气效果外,还有利于热交换,使培养液的温度一致,有利于营养物质和代谢物的分散均匀。

(5)温度:发酵过程中的温度可影响微生物的生长、产物的形成、发酵液的物理性质、生物合成的方向等,而最适发酵温度又因菌种、培养基成分和浓度、菌体生长阶段、培养条件的不同有所差异。在抗生素发酵中,选择最适发酵温度主要从两方面考虑,即微生物生长的最适温度和代谢产物合成的最适温度,因为这两个阶段所需温度往往不同,如青霉素产生菌生长的最适温度为30℃,而产生青霉素的最适温度是24.7℃。因此,实践中应结合考虑具体情况进行最适温度的选择控制。

(6)酸碱度:各种微生物都有自己生长与生物合成的最适酸碱度,有些生长繁殖阶段与产物形成阶段所需的最合适的 pH 值是不一致的。如链霉菌生长最适 pH 值为6.3～6.9,而链霉素形成的最适 pH 值为6.7～7.3。发酵过程中培养基的酸碱度会随多种因素的影响而发生变化,因此在发酵过程中应定时测定,并以生理酸性物质(如硫酸铵等)或生理碱性物质(如氨水等)调节 pH 值,以适应微生物生长和产物合成的需要。

(7)泡沫:通气、搅拌、微生物代谢等多方面因素均形成泡沫,这是发酵中的正常现象,但过多的泡沫会影响生产,如占据空间而使发酵液减少、增加杂菌污染机会、影响微生物的呼吸而使其代谢异常等。生产中常通过机械的强烈振动或加入消沫剂来除去泡沫。

(8)杂菌污染:非发酵用微生物进入发酵系统会影响发酵的正常进行。因此在发酵的进程中,要及时发现和消除杂菌污染。监测方法是在发酵的各个阶段定期从取液孔取出一定量的发酵液进行检查,发现污染及时采取相应的处理措施。

(9)发酵终点的判断:发酵过程中通过定期取样,测定产物的含量、发酵液的酸碱度、含糖量和含氮量、菌体量及菌体形态的观察等,判断合适的放罐时机。一般放罐应在产物产量的高峰期,过早或过迟都会影响产物的产量。

(二)下游加工过程－提取阶段

发酵液组成非常复杂,其中微生物细胞碎片、杂蛋白质、无机离子、代谢产物等杂质含量很高,发酵目的产物所占比例极少,大多低于10%,各种抗生素的浓度不足1%。提取阶段的主要任务就是采取适宜的方法技术,从发酵液中分离得到符合要求的发酵产品。

由于发酵生产的目的产物不同(如有的需要菌体、有的需要初级代谢产物、有的需要次级代谢产物),对产品质量的要求也有所差异,因此获取产品的方法技术不尽相同,但通常按生产过程的顺序将提取阶段分为若干个环节,即发酵液的预处理、提取、精制、成品加工等(图39-4)。

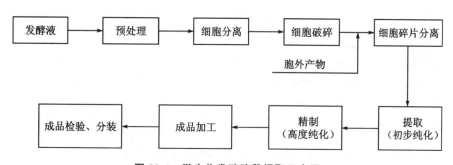

图39-4 微生物发酵阶段提取示意图

1. **发酵液的预处理** 无论发酵产物是在发酵液中还是在微生物细胞内,因发酵液体积大,且杂质含量高,必须进行发酵液的预处理,其目的有三:①将发酵液的固相与液相分开;

②尽可能地使发酵目的产物转入以后要处理的液相中；③去除发酵液中的大部分杂质。

发酵液预处理过程包含以下基本内容：

(1)菌体分离：离心和过滤是为了将发酵液中的菌体从液相中分离出来。常用的分离方法有离心分离和过滤。对于发酵液中的细菌和酵母菌一般采用高速离心法进行分离。对于细胞体积较大的丝状菌包括霉菌和放线菌的分离则采用过滤方法。

(2)破碎细胞与细胞碎片的分离：细胞破碎常用高压匀浆法和研磨法等。细胞碎片的分离方法常采用离心分离法。

(3)去除蛋白质：目的是去除发酵产品以外的可溶性蛋白质,常用方法有等电点法或加热法。

(4)调整发酵液的酸碱度和温度：一方面通过调整发酵液的酸碱度和温度,尽可能地使发酵产物转入便于以后处理的相中(多数是液相)；另一方面尽量避免因温度及酸碱度过高或过低引起发酵产物的破坏或损失,保证发酵产物的质量。

(5)除去金属离子、热原质等有机杂质：发酵液中存在重金属离子、色素、热原质和毒性物质,直接影响发酵产物的质量和收获率,也影响发酵产物的提取和精制,一定要予以去除。

2. 发酵产物的提取(初步纯化)　发酵产物的提取方法很多,归纳起来有以下几种(表39-3)。

表39-3　发酵产物的常用提取方法

提取方法	基本原理	方法评价	用途
沉淀法	利用等电点或能与酸、碱、金属盐类形成不溶性或溶解度极小的复盐形式而将发酵产物从发酵液中析出	优点：是一种简便、经济的提取方法 缺点：分离过滤困难,产品质量低,需要进一步加工精制	广泛应用于氨基酸、酶制剂、抗生素等发酵产物的提取
离子交换法	应用离子交换树脂将发酵液中的产物选择性地结合到离子交换树脂上,然后再用合适的洗脱剂将发酵产物从离子交换树脂上洗脱下来,达到分离、提纯的目的	具有设备简单、操作方便、易于自动化等优点	已成为发酵工业上常用的提取方法之一
吸附法	利用适当的吸附剂,在一定的条件下,把发酵液中的发酵产物吸附出来。然后再以适当的洗脱剂将发酵产物解吸下来,达到分离、纯化的目的	效果好、效率高,但操作复杂	为发酵工业上常用的提取方法之一
萃取法	是用一种溶剂加入到混合物中,将发酵产物从另一种溶剂中提取出来的方法	具有分离效率高、生产周期短、容易实现自动控制等特点	是目前生物制药生产中常用的提取方法之一

3. 发酵产物的精制(高度纯化)　生产实践中,通常采用层析法来分离和精制浓度比较低的产物。常用的层析技术有吸附层析法、离子交换层析法、凝胶过滤层析法、亲和层析法

等(表 39-4)。

表 39-4　发酵产物的常用纯化方法

方法名称	原理	特点	缺点
吸附层析法	依靠范德华力、氢键等作用将分离物吸附于吸附剂上,然后改变条件洗脱,达到纯化目的	吸附剂种类多,可选择范围大;吸附和解吸条件温和	选择性低,柱式操作放大困难
离子交换层析法	利用被分离的各组分的电荷性质及数量的差异,与离子交换剂的吸附和交换能力不同,而达到分离的目的	纯化效率较高,可用于实验室和工业生产	操作较复杂,成本高,有稀释作用
凝胶过滤层析法	依据纯化对象的分子大小不同,以不同孔径大小的凝胶过滤达到分离目的	适合生物大分子的分离纯化,条件温和,选择性和分辨率高	放大较困难,操作不易掌握
亲和层析法	根据目的物与专性配基的相互作用进行分离	选择性极高,纯化倍数和效率高,可从较复杂的混合物中直接分离目的产物	配基亲和稳定性差,使用寿命有限;亲和材料制备复杂,放大困难

　　以上各提纯、精制方法,还有蒸馏分离法(对液体混合物分离或从溶液中回收某些溶剂的方法)、膜分离法(物质透过或被截留于膜的"筛分离"方法),均可在提纯、精制过程中使用,实际工作中,常需根据目标产物的特性来选用不同的合适方法,并需多次分离、提纯,最终达到精制目的。

　　4. 成品加工　根据产品应用要求,利用浓缩、结晶、干燥(表 39-5、表 39-6、表 39-7)等技术对已纯化的产物作最后加工处理,以获得符合质量要求的产品。浓缩的目的是将低浓度的溶液除去一定量的溶剂变成高浓度的溶液;结晶可使溶质从溶液中析出呈晶体状态;干燥的目的是除去发酵产品中的水分。

表 39-5　常用的浓缩方法

浓缩方法	基本原理	特点
蒸发浓缩	将溶液加热沸腾,使溶剂汽化而除去,变成高浓度的溶液	适用于由不挥发性溶质和挥发性液体溶剂所组成的溶液;对热敏感的发酵产品不能使用加热蒸发浓缩,以免影响发酵产品的质量
冷冻浓缩	冷冻时,水结成冰,发酵产品不进入冰内而留在液相中,以达到分离的目的	利用溶剂和溶质溶解点的不同达到溶质和溶剂分离的目的
吸收浓缩	利用吸收剂直接吸收除去溶液中的溶剂分子,达到溶液浓缩的目的	吸收剂去除溶剂后仍可重复使用

表 39-6　常用的结晶方法

结晶方法	基本原理	特　点
热饱和溶液冷却法	将热饱和溶液缓慢冷却并控制温度,使溶质从溶液中逐渐析出并形成结晶的方法	适用于溶解度随温度的降低而显著减小的发酵产物的结晶
溶媒蒸发法	采用蒸发法将溶液中的溶剂蒸发出去,使溶液中溶质析出形成结晶	适用于溶解度随着温度变化不显著的发酵产物的结晶
盐析法	是在溶液中添加一种盐类形成过饱和溶液使溶质析出形成结晶的方法	适用于多种发酵产物的结晶
添加有机溶剂量的结晶法	是在溶液中添加一种有机溶剂,使溶质在溶液中的溶解度变小而析出形成结晶的方法	适用于溶解度可随溶剂变化的发酵产物结晶法

表 39-7　常用的干燥的方法

干燥方法	基本原理
对流加热干燥法	是利用对流传热的方式向湿的物品供热,使物品中的水分汽化,形成水蒸气被热空气带走而使产品干燥的方法
接触加热干燥法	采用某种加热方式直接与物品接触,将热量传给物品,使物品中的水分汽化而达到干燥的目的
冷冻升华干燥法	先将物品冷冻,使水分结冰,然后在真空条件下使水分直接升华为水蒸气而除去

　　加工完成后的产品,应进行有关产品的纯度、稳定性和活性等方面的检测,以确保产品的质量。通常需从下列两个方面进行检验(表 39-8)。

表 39-8　常见的成品检验项目和内容

检验项目	检测内容	检测目的
物理化学性质鉴定	蛋白质分子量和纯度分析 氨基酸成分分析 氨基酸序列分析 多肽图谱分析 DNA 测定	分析蛋白质分子量和纯度 分析氨基酸成分和数目 分析氨基末端序列 将天然产品或参考品进行精密比较 测定来源于宿主细胞的残余 DNA 含量
生物学特性鉴定	鉴别试验 效价测定 抗原性物质检测 热原质检测 无菌试验	确定发酵产物与天然产品的一致性 测定制品的生物学活性 测定终制品中可能存在的抗原性物质 测定热原质 证实最终制品不含外源病毒和细菌等微生物

发酵产物经过上述分离、提取和精制的各个过程,经检验达到规定的纯度、含量等标准,然后进行分装。根据不同的发酵产物的性质、特点,采用不同的容器将产品分装成便于储藏和运输的形式。

三、微生物发酵制药类型

微生物在制药工业中应用广泛,医药工业生产的药物很多是利用微生物生产的,如抗生素、维生素、氨基酸、甾体激素、酶及酶制剂以及微生物菌体制剂等都是利用微生物发酵制成,包括初级代谢产物、次级代谢产物的结构药物。目前基因工程技术迅速发展,利用"工程菌"作为制药工业的发酵产生菌,可生产出更多低成本、高质量的药物,使得微生物在制药工业中的就用前景更加广阔。

(一)抗生素

1. 抗生素的含义　抗生素是指青霉素、链霉素等一类化学物质的总称,青霉素是1929年 Fleming 首先发现的由青霉菌产生的抑制或杀灭其他微生物的代谢产物。1944 年,Waksman 发现了从链霉菌中产生的链霉素。抗生素原始含义是指那些由微生物产生的、能抑制其他微生物生长的物质。随着医药工业的迅速发展以及抗生素研究工作的深入开展,抗生素的应用范围已远远超出了抗菌范围。目前已发现了抗生素除具有抗菌作用外,还有其他多种生理活性。如新霉素、两性霉素 B 等具有降低胆固醇的作用。所以,就不能把抗生素仅仅看成是抗菌药物。一般认为,抗生素是生物(包括微生物、植物和动物)在其生命活动过程中所产生的(或由其他方法获得的),能在低微浓度下有选择地抑制或影响他种生物功能的有机物质。临床治疗中所用的抗生素主要是由微生物产生的,对其他微生物、肿瘤细胞有选择性抑制作用的天然有机化合物。

2. 抗生素的分类　迄今为止以从自然界中发现和分离的抗生素已达 10 000 多种,实际用于生产的医疗上的抗生素约 100 多种(表 39-9),连同各种半合成衍生物及盐类共约 300 多种。抗生素种类繁多,性质复杂,用途又是多方面的,目前尚无完善的系统分类方法。习惯上以产生来源、作用对象、作用机制、化学结构等进行分类。

表 39-9　抗生素种类

分类方法	抗生素种类	产物举例
抗生素的生物来源	放线菌产生的抗生素 真菌产生的抗生素 细菌产生的抗生素 植物或动物产生的抗生素	链霉素、红霉素、四环素 青霉素、头孢菌素 多黏菌素、杆菌肽 地衣酸、蒜素、鱼素
抗生素的作用对象	广谱抗生素 抗革兰阳性菌的抗生素 抗革兰阴性菌的抗生素 抗真菌抗生素 抗病毒、噬菌体抗生素 抗肿瘤抗生素	氨卞青霉素 青霉素、新生霉素 链霉素、多黏菌素 制霉菌素、放线菌酮 青霉素、四环素类 放线菌素 D、阿霉素

分类方法	抗生素种类	产物举例
抗生素的化学结构	β-内酰胺类抗生素 氨基糖苷类抗生素 大环内酯类抗生素 四环类抗生素 多肽类抗生素 多烯类抗生素	青霉素、头孢霉素类 链霉素、庆大霉素 红霉素、麦迪霉素 四环素、土霉素 多黏菌素、杆菌肽 制霉菌素、两性霉素 B
抗生素的作用机制	抑制细胞壁合成的抗生素 影响细胞膜功能的抗生素 抑制蛋白质合成的抗生素 抑制核酸合成的抗生素 抑制生物氧化作用的抗生素	青霉素类、头孢菌素类 多烯类、多肽类抗生素 四环素、红霉素 丝裂霉素 C、博来霉素 抗霉素、寡霉素
抗生素的合成途径	氨基酸、肽类衍生物抗生素 糖类衍生物抗生素 乙酸、丙酸衍生物抗生素	青霉素类、头孢霉素 链霉素、糖苷类抗生素 红霉素

3. 医用抗生素的特点

(1)差异毒力较大:差异毒力也叫选择性毒力,即对微生物或癌细胞有强大的抑制或杀灭作用,而对人体和动物只有轻微损害或完全没有损害。差异毒力由抗生素的作用机制决定,如青霉素类抗生素能抵制革兰阳性细菌细胞壁的合成,而人与哺乳动物的细胞无细胞壁,故不会受青霉素作用的影响,因此可用于临床。抗生素的差异毒力越强,越利于临床应用。

(2)抗菌活性强:抗菌活性是药物抑制或杀灭微生物的能力。极微量的抗生素就可对微生物起作用。抗菌活性的强弱常以最低抑菌浓度(MIC)来衡量。MIC 指抗生素能抑制微生物生长的最低浓度,以 μg/mL 表示。MIC 越小,表示抗生素的作用越强。

(3)不同的抗菌谱:由于各种抗生素对微生物的作用方式不同,因而每种抗生素都具有特有的抗菌谱(指某种抗生素所能抑制或杀灭微生物的范围和所需剂量)。抗菌范围广者称广谱抗生素,即对多种病原菌有抑制和杀灭作用;抗菌范围狭的称窄谱抗生素,如青霉素主要抑制革兰阳性菌,多黏菌素只能抑制革兰阴性菌,而抗癌抗生素的抗瘤范围则称为抗瘤谱。

(4)不良反应少和副作用小。

此外,良好的抗生素不易使病原菌产生耐药性。

(二)氨基酸

氨基酸是构成蛋白质的基本单位,亦是人体及动物生长代谢所需的营养物质,具有重要的生理作用,在食品、饲料、医药、化工等工业和农业上也有广泛的用途。早期(1820 年)氨基酸的制造是用蛋白质酸水解开始,1850 年化学合成氨基酸研究成功,1956 年开始发酵生产谷氨酸,现在发酵法或酶法生产的氨基酸已有 20 多种,已经成为氨基酸生产的主要方法。在各种氨基酸的生产中,以谷氨酸的发酵规模量最大,产量最大,赖氨酸次之。

目前在医药方面使用量最大的是氨基酸输液,给手术后或烧伤病人补充大量蛋白质营养,在医疗保健事业上起着重要作用。

(三)维生素

维生素是人和动物维持生命活动所必需的一类营养物质,也是一类重要的药物,它不仅可以有效地应用于维生素缺乏症的治疗和预防,还可与许多药物联合使用,增强药物的作用以及防止、减轻药物的副作用。

目前采用微生物发酵法生产的维生素有维生素 C、维生素 B_{12}、维生素 B_2、β-胡萝卜素等,其中以维生素 C 的生产规模最大。

1. 维生素 C　又称抗坏血酸,具有抗坏血病功能,可参与人体内多种代谢过程,是人体内必需的营养成分,已在医药、食品工业等方面获得广泛应用。

近年来,由于基因工程的迅速发展,科学家们已成功地运用基因工程的手段构建了一种重组菌株,这一菌株可直接将葡萄糖发酵生成 2-酮基-L-古龙酸,使维生素 C 的生产工艺路线大大改进和简化。

2. 维生素 B_2　又称核黄素,在自然界中多数以与蛋白质相结合的形式存在,因此又被称为核黄素蛋白。维生素 B_2 是动物发育和许多微生物生长的必需因子,是临床上治疗眼角膜炎、白内障、结膜炎等的主要药物之一。

工业生产中目前最常用的为真菌子囊菌亚门中的棉病囊霉和阿舒假囊酵母,维生素产量可达 $4\,000 \sim 8\,000\ \mu g/mL$。值得注意的是维生素 B_2 主要存在于菌丝中,少部分存在于发酵液中,因此在提取时需将菌丝中的维生素 B_2 用 121℃ 蒸汽抽提 1 小时,然后将提取液和发酵液合并在一起浓缩,再离心分离即可。

3. 维生素 B_{12}　是含钴的有机化合物,故又称为钴维生素或钴胺素,简称钴维素。维生素 B_{12} 及其类似物参与机体内许多代谢反应,是维持机体正常生长的重要因子,是临床上治疗恶性贫血的首选药物。

维生素 B_{12} 可从肝脏中提取,也可用化学合成法合成,但这两种方法的生产成本太高,不适于工业生产,因而目前主要用微生物来生产。能产生维生素 B_{12} 的微生物有细菌和放线菌,霉菌和酵母菌不具备生物合成维生素 B_{12} 的能力。最初生产维生素 B_{12} 主

> **实训项目**
>
> 请查阅相关资料,并说出:还有哪些来源于微生物的药物制剂?它们分别应用于哪些疾病的治疗?

要是从链霉素、庆大霉素的发酵液中进行回收,但产量很低,现在已用短棒菌苗来直接进行发酵生产。现在发现诺卡菌属和分枝菌属的某些菌种,在以烷烃作碳源的培养基中能合成较多数量的维生素 B_{12},还发现以甲烷或甲醇作碳源的细菌合成维生素 B_{12} 的能力也很强。

目标检测
(扫描二维码下载答题)

任务十二　微生物发酵制药小结

微生物发酵制药
- 微生物发酵类型
  - 厌氧发酵、需氧发酵
  - 固体发酵、液体发酵
  - 浅层发酵、深层发酵
  - 微生物菌体发酵、微生物酶的发酵
  - 微生物代谢产物的发酵、微生物转化发酵
- 微生物发酵制药的基本流程：发酵阶段、提取阶段
- 微生物发酵制药类型：抗生素、氨基酸、维生素

任务十三　微生物与药物污染

教学单元四十　制药工业中的微生物污染与药品质量控制

✱学习目的

掌握被微生物污染药物对人体的危害；
熟悉制药空气的洁净度分级标准及用途；识记微生污染的来源。

【案例】 药品制剂中微生物污染问题,起因于瑞典(1966年),当时有237名患者,因服用了含有甲状腺成分的片剂而引起沙门氏症。经查明,是由于该药的原料被沙门氏菌属污染所致。此事件发生后,10年来世界卫生组织对药品的生产和质量管理加强了督促检查。各国在修改药典时也注意了这个问题。日本曾于1977年规定了内用液体及X造影剂的菌数限度,并实行了《药品生产管理规范》。

一、制药工业中的微生物污染

微生物分布广泛,而且许多药物本身就是良好的培养基。在生产过程中人员和设备等多种因素都可能使药品被微生物污染,影响药品的质量。药品的质量保证是一个系统工程,任何一个环节的疏忽都有可能影响产品的质量(图40-1)。对最后不能或不需要灭菌的产品,生产过程中控制微生物的措施很容易理解；但对于最后灭菌的产品,以为中间可以放松一些,其实这是很危险的,因为许多微生物的代谢产物对人体是有害的,会引起过敏、发热等反应。因此,对原料、辅料、包装材料、生产场所、生产过程的微生物控制是药品质量保证的基础。

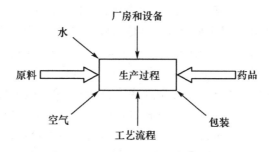

图40-1　药品生产微生物污染环节

(一)制药工业中微生物来源

1. 空气　大气中漂浮中许多尘埃和微生物等悬浮物,在很多情况下是微生物生存和传播的媒介。因此在药物制剂生产过程中,如果不采取适当的措施,微生物就有可能进入药品,使药品发生污染。

我国GMP针对药品生产工艺环境的要求,对药品生产洁净室(区)的空气洁净度划分为4个级别(表40-1)。

药品生产过程中的不同区域对空气洁净度有不同的要求:①一般生产区:无洁净度要求的工作区,如成品检漏、灯检等。②控制区:洁净度要求10万~30万级的工作区,如原料的称量、精制、压片、包装等。③洁净区:要求为1万级的工作区:如灭菌、安瓿的存放、封口等。④无菌区:要求为100级的工作区,如水针、粉针、输液、冻干制剂的灌封岗位等。

表 40-1　药品生产洁净室(区)的空气洁净度 4 个等级(GB/T16292-1996)

洁净度级别	尘粒最大允许数/m³		微生物最大允许数	
	粒径≥0.5 μm	粒径≥5 μm	浮游菌/m³	沉降菌/皿
100 级	≤3 500	0	5	1
10 000 级	≤350 000	≤2 000	100	3
100 000 级	≤3 500 000	≤20 000	500	10
300 000 级	≤10 500 000	≤60 000	1 000	15

2. 水　制药工业中水的质量很重要,不仅用于洗涤、冷却,还直接用于配制药品。水也是药物中微生物的重要来源,其数量主要取决于水的来源、处理方法以及供水系统(如储存罐、供水管、水龙头等)的状况等因素。若水源受到粪便污染时,可查到变形杆菌、大肠杆菌、粪链球菌及其他肠道菌。

3. 厂房和设备

(1)厂房与环境:对制药企业来说,选择厂址或改造厂房设施时,要考虑周围环境的卫生状况,就是没有污染源以及虫兽集中区。在设计和建设厂房时,生产、生活和辅助区的总体布局要合理,不得互相妨碍。厂方尽可能做好绿化工作。因为绿化不仅滞尘,还能减少空气中微生物的数量。

厂房不论是外表面还是内表面,设计均应易于清洁,避免积尘而造成微生物污染;尽量减少出口,减少内外空气的自由交换;车间内布局也应使人员、原料及废物走向分开,避免交叉污染。洁净室(区)的内表面应平整光滑、无裂缝、接口严密、无颗粒物脱落,并能耐清洗和消毒,墙壁和地面的交界处宜成弧形或采取其他措施,以减少灰尘聚积。

GMP还要求厂房设计时,生产区和储存区应有与生产规模相适应的面积和空间以安置设备、物料、存放物料、中间产品、待检品和成品,最大限度地减少交叉污染。

(2)设备:制药工业中许多设备与药品直接接触,可能成为微生物传播的媒介。如粉碎机、药筛、压片机、制丸机、灌装机等容器表面如果有微生物滋生,在制药过程中这些微生物就可能污染药品。微生物控制的失败,往往是由于设计人员对设备、仪器装置中微生物的分布及残存的可能性没有给予足够的重视所致。用作加工制造或包装药品设备的每一个部件都可能成为细菌驻留繁殖的场所,可能通过接触或经空气污染药品。

设备的设计、选型、安装等应符合生产要求,易于拆除、清洗、消毒或灭菌;与药品直接接触的设备应光滑、平整、耐腐蚀及清洗消毒。

4. 原料和包装材料　天然来源的原料,常含有各种各样的微生物。如动物来源的明胶、胰脏;植物来源的淀粉、中药材等,因此《中国药典》等规定,这些原料在制药之前必须除去大肠杆菌和沙门氏菌等一些致病菌。化学合成原料如碳酸镁、碳酸钙、滑石粉等在生产和储存时也易受到微生物污染,所以保存过程中保持低温、干燥可以抑制微生物的生长。有些制剂如片剂、胶囊剂等一般不进行成品消毒灭菌,如果原料污染,其产品质量一定会受到影响。因此,制药过程中一方面要选用微生物含量较少的原料,另一方面对原料要进行消毒和灭菌。

包装材料,尤其是直接接触药品的容器是药品微生物污染的又一重要因素和最后一道工序。包装材料包括容器、包装纸、运输纸箱等,其中检出的菌丛取决于它的组成和生产贮存,如玻璃容器特别是那些在纸箱内运输的,常常检出青霉菌、曲霉菌等真菌;硬纸板常发现青霉菌、曲霉菌,以及微球菌等。

5. 人员与生产工艺　药品的整个生产过程由人设计、控制、参与,人是药品生产中最大的污染源。包括 2 个方面:一是因为人体带多种微生物,在生产的各个阶段都有可能直接或间接地污染药品;二是人为因素,厂房设计不周、生产工艺的设计疏忽、生产人员的操作不当等均可引起药品的微生物污染。

(二)微生物污染的监测

针对微生物的来源的可能,对药品原料、包装材料、生产场所、生产操作等过程中微生物的监控是保证药品质量的重要手段。药典对药品出厂时的微生物限度作了详细的规定,但药品的生产是一个连续的过程,任何环节的污染都有可能影响下一个环节,进而影响终产品的质量。因此,需要对生产过程中各个环节进行监测,以保证微生物的数量在可控范围来保证终产品的质量。

1. 常用监测方法　药品生产中,微生物污染监测的主要内容是对药品的原料、添加辅料、包装材料、生产设备、生产环境等的细菌进行定性和定量检测,通常采用动态检测的方法,即在实际生产中进行检测,可以真实地反映情况。空气及表面菌落的测定操作方法与无菌检查和微生物限度检查法相似,空气中微生物限度检查常用平皿菌落计数法;对于设备和建筑物表面的微生物检验,可用琼脂接触器在表面消毒后检测;药品中的微生物控制可按药典中的规定进行检测。

2. 监测应遵循的原则

(1)随机抽样:抽样方法、抽样量和检验量应符合规定。

(2)进行无菌操作:动态监测取样时应严格无菌操作,不能影响室内空气流动状态,避免产品受到污染。样品不宜储存过久,注意储存条件,否则污染状况会发生变化。样品检测时应在无菌条件下进行,避免检测结果有误。

(3)阳性、阴性对照:以确定操作和检测方法的可靠性。

(4)结果判断:药典和行业标准中都有规定。这个结果是相对的,反映当时取样时间和条件下的结果。

应该强调的是,微生物监测不是用于药品合格与否的定量标准,只是一定时间内环境的微生物状况,生产质量保证的可靠程度。

3. 药品生产、药品生产环境监测的药品质量标准　药品根据染菌程度的要求分为 2 大类:灭菌制剂和非灭菌制剂。1972 年 WHO 对药品制剂的染菌程度限度推荐了一个参考方案,有 4 级:

(1)注射用制剂:无菌。

(2)眼及用于正常体腔、严重烧伤和溃疡面的制剂:不得有活菌。

(3)用于局部和受伤肤及供耳、鼻、喉的制剂:活菌不得超过 10^2 个/g(mL),同时不得含有肠杆菌科、铜绿假单胞菌、金黄色葡萄球菌。

(4)其他制剂:活菌不得超过 10^3 个/g(mL),活真菌和酵母菌不得超过 10^2 个/g(mL),不得含有肠杆菌科、铜绿假单胞菌、金黄色葡萄球菌。

在整个药品生产过程中,严格管理人员、工艺、物料和设备,以确保药品质量。

(三)微生物引起的药物变质与防护

在适宜的条件下,药物中的微生物能够生长繁殖,使药品的理化性质发生改变,引起药物变质,降低甚至失去疗效,更为严重的是,人服用变质的药物后,药物中的微生物及其代谢产物可引起药源性疾病,对人体造成危害。因此,在药品的质量管理中,必须按照国家药品标准,严格进行微生物检查,以保证药物制剂达到卫生学标准。

1. 药物被微生物污染后外观改变及判断　药品受到微生物污染后,遇到适宜的环境便可繁殖,导致药品物理性状的改变,如外观、颜色、气味、硬度、黏度和澄清度等发生相应的改变;还能通过降解药物的化学成分而改变其化学性质;使药物 pH 值改变,药物变酸或产生的气体引起塑料包装鼓胀等。

课堂互动

不同药物制剂污染后的外观不同:如液体制剂,早期污染是产生泥土味;然后出现使人讨厌的味道和气味,再变成五颜六色;增稠剂和悬浮剂解聚使黏度下降;糖浆剂可形成聚合性的黏丝;变质的乳剂有团块或砂粒感。

你能说出其他药物变质后的外观吗?

---

2. 变质药物对人体的危害:

(1)引起感染:无菌制剂(如注射剂)染菌后,可导致使用者感染或患菌血症、败血症。铜绿假单胞菌污染滴眼剂后,可致眼部感染或失明。外科用药(如乳膏或乳剂)染菌后,可引起皮肤病及外伤病人的感染。尿路冲洗液染菌后,可引起尿路感染。

(2)产生毒性代谢产物:药物中许多表面活性剂、湿润剂、矫味剂均是微生物作用的底物,易被降解产生有毒的代谢产物,对机体产生毒性,如大输液制剂被革兰阴性菌污染后可产生热原质,可使病人出现发热反应或休克。有些药物只残存少量微生物,但在储存和运输过程中由于微生物大量生长繁殖并形成有毒代谢产物,导致用药后出现不良反应。

(3)降低疗效或增加不良反应:药物理化性质改变后,可导致药物疗效降低或毒副作用增加。微生物具有很强的降解能力。如阿司匹林被降解后,成为有刺激性的水杨酸;青霉素被产酶细菌降解后,可失去药理作用。

3. 影响药物变质的因素

(1)污染菌量:对于规定灭菌的药物制剂如注射剂、输液剂,必须保证绝不含任何微生物,并且不能含有热原质;对于非规定灭菌药物,需要将微生物的数量控制在规定允许的范围内,并保证没有微生物存在。若污染药物的微生物超过了规定的范围,甚至有致病菌存在,药物质量将受到严重影响,而使药物变质失效。因此,制剂生产及包装过程中,控制微生物的数量,有利于防止药物变质。

(2)营养因素:许多药物配方中常含有微生物生长所需要的碳源、氮源和无机盐等营养物质,微生物污染药物后,能利用其营养进行生长繁殖,引起药物变质。

(3)药物的含水量:药物的水分为微生物的生长提供了条件,各种药物应尽量减少含水量,保持干燥。在片剂等固体药物中,如果含水量超过 $10\%\sim15\%$,遇到合适温度,微生物就可以大量生长繁殖。

(4)pH 值的影响:制剂的 pH 值与微生物的生长繁殖有关。通常碱性条件不利于细菌、霉菌及酵母菌的生长。中性条件有利于细菌的生长,而酸性条件有利于霉菌及酵母菌的生长。

(5)温度:由于大多数微生物可在 $5\sim60℃$ 温度范围内生长繁殖,因此,在药物生产中使用的水,应先加热至 $80℃$。药物应储存在阴冷、干燥处。

(6)加入防腐剂或抗菌剂:防腐剂或抗菌剂的加入,可有效地抑制微生物的生长,减少药物中微生物的污染数量。

(7)包装:包装材料、包装设计均与药物的变质有关。使用单剂量包装或小包装可有效地避免或减少微生物对药物的污染,但成本较高。

4. 防止药物被微生物污染的措施

(1)加强药品生产的技术管理:为了在药品生产的全过程中把各种污染的可能降至最低,必须实施药品生产质量管理规范(GMP)。在药品生产的各个环节如原料、操作人员、工作环境、操作方法、厂房建设及包装材料等加强管理,制定有效措施,防止药品中微生物的污染。

(2)加强卫生管理:提高对药品卫生质量的认识,建立健全各项卫生制度,加强卫生监督和产品检验。在药品的生产和贮存过程中,按规定对所贮存药物进行各项微生物学检验,如对灭菌制剂进行无菌检验,对非灭菌制剂进行细菌及霉菌总数检查和病原菌限制性检查,对注射剂进行热原质测定,以检测药物被污染的程度。

(3)合理使用防腐剂:在药物中加入防腐剂的目的是限制药品中微生物的生长繁殖,减少微生物对药物的损坏作用。理想的防腐剂,应具备以下特点:对人体没有毒性或刺激性;对药物中的各种微生物均有良好的抵抗性;具有良好的稳定性;不受处方及其他成分的影响。(现有的防腐剂均不是很理想)。常用的防腐剂:尼泊金、苯甲酸、山梨醇、季铵盐、氯已定等。

(4)合理贮存药物:合格药物如果贮存不当,也可被微生物污染导致变质失效。不同的药物及剂型,应采取合理的贮存方法,如干燥、冷藏、防潮、避光,减少污染的机会。

微生物与药物质量有很大关系。目前还有一些药物变质的问题没有得到有效解决,需要药学专业工作者不断研究和探索,以提高药物的质量,保障人民身体健康。

二、制药工业中的消毒与灭菌

根据不同药品在生产工艺上、终产品微生物控制上的标准,选择合适的消毒与灭菌方法以保证药品的质量。

(一)空气中微生物的控制

1. **过滤** 过滤是常用的除菌方法,可通过空气净化系统达到 GMP 中对不同生产岗位空气洁净度的要求。在洁净技术中通常使用三级组合过滤,即粗效过滤、中效过滤和高效过滤。粗效过滤是空调净化系统中的第一级空气滤过器,可滤去 10 μm 以上的大尘粒和各种异物,而且滤器可以定期清洗、再生使用;中效滤过器可滤去 1 μm 以上的尘粒,也可以清洗更换;高效滤过器可除去 0.3～1.0 μm 的尘粒,但价格昂贵,不能再生。通过粗效、中效滤过器的组合,可以保护末端滤过,减轻高效滤过器的负担,一般可用于 10 万级或 30 万级的洁净室;以粗效、中效、高效滤过器相组合,一般用于 100 级～1 万级洁净室。过滤器材一般为玻璃纤维或合成纤维,具有强度大、不易脱落粒子等优点,但在使用过程中应注意控制湿度,否则微生物易沿潮湿膜蔓延而导致过滤失效。过滤装置应定期检查,确保气流是从清洁区向不洁区方向移动。

2. **化学消毒剂** 空气消毒常用臭氧发生器产生臭氧、甲醛熏蒸(1～2 mg/L,即每升空气含甲醛 1～2 mg);用 0.075％季铵化合物喷雾也是常用方法,无人在场时才可使用。但化学消毒剂有刺激性,使用受到限制。

3. **紫外线照射** 采用波长为 240～280 nm 的紫外线照射来减少空气中微生物的数量,房间静态空气消毒时剂量一般为 0.1～0.4 W/m^2;无菌车间工作时可用低臭气紫外灯管反向上层照射;通风管内流通空气可采用大于 100 W/m^2 的大剂量通过式照射除菌。

(二)水中微生物的控制

水是药品生产中不可缺少的重要原辅材料,水的质量直接影响药品的质量。《中国药典》(2005 版)中根据制药用水的使用范围不同,将水分为纯化水、注射用水和灭菌注射用水,制药用水的原水通常为自来水或深井水。

纯化水 原水经蒸馏法、离子交换法、反渗透法或其他适宜的方法制得供药用的水,不含任何附剂,可作为配制普通药物制剂用的溶剂或试验用水,不得用于注射剂的配制。

注射用水 为纯化水经蒸馏所得,应符合细菌内毒素试验要求,必须在防止内毒素产生的设计条件下生产、储存及分装,可作为配制注射剂用的溶剂。

灭菌注射用水 为注射用水按注射剂生产工艺制备所得,主要用于注射用灭菌粉末的溶剂或注射液的稀释剂。

1. **热力灭菌法** 是最常用的方法。对制药用水系统而言,有巴氏消毒法和高压蒸汽灭菌。前者主要适用于纯化水系统中的活性炭过滤器和使用回路的消毒,即用 80℃以上(80～85℃)的热水循环 1～2 小时,可有效减少内源性微生物污染。后者主要用于注射用水系统,即用纯蒸汽对注射用水系统(包括贮罐、泵、过滤器、使用回路等)进行灭菌。饱和蒸汽压力达 0.1Mpa、温度 120℃可杀死细菌芽孢,该方法效果可靠、设施配套,可以实现连续操作。

2. 过滤法　包括超滤和反渗透,可以去除细菌和芽孢。

3. 化学消毒法　用氯气、次氯酸钠等消毒剂,可杀死或抑制细菌繁殖,一般仅用于原水和粗洗用水的消毒。

(三)设备的消毒灭菌

对于制药设备的设计、安装,在 GMP 中有相应的原则规定,应便于拆卸、清洗和消毒,设备每次用完应尽快清洗,去除上面驻留的细菌以及残留的药物,杜绝细菌赖以生存繁殖的基础,并且每次用前还需再消毒清洗。

生产所使用的设备和容器的制造材料有不锈钢、塑料、橡胶或硅胶等,因而消毒方法应有所区别。大型容器类如配料罐,一般可用高压水冲洗后,再用热水、蒸汽、含氯消毒剂处理;而发酵釜、传输管道、过滤除菌的过滤器、供水系统等密封型设备可用压力蒸汽灭菌;用于配制或贮存干粉的设备,高温干热灭菌是较常用的方法;一些设备的小配件,如连接器、搅拌器及勺子、小桶等可用压力蒸汽或干热进行灭菌;反渗透等可根据质材不同采用压力蒸汽或甲醛、戊二醛化学消毒;塑料制品耐酸碱而不耐热,用过氧乙酸、过氧化氢、戊二醛等化学消毒剂擦拭或浸泡;聚乙烯、聚氟乙烯等塑料制品如输液软包装可以用 100℃ 压力蒸汽灭菌;硅胶或橡胶制品如密封管、硅胶管等物品,耐热、耐酸碱,可用压力蒸汽灭菌或化学消毒剂灭菌。

工作台面一般可用消毒剂擦拭或紫外线照射消毒。

(四)原材料的消毒灭菌

原材料可能将大量微生物带入药物制剂中,加工过程也可能造成原有的微生物增殖或污染新的微生物,因而需对原材料进行消毒灭菌。原料药的来源复杂多样,应采取不同的措施,既可消除微生物污染又不影响药物的稳定性和纯度。如植物药材可用晾晒、烘烤的方法充分干燥以减少微生物的繁殖;化学合成药物一般性质稳定,耐热性好,对于熔点高的晶体药物,干热灭菌较为常用。对于熔点较低的可采用湿热灭菌法。原料药是植物提取物的,如流浸膏,可视提取条件而定,若是常规或高温提取的,可用压力蒸汽、流通蒸汽灭菌;若是低温提取的,可优先考虑使用过滤除菌法。疫苗、菌苗等生化药品的特点是均为蛋白质,对热、辐射敏感,常用低温间歇灭菌法、过滤除菌等方法。

(五)药品制剂的消毒灭菌

药品制剂主要包括片剂、胶囊剂和颗粒剂等固体制剂,输液剂和针剂等液体制剂以及软膏等半固体制剂。药品制剂的消毒灭菌极少采用化学消毒法,否则残留的消毒剂对药物造成污染。热力灭菌是常用的方法。紫外线灭菌虽然没有残留,但穿透力弱很少用。辐射灭菌效果可靠,应用越来越广泛。

对于片剂、胶囊等固体口服制剂,只要符合药典中微生物限度检查的规定即可,原则上不进行灭菌,主要是加强生产过程中的验证和控制。如果超过或接近规定的上限,可选用无残留的消毒灭菌法;颗粒剂等含有水量少的固体口服制剂,可采用干热灭菌法,但温度不宜太高,以免药物变质或辅料炭化。

对于输液剂和针剂等液体制剂,多数对热稳定,湿热灭菌中的压力蒸汽灭菌法是常用也是最可靠的方法。隧道干热灭菌(包括火焰灭菌器、高速热风法等)常用于针剂(安瓿制剂)

的灭菌,可以连续操作。对热不稳定的药物如磷酸果糖等药品可采用过滤除菌的方法,通常采用孔径 0.45 μm 的滤膜。此外,因多数药物对辐射稳定,如全营养输液,可使用 γ 射线灭菌。实验表明,当辐射剂量为 8.3 kGy 时,溶液中的氨基酸、葡萄糖、脂质等成分无变化,性质稳定。

软膏等半固体制剂中,如凡士林等单一成分的软膏基质对热稳定,如果其中的药物对热也稳定,可使用辐射或干热灭菌法,如眼用软膏基质的灭菌多采用干热灭菌法。

目标检测
(扫描二维码下载答题)

教学单元四十一　药物制剂的微生物学检测

> ✻ 学习目的
>
> 　　掌握药物无菌检查和药物微生物限度检查项目及方法、卫生评价标准、应用范围，学会操作特殊药品的无菌检查法、药品的大肠杆菌检查方法；
> 　　能对一般药品污染了沙门菌、绿脓杆菌、金黄色葡萄球菌和破伤风杆菌进行检查。

【案例】　某医院注射室有一病人在接受 500 mL 某种输液剂 30 分钟后，出现寒战、体温升高、全身痛、出汗、恶心、呕吐，因没有及时被发现，患者体温升高到 40℃，继而出现昏迷、虚脱。最后患者死亡。

一、药物体外抗菌试验

　　药物体外抗菌试验是在体外测定微生物对药物敏感程度的试验，是筛选抗菌药物或测试新药抗菌性能的重要环节，现已广泛地应用于新药研究和指导临床用药。如抗菌药物的筛选、提取过程的生物追踪、抗菌谱、耐药谱、药敏试验、药物血浓度测定等各个方面。抗菌试验包括抑菌试验和杀菌试验。抑菌即抑制微生物的生长繁殖，但不能杀死微生物，在药物除去后微生物又能生长；杀菌即能杀死微生物，当药物除去后，微生物也不能再生长繁殖。两者并非绝对，只是在一定条件下相对而言。常用的方法有琼脂扩散法和连续稀释法。

(一)琼脂扩散法

　　琼脂扩散法是利用药物可以在琼脂培养基中扩散的特点，在药物有效浓度的范围内形成抑菌圈，以抑菌圈直径的大小来评价药物抗菌作用的强弱或了解细菌对药物的敏感程度。主要方法包括纸片法、挖沟法、管碟法等。

　　1. 纸片法　经世界卫生组织推荐，目前各国广泛采用的方法是标准纸片琼脂扩散法(图 41-1)，它是由 Bauer 和 Kirby 所创建，故又称 K-B 法。该法是将含有定量抗菌药物纸片(药敏纸片)贴在已接种细菌的琼脂平板上，抗菌药物通过纸片在琼脂内向四周呈梯度递减扩散，使纸片周围一定距离范围内试验细菌的生长受到抑制，形成抑菌环。因同一细菌对不同抗生素的敏感性不同，因而抑菌环的大小不一。测量抑菌环的直径，根据临床和实验室标准机构(CLSI)提供的 MIC(最小抑菌浓度)解释标准判断待检菌对被测药物的敏感程度。该方法属定性试验，可用于选择敏感药物及评估药物的抗菌谱。其优点是方法简单易行、价格便宜、药物选择性灵活，适用于生长快的需氧和兼性厌氧菌进行药敏试验，是药敏试验中最成熟的方法之一。缺点是该方法操作时影响因素较多，需注意控制。

　　2. 挖沟法　先制备琼脂平板，在平板上挖沟，沟边垂直画线接种各种试验菌，再在沟内加入药液。培养后根据沟两边所生长的试验菌离沟的抑菌距离来判断药物对这些菌的抗菌

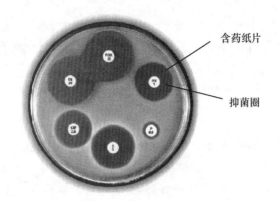

含药纸片

抑菌圈

图 41-1 纸片法药敏试验

效力。适用于在一个平板上试验一种药物对几种试验菌的抗菌作用。

3. 管碟法 将管状小杯放置平皿菌层上,加入一定量药液(药液与杯面平为准)。置 37℃温箱中培养 16～24 小时后,测定抑菌圈直径的大小,计算细菌对药物的敏感程度。管碟法常用于测定体液药物浓度或体内组织浓度。

通过上述方法,根据抑菌圈直径大小可确定细菌对药物的敏感性,但不能确定药物的最小抑菌浓度。临床上常用纸片法来判断待测细菌对药物敏感程度,检测结果采用三级划分制(即敏感、中度敏感、耐药)。纸片法主要用于新药抗菌能力、抑菌范围研究,抗生素发酵过程中效价单位测定,也用于检测体内的血药浓度或其他体液浓度;管碟法和挖沟法用于抗生素、中药等新药研究。

(二)连续稀释法

连续稀释法可用于测定药物的最低抑菌浓度(MIC)和最低杀菌浓度(MBC)。

1. 试管稀释法 在一系列试管中,用液体培养基对抗菌药物进行倍比稀释(见图 41-2),获得药物浓度递减的系列试管,然后在每一管中加入定量的试验菌,经培养一定时间后,肉眼观察试管混浊情况,记录能抑制试验菌生长的最低抑菌浓度。此种方法由于细菌与药液接触,比其他方法更为敏感,可作为筛选抗生素、无深色中草药制剂抗菌作用的研究。

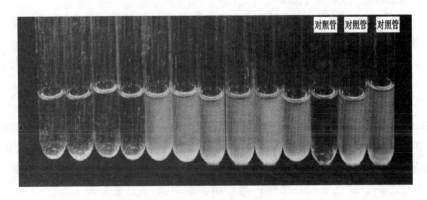

对照管 对照管 对照管

图 41-2 试管稀释法

2. 平板稀释法　平板法可同时测定大批试验菌株对同一药物的 MIC,且不受药物颜色及浑浊度的影响,适于中药制剂或评定新药的药效学(药物的体外抗菌活性测定)试验。其方法是先按连续稀释法配制药物,将不同系列浓度、定量的药物分别混入琼脂培养基,制成一批药物浓度呈系列递减的平板。然后将含有一定细胞数的试验菌液以点种法接种于平板上,可以逐个点种,也可采用多点接种器接种;同时设无药空白平板对照。培养后可测定各菌对该药的 MIC。

二、药物卫生微生物检验

根据给药途径及使用要求不同,可将药物制剂分为两种类型,即规定灭菌制剂和非规定灭菌制剂。灭菌制剂(如各种注射剂、输液剂、供角膜创伤及手术用的眼药制剂、植入剂、可吸收的止血剂、外科用敷料和器材等)是直接进入血液、肌肉、皮下组织或接触创伤、溃疡等部位发挥作用的药品或要求灭菌的材料、器具等,必须保证不含活的微生物,否则将导致严重后果。为此,规定灭菌制剂制成后须进行严格的无菌检查,证明绝对无菌才为合格。非规定灭菌制剂包括口服药、外用药及其辅料等,虽不必要求达到无菌状态,但为保证质量和使用安全,对其染菌数量和种类也有限制。

药物卫生微生物检验项目主要包括灭菌制剂的无菌检验和非规定灭菌制剂的微生物限度检查。

(一)灭菌制剂的无菌检验

无菌检验的基本原理是以无菌操作方法,将被检药品分别接种于适合需氧菌、厌氧菌、真菌生长的液体培养基中,置于适宜温度下培养一定时间,观察有无微生物生长,以判断药品是否合格。因此,灭菌制剂的无菌检验内容就是需氧菌、厌氧菌及真菌的培养检查。

1. 无菌检验的基本原则

(1)严格进行无菌操作:无菌检验的全部过程都必须严格遵守无菌操作,在洁净度 100 级单向流空气区域内,防止因微生物污染而影响检验结果。

(2)正确进行样品采集:无菌检验是根据对整体中部分样品的检查结果,来推断整体的无菌或染菌情况。在对一批药品做无菌检验时,取样数量越少,检出染菌的概率越小;取样越多,检出染菌的概率越大,检查结果越能反应该批药物的真实情况。因此,无菌检验时采样数量和比例必须按药典的规定进行。出厂药品检验量和上市抽验药品检验量如表 41-1、表 41-2。

表 41-1　出厂药品检验量

药品名称	每批药品数量/个	最低检验量
注射剂	＜100	10％或最少 4 个
	100～500	10 瓶(支)
	＞500	2％或最少 20 个
眼用及其他非注射药品	＜200	5％或最少 2 个
	≥200	10 个

药品名称	每批药品数量/个	最低检验量
桶装固体原料	≤4 5～50 ＞50	每个容器 20%或最少4个 2%或最少10个

表 41-2　上市抽验药品检验量

供试品装置	每管接种量/mL	直接接种法培养基量/mL	薄膜过滤法接种培养基量/mL	取供试品数/瓶(支)
1 mL 以下或 1 mL	全量	15		11
2～5 mL	半量	15		11
5～20 mL	2	15		11
50～50 mL	5	40		11
50～100 mL(静脉)	全量	—	100	5
100～500 mL	全量	—	100	5
500 mL 以上	500	—	100	5
无菌粉针剂				11
无菌粉末原料				6 份各 0.5g

2. 灭菌制剂的无菌检验方法

(1)一般灭菌制剂的无菌检验:通常采用直接接种法。若被检品是液体,可直接接种于培养基内;若被检品是固体粉剂或冻干制剂,则需先用无菌生理盐水溶解,或制成均匀悬液,再接种于培养基内(表 41-3)。被检药品无菌检验的同时,还须做相应的阴性、阳性培养对照试验。我国药典规定,以金黄色葡萄球菌 CMCC(B)26003、生孢梭状芽孢杆菌 CMCC(B)64941、白色假丝酵母菌 CMCC(F)98001 分别作为需氧菌、厌氧菌及真菌培养的对照菌。

表 41-3　无菌检验用培养基种类、数量及培养温度和时间

培养基类型	培养温度(℃)	培养时间(d)	培养基数量(支)	
			测试管	对照管
需氧培养基	30～35	5	5	1
厌氧培养基	30～35	5	5	1
霉菌培养基	20～25	7	5	1

(2)油剂的无菌检验:油剂药物与液体培养基不能混溶,常因漂浮于培养基表面而影响试验结果。检验这类药物时,应先在培养基中加入表面活性剂(如吐温-80),使药物能够均匀分布于培养基中,以利于微生物的生长。若药物的黏稠度过大,可先用灭菌植物油或灭菌液状石蜡稀释,再接种于含表面活性剂的培养基中。

(3)抗菌药物及含防腐剂药物的无菌检验:抗菌药物是本身为抗菌剂(如抗生素、磺胺药等)或其中含有部分抗菌剂的药物。由于抗菌剂、防腐剂有杀菌、抑菌作用,可影响无菌检验结

果的正确判断,故接种前必须采取必要方法使抗菌剂、防腐剂消除或失效。常用方法如下。

1)灭活法:在培养基中加入合适的灭活剂,此灭活剂本身以及与抗菌药物作用后的产物对细菌和霉菌没有毒性。常用灭活剂(表41-4)。

表41-4　部分抗菌药物的灭活剂

抗菌药物	灭活剂
磺胺类	对氨基苯甲酸
青霉素类	青霉素酶
季铵化合物	磷脂酰胆碱＋吐温-80
汞化合物类	硫乙醇酸钠或半胱氨酸
砷化合物类	巯基化合物
四环素类	硫酸镁

2)微孔滤膜过滤法:将供试药物通过孔径为 $0.22\sim0.45\ \mu m$ 的灭菌微孔滤膜,用生理盐水洗涤抽滤滤膜几次,以除去抗菌剂或防腐剂;然后将滤膜剪成若干片,在严格的无菌操作条件下,放入培养基中进行检验。

3. **无菌检查结果判定**　阴性对照应无菌生长,说明培养基本身是无菌的;阳性对照管试验必须长菌,说明应用的对照菌在该试验条件下能正常生长,其试验结果是准确、可靠的。

当阳性对照管显浑浊并确有菌生长,阴性对照管呈阴性时,可根据待检品的结果进行判定。

如需氧菌、厌氧菌及真菌培养基为澄清均应判为供试品合格。

如需氧菌、厌氧菌及真菌培养基管中任何1管显浑浊并确证有菌生长,应重新取2倍量供试品,分别依法复试,除阳性对照管外,其他各管均不得有菌生长,否则应判为待检试品不合格。

如为抗生素类药物,无论细菌或霉菌,培养时间均为7天,放射性药物则为8~14天,无菌生长才为合格。

(二)非规定灭菌制剂的微生物限度检查

非规定灭菌制剂包括各种口服制剂、一般外用药、中草药。非规定灭菌制剂及其原料、辅料一般不要求绝对无菌,允许一定限量的微生物存在,但同时规定不得有病原菌存在。非规定灭菌制剂的微生物限度检查包括数量和种类的限度检查,其检查项目是:

(1)染菌量检查:包括细菌数、霉菌数及酵母菌数测定,以检查这几类微生物对药品的污染程度。

(2)控制菌检查:我国药典规定控制菌检查包括大肠埃希菌、沙门菌、金黄色葡萄球菌、铜绿假单胞菌、破伤风梭菌检查和活螨的检验。药物种类、给药途径、医疗目的不同,药典规定的药品染菌数量和控制菌种类的检查有所不同。

并规定口服药物每克或每毫升中不得含有大肠埃希菌、沙门菌;外用药物每克或每毫升中不得含有铜绿假单胞菌、破伤风梭菌、金黄色葡萄球菌。并要求均不得检出活螨。

1. **微生物限度检查的基本原则**

(1)为使检验结果具有代表性,被检药物的采样应有一定数量。一般每个批号的药物至少随机抽样2瓶(盒)以上。从各瓶(盒)被检药物中的采样量不得少于 10 g 或 10 mL,蜜丸应采 4 丸以上共 10 g。贵重或微量包装的药物采样量可酌减。

(2)药物在检验前,应保持原包装状态,不得开启,以免污染。药物应放置阴凉干燥处,防止微生物繁殖而影响检验结果。

(3)检验的全部过程应严格无菌操作。被检药物一旦稀释后,必须在 1～2 小时内操作完毕,以防微生物继续繁殖或死亡。

(4)为排除药物中所含防腐剂或抑菌成分对试验结果的干扰,应同时利用已知阳性对照菌设立阳性对照。

细菌菌落数、霉菌(酵母菌)菌落数、控制菌三项均符合该品种微生物限度检查项目规定,应判供试品合格;其中任何一项不符合者,应判供试品不合格。

2. 染菌数量的检查 分别测定单位重量或体积(克或毫升)的被检药物中所含活的细菌总数(实际是活的需氧菌数量)、霉菌和酵母菌总数。一般而言,染菌量越多,药物受致病菌污染的可能性越大。

(1)细菌、霉菌与酵母菌总数的测定方法:均采用倾注平皿培养计数法,即取一定量的被检药物,将其稀释成不同浓度的稀释液(如 1:10、1:100、1:1 000……),吸取不同稀释度的药液各 1 mL,分别注入无菌平皿中(每一浓度的稀释液做 2～3 个平皿),然后倾注适量培养基,混匀凝固后,放适宜温度的培养箱中培养至规定时间(细菌总数测定放 35℃培养 48 小时、霉菌与酵母菌总数测定放 25～28℃培养 72 小时)。

检验所用培养基应适合待测微生物的生长繁殖。《中国药典》(现行版)规定:营养琼脂培养基用于细菌计数,玫瑰红钠琼脂培养基用于霉菌计数,酵母浸出粉胨葡萄糖琼脂培养基用于酵母菌计数。合剂用玫瑰红钠琼脂培养基与酵母浸出粉胨葡萄糖琼脂培养基,分别测定霉菌、酵母菌菌落,合并计数。液体制剂用玫瑰红钠琼脂培养基,同时计霉菌菌落数及酵母菌菌落数。

(2)菌落总数测定结果及计数方法:经过适宜条件培养后统计培养基上生长的菌落数。一般选取菌落数在 30～300 个(霉菌菌落计数一般选取菌落数在 5～50 个)的平板进行计数,然后乘以稀释倍数即得每克或每毫升待检药物中的菌落总数,如超过规定的限量则认为不合格。

为了确保药品在整个生产、保存和使用过程中的质量,制定一个合理的药品微生物限度标准是十分重要的。《中国药典》(现行版)按不同剂型制定了药品的微生物限度标准(表 41-5)。

表 41-5 部分制剂微生物限度标准(单位:个/g 或 mL)

编号	剂 型	细菌数	霉菌数	大肠埃希菌	金黄色葡萄球菌	铜绿假单胞菌
	片剂					
1	不含原药材粉	10^3	10^2	—		
	含原药材粉	10^4	10^2	—		
2	酊剂	10^2	10^2			
	外用	10^2	10^2		—	—
3	栓剂	10^2	10^2		—	—

续表

编号	剂型	细菌数	霉菌数	大肠埃希菌	金黄色葡萄球菌	铜绿假单胞菌
	胶囊剂					
4	不含原药材粉	10^3	10^2	—		
	含原药材粉	10^4	10^2	—		
5	软膏剂	10^2	10^2		—	—
6	一般眼膏剂	10^2	—		—	—
7	丸剂(滴丸、糖丸等)	10^3				
8	一般滴眼剂	10^2			—	—
9	气雾剂、喷雾剂	10^2	10	—	—	—
10	糖浆剂	10^2	10^2	—		
11	膜剂	10^2	10	—	—	—
	颗粒剂					
12	不含原药材粉	10^3	10^2	—		
	含原药材粉	10^4	10^2	—		
13	口服溶液剂、混悬剂、乳剂	10^2	10^2	—		
14	散剂	10^3	10^2	—		
15	外用散剂	10^2	10^2		—	—
16	滴耳剂	10^2	10		—	—
17	鼻用制剂	10^2	10	—	—	—
18	洗剂	10^2	10^2			
	搽剂					
	不含原药材粉	10^2	10^2		—	—
19	含原药材粉	10^3	10^2		—	—
	不含糖	10^4	10^2	—		
	含糖	10^3	10^2	—		
20	油剂	10^2	10^2		—	—
21	凝胶剂	10^2	10^2		—	—
22	合剂	10^2	10^2			

注:①"—"为1 g或1 mL中不得检出。②含动物组织来源的制剂(包括提取物)还不得检出沙门菌。③抗细菌的口服抗生素制剂应检查霉菌,每1 g中不得过100个。④抗真菌的口服抗生素制剂应检查细菌,每1 g中不得过100个。⑤创伤、溃疡、止血、深部组织及阴道用含原药材粉的制剂,还不得检出破伤风梭菌。⑥发霉、长螨者,以不合格论。

3. 控制菌检查　在药品中不能检出的控制菌根据不同类型的药物制剂,要求不得检出的控制菌也不同。

控制菌检验的原则:控制菌的形态和培养特征的观察是鉴别的基本要求,对生化反应、血清学反应、动物毒力试验等项目的要求因菌而异,各有其侧重点。

控制菌检验的基本程序:根据各种控制菌的生物学特性来进行鉴定,其检查的基本程序为,药物的准备或预处理→增菌培养→分离培养→染色镜检→生化试验、血清学试验、动物试验等→控制菌鉴定→卫生评价。

(1)大肠埃希菌的检验　大肠埃希菌是口服药品的常规必检项目之一。药品中的大肠埃希菌来源于人和温血动物的粪便。凡由检品中检出大肠埃希菌时,表明该药品可能被粪便污染,患者服用后,有被粪便中可能存在的其他肠道致病菌和寄生虫卵等病原体感染的危险。因此,口服药品中不得检出大肠埃希菌。

1)增菌培养:目的是使被检药物中的大肠埃希菌增殖,从而避免漏检。方法是取适量被检药液,接种于胆盐乳糖增菌液中进行培养。

2)分离培养:目的是从混有杂菌的增菌培养物中分离出大肠埃希菌。方法是将增菌培养物接种于肠道选择性平板上,经培养后,大肠埃希菌呈乳糖发酵型有色菌落。

3)染色镜检:挑可疑菌落作革兰染色镜检,大肠埃希菌应呈革兰阴性短小无芽孢杆菌。

4)生化反应:主要目的是与产气肠杆菌区别,因为两者的形态、染色性、培养特征等非常相似,但产气肠杆菌广泛分布于自然界,无卫生学意义。利用 IMViC 试验可将两者区别。

大肠埃希菌的主要鉴定依据是:①革兰阴性短小无芽孢杆菌;②在麦康凯琼脂培养基上菌落为红色、在伊红亚甲蓝琼脂上菌落为紫黑色,并有金属光泽;③分解乳糖产酸产气,IMViC 试验结果为＋＋－－。

(2)沙门菌的检验:沙门菌可引起伤寒、副伤寒、急性肠胃炎及败血症等多种疾病。该群细菌主要寄生在人和动物肠道内,因此以动物脏器为原料制成的药物,被污染的概率较高。药典规定口服脏器药物除不得检出大肠埃希菌外,亦不得检出沙门菌。

1)增菌培养:沙门菌的增菌培养通常采用四硫黄酸钠增菌液。

2)分离培养:将增菌培养物接种于 SS 琼脂平板上,经培养后,沙门菌均呈无色透明(或半透明)细小菌落,产 H_2S 的沙门菌菌落中心呈黑褐色。

3)染色镜检:应为革兰阴性短小无芽孢杆菌。

4)生化反应:主要生化特性见表41-6。

表 41-6　沙门菌属的主要生化反应

葡萄糖	乳糖	麦芽糖	甘露醇	蔗糖	吲哚	V-P	H_2S	尿素酶	氰化钾	赖氨酸脱羧酶	动力
＋	－	＋	＋	－	－	－	＋	－	－	＋	＋

5)血清学鉴定:取被检细菌与沙门菌 A～F 多价 O 诊断血清作玻片凝集试验,若发生凝集则可判为沙门菌。

沙门菌的主要鉴定依据为:①革兰阴性短小无芽孢杆菌;②SS 琼脂平板上的菌落为无色、透明或半透明,或中心呈黑褐色;③生化反应结果应符合表41-6;④可与沙门菌 A～F 多价 O 诊断血清发生凝集。

（3）铜绿假单胞菌的检验

铜绿假单胞菌是条件致病菌,特别在大面积烧伤、烫伤患者,眼科疾病和其他外伤后,常因感染铜绿假单胞菌后病情加重,造成患者伤处化脓,严重的可引起败血症,眼角膜溃疡甚至失明。因此,一般眼科制剂和外伤用药中不得检出铜绿假单胞菌。

1）增菌培养:将待检药物接种于肉汤培养基中进行增菌培养。铜绿假单胞菌繁殖后,可在液体表面形成菌膜。

2）分离培养:挑取菌膜接种于十六烷三甲基溴化铵琼脂平板上作分离培养。

3）染色镜检:应为革兰阴性短小无芽孢杆菌。

4）生化反应:以氧化酶试验、绿脓菌素试验、硝酸盐还原试验、明胶液化试验、42℃生长试验等加以鉴定。

铜绿假单胞菌的主要鉴定依据为:①革兰阴性短小无芽孢杆菌;②十六烷三甲基溴化铵琼脂平板上铜绿假单胞菌呈扁平湿润、边缘不整齐、绿色带荧光的菌落。因产生水溶性绿色色素,故扩散至培养基中使之呈绿色;③氧化酶试验、绿脓菌素试验、硝酸盐还原试验、明胶液化试验、42℃生长试验均呈阳性。

（4）金黄色葡萄球菌的检验

金黄色葡萄球菌是葡萄球菌属中致病力最强的一种细菌,若经皮肤、黏膜感染人体,可引起人体局部化脓感染,严重者可导致败血症。目前规定,凡外用药和眼科制剂不得检出金黄色葡萄球菌。

1）增菌培养:采用亚碲酸钠肉汤培养基作增菌培养。

2）分离培养:取增菌培养物接种于卵黄高盐琼脂平板或甘露醇高盐琼脂平板或血液琼脂平板。

3）染色镜检:为革兰阳性葡萄状排列的球菌。

4）生化反应:主要用血浆凝固酶试验加以鉴定。

金黄色葡萄球菌的主要鉴定依据是:①革兰阳性葡萄球菌;②血液琼脂平板上菌落呈金黄色,周围有透明溶血环,在高盐培养基上能生长并形成金黄色菌落;③血浆凝固酶试验为阳性。

（5）破伤风梭菌的检验:破伤风梭菌广泛分布于自然界,特别是土壤中。若经伤口感染人体,可引起破伤风。以植物的根、茎为原料的药品,常可受到破伤风梭菌的污染。因此,用于深部组织、创伤和溃疡面的外用制剂不得检出破伤风梭菌。

1）增菌培养:破伤风梭菌是专性厌氧菌,增菌时,通常将被检药物加入葡萄糖疱肉培养基中,置于无氧环境中培养。

2）分离培养:将上述培养物接种到血液琼脂平板上,进行厌氧培养。

3）染色镜检:应为革兰阳性杆菌,菌体顶端有芽孢。

4）毒力试验:将分离出的可疑菌制成菌液,于小白鼠皮下注射 0.3～0.5 mL,6～48 小时内观察动物反应。若小白鼠出现后腿强直痉挛或全身抽搐、尾部竖起并强直等症状,则毒力试验为阳性。为证实小白鼠的症状是由破伤风外毒素所致,应同时进行破伤风抗毒素保护试验。即取适当稀释的破伤风抗毒素和待检菌液各 0.3～0.5 mL 给另一小白鼠注射,若小白鼠未出现上述症状,则可确认被检药物中检出的是破伤风杆菌。

破伤风梭菌的主要鉴定依据是:①革兰阳性细长杆菌,芽孢位于菌体顶端,形似鼓槌状。②疱肉培养基中生长后,消化肉渣变黑;血液琼脂平板厌氧培养后形成菌落扁平、呈羽毛状,周围有透明溶血环。③毒力试验为阳性。

三、其他微生物项目检查

(一)热原测定的检查

药物中的热源主要是由微生物产生的,能引起人体和恒温动物体温异常升高的代谢产物。在注射剂的生产过程中,如果原料不洁、操作不慎,就可能导致出现热原污染。而热原物质耐高温,普通高温、高压灭菌法不能彻底将其破坏,因此被污染的注射剂虽经灭菌,但注入人体内仍可引起热原反应,约在半小时后,使人体产生发热,寒战,体温升高,并有恶心、呕吐等不良反应,严重者出现昏迷、虚脱甚至有生命危险。

药典(现行版)规定的热原检查法有家兔试验法和鲎试验法。

(二)活螨的检查

螨是一种小形的节肢动物,可污染药物制剂,使之变质失效,若进入人体,可引起皮炎、消化道、泌尿道和呼吸道疾病。因此,口服药及外用药均不得检出。

活螨的检查方法有:

(1)直接镜检法:直接用肉眼、放大镜或显微镜观察被检药物上有无白点移动。观察时可将其置于甘油水(甘油:水为1:4)中使螨不易跑掉;

(2)漂浮法:在被检药物中加入饱和盐水,搅匀后取液面物镜检;

(3)分离法:利用螨避光怕热的习性,将被检药物放入有筛网的漏斗中,在漏斗下方放一盛有甘油的容器(收集爬出的螨)、上方 6 cm 处放置 60～100 W 灯泡,照射 1～2 小时后,收集甘油镜检。根据螨的形态、足肢游动情况判定是否为活螨。

目标检测
(扫描二维码下载答题)

教学单元四十二　细菌耐药性与控制策略

✳学习目的

掌握病原物耐药性的观念和防治细菌耐药性产生的措施；

培养职业工作中合理用药（抗感染药物、抗肿瘤药物等）的能力。

【案例】　2010 年 8 月 18 日，一种被称为"超级细菌"的新型细菌引起国外媒体广泛关注。据称，这种从南亚传向英国的细菌，几乎对所有抗生素具有耐药性。权威医学期刊《柳叶刀》发表研究报告称，"超级细菌"可能将在全球蔓延。法新社、英国《卫报》先后报道了一项英国和印度研究人员发表的报告，其中称许多接受整形手术的印度、英国、巴基斯坦患者感染了一种新型"超级细菌"。

耐药性（又称抗药性）是指细菌对抗菌药物所具有的相对抵抗性，是细菌的一种抗生现象。细菌耐药性的程度以最小抑菌浓度（MIC）表示。随着抗生素的广泛应用（包括在人和动物）以及糖皮质激素、免疫抑制剂应用的增加，细菌耐药问题日益突出。耐药性一旦产生，药物的化疗作用就明显下降，临床上一些原本容易处理的感染变得难以治疗，如 PRSP（耐药性肺炎链球菌）、MRSA（耐甲氧西林金黄色葡萄球菌）、VRE（耐万古霉素肠球菌）、产 AmpC 酶的革兰阴性菌、多药耐药铜绿假单胞菌、不动杆菌属、嗜麦芽窄食单胞菌等。细菌耐药问题已对临床抗感染治疗造成了很大的威胁，引起全球的关注。为了保持抗生素的有效性，应重视其合理使用。

知识链接

"耐甲氧西林"是指对所有耐酶青霉素（甲氧西林、奈夫西林、苯唑西林、氯唑西林和双氯西林）耐药而且对所有 β-内酰胺类抗生素耐药，包括所有头孢菌素、含酶抑制剂的头孢菌素、亚胺培南。另外，甲氧西林耐药的出现通常伴随着四环素、红霉素、克林霉素和氨基糖苷类抗生素的耐药。

细菌的耐药性与菌种自身的固有特性有关，也与菌株遭受的外部压力有关。在各种外部压力下，细菌可通过变异或者基因转移获得性耐药性。耐药基因的不同决定了各种各样的耐药机制，导致细菌产生抵抗特定抗菌药物的作用。

一、细菌耐药性的分类

细菌耐药性可分为固有耐药性和获得性耐药性。

(一)固有耐药性

固有耐药性是由细菌染色体基因决定而代代相传的耐药性。可能是由于细菌缺少对药物敏感的靶位，或者由于细菌具有天然的屏障使得药物无法进入细菌体内。链球菌对氨基糖苷类抗生素天然耐药；肠道 G⁻ 杆菌对青霉素天然耐药；铜绿假单胞菌对多数抗生素均不敏感。产生机制是如万古霉素不能穿透革兰阴性杆菌外膜进入菌体，导致革兰阴性杆菌对万古霉素的天然耐药；肠球菌属的青霉素结合蛋白不易与头孢菌素类结合，导致肠球菌对头孢菌素类的天然耐药。

(二)获得性耐药性

获得性耐药性是细菌与抗菌药物反复接触后由质粒介导，通过改变自身的代谢途径，使其不被抗生素杀灭，对药物的敏感性降低或消失，包括染色体介导的耐药性和质粒介导的耐药性。如金黄色葡萄球菌产生 β-内酰胺酶类抗生素耐药。细菌的获得性耐药可因不再接触抗生素而消失，也可由质粒将耐药基因转移个染色体而代代相传，成为固有耐药。

二、细菌耐药性的产生机制

细菌可通过多种方式抵制抗菌药物的作用，如产灭活酶、改变靶位、改变生膜通透性、主动外排药物等。另外，细菌分泌细胞外多糖蛋白复合物将自身包绕形成细菌生物被膜，也是导致耐药的原因之一。这些机制相互作用决定细菌的耐药水平，而高水平的耐药常常具有多种耐药机制。

(一)细菌产生灭活酶

细菌可通过产生灭活酶来破坏抗菌药物，使抗菌药物在作用于靶位之前失去抗菌活性。这些灭活酶可由质粒和染色体基因表达。灭活酶有 2 种，一是水解酶，可将药物分子降解，如 β-内酰胺酶可以特异性的打开药物分子结构中的 β-内酰胺环，使其失去活性；二是合成酶，可催化某些基团结合到抗生素的—OH、—NH₂上，使其不易与细菌体内的核蛋白体结合，从而引起耐药性。如氨基糖苷类抗菌药物钝化酶、氯霉素乙酰转移酶等抗菌药物钝化酶。

1.β-内酰胺酶 由染色体或质粒介导。对 β-内酰胺类抗生素耐药，使 β-内酰胺环裂解而使该抗生素丧失抗菌作用。β-内酰胺酶的类型随着新抗生素在临床的应用迅速增长。

多数临床常见致病菌可产生 β-内酰胺酶，革兰阳性菌产生的 β-内酰胺酶中以葡萄球菌属产生的青霉素酶最重要；革兰阴性菌产生的酶中，ESBLs 和 AmpC 酶愈来愈受到重视。ESBLs 主要由肠杆菌科细菌如肺炎克雷白杆菌、大肠埃希菌等产生，大部分由质粒介导。AmpC 酶为不被克拉维酸抑制的头孢菌素酶，可引起革兰阴性杆菌对第三代头孢菌素及单环类抗生素耐药。

2. 氨基糖苷类抗菌药物钝化酶 是临床上细菌对氨基糖苷类产生耐药性最常见、最重要的机制。常见的氨基苷类钝化酶有乙酰化酶、腺苷化酶和磷酸化酶，这些酶的基因经质粒介导合成，可以将乙酰基、腺苷酰基和磷酰基连接到氨基苷类的氨基或羟基上，是氨基甘类的结构改变而失去抗菌活性，许多革兰阴性杆菌、金葡菌与肠球菌均可产生钝化酶。

1.金黄色葡萄球菌 对青霉素产生了耐药性,医生普遍使用甲氧西林来对付它,但现在它同样已可耐受甲氧西林的攻击。

2.肠球菌 肠球菌以顽强的抗药性闻名于世,可以引起心内膜炎、败血病及尿道感染等病症。对抗肠球菌,万古霉素通常被认为是唯一的治疗药物。但是,耐万古霉素的肠球菌已经出现,被感染者几乎处于无药可用的地步,如同回到抗生素发明前的时代。

3.鲍曼不动杆菌 是医院感染的重要病原菌,主要引起呼吸道感染,也可引发败血症、泌尿系感染、继发性脑膜炎等。目前,"全耐药"鲍曼不动杆菌已在我国出现,研究者发现其对所有常规检测的抗菌药物均耐药。

4.肺炎链球菌 过去,肺炎链球菌对青霉素、红霉素、磺胺类药品等都十分敏感,但现在耐青霉素的肺炎链球菌几乎已经达到了"刀枪不入"的地步,使这种常见病也变得十分难治。

5.绿脓杆菌 是一种致病力低但抗药性强的杆菌,能引起化脓性病变,感染后因脓汁、渗出液呈绿色,所以起了这个名字。绿脓杆菌广泛分布于自然界及人的皮肤、肠道、呼吸道,是常见的致病菌之一。目前,绿脓杆菌对氨苄西林、阿莫西林等抗生素的耐药性达100%。

3.MLS类钝化酶 MLS类抗生素即为大环内酯类—林可霉素类—链阳霉素类抗生素,这三类抗生素尽管在化学结构上差异很大,但其对细菌的作用机制基本相同。对红霉素具有高度耐受性的肠杆菌属、大肠埃希氏菌中存在红霉素钝化酶。林可霉素类钝化酶在很多葡萄球菌和乳酸杆菌中发现,可使林可霉素类分子的羟基磷酸化或核苷酰化。如金黄色葡糖球菌产生核苷转移酶灭活林可霉素。

4.氯霉素乙酰化酶(CAT) 氯霉素钝化酶是酰基转移酶,该酶存在于葡萄球菌、D组链球菌、肺炎链球菌、肠杆菌属和奈瑟氏菌中,其编码基因可以定位于染色体上,也可以定位于质粒上。

(二)作用靶位改变

抗菌药物作用靶位改变是细菌产生耐药性的途径之一。由于改变了细菌细胞内膜上与抗生素结合部位的靶蛋白,降低与抗生素的亲和力,使抗生素不能与其结合,导致抗菌的失败。如肺炎链球菌对青霉素的高度耐药;耐甲氧西林金黄色葡萄球菌(MRSA);肠球菌对β-内酰胺类形成多重耐药机制。

1.β-内酰胺类抗菌药物的作用靶位改变 β-内酰胺类抗菌药物的作用靶点是PBPs。PBPs是一组位于细菌内膜、具有催化作用的酶。目前研究发现由PBPs改变对β-内酰胺类抗菌药物耐药性的细菌主要有葡萄球菌(MRSA的金葡菌、MRSE的表皮葡萄球菌)、肺炎链球菌、铜绿假单胞菌、不动杆菌属、流感嗜血杆菌、淋病奈瑟氏球菌、脑膜炎奈瑟氏球菌等。

2.万古霉素的作用靶位改变 万古霉素属糖肽类,是治疗MRSA感染最有效的抗菌药物。本品能与G^+细胞壁肽聚糖前体相邻五肽末端结合,抑制细菌细胞壁的合成。临床上绝大多数G^+菌对万古霉素敏感。随着万古霉素的大量使用,导致了VRE的出现。

3. 大环内酯类、林可霉素、链阳菌素四环素类、氨基糖苷类药物的作用靶位改变 大环内酯耐药菌可合成甲基化酶,使位于核糖体 50S 亚单位的 23SrRNA 的腺嘌呤甲基化,导致抗菌药物不能与结合部位结合。因大环内酯类抗菌药物、林可霉素及链阳菌素的作用部位相仿,所以耐药菌对上述 3 类抗菌药物常同时耐药。

细菌对四环素耐药的主要原因之一是产生的可溶性蛋白,阻止四环素对蛋白合成。如对多西环素、米诺环素耐药。

细菌对氨基糖苷类耐药的主要原因是细菌产生钝化酶,阻止细菌与抗菌药物的结合,如抗药结核分枝杆菌、金葡菌、大肠埃希菌等对链霉素的耐药。

4. 利福霉素类的作用靶位改变 利福霉素类抑制细菌转录过程而达到抗菌效果。如耐利福霉素细菌如大肠埃希菌和结核分枝杆菌产生的耐药性。

5. 喹诺酮类抗菌药物的作用靶位改变 喹诺酮类抗菌药物通过抑制 DNA 拓扑异构酶活性而发挥杀菌作用。常见于大肠埃希菌、金黄色葡萄霉菌、表皮葡萄球菌、肠杆菌属和假单胞菌等。DNA 拓扑异构酶Ⅳ的改变,产生低水平耐药。当拓扑异构酶Ⅱ、Ⅳ均发生变化时则产生高水平耐药。

6. 磺胺类药物的作用靶位改变 由于细菌不能利用外源性叶酸,磺胺类药物可通过抑制二氢叶酸合成酶或二氢叶酸还原酶,使细菌出现叶酸代谢障碍,而发挥抑菌作用。

(三)细菌细胞膜通透性改变

细菌细胞壁或细胞膜通透性降低,可使进入细菌细胞内的抗菌药物减少而导致耐药。这一机制可导致细菌对一种或多种药物耐药。抗菌药物分子越大,所带电荷越多,疏水性越强,则越不易通过细菌外膜。某些细菌由于膜孔蛋白较少或蛋白通道较小,使某些抗菌药物不能进入菌体内部,产生所谓"固有性耐药"。细菌发生突变,失去某些特异的蛋白后,即可导致药物不能进入菌体发挥作用,导致获得性耐药。

铜绿假单胞菌对很多广谱抗菌药都对无效或作用很弱,主要是抗菌药物不能进入铜绿假单胞菌菌体内,故产生对青霉素类、头孢菌素类(第三代)的天然耐药;对四环素耐药细菌由其所带的耐药质粒诱导产生三种新的蛋白,阻塞了细胞壁水孔,便药物无法进入;革兰阴性杆菌对氨基糖苷类耐药除前述产生钝化酶外,也可由于细胞壁水孔改变,使药物不易渗透至细菌体内;大肠埃希氏菌对喹诺酮类药物耐药作用是外膜蛋白(OMP)和脂多糖的变异,药物不能进入细胞内而出现耐药,且常与四环素、氯霉素等抗生素交叉耐药。

革兰阳性菌缺乏外膜层,其细胞壁虽然较厚,但细胞壁的肽聚糖层易为多数抗生素通过。革兰阳性菌可由细胞质膜通透性改变,使许多抗生素如四环素、氯霉素、磺胺药及某些氨基糖苷类抗生素难以进入细菌体内而获得耐药性。

(四)细菌主动药物外排机制

主动药物外排或称外排泵系统,将进入细胞内的多种抗菌药物主动泵出细胞外,导致细菌获得耐药性。如革兰阳性菌(如金黄色葡萄球菌、表皮葡萄球菌、肺炎链球菌)、革兰阴性菌(如大肠埃希菌、铜绿假单胞菌、肺炎克雷白菌、空肠弯曲菌等)、白色念珠菌及哺乳类细胞(如癌细胞)对四环素、氟喹诺酮类、大环内酯类、氯霉素、β-内酰胺类的多重耐药性。

(五)细菌生物被膜的形成

研究认为细菌生物膜(BF)是单一或混合微生物群体,主要由微生物和胞外聚合物(EPS)组成。EPS为细菌分泌的胞外多糖蛋白复合物,可将细菌包裹其中形成膜状物。BF的形成是细菌耐药的重要机制之一,是许多慢性感染性疾病反复发作和难以控制的主要原因。

常见的易形成BF的临床致病菌有铜绿假单胞菌、表皮葡萄球菌、大肠埃希菌等。BF易黏附于固体或有机腔道表面,因此与BF相关的感染主要有两种,一种是生物医学材料相关感染,如导管、插管、生物材料移植物(心脏瓣膜、骨关节等)相关感染;另一种为细菌生物被膜疾病,如肺囊性纤维化、慢性骨髓炎等。

多数耐药菌常常同时具有多种耐药机制。多种耐药机制不是相互独立的,其中药物主动外排机制在细菌的多重耐药性中起着关键的作用。

三、细菌耐药性的控制策略

近年来,细菌耐药性日趋严重已引起全球关注,世界卫生组织制定了遏制抗菌药物耐药问题的全球发展战略,即合理应用现有抗菌药物和鼓励发展新的抗菌药物,减少耐药性问题对健康事业及其费用的影响。

导致耐药菌株产生的关键因素包括:

(1)耐药基因发生突变使耐药谱增大。

(2)细菌间遗传物质相互交换使耐药基因在细菌间转移。

(3)抗生素不合理应用导致选择性的压力增加。

因此,细菌耐药性的控制应针对这些因素开展工作。

(一)合理使用抗菌药物

抗菌药物的不合理使用,不仅增加了药品不良反应和药源性疾病的发生,同时造成了细菌耐药性的增长,严重威胁着广大人民群众的身体健康和生命安全。因此,合理使用抗菌药物,避免抗生素的滥用,是控制细菌耐药性产生的重要措施之一。

所谓合理用药,是根据疾病种类、患者状况和药理学理论选择最佳的药物及其制剂,制定或调整给药方案,以期有效、安全、经济的防治和治愈疾病的措施。合理的剂量和时间间隔完成正确的疗程,达到预期的治疗目的。

 知识链接

由于抗生素的不合理使用,2010年"超级细菌"来袭,它是几乎对所有抗生素都有抵抗能力的细菌。从20世纪60年代到80年代,四环素在中国一度被当成了"万金油"在使用,结果人们留下了"四环素牙"的印记。今天,具有强耐药能力的金黄色葡萄球菌在医院内感染的分离率已高达60%以上,抗生素滥用的结果不再只是留下如同"四环素牙"一样的简单印记,而是我们不得不付出生命的代价。"超级细菌"的到来,我们仿佛又回到了无抗生素时代,导致这一结果,我们每个人都有责任。正是因为我们对抗生素的滥用,促使细菌进化至耐药,曾经遥远的"超级细菌"现在已经与我们每一个人都极度接近。国家药品不良反应监测中心从2007年下半年起便开始对头孢曲松钠进行了全面评价,其评价结果和WHO药品不良反应数据库检索结果显示,头孢曲松钠较另外两种头孢菌素类抗生素的报告数量、ADR例次、过敏性休克及死亡例数均高。头孢曲松钠严重不良反应事件表现为过敏反应,特别是过敏性休克,可能对患者的生命健康造成严重威胁。原本的救命药,现如今,竟然变成了威胁生命的药。所以,从现在开始,我们要注重合理用药。

第一，合理地选择药物。首先是根据具体适应证纵向选择药物，简单地说就是对症下药，哪一种病就用哪一类药。其次是横向比较选择药物，就是要在许多同类药物中根据病情选择最有效、副作用最少、最经济的药品。这就要求医药人员平时的不断学习和积累，对同类药品进行比较，区分出一线药和二线药，首选药和次选药，以便在应用时可随时做出最佳选择。

第二，合理用量。每个病人由于性别、年龄、种族、遗传、体重等各种原因，对药物的反应性、耐受性等都存在着很大个体差异。必须制定个体化给药方案，特别是一些治疗指数较窄的药物，如地高辛、普鲁卡因胺等，可以通过治疗药物监测来控制血药浓度，减少毒性反应。

第三，合理用法。用药方法包括用药途径、用药间隔时间、用药与时间、用药与进食、不同药物应用的先后顺序等，具体药物具体要求，如抗结核药，小剂量长期疗法会产生耐受性，且副作用较大，如改成大剂量间断给药，就会产生比较好的疗效；又如铁剂的吸收率在19:00时最高，上午较低，所以在晚上服用效果较好。

第四，合理联合用药。各种药物单独作用于人体可产生各自的药理效应。当多种药物联合应用时，由于它们的相互作用，可使药效加强或副作用减轻，例如，多巴脱羧酶抑制剂（卡比多巴或苄丝肼）与左旋多巴联合应用，可抑制后者在周围脱羧，增加进入中枢的药量而提高疗效，并减轻不良反应，甲氧苄啶可使磺胺药增效等，但联合用药也可使药效减弱或出现不应有的毒副作用，甚至可出现某些奇特的不良反应，危害用药者。例如，同时患有糖尿病和高血压的人，使用降糖药的同时使用血管紧张素转换酶抑制剂卡托普利或依那普利时则会出现低血糖，又如服用抗凝药的患者，如果同时服用500 mg阿司匹林，引起出血的可能性将增加3～5倍。

第五，制剂的选择。同一药物、同一剂量、不同的剂型会引起不同的药物效应，这是因为制造工艺不同导致了药物生物利用度的不同。选择适宜的制剂也是合理用药的重要环节。

知识链接

①口服是最常用的给药方法，具有方便、经济、安全等优点，适用于大多数药物和病人，主要缺点是吸收缓慢而不规则，药物可刺激胃肠道，在到达全身循环之前又可在肝内部分破坏，不适用于昏迷、呕吐及婴幼儿、精神病等病人。②直肠给药：主要适用于易受胃肠液破坏或口服易引起恶心、呕吐等少数药物，如水合氯醛，但使用不便，吸收受限，故不常用。③舌下给药：只适合于少数用量较小的药物，如硝酸甘油片剂舌下给药治疗心绞痛，可避免胃肠道酸、碱、酶的破坏，吸收迅速，奏效快。④注射给药：具有吸收迅速而完全、疗效确切可靠等优点。皮下注射吸收均匀缓慢，药效持久，但注射药液量少（1～2 mL），并能引起局部疼痛及刺激，故使用受限；因肌肉组织有丰富的血管网，故肌肉注射吸收较皮下为快，药物的水溶液、混悬液或油制剂均可采用，刺激性药物亦宜选用肌注；静脉注射可使药物迅速、直接、全部入血浆生效，特别适用于危重病人，但静脉注射只能使用药物的水溶液，要求较高，较易发生不良反应，有一定的危险性，故需慎用。⑤吸入法给药：适用于挥发性或气体药物，如吸入性全身麻醉药。⑥局部表面给药：如擦涂、滴眼、喷雾、湿敷等，主要目的是在局部发挥作用。

第六，给药途径的选择。不同给药途径影响药物在体内的有效浓度，与疗效关系密切。如硫酸镁注射给药产生镇静作用，而口服给药则导泻。各种给药方法都有其特点，临床主要根据病人情况和药物特点来选择。

第七，给药时间间隔、用药时间及疗程的选择。适当地给药时间间隔是维持血药浓度稳定、保证药物无毒而有效的必要条件。给药时间间隔太长，不能维持有效的血药浓度；间隔过短可能会使药物在体内过量，甚至引起中毒。根据药物在体内的代谢规律，以药物血浆半衰期为时间间隔恒速恒量给药，$4\sim6$ 个半衰期后血药浓度可达稳态。实际应用中，大多数药物是每日给药 $3\sim4$ 次，只有特殊药物在特殊情况下才规定特殊的给药间隔，如洋地黄类药物。对于一些代谢较快的药物可由静脉滴注维持血药浓度恒定，如去甲肾上腺素、催产素等。对于一些受机体生物节律影响的药物应按其节律规定用药时间，如长期使用肾上腺皮质激素，根据激素清晨分泌最高的特点，选定每日清晨给药以增加疗效，减少副作用。药物的服用时间应根据具体药物而定。易受胃酸影响的药物应饭前服，如抗酸药；易对胃肠道有刺激的药物宜饭后服，如阿司匹林、吲哚美辛等；而镇静催眠药应睡前服，以利其发挥药效，适时入睡。疗程的长短应视病情而定，一般在症状消失后即可停药，但慢性疾病需长期用药者，应根据规定疗程给药，如抗结核药一般应至少连续应用半年至一年以上。另外，疗程长短还应根据药物毒性大小而定，如抗癌药物应采用间歇疗法给药。

(二)严格执行消毒隔离制度

细菌对抗菌药物的耐药性可以是先天的或因基因突变产生，但引起耐药菌的流行主要是外源获得性耐药，如带有耐药基因的质粒或转座子在细菌间的传递。

消毒灭菌、无菌操作和隔离是切断病原微生物的传播、预防院内感染的基本手段，因此应严格执行消毒隔离制度，防止耐药菌的交叉感染。医护人员、患者的手(或手机)污染是造成院内耐药菌感染的重要传播途径。因此医护人员接触患者后要认真洗手消毒。此外，操作用具混合使用亦可造成患者之间病原体的直接传染，因此，要进行彻底的消毒处理。

另外，应加强管理、监测与督查，预防院内感染的发生。按照卫生部医院内感染监测协调小组的要求，建立院内感染管理委员会，将预防院内感染列入工作程序。健全院内感染管理的各项规章制度，认真完成医院内感染的各项监测工作。医院感染科应每月不定期地到各门诊有关科室及各病区进行消毒、隔离措施检查。检查的内容包括：是否建立了消毒隔离制度、无菌技术操作是否规范、供应室消毒包的消毒效果是否符合要求等，提高全体医护人员的无菌观念和消毒隔离技术水平，使院内感染管理工作走上科学化、规范化、制度化的轨道。

(三)加强药政管理

1. 制定合理应用抗菌药物的政策与策略　加强对医务人员和公众有关合理使用抗菌药物的教育。我国已制定了《抗菌药物临床应用指导原则》，其中已明确指出抗菌药物的临床应用应实行分级管理。各医疗机构应结合本机构实际情况，根据抗菌药物特点、临床疗效、细菌耐药情况、不良反应以及当地社会经济状况、药品价格等因素，制定抗菌药物三级目录及管理办法。

(1)分级原则:根据抗菌药物临床应用分级管理原则,抗菌药物分成如下三级。

1)非限制使用:经临床长期应用证明安全有效、对细菌耐药性影响较小、价格相对较低的抗菌药物。

2)限制使用:与非限制使用抗菌药物相比较,这类药物在疗效、安全性、对细菌耐药性影响、药品价格等某方面存在局限性,不宜作为非限制药物使用。

3)特殊使用:不良反应明显、不宜随意使用或临床需要加倍保护以免细菌过快产生耐药性而导致严重后果的抗菌药物;新上市的抗菌药物;其疗效或安全性中任何一方面的临床资料尚较少或并不优于现用药物者;药品价格昂贵。

(2)管理办法:抗菌药物必须凭处方供应,处方不同分级的抗菌药物时需要具有不同的医师资格,通常所有临床医师可根据诊断和患者病情开具非限制使用抗药物处方;患者需要应用限制性使用的抗菌药物时,应经具有主治医师以上专业技术职务任职资格的医师同意,并签名;患者病情需要应用特殊使用抗药物时,应具有严格临床用药指征或确凿依据,经抗感染或有关专家会诊同意,处方需经具有高级专业技术职务任职资格医师签名。紧急情况下临床医师可以超级使用高于权限的抗菌药物,但仅限于1天用量。

临床选用抗菌药物时应遵循《抗菌药物临床应用指导原则》,根据感染部位、严重程度、致病菌种类以及耐药情况、患者病理生理特点、药物价格等因素加以综合分析考虑,外科手术病人预防用药应根据手术部位与切口类别而针对性选药。参照《抗菌药物临床应用指导原则》,一般对轻度与局部感染患者应首先选用非限制使用抗菌药物进行治疗;严重感染、免疫功能低下者合并感染或病原菌只对限制使用抗菌药物敏感时,可选用限制使用抗菌药物治疗;特殊使用抗菌药物的选用应从严控制。

另外,细菌耐药性产生后,并非永久稳固,有的抗菌药物在停用一段时间后敏感性又可能逐渐恢复。因此,根据细菌耐药性的变迁情况,有计划地将抗菌药物分期分批地交替使用,可能对于防止或减少细菌耐药性有一定作用。

2. 加强病原微生物检测与耐药性监测　各级医院应重视病原微生物检测工作,切实提高病原学诊断水平,逐步建立正确的病原微生物培养、分离、鉴定技术和规范的细菌药物敏感试验条件与方法,并及时报告细菌药敏试验结果,作为临床医师正确选用抗菌药物的依据。三级医院必须建立符合标准的临床微生物实验室,配备相应设备及专业技术人员,开展病原微生物检测与耐药性监测工作;二级医院应创造和逐步完善条件,在具备相应的专业技术人员及设备后,建立临床微生物实验室,正确开展病原微生物的培养、分离、鉴定和规范的细菌药物敏感试验;目前不具备条件的,可成立地区微生物中心实验室或依托邻近医院的微生物实验室开展临床病原检测工作。

3. 加强对农、牧、渔业抗菌药物的应用管理　制定有关条例,限制农、牧、渔业中抗菌药物的应用,避免农、牧、渔业中抗菌药物的过度应用危及人类的健康。

(四)新抗菌药物和质粒消除剂的研制

克服细菌耐药性策略之一是开发新的抗菌药物,针对细菌各种不同的耐药机制研制对耐药菌有效的抗生素是抗菌药物研发的方向。对于由产生灭活酶或钝化酶而导致的耐药,目前的研究方向主要是开发新的稳定性高的药物及酶抑制剂;对于由细菌外排系统引起的耐药,可以克隆外排基因,提高阻遏蛋白水平,调控外排基因的表达,或者设计相应的阻断剂,封闭基因;对于细菌生物膜所致的耐药机制,开发能够抑制生物膜形成或对已形成的生物膜有破坏作用的药物。

针对细菌产生 β-内酰胺酶这一耐药机制开展的新药研究已取得显著的效果。一是筛选出对 β-内酰胺酶稳定的化学结构,如苯唑西林、双氯西林等。二是筛选对 β-内酰胺酶具有抑制作用的酶抑制剂,以使那些对这类酶不太稳定的药物在酶抑制剂存在的条件下发挥作用。目前已在临床应用的有棒酸、他唑巴坦、舒巴坦。

对于外排泵抑制剂(EPI)的研究,美国 Microide 公司和日本第一制药研制出具二肽酰胺结构的小分子化合物(MC-207110),对临床常见的具多重耐药机制的绿脓杆菌、金黄色葡萄球菌、肠球菌、G⁻ 等耐药菌能显著抑制其外排机制。该化合物本身几乎无抑菌作用,但与氟喹诺酮、大环内酯、β-内酰胺类抗生素合用可显著对抗药物外排系统所产生耐药作用。当与抗真菌的氟康唑、伊曲康唑及特比奈芬等合用也可增加对因外排泵机制而耐药的白色念珠菌的作用。

在抗 BF 耐药机制的新药研究中,新药设计的目标是抑制 BF 的形成或破坏已形成的BF。凡是与 BF 的动态变化和结构形成有关的分子转化、代谢活性和信号转导过程,均可作为新药研制的目标,这方面的工作目前正处于研究当中。对现已应用于临床的抗生素,研究其尚未被发现的抗 BF 特性,从联合用药角度探讨新的治疗方案,也是克服 BF 感染的方法之一。研究表明,罗红霉素和亚胺培南合用能有效杀灭金黄色葡萄球菌 BF。罗红霉素和氟罗沙星对铜绿假单胞菌 BF 有明显抑制作用,其中罗红霉素通过抑制细菌多糖蛋白复合物合成来增强氟罗沙星对 BF 的渗透,对氟罗沙星杀灭 BF 中细菌起增效作用,两者合用可治疗由铜绿假单胞菌 BF 引起的难治性感染。

另外,发展抗细菌黏附的生物材料,预防 BF 污染各种临床应用的导管、插管和医用合成材料可以预防由 BF 菌所致的感染,如表层镀银的合成材料可预防 BF 污染心脏人工瓣膜和导尿管等表面,镀钛的人工声带可防止念珠菌污染。

目标检测
(扫描二维码下载答题)

任务十三　微生物与药物污染小结

微生物与药物污染

- 制药工业中的微生物污染与药品质量控制
  - 制药工业中的微生物污染的来源：人员、设备、空气、原料、厂房、包装、生产工艺等；微生物污染的监测；微生物引起的药物变质与防护
  - 制药工业中的消毒与灭菌措施：空气中微生物的控制；水中微生物的控制；设备的消毒灭菌；原材料的消毒灭菌；药品制剂的消毒灭菌

- 药物制剂的微生物学检测
  - 药物体外抗菌试验：琼脂扩散法、连续稀释法
  - 药物卫生微生物检验：灭菌制剂的无菌检验、非规定灭菌制剂的微生物限度检查
  - 非规定灭菌制剂的微生物限度检查：染菌数量的检查、控制菌检查、热原测定和活螨的检查

- 细菌耐药性控制
  - 细菌耐药性的分类：固有耐药性、获得性耐药性
  - 细菌耐药性的产生机制：细菌产生灭活酶、作用靶位改变、细菌细胞膜通透性改变、细菌主动药物外排机制、细菌生物被膜的形成
  - 细菌耐药性的控制策略：合理使用抗菌药物、严格执行消毒隔离制度、加强药政管理、新抗菌药物和质粒消除剂的研制